Triggerpunkt-Massage der Schultern

Selbstbehandlung von Schultersteife, Schmerzen und Bewegungseinschränkungen

Eine ausführliche Präsentation sämtlicher lieferbaren und geplanten Titel unseres Verlages finden Sie im Internet unter *www.gp-probst.de*

TITELÜBERSICHT

Band 1 – van Vreeswijk, Broersen & Schurink: *Achtsamkeit und Schematherapie*
Band 2 – Emerson & Hopper: *Trauma-Yoga*
Band 3 – Williams & Poijula: *Das PTBS-Arbeitsbuch*
Band 4 – Rosengren: *Arbeitsbuch Motivierende Gesprächsführung*
Band 5 – Skeen: *Lebensfallen in der Partnerschaft*
Band 6 – Davies: *Triggerpunkt-Massage der Schultern*
Band 7 – Rollnick, Miller & Butler: *Motivierende Gesprächsführung in den Heilberufen*
Band 8 – Wilber: *Das Atman-Projekt – Streben der Seele nach Einheit*

Clair Davies

Triggerpunkt-Massage der Schultern

Selbstbehandlung von Schultersteife, Schmerzen und Bewegungseinschränkungen

Ein Arbeitsbuch

Mit einem Vorwort von David G. Simons

◆

Aus dem Amerikanischen von Theo Kierdorf & Hildegard Höhr

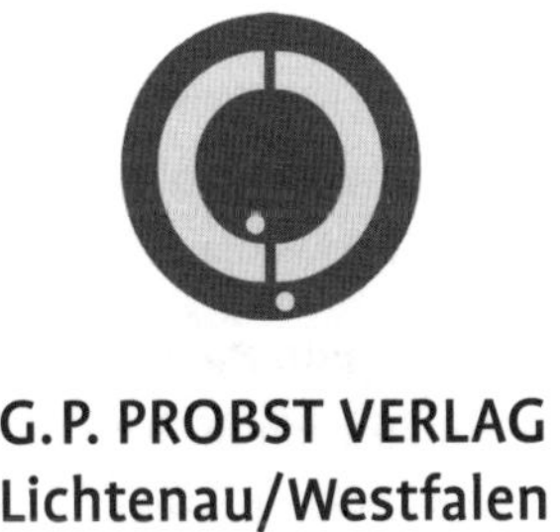

G.P. PROBST VERLAG
Lichtenau/Westfalen

Dieses Buch dient der akkuraten und zuverlässigen Information über das beschriebene Thema. Es wird mit dem ausdrücklichen Hinweis zum Verkauf angeboten, daß der Verlag keine psychologischen, finanziellen, juristischen und anderweitigen Dienstleistungen anbietet. Falls Sie konkreten Rat oder eine allgemeine Beratung benötigen, wenden Sie sich bitte an entsprechende Experten.

Für die Inhalte der im Buch angegebenen externen Webseiten übernehmen wir trotz sorgfältiger inhaltlicher Prüfung keinerlei Haftung. Für die Inhalte dieser Seiten sind ausschließlich deren Betreiber verantwortlich.

Zuerst erschienen in den USA bei: New Harbinger Publications, Inc., Oakland/USA
Titel der amerikanischen Originalausgabe: *The Frozen Shoulder Workbook. Trigger Point Therapy for Overcoming Pain & Regaining Range of Motion*
Übersetzung aus dem Amerikanischen: Theo Kierdorf & Hildegard Höhr, Köln
Umschlaggestaltung: Christian Tschepp (www.christian-tschepp.at) und Mareile Gropengießer (Paderborn)
Satz: SpaceType, Köln
Druck & Bindung: MediaPrint, Paderborn
Printed in Germany

ISBN 978–3–9813389–6–6

Bibliographische Information der Deutschen Nationalbibliothek
Die Deutsche Nationalbibliothek verzeichnet diese Publikation in der Deutschen Nationalbibliografie; detaillierte bibliografische Daten sind im Internet über *http://dnb.d-nb.de* abrufbar.

Inhalt

Auf der Verlagswebsite *www.gp-probst.de* finden Sie zu diesem Titel eine die Triggerpunkt-Massage der Schultern betreffende deutsch-lateinische Muskelliste – ergänzt um entsprechende Seitenzahl-Hinweise im Buch

Vorwort

von David G. Simons, MD.

Schultersteife und ähnliche schmerzhafte Beschwerden im Bereich der Schultern sind sehr verbreitet. Ihre Ursachen werden häufig nur sehr unzulänglich erkannt und entsprechend unzureichend behandelt, weil sie in der Regel in myofaszialen Triggerpunkten zu suchen sind, denen in der Ausbildung der meisten Heilkundigen keine Aufmerksamkeit geschenkt wird. In diesem Buch beschreibt Clair Davies sehr umfassend und kompetent Ursachen und Behandlung von Schulterproblemen, die durch myofasziale Triggerpunkte in 24 beteiligten Muskeln verursacht werden. Die einzigartigen Behandlungsmethoden, die er entwickelt hat, sind in diesem Buch gezielt auf die Bedürfnisse von Menschen mit Schulterproblemen abgestimmt und werden von vielen sicher sehnlich erwartet.

In seiner freimütigen Einleitung beschreibt Clair sehr klar, daß viele Ärzte und Physiotherapeuten völlig unzureichend über myofasziale Triggerpunkte und deren adäquate Behandlung informiert sind. Er hält es für ungeheuer wichtig, daß die Ausbildungen für die Angehörigen dieser Berufsgruppen sich intensiver mit der Rolle der Muskeltriggerpunkte beschäftigen. Glücklicherweise ist die Bereitschaft, sich mit diesem bisher vernachlässigten Bereich auseinanderzusetzen, mittlerweile etwas gestiegen. Das *Philadelphia College of Osteopathic Medicine*, die Physiotherapieabteilung der *Georgia State University* und einige Ausbildungsinstitute für Massagebehandlung haben inzwischen entsprechende Programme entwickelt.

Das vorliegende Buch befaßt sich in erster Linie und sehr ausführlich mit der Schulterregion, um Patienten Möglichkeiten aufzuzeigen, Probleme in diesem Bereich selbst zu behandeln, so wie Clair selbst es getan hat. Ich empfehle Ihnen, seine Einleitung zu lesen, in der die Notlage so vieler Menschen, die unter muskuloskelettalen Schmerzen leiden, so anschaulich beschrieben wird, und in der er auch schildert, wie es ihm gelang, seine eigenen Schulterschmerzen zu bezwingen. Clair hat seine Methode an sich selbst erprobt, und es ist anzunehmen, daß sie sich bei vielen Lesern, die ebenfalls unter Problemen dieser Art leiden, als ähnlich nützlich erweisen wird.

Clair erläutert eine einfache Methode manueller Behandlung, die Leser selbst anwenden können, um ihre Schmerzen auf ein erträgliches Maß zu verringern. Damit gewinnen Sie selbst als die Patienten den Einfluß auf Ihren Zustand zurück. Sie selbst entscheiden, wieviel Zeit und Mühe Sie investieren wollen, um Ihre Schmerzen zu lindern oder sogar völlig zu eliminieren. *Sie selbst* bestimmen nun wieder über Ihr Leben, nicht Ihr Schmerz. Häufig ist der Verlust der Muskelkraft und der Fähigkeit, die eigenen Muskeln zu koordinieren, ebenso belastend wie der Schmerz, und beides ist gleich wichtig und behandelbar.

Das vorliegende Buch beschreibt nicht nur sehr detailliert die von Clair Davies entwickelte Massagetechnik, sondern enthält auch einen umfassenden Überblick über andere Möglichkeiten der manuellen Behandlung von Muskelschmerzen, unter anderem Informationen über die von Bonnie

Prudden entwickelte ursprüngliche Form der Myotherapie. Die Essenz von Pruddens Technik wurde in der ersten Auflage des Buches *Myofascial Pain & Dysfunction: The Trigger Point Manual*, das ich zusammen mit Janet Travell verfaßt habe, *ischämische Kompression* genannt. In der zweiten Auflage unseres Buches wurde dieser Begriff samt der zugehörigen Behandlungsmethode durch ein neues Konzept ersetzt: die *Triggerpunktlösung durch Druckanwendung*. Weshalb diese neue Methode besser ist als die ursprüngliche beschreibt Clair in seinem Buch unter der Überschrift »Myotherapie« (s. S. 253); dort erläutert er, weshalb es so wichtig ist, wiederholt mäßigen Druck anzuwenden. Ich empfehle dringend, diesen Druck ganz allmählich aufzubauen und ihn an Stellen, wo das Gewebe besonders empfindlich ist, zeitweise zu lösen. Muskelgewebe braucht Zeit, um in den Normalzustand zurückzukehren – man muß es dazu sozusagen überreden.

Mittlerweile wurde mittels noch nicht veröffentlichter elektromyographischer Untersuchungen nachgewiesen, daß *latente* myofasziale Triggerpunkte (im Gegensatz zu *aktiven*) zwar keine Schmerzen von klinisch relevanter Stärke hervorrufen, daß sie aber in dem Muskel, in dem sie sich befinden, ebenso wie in benachbarten Muskeln starke Störungen verursachen können. Diese myofaszialen Triggerpunkte verursachen häufig Muskelschwäche, Koordinationsstörungen und die Übernahme von Funktionen durch verbundene Muskeln. Solche Effekte können sich auf den Schulterbereich katastrophal auswirken, und sie sind einer der wichtigsten Gründe, aus denen das vorliegende Buch dringend erforderlich war.

Eine von Jay Shah und Kollegen (2005) im Auftrag der *National Institutes of Health* durchgeführte Untersuchung ergab unmißverständlich, daß sich latente und aktive Triggerpunkte in vielen wichtigen Details stark voneinander unterscheiden und daß diese Unterschiede Schmerzen und Entzündungsreaktionen hervorrufen können. Latente Triggerpunkte wirken in erster Linie auf das motorische Nervensystem, nicht auf das sensorische.

Die Grenzen der Schulmedizin markieren unerforschte Bereiche, die häufig durch Kontroversen gekennzeichnet sind. Im Unterkapitel über die Energietherapien (s. S. 257) befaßt Clair Davies sich mit den energetischen Merkmalen der Akupunkturtheorie. Damit möglicherweise verwandt ist eine neue Behandlungsmethode mit Namen *Frequency Specific Microcurrent* (FSM), die völlig neuartige, erstaunliche Resultate erzielt, indem sie die Energie in spezifischen Gewebekomponenten erheblich verstärkt. Die vielen spezifischen Frequenzen, die FSM verwendet, verstärken auf molekularer Ebene die Energie in bestimmten Geweben, wozu sehr geringe Energien benötigt werden, weil Resonanzeffekte genutzt werden sollen. Frequenzspezifische Mikroströme eignen sich nur sehr bedingt für die Selbstbehandlung, weil dazu eine teure Apparatur erforderlich ist und weil man zunächst Kurse besuchen muß, um zu lernen, diese Hilfsmittel zu benutzen. Glücklicherweise werden in den USA ständig dreitägige Ausbildungsprogramme angeboten, in denen Interessenten die Anwendung dieser neuen Heilmethode erlernen können.

Einleitung

Das vorliegende Buch wäre besser von einem Arzt geschrieben worden. Eigentlich gehört das Problem der Schultersteife in den medizinischen Bereich. Man sollte doch meinen, daß ein Arzt alles weiß, was es über die Schultern zu wissen gibt, und daß er in der Lage ist, ein Problem, unter dem viele Menschen akut leiden, aufgrund gesicherten Wissens und mit gesundem Selbstvertrauen zu lösen. Aber vielleicht haben auch Sie schon gemerkt, daß das leider nicht immer der Fall ist. Sehr häufig werden Schulmediziner mit Schulterproblemen und insbesondere mit dem Problem der Schultersteife (engl. *frozen shoulder*) und auch ganz generell mit Schulterschmerzen nicht besonders gut fertig.

Was dabei in der Regel nicht ausgesprochen wird, aber unterschwellig oft mitschwingt, ist: »Wir wissen leider auch nicht, wie man Schultersteife heilt.« Wenn ein Arzt so etwas zugeben muß, ist das schon allein deshalb mehr als bedauerlich, weil die Ursache der Schultersteife und die Möglichkeit, sie zu behandeln, schon seit den 1940er Jahren bekannt ist. *Myofasziale Triggerpunkte* sind kleine, durch Muskelkontraktion entstandene Knoten im Muskelgewebe, und diese Knoten sind die primäre Ursache für Schultersteife. Tatsächlich sind Triggerpunkte der wichtigste an der Entstehung chronischer Schmerzen beteiligte Faktor, doch wird Ihr Hausarzt Ihnen dies wahrscheinlich nicht sagen können. Wäre Ihr Arzt in der Lage, myofasziale Triggerpunkte zu diagnostizieren und zu behandeln, hätten Sie Ihr Schulterproblem gar nicht und bräuchten dieses Buch nicht.

Allerdings kann man diesen Mißstand eigentlich nicht dem einzelnen Arzt zum Vorwurf machen. Die Ursache des Problems ist vielmehr, daß man angehenden Ärzten bislang jegliches Wissen über myofasziale Triggerpunkte vorenthalten hat, weil sich das medizinische Ausbildungssystem fast ausschließlich auf chirurgische Eingriffe und die Verschreibung von Medikamenten verläßt. Die Folge ist, daß ein völlig legitimer Zweig der Medizin in Vergessenheit geraten ist und daß er in der Medizinerausbildung ignoriert oder sogar als schädlich dargestellt wird, weil er mit traditionellen medizinischen Behandlungsmethoden nicht in Einklang zu bringen ist.

Als Autor dieses Buches über Schulterschmerzen sollte ich akademische Qualifikationen vorweisen können, um zu demonstrieren, daß meine Autorität auf einer adäquaten Ausbildung basiert. Ich habe jedoch keine medizinische Ausbildung erhalten und gehöre auch nicht dem medizinischen Establishment an. Meine Autorität basiert auf meinen persönlichen Erfahrungen mit Schultersteife. Natürlich könnte man dem entgegenhalten, daß wohl ziemlich viele Menschen schon einmal unter Schultersteife gelitten haben, ohne daß es ihnen gelungen wäre, besonderes Wissen welcher Art auch immer über diesen Zustand zu sammeln, wenn man einmal von dem Gefühl absieht, wie es ist, unter ständigen Schmerzen zu leiden, ohne auch nur die geringste Hoffnung auf Besserung zu haben. Meine Erfahrungen mit der Schultersteife waren jedoch völlig anders als die der meisten anderen Menschen, weil ich das Glück hatte, selbst herauszufinden, wie man dieses Übel durch Triggerpunkt-Selbstmassage aus der Welt schaffen kann.

Wahrscheinlich haben Sie schon einmal irgendwo gehört, daß es bei Schultersteife in der Regel ein Jahr oder länger dauert, bis die Heilung erreicht ist, und zwar völlig unabhängig davon, wie man behandelt wird, oder ob man das Problem einfach ohne Behandlung durchsteht. Die Heilung meiner Schulter dauerte kein Jahr, sondern ungefähr vier Wochen. Vermutlich kann ich mich glücklich schätzen, nicht in einer medizinischen Ausbildung etwas über Schultern und ihre Heilung gelernt zu haben.

Meine ersten Versuche, meine Schulterprobleme selbst zu behandeln, scheiterten. Ich probierte alles aus, wovon ich gehört hatte: Ich übte, meinen Arm mit Hilfe eines Stocks zu erheben, um so meine Schultermuskulatur zu dehnen. Ich versuchte, mit Hilfe eines Handtuchs meinen Arm hinter den Rücken zu ziehen. Ich ließ meine Finger eine Mauer hinauf wandern. Ich führte die Codman-Übungen aus, bei denen man versucht, die Schulter bewegungsfähiger zu machen, indem man sich vorbeugt und dann den Arm kreisförmig bewegt, während man eine Suppendose in der Hand hält. Doch durch keinen dieser kleinen Tricks gelang es mir, mein Problem wirklich dauerhaft zu lösen. Im Gegenteil, meine Schmerzen wurden noch stärker, und es dauerte nicht lange, bis ich meinen Arm praktisch gar nicht mehr bewegen konnte.

Ich war nicht mehr in der Lage, mit dem Arm quer über meinen Körper zu greifen, um im Auto den Sicherheitsgurt zu befestigen. Und ich konnte meinen ein Jahr alten Enkel nicht mehr emporheben. Wenn ich unbedacht nach einer sich schließenden Tür griff, wurde ich mit einem mörderisch stechenden Schmerz »belohnt«, der mich fast eine Minute lang bewegungsunfähig machte, bevor ich zu Atem kam und mich wieder meinen Aktivitäten zuwenden konnte. Mit dem schmerzenden Arm konnte ich nichts aus einem Regal nehmen. Wenn ich für irgendeine Tätigkeit beide Arme brauchte, mußte ich mit meinem »guten« Arm den »schlechten« anheben. Ich scheute mich, meinen Mantel anzuziehen, weil es für mich eine wahre Tortur war, den schmerzenden Arm in den Mantelärmel zu befördern.

Der Schmerz in meiner Schulter wurde stärker, wenn ich zu Bett ging. Deshalb wachte ich nachts wiederholt auf, und manchmal konnte ich gar nicht einschlafen. Ich stand dann gewöhnlich auf und rieb meine Schulter eine Stunde lang mit Eis ab. Das betäubte den Schmerz zumindest so lange, bis ich eingeschlafen war; aber mit Heilung hatte das nichts zu tun. Vor dem Morgengrauen stellte sich der Schmerz wieder ein, und er war dann genauso stark wie zuvor. Ich probierte auch aus, die Schulter unter der Dusche mit heißem Wasser zu behandeln, um sie zu beruhigen und vielleicht auch ein wenig zu lockern. Zwar fühlte ich mich während dieses Versuchs großartig, doch hielt die Wirkung leider nicht an. Allmählich wurde mir so klar, daß ich mir jemanden suchen mußte, der über das, was ich erlebte, mehr wußte als ich.

Einige Jahre vorher hatte ich ein sehr positives Erlebnis mit einer therapeutischen Massage gehabt. Ein Freund hatte mir empfohlen, es einmal damit zu versuchen, weil ich damals seit einigen Wochen unter Rückenkrämpfen litt. Eine solche Massage erschien mir als ziemlich unspezifisch und deshalb vermutlich unwirksam, und ich versprach mir im Grunde nicht viel davon. Doch der Frau, die mich massierte, gelang es in nur drei Sitzungen, meine Rückenschmerzen zu beseitigen. Das war für mich ein wichtiger Wendepunkt im Leben, obwohl mir das zum betreffenden Zeitpunkt absolut nicht klar war. Bis dahin hatte ich nicht gewußt, daß man durch Massage etwas so Schwerwiegendes wie Schmerz beeinflussen konnte. Die Therapeutin zeigte mir daraufhin einige Bücher, nach denen sie arbeitete; es waren medizinische Fachbücher über »Triggerpunkte«. Die Bücher erschienen mir interessant, aber zum damaligen Zeitpunkt war ich völlig damit zufrieden, mich dem Geschick dieser Therapeutin zu überlassen.

Als ich später wieder einmal wegen Schulterproblemen nicht mehr weiter wußte, erinnerte ich mich an das Erlebnis mit dieser Therapeutin. Ich war mir ziemlich sicher, daß sie mein Problem lösen könnte. Doch leider war sie mittlerweile umgezogen, so daß ich mich gezwungen sah, mir einen Helfer mit ähnlichen Fähigkeiten zu suchen. Ich probierte einige Massagetherapeuten aus und erkundigte mich bei vielen anderen nach deren Fertigkeiten; doch ihre Massage war eher eine Wohlfühlmassage. Keiner der vielen Masseure, die ich ansprach, schien sich mit Schulterproblemen auszukennen. Ich wendete viel Zeit auf, meine Schultern selbst durch Reiben zu behandeln, doch ich hatte bei dem, was ich da tat, keinerlei Konzept.

Mein letzter Versuch bestand darin, es einmal mit physikalischer Therapie zu versuchen, aber auch das half mir nicht sonderlich. Die Therapeutin wirkte etwas herablassend, als ich ihr sagte, die Dehnübungen, die sie mir empfohlen habe, verschlimmerten die Schmerzen noch. Sie erklärte, dies sei genau die richtige Therapie, und ich müsse nur damit fortfahren. Später hörte ich, daß sie zu der Zeit, als sie mich behandelt hatte, unter Schultersteife litt! Sie konnte also weder sich selbst noch mir helfen – aber das hielt sie nicht davon ab, mir eine Rechnung zu schreiben. Verzweifelt nahm ich mir noch einmal vor, so lange weiterzusuchen, bis ich eine Möglichkeit, meine Schultern zu heilen gefunden hätte.

Ich vermutete, daß ich in den Büchern über Triggerpunkte, die ich bei jener ersten Massagetherapeutin gesehen hatte, eine Lösung finden würde. Sie war die einzige gewesen, die sich mit der Behandlung von Schmerzen wirklich auszukennen schien. Absolut nichts vermochte meinen Zustand zu lindern, und ich war verzweifelt auf der Suche nach neuen Ideen. Die Preise medizinischer Fachbücher schockierten mich zwar, doch brachte mich dies nicht davon ab, mir die beiden Bände des *Handbuchs der Muskel-Triggerpunkte* von Janet Travell und David Simons (Simons, Travell & Simons 1999/2002) zu kaufen. Als ich darin zu lesen begann, lösten sich die Wolken des Mysteriösen, die meine Schulterprobleme so lange umgeben hatten, allmählich auf.

In den beiden Büchern wurde erklärt, daß ein Triggerpunkt nichts weiter ist als ein winziges Faserbündel in einem Muskel, das im kontrahierten Zustand erstarrt ist und das manchmal an das erinnert, was ich im Laufe meiner Suche nach einem fähigen Therapeuten schon lange als »Knoten« zu bezeichnen gelernt hatte. Ein kleiner Knoten dieser Art konnte ständige Schmerzen verursachen, er konnte aber auch unauffällig bleiben und keinerlei Schmerz hervorrufen, solange man nicht auf ihn drückte. In der Regel jedoch verursachten solche Triggerpunkte an einer völlig anderen Stelle des Körpers Schmerzen. Deshalb wurde der Schmerz, den Triggerpunkte verursachten, *Übertragungsschmerz (referred pain)* genannt.

Mir wurde allmählich klar, daß ein Großteil meiner Schmerzen und möglicherweise sogar der gesamte Schmerz dieser merkwürdige Übertragungsschmerz sein mußte. Es war mir bis dahin nicht gelungen herauszufinden, weshalb all das Kneten meiner Schultermuskulatur keinerlei positive Wirkung gehabt hatte; nun hatte ich den Grund gefunden. Die Triggerpunkte, die Schmerz verursachten, konnten ein gutes Stück und manchmal sogar eine halbe Körperlänge vom schmerzenden Körperbereich entfernt liegen. Offenbar lagen alle meine Probleme in den Triggerpunkten verborgen, die sich in verschiedenen Muskeln in und um meine Schultern verbargen – wie sich herausstellte in insgesamt 24 Muskeln. Bei meinen vorherigen Versuchen, mich durch Selbstmassage zu behandeln, hatte ich nicht gewußt, was ich tat; Travell und Simons stellten mir eine Art Landkarte zur Verfügung, die mich zum verborgenen Schatz führte.

Getrieben von meinem Leiden und von der Begeisterung über die mir völlig neuen Ideen, studierte ich die beiden Bücher von Travell und Simons buchstäblich Tag und Nacht. Ich merkte, daß meine Triggerpunkte allmählich weicher wurden und schließlich verschwanden, wenn ich sie beharrlich mit beiden Händen behandelte. Zu meiner freudigen Überraschung war es mir nach nur einem Monat geduldiger Anwendung der neuen Methode gelungen, meine Schulter selbst zu heilen. Ich war verblüfft. Der Schmerz war verschwunden. Ich konnte nachts wieder durchschlafen. Ich konnte den Arm heben, ohne augenblicklich dafür bestraft zu werden. Die Triggerpunktmassage half wirklich!

Mir war sofort klar, daß die ganze Welt erfahren sollte, wie gut diese Methode half. Jemand müßte ein leicht verständliches und erschwingliches Buch über dieses Thema schreiben! Ich stellte mir vor, ich würde ein ganzes System für den Umgang mit Triggerpunkten entwickeln, und ich glaubte, diese Methode würde für die Behandlung des ganzen Körpers geeignet sein, und jeder Mensch könnte sie verstehen und benutzen. Sobald man wußte, wo man die Triggerpunkte finden konnte und wie genau man sie behandeln mußte, war es eigentlich nicht mehr besonders schwer, dies auch tatsächlich zu tun.

Ich machte meinen eigenen Körper zum Laboratorium und lernte jeden Tag etwas Neues. Ich fand heraus, daß die Triggerpunkte sich überall verbergen. Wie viele Menschen wurde ich ständig von irgendeiner Art von Schmerzen begleitet, oder ich versuchte, diese Tatsache zu überspielen. Nun wurde mir klar, daß alle diese Schmerzen eigentlich ein Segen waren, eine wunderbare Chance, meine Selbstbehandlungsmethoden auszuprobieren und auf diese Weise sicherzustellen, daß sie auch tatsächlich ihren Zweck erfüllten. Im Laufe von drei Jahren fand ich mit Hilfe meiner Tochter Amber, die ebenfalls große Probleme mit chronischen Schmerzen gehabt hatte, heraus, wie man Triggerpunkte in allen 120 Muskelpaaren behandeln kann, die Travell und Simons in ihren beiden Büchern erwähnen.

Als ich mit dieser Arbeit abgeschlossen hatte, veranlaßte mich meine Besessenheit von den Triggerpunkten dazu, meinen langjährigen Beruf des Pianotechnikers aufzugeben und Massagetherapeut zu werden. Und schließlich schrieb ich auch das Buch, von dem ich glaubte, daß die Welt es dringend bräuchte, das *Arbeitsbuch Triggerpunkt-Therapie* (Davies 2001/2008), das fast vom Zeitpunkt seiner Erstveröffentlichung an sehr erfolgreich war. Während der Arbeit an diesem Buch wurde meine Tochter Amber ebenfalls Massagetherapeutin, und etwas später fingen wir an, gemeinsam Triggerpunktmassage-Workshops für Massagetherapeuten zu veranstalten. In den ersten beiden Jahren dieser Tätigkeit unterrichteten wir über 800 Massagetherapeuten aus 39 Bundesstaaten. Viele von ihnen hatten selbst stark mit chronischen Schmerzen zu kämpfen, genauso wie es mir und meiner Tochter ergangen war. Uns wurde klar, daß viele Menschen bereit und begierig darauf waren, sich über Triggerpunkte und ihre Wirkung informieren zu lassen.

Aufgrund meiner täglichen Erlebnisse als Massagetherapeut und aufgrund des Feedbacks, das ich in Reaktion auf mein Buch erhielt, erkannte ich, das heutzutage viele Menschen sehr frustriert sind, weil sie das Gefühl haben, von der Schulmedizin mit ihren Schmerzproblemen mehr oder weniger im Stich gelassen zu werden. Außerdem fand ich heraus, daß ich nicht als einziger schlechte Erfahrungen mit Physiotherapie gemacht hatte, sondern daß man einfach generell in der Physiotherapie landete, wenn man wegen Schulterschmerzen zu einem Arzt ging. Bei Gelenk- und Muskelschmerzen bekam man ein Rezept für Schmerztabletten und bestenfalls zusätzlich ein Rezept für Physiotherapiebehandlungen. Außerdem wurde das Problem, das man hatte, mit einem offiziellen medizinischen Etikett versehen. Wenn man Schmerzen in der Schulter hatte, dann hatte man »Arthritis«, »Tendinitis« oder »Bursitis«. Wenn man eine steife Schulter hatte, dann hatte man »adhäsive Kapsulitis«. Obwohl diesen traditionellen medizinischen Erklärungen für Schulterprobleme alles widerspricht, was über Triggerpunkte bekannt ist, berichteten mir Klienten immer wieder, daß ihre Ärzte ihnen nicht das Geringste über Triggerpunkte gesagt hatten.

Nach Ansicht von Dr. Janet Travell und Dr. David Simons ist das größte Problem für den Umgang mit Schulterschmerzen die Tatsache, daß ständig Fehldiagnosen gestellt werden und daß in Wahrheit Triggerpunkte die Ursache fast aller Schulterprobleme sind. Dazu zählen Schmerzen, Steifheitsgefühle und Verringerung der Bewegungsfähigkeit. Doch selbst bei Zerrungen der Rotatorenmuskeln und beim Impingement-Syndrom nimmt man an, daß diese auf partieller Exartikulation des Kugelgelenks infolge von Muskelverhärtungen beruhen, die auf die Existenz aktiver Triggerpunkte zurückzuführen sind. Weil nur wenigen Ärzten und Physiotherapeuten klar ist, daß bei all diesen Problemen myofasziale Triggerpunkte eine wichtige Rolle spielen, machen fast alle, die in diesen Bereichen arbeiten, in erstaunlicher Einigkeit das Schultergelenk für Probleme verantwortlich. Deshalb gelingt es mit Hilfe schulmedizinischer Standardbehandlungen so häufig nicht, Probleme dieser Art zu beheben. Eines der größten Defizite der modernen Medizin ist, daß die meisten Ärzte die von Travell und Simons entwickelte Triggerpunkttherapie bis heute nicht wirklich kennen.

Auch nachdem ich Massagetherapeut geworden war, interessierte ich mich weiterhin ganz besonders für die Schulter. Deshalb suchten mich vor allem Menschen mit Schulterproblemen auf. Sie erzählten mir sehr verstörende Geschichten über ihre Erfahrungen mit der Schulmedizin. Je mehr ich darüber hörte, wie Ärzte mit Schulterproblemen umzugehen pflegen, um so wütender wurde ich. Schultersteife zählte offenbar zu den gefährlichsten Gründen, einen Arzt in seiner Praxis aufzusuchen. Bestenfalls verschrieb er dann Schmerzmedikamente und überwies einen zur Physiotherapie. Schlimmstenfalls versetzte er den Patienten in eine Vollnarkose, um die Schulter »einzurenken«. Letztlich konnte man die Situation auf den Nenner bringen, daß ein Schulterproblem ein oder zwei Jahre bestehen blieb, unabhängig davon, ob man die Schulter behandeln ließ oder nicht. Und völlig egal war offenbar auch, ob man sich zur Behandlung an einen Arzt oder einen Physiotherapeuten wendete.

Ich hatte schon in meinem *Arbeitsbuch Triggerpunkt-Therapie* (2008) über steife Schultern geschrieben, und viele Leser haben von dem, was dort geschrieben steht, profitiert. Doch da dieses Buch sich mit dem ganzen Körper beschäftigte, konnte ich der Schulter und den mit ihr zusammenhängenden Problemen nur ein paar Dutzend Seiten widmen. Später schlug mein Verleger mir vor, ein Buch speziell über Schulterprobleme zu schreiben, da bis zu diesem Zeitpunkt kein einziges Buch existierte, das sich speziell auf diesen Bereich konzentrierte. Diese Idee gefiel mir, weil mir das Projekt ermöglichen würde, mich noch intensiver mit meinem Lieblingsthema auseinanderzusetzen. Die Realität, daß Menschen mit Schultersteife und ähnlichen Problemen in der Regel falsch diagnostiziert und behandelt werden, überzeugte mich davon, daß tatsächlich ein starker Bedarf nach einem Buch bestand, das sich sehr eingehend und umfassend ausschließlich damit befaßte. Vielleicht könnte ich auf diese

Weise nicht nur Betroffenen, sondern auch Ärzten und Physiotherapeuten helfen. Der Erfolg, den ich bei der Behandlung meiner eigenen Schulter und der Schultern vieler anderer Menschen gehabt hatte, brachte mich zu der Überzeugung, daß ich zu diesem Thema noch einiges mehr als in meinem ersten Buch zu sagen hätte.

Jetzt habe ich es gesagt. Alles, was ich jemals über die Schulter gelernt habe, liegt nun in Ihren Händen. Höchstwahrscheinlich können Sie sich von Ihren Schulterschmerzen und von Schultersteife befreien, indem Sie sich an die einfachen Anleitungen aus diesem Buch halten. Sollten Sie aus irgendeinem Grund nicht in der Lage sein, Ihre Triggerpunkte selbst zu behandeln, finden Sie im Buch auch Techniken, die ein Freund, Partner oder ein anderes Familienmitglied anwenden kann, um Ihnen zu helfen. Außerdem habe ich, wieder mit viel Hilfe meiner Tochter, umfassende Informationen über klinische Techniken für Physiotherapeuten, Ergotherapeuten und Massagetherapeuten zusammengestellt und in das Buch integriert. Diese Behandlungsmöglichkeiten eignen sich auch für Ärzte, die offen dafür sind, eine effiziente Methode zur Diagnose und Behandlung myofaszialer Schmerzen in der Schulter auszuprobieren.

Sollten Sie schon einmal versucht haben, im Internet Lösungen für Ihre Schulterprobleme zu finden, ist Ihnen vermutlich klar, daß gute Informationen sehr weit verstreut und nur schwer von den zahllosen rein kommerziellen Angeboten und anderem Unsinn zu unterscheiden sind. Selbst auf den kompetentesten Websites ist in der Regel nur ein Aufguß altbekannter, überholter Ansichten über die Ursachen von Schultersteife und anderer Schulterprobleme zu finden. Und wahrscheinlich sind die einzigen Therapien, auf die Sie gestoßen sind, ein paar nachgeplapperte »Dogmen« über Dehnübungen. Im vorliegenden Buch habe ich sehr vielfältige Informationen über Schulterprobleme zusammengetragen, und es wird ein sehr effektives, wenn auch noch relativ unbekanntes Therapiekonzept beschrieben, das Ihnen helfen kann, die Heilung Ihrer Schulterprobleme sinnvoller zu betreiben. Wichtig ist auch, daß das Buch Ihnen einen besseren Überblick darüber vermittelt, welche Dinge Sie angesichts Ihrer Schwierigkeiten unbedingt vermeiden sollten.

Wenn Sie die Dinge, die Sie auf den folgenden Seiten finden werden, beharrlich anwenden, brauchen Sie wegen Schulterproblemen möglicherweise nie mehr einen Arzt oder Physiotherapeuten aufzusuchen und nie mehr verzweifelt zu hoffen, daß dieser Mensch Ihr Problem lösen kann. Wenn Sie die Triggerpunktmassage jetzt sofort ausprobieren, werden Sie innerhalb von zwei oder drei Tagen merken, ob die Methode Ihnen hilft. Die meisten Menschen berichten, daß eine Triggerpunktmassage, korrekt ausgeführt, Schmerzen fast sofort lindert.

Falls theoretische Erläuterungen Sie nicht abschrecken, können Sie mit Kapitel 1 beginnen und nacheinander alle Kapitel des Buches durcharbeiten. Wenn Sie lieber sofort »zur Sache kommen«, können Sie auch gleich mit Kapitel 4 beginnen, um sich über die beste Möglichkeit zur Durchführung einer Triggerpunktmassage zu informieren. Fahren Sie anschließend mit Kapitel 5 fort, um die merkwürdigen winzigen Knoten in Ihren Muskeln zu finden und zu behandeln, die Ihnen das Leben so schwer gemacht haben. Der Schlüssel zu einem organisierten Vorgehen bei der Selbstbehandlung ist die Triggerpunkt-Übersicht, die Sie sowohl am Anfang von Kapitel 5 als auch am Ende des Buches finden. Vielleicht werfen Sie zuerst einmal einen Blick darauf und entscheiden dann, mit welchem Kapitel Sie beginnen.

1 Anatomie, Funktion und Dysfunktion der Schulter

Bevor Sie etwas tun können, um Schultersteife oder Schulterschmerzen zu heilen, müssen Sie die Anatomie Ihrer Schulter verstehen. Deshalb vermittelt dieses erste Kapitel einen umfassenden Überblick über die Funktionsweise der Schulter, damit Sie wissen, wie Ihre Schulterprobleme entstanden sind. Wenn Sie erst einmal ernsthaft vorhaben herauszufinden, wie Ihre Schulter funktioniert, werden Sie feststellen, daß das nicht so schwer ist, wie Sie vielleicht gedacht haben. Schwierige Probleme lassen sich oft erstaunlich leicht lösen, und so verhält es sich auch mit der Schulter.

Daß Sie sich erschöpft und entmutigt fühlen und darauf brennen, eine schnelle Lösung zu finden, wenn Sie ständig mit Schulterproblemen zu tun haben, ist verständlich. Und wenn Ihre Energie durch eine schon mehrmonatige Krise erschöpft ist, könnte Ihnen schon bei einem einzigen Blick auf dieses Kapitel schwindelig werden. Aber es würde nichts bringen, dieses Buch auf der Suche nach einer simplen Lösung flüchtig zu durchblättern, denn Sie könnten dann genau den kleinen Hinweis übersehen, der entscheidend ist, wenn Sie die wahre Ursache Ihres speziellen Schulterproblems verstehen und den Weg zu seiner Lösung finden wollen. Vielleicht kommt es Ihnen so vor, als würde man Sie hier auffordern, sich hinzusetzen und einen ganzen Elefanten auf einmal zu verzehren. In Wahrheit wissen Sie aber schon, wie man einen Elefanten verzehrt. Ganz einfach, indem man einen Bissen nach dem anderen ißt.

Was ist Schultersteife?

Schulterprobleme verlaufen in der Regel voraussehbar. Wenn ein Schultermuskel geschwächt ist und aufgrund von Triggerpunkten seine normale Funktionsfähigkeit eingebüßt hat, müssen die umliegenden Muskeln das Problem kompensieren. Aufgrund dieser zusätzlichen Belastung fallen auch sie – Dominosteinen ähnlich – im Laufe der Zeit nacheinander aus, denn in ihnen entstehen ebenfalls Triggerpunkte. Das setzt sich so lange fort, bis alle Muskeln im Schulterbereich betroffen sind.

Selbst einfache Aktivitäten werden dann unmöglich. Sie können sich nicht mehr auf dem Rücken kratzen, sich nicht mehr das Haar kämmen und nicht mehr die Arme emporstrecken, um etwas aus einem höheren Regal zu nehmen. Wenn Sie für eine Tätigkeit zwei Arme benötigen, müssen Sie den »guten« Arm benutzen, um den »schlechten« emporzuheben. Vielleicht sind Sie sogar nicht einmal mehr in der Lage, mit dem in seiner Funktion beeinträchtigten Arm quer über den Körper zu greifen, etwa um im Auto den Sicherheitsgurt zu befestigen. Außerdem leiden Sie wahrscheinlich ständig unter Schmerzen, die Ihren Schlaf stören und Ihre berufliche Tätigkeit zu einer elenden Quälerei werden lassen. Hat das Schulterproblem seinen Höhepunkt erreicht, kann es Monate oder sogar Jahre lang bestehen bleiben (Simons, Travell & Simons 1999/2002, S. 643f.; Bonica & Sola 1990, 951).

Der Begriff »Schultersteife« *(frozen shoulder)* ist eine recht passende Beschreibung eines Schulterproblems, für das eine starke Einschränkung der Bewegungsfähigkeit typisch ist. Doch Travell und Simons weisen ausdrücklich darauf hin, daß »Schultersteife« eigentlich keine medizinische Diagnose ist. Aus der Sicht der Schulmedizin gibt es für Schultersteife weder eine plausible Diagnose noch eine bewährte Behandlungsmethode, die eine zuverlässige Genesungsprognose möglich macht (Simons, Travell & Simons 1999/2002, S. 644).

In der medizinischen Literatur wird unablässig wiederholt, Schultersteife sei ein rätselhaftes Problem, was der Behauptung gleichkommt, ihre Ursachen seien unbekannt. Travell und Simons versichern jedoch, daß die Ursache von Schultersteife seit über 60 Jahren bekannt sei, nämlich seit Janet Travell begonnen habe, in medizinischen Fachzeitschriften darüber zu berichten. Schultersteife läßt sich in der Regel korrekt diagnostizieren, sofern man die Wirkung myofaszialer Triggerpunkte in den mit der Schulter verbundenen Muskeln in die Betrachtung einbezieht. Wichtiger noch ist, daß eine Triggerpunkt-Therapie dieses Problem in der Regel zu lösen vermag.

Interessanterweise haben Travell und Simons entdeckt, daß Triggerpunkte in einem einzigen Muskel, dem Unterschulterblattmuskel *(M. subscapularis)*, alle für Schultersteife charakteristischen Symptome hervorrufen kann. Zwar sind fast immer auch andere Muskeln an der Entstehung des Problems beteiligt, doch reicht der Unterschulterblattmuskel allein als Ursache für Einschränkungen der Bewegungsfähigkeit, ständige Schmerzen tief in der Schulter, Schlafstörungen, stechende Schmerzen bei plötzlichen Bewegungen und viele andere Probleme aus.

Die klinischen Erfahrungen Tausender von Massagetherapeuten und Anwendern anderer physikalischer Behandlungsmethoden zeigen, daß man Schultersteife durch die Behandlung von Triggerpunkten im Unterschulterblattmuskel und in bestimmten anderen Muskeln im Schulterbereich auflösen kann. Trotzdem weigern sich viele Vertreter der Schulmedizin nach wie vor, zur Kenntnis zu nehmen, daß Triggerpunkte bei der adäquaten Diagnose und Behandlung von Schulterproblemen eine wichtige Rolle spielen (Simons, Travell & Simons 1999/2002, S. 644f.)

Adhäsive Kapsulitis

Adhäsive Kapsulitis ist nur eins von vielen »Etiketten«, die Ärzte dem Problem anhängen, das Ihnen mittlerweile unter dem Begriff Schultersteife bekannt ist. Es folgt eine Liste einiger anderer Begriffe, die immer wieder zur Bezeichnung dieses »rätselhaften« Problems verwendet werden:

- akromioklavikulare Arthritis
- adhärente Bursitis
- adhärente subakromiale Bursitis
- Arthrofibrosis
- Bursitis calcarea
- degenerative Arthritis
- Duplay-Krankheit
- glenohumerale Synovitis

- genohumerale Hypomobilität
- humeroskapulare Fibrositis
- idiopathische Kapsulitis
- irritative Kapsulitis
- Gelenkkapselfibrose
- obliterierende Bursitis
- Periarthritis der Schulter
- periartikuläre Arthritis
- adhäsive Perikapsulitis
- skapulohumerale Periarthritis
- skapulothorakale Bursitis
- subakromiale Bursitis

Falls Sie einige dieser Begriffe für ein wenig an den Haaren herbeigezogen halten, könnten Sie damit recht haben. Sie alle bedeuten ziemlich genau das gleiche, und die meisten dienen nur dazu, die Tatsache zu vertuschen, daß viele Ärzte einfach nicht wissen, welche Ursachen Schultersteife im konkreten Fall hat.

Die unter Ärzten bevorzugte Erklärung der Symptome einer versteiften Schulter deutet der Begriff *adhäsive Kapsulitis* an, der bei oberflächlicher Betrachtung auch durchaus als sinnvoll erscheint. Wenn Ihre Schulter sich nicht mehr frei bewegt, muß eine klebrige Substanz darin das Problem verursachen. Wenn Sie Ihren Arm nicht bewegen können, muß eine Art Klebstoff im Schultergelenk dies verhindern. Das ist die »offizielle« Erklärung, die angehende Mediziner in ihrer Ausbildung lernen. Im Internet finden Sie diese scheinbar logische Erklärung überall. Die wunderbar illustrierten Informationsbroschüren, die in Arztpraxen ausliegen, verkünden die gleiche Botschaft und trichtern Sie zu allem Überfluß auch noch den Patienten ein. Aber das ändert nichts daran, daß dieser Erklärung der Makel anhaftet, daß adhäsive Kapsulitis in den wenigsten Fällen die Ursache von Schultersteife ist. Diese Ursache sind vielmehr Triggerpunkte.

Chirurgische Eingriffe aufgrund der Diagnose einer adhäsiven Kapsulitis werden in der Schulmedizin als Behandlung immer gängiger, obwohl die Quote der Mißerfolge solcher Eingriffe beunruhigend hoch ist. Anerkannte Behandlungsverfahren bei adhäsiver Kapsulitis sind mittlerweile physiotherapeutische manuelle Behandlung unter Narkose (MUA), energische Extension der Gelenkkapsel, die Teilung der Sehne des Unterschulterblattmuskels, Entfernung eines Teils der Synovialmembran, Entfernung des korakohumeralen Bandes, arthroskopische Entfernung von Verwachsungen und chirurgische Lösung von Spannungen im vorderen Bereich der Gelenkkapsel. Die Ärzte, die diese Behandlungsmethoden anwenden, sind meist nicht über myofasziale Triggerpunkte informiert (Simons, Travell & Simons 1999/2002, S. 643).

Die entscheidende Frage

Die bezüglich der Schultersteife entscheidende Frage ist, ob dieses Problem durch verklebte Gewebeschichten oder durch Triggerpunkte verursacht wird. Ist es im Gelenk oder in den Muskeln zu suchen? Gibt es eine adhäsive Kapsulitis tatsächlich? Sind chirurgische Operation an der Schulter zwingend notwendig?

In der medizinischen Literatur wird häufig empfohlen, bei Schultersteife zunächst drei bis sechs Monate lang eine konservative, nicht-operative Behandlung auszuprobieren (Cuomo 1999, 405–407).

Meist geschieht dies in Form einer konventionellen Physiotherapie, obwohl Physiotherapie bei vielen Menschen erwiesenermaßen entweder nichts bringt oder das Problem sogar noch verschlimmert. Aus einer vorliegenden Studie geht vor, daß gar keine Behandlung bei Schulterproblemen bessere Resultate erzielt als Physiotherapie und insbesondere als eine intensive oder gar »aggressive« Physiotherapie (Diercks & Stevens 2004, 499–502).

In den meisten Fällen verschwindet Schultersteife nach einer Weile von selbst; allerdings kann dies ein Jahr oder sogar bis zu zweieinhalb Jahren dauern. Wenn Sie den Nerv haben, die Sache auszusitzen, wird Ihre Schulter also wahrscheinlich von selbst wieder gesund werden und in ihren Normalzustand zurückkehren. Schon allein das deutet darauf hin, daß Schultersteife in der Regel nicht die Folge einer adhäsiven Kapsulitis ist. Fibröses (verklebtes) Gewebe ist, einmal entstanden, in der Regel dauerhaft und heilt nicht so leicht von selbst.

Nach Travell und Simons heilt Schultersteife in einem von zehn Fällen nicht von selbst, und in diesen relativ seltenen Fällen ist manchmal tatsächlich ein chirurgischer Eingriff, der die Verklebungen auflöst, erforderlich. Doch selbst in diesen eher seltenen Fällen raten Travell und Simons von einer operativen Lösung ab. Für den Fall, daß tatsächlich schon Verklebungen entstanden sind, empfehlen sie ein Antifibrotikum (Potaba), und das auch nur dann, wenn nach der Auflösung der Triggerpunkte die Bewegungsfähigkeit weiterhin eingeschränkt bleibt (Simons, Travell & Simons 1999/2002, S. 644).

Adhäsive Kapsulitis ist ganz und gar nicht die Norm. Nach Auffassung von Travell und Simons kommt es tatsächlich vor, daß eine adhäsive Kapsulitis entsteht, aber erst, nachdem die von Triggerpunkten befallenen Muskeln die Beweglichkeit der Schultern über längere Zeit – Monate oder Jahre – eingeschränkt haben. Verklebungen entwickeln sich erst nach einer ganzen Weile. Erst wenn die Schulter schon länger blockiert ist, können demnach Adhäsionen entstehen. Travell und Simons sind der Auffassung, daß eine Triggerpunktbehandlung der Muskeln des Schulterkomplexes so früh wie möglich erfolgen sollte, um die Entstehung einer adhäsiven Kapsulitis von Anfang an zu verhindern (Simons, Travell & Simons 1999/2002, S. 644).

Der Schulterkomplex

Denken Sie daran, was Menschen alles mit ihren Händen tun können. Es ist eine wirklich erstaunliche Zahl von Aktivitäten, und ihre Zahl ist besonders im Sport und in den Künsten sehr groß. In der heutigen Welt, in der in immer schnellerer Folge immer neue Werkzeuge und technische Hilfsmittel entwickelt werden, müssen die Hände und Finger der Menschen jeden Tag komplizierte neue Aufgaben bewältigen. Alle diese vielfältigen Aktivitäten basieren unmittelbar auf der Kraft der Schultergelenke und ihrer freien Beweglichkeit. Wenn uns diese Kraft und Freiheit fehlen, kann uns das bei allem, was wir tun, stark behindern.

Das Schultergelenk ist aufgrund seiner Struktur das beweglichste unter den Gelenken unseres Körpers. Doch der Preis für diese außergewöhnliche Mobilität ist der Verlust struktureller Stabilität. Unter normalen Umständen ist diese Stabilität nur selten gefährdet, solange die Schultermuskeln stark, flexibel und gesund bleiben.

Einen Arm in unendlich viele verschiedene Positionen zu bewegen erfordert die Fähigkeit, die beteiligten Muskeln sehr genau zu koordinieren. Insgesamt ermöglichen 24 Muskeln, daß die Schultern ihre Funktionen erfüllen können, unter ihnen die Rippenhalter *(Mm. Scaleni)* zu beiden Seiten des Halses. Was haben diese Muskeln mit der Funktionsfähigkeit der Schultern zu tun? Die Antwort lautet, daß die Rippenhalter, wenn sie unter Anspannung stehen, auf Nervenverbindungen und Blutgefäße drücken können, die Schultern, Arme und Hände innervieren und mit Blut versorgen. In diesen Bereichen entstehen sehr schnell Probleme, wenn die Signalübermittlung der Nerven behindert wird und das Blut nicht ungehindert fließen kann. Die Rippenhalter werden normalerweise zwar nicht der Schultermuskulatur zugerechnet, doch viele Schulterprobleme lassen sich letztlich auf Probleme zurückführen, die mit den Rippenhaltern zusammenhängen.

Daß die normale Funktionsfähigkeit eines Kugelgelenks für die freie Positionierung der Hand und des Arms wichtig ist, leuchtet wahrscheinlich ohne ausführliche Erklärungen ein; doch die Beweglichkeit des Schulterblatts ist mindestens ebenso wichtig, wenn nicht sogar noch wichtiger. Man kann sich das Schulterblatt als eine Art Plattform für einen Kran vorstellen, wobei der Arm die Kranfunktion erfüllt. Das Schultergelenk ist der Punkt, an dem sich der Kran dreht. Um die Bewegungsfähigkeit des Arms maximal zu nutzen, bewegt sich das Schulterblatt, das nicht durch Bänder in seiner Beweglichkeit eingeschränkt wird, frei auf dem Rücken. Diese Bewegungsfreiheit ermöglicht ein kunstvolles Arrangement starker Muskeln auf der Vorder- und Rückseite des Rumpfes, die das Schulterblatt halten. Von den 24 Muskeln, die für die Schulter wichtig sind, stehen 17 in direkter Verbindung zum Schulterblatt.

Insgesamt spielen drei Schultergelenke und eine ansehnliche Zahl von Bändern, Sehnen und viel Knorpel und Bindegewebe wichtige Rollen. Das Kugelgelenk der Schulter, fachsprachlich *Glenohumeralgelenk* genannt, ist Ihnen bereits bekannt. Ein anderes Gelenk, das *Akromioklavikulargelenk*, verbindet das Schulterblatt mit dem Schlüsselbein. Und das dritte mit der Schulter verbundene Gelenk, das *Sternoklavikulargelenk (Articulatio sternoclavicularis)*, verbindet das Schlüsselbein mit dem Brustbein. An jedem dieser drei Gelenke halten starke Bänder die Knochen in der korrekten Position und lassen ihnen gleichzeitig eine gewisse Bewegungsfreiheit. Die vielen Sehnen des Schulterbereiches sind starke fibröse Muskelenden, welche die Muskeln mit den Knochen verbinden. Die berühmt-berüchtigte *Rotatorenmanschette* besteht aus den Sehnen der vier wichtigsten Muskeln, welche die innere und äußere Oberfläche des Schulterblatts bedecken.

Erstaunlicherweise gibt es nur eine einzige ganz normale Verbindung von Knochen zu Knochen, die den Schulterkomplex mit dem restlichen Körper verbindet, nämlich die zwischen Schlüsselbein und Brustbein. Im übrigen ist der Arm mit dem Körper nur durch Muskeln verbunden. Mehrere von diesen verbinden das Schulterblatt mit Wirbelsäule und Brustkorb. Andere verbinden den Arm mit Schulterblatt oder Rippen. Ein sehr großer Muskel auf dem Rücken, der *breite Rückenmuskel (M. latissimus dorsi)*, verbindet den Oberarmknochen, *Humerus* genannt, mit dem oberen Beckenrand. Wir werden uns nun einige Bestandteile der Schulter genauer anschauen, wobei wir mit dem grundlegenden Rahmen beginnen.

Die Knochen der Schulter

Es wurde bereits erwähnt, daß das Schulterblatt auf beiden Körperseiten durch 17 Muskeln mit Armen und Rumpf verbunden wird. Man findet diese Muskeln wesentlich leichter, wenn man weiß, wie die Knochen im Schulterbereich aussehen, und wenn man ihre Details genau kennt (siehe Abb. 1.1 und 1.2). Es folgt nun zunächst die Legende zu den beiden Zeichnungen weiter unten:

- **A** Oberer Schulterblattwinkel (*Angulus superior* – höchster Punkt des Schulterblatts)
- **B** Medialer Rand des Schulterblatts (*Margo medialis* – innerer Rand des Schulterblatts)
- **C** Lateraler Rand des Schulterblatts (*Margo lateralis* – äußerer Rand des Schulterblatts)
- **D** Unterer Schulterblattwinkel (*Angulus inferior* – unterster Punkt des Schulterblatts)
- **E** Schulterhöhe *(Akromion)*
- **F** Rabenschnabelfortsatz *(Processus coracoideus)*
- **G** Kopf des Oberarmknochens *(Humerus)* sowie Kugel und Pfanne *(Cavitas glenoidalis)*
- **H** Schulterblattgräte *(Spina scapulae)*
- **I** Oberarmknochen *(Humerus)*
- **J** Schlüsselbein

Lassen Sie den Handballen auf dem Schlüsselbein ruhen, und spüren Sie den harten *oberen Schulterblattwinkel* (A) unmittelbar über der Schulterblattgräte (H – siehe Abb. 1.3). Wenn Sie den Arm vor- und zurückschwingen lassen, bewegt sich der obere Schulterblattwinkel unter Ihren Fingern vor und zurück. Dies ist ein wichtiger Orientierungspunkt für den Obergrätenmuskel *(M. supraspinatus)*, einen der vier Muskeln der Rotatorenmanschette.

Der am besten ertastbare Teil des Schulterblatts ist die *Schulterblattgräte* (H). Bei sehr dünnen Menschen kann man sie deutlich unter der Haut erkennen (siehe Abb. 1.4). Versuchen Sie, diesen Teil

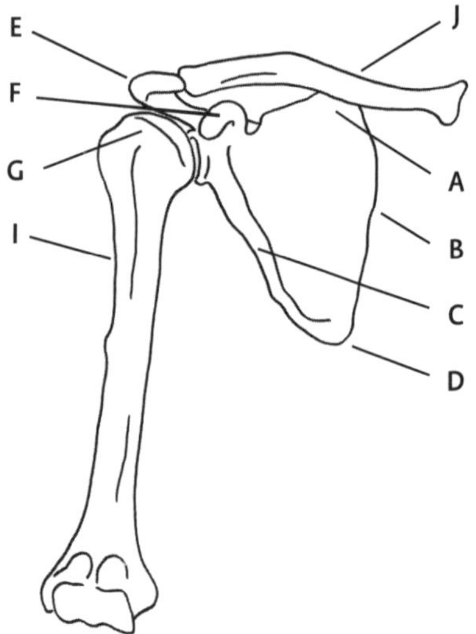

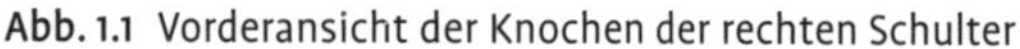

Abb. 1.1 Vorderansicht der Knochen der rechten Schulter

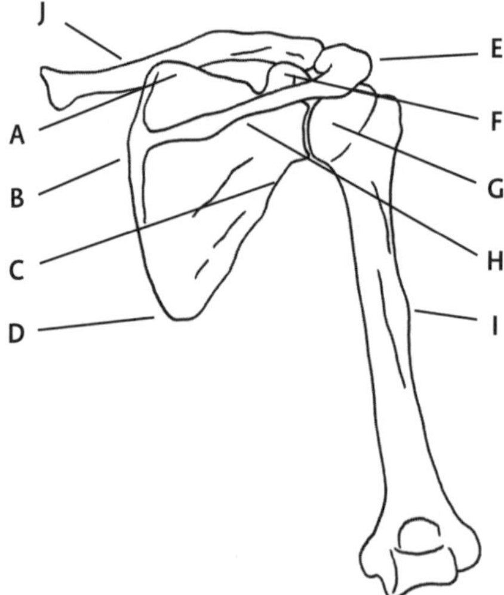

Abb. 1.2 Rückansicht der Knochen der rechten Schulter

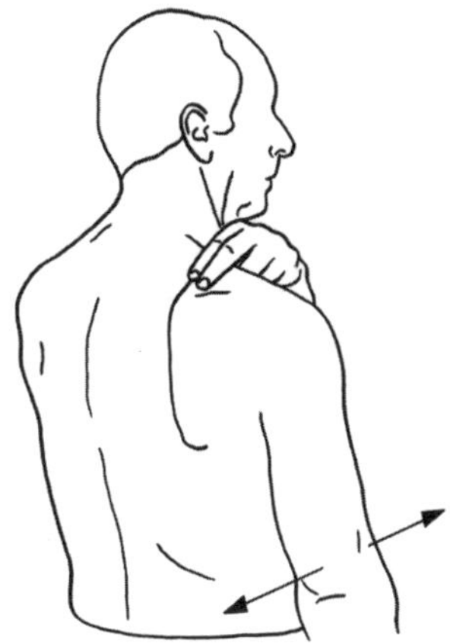

Abb. 1.3 Lassen Sie den Arm schwingen, damit Sie spüren, wie sich der obere Schulterblattwinkel unter Ihren Fingerspitzen bewegt.

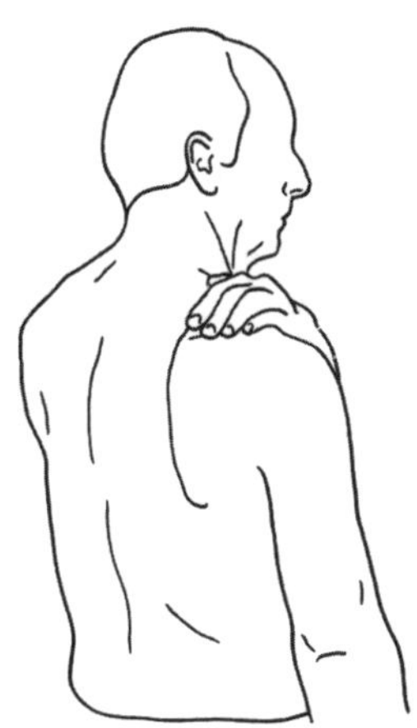

Abb. 1.4 Lokalisieren Sie die Schulterblattgräte 2,5 cm unter dem oberen Schulterblattwinkel.

des Schulterblatts mit den Fingern zu lokalisieren. Bei einigen Menschen verläuft sie fast horizontal; bei anderen verläuft sie in einem aufwärts gerichteten Winkel vom Innenrand des Schulterblatts zur äußeren Schulterspitze. Auch wenn Sie schwerer sind, müßten Sie hinter der Schulter eine knochige Erhöhung erkennen, die über die Position dieses Knochenkamms unter der Haut Aufschluß gibt.

Versuchen Sie nun, die *Schulterhöhe* (E – *Akromion*) zu finden, den flachen Bereich am äußersten Ende der Schulter (Abb. 1.5). Ertasten Sie eine mehr oder weniger scharfe Spitze auf der Rückseite der Schulter, aber noch oben. Auf der Zeichnung berührt der Zeigefinger die Schulterhöhe, und der dritte und vierte Finger befinden sich auf dem Humeruskopf. Unter Ihrem Arm müßten Sie am Rand zum Rücken hin den *äußeren (lateralen) Rand des Schulterblatts* (C – siehe Abb. 1.6) spüren können. Dies ist ein wichtiger Orientierungspunkt, wenn Sie den Unterschulterblattmuskel *(M. subscapularis)* finden wollen, der die innere Oberfläche des Schulterblatts auskleidet.

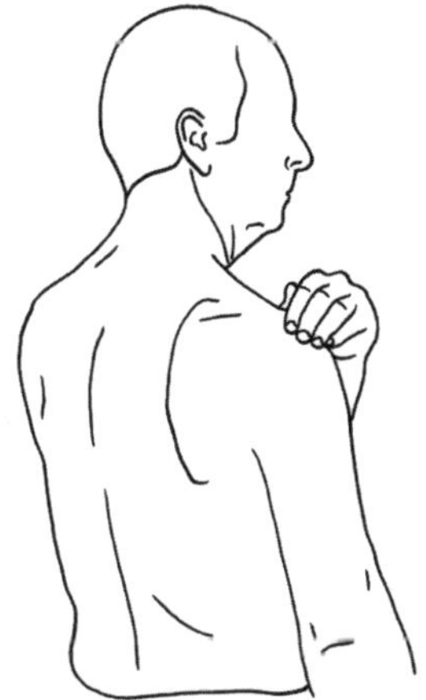

Abb. 1.5 Der Zeigefinger berührt die Schulterhöhe.

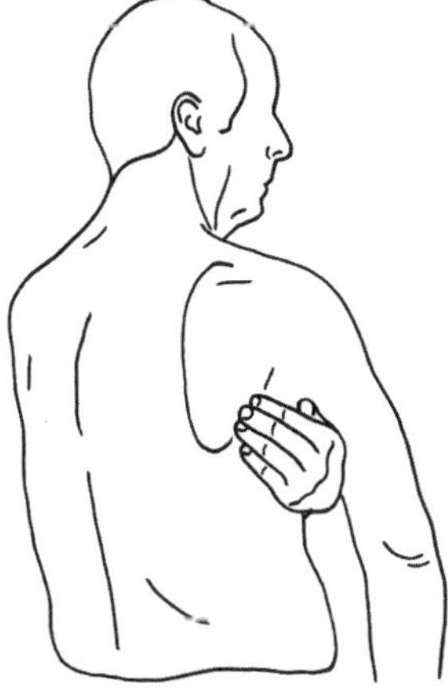

Abb. 1.6 Berühren des äußeren Randes des Schulterblatts

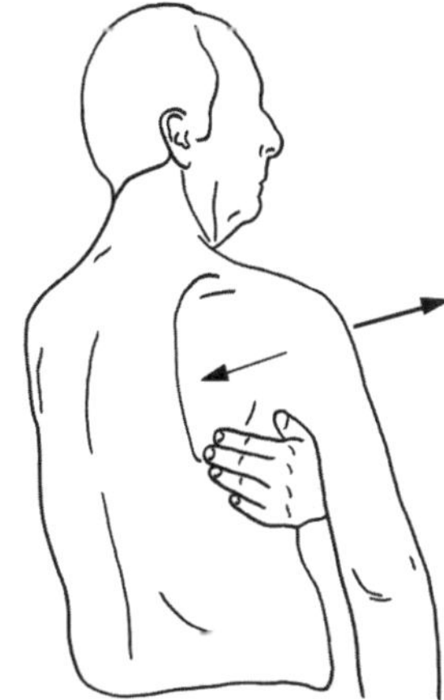

Abb. 1.7 Bewegen Sie die Schulter vor und zurück, um zu spüren, wie sich der untere Schulterblattwinkel (D) bewegt.

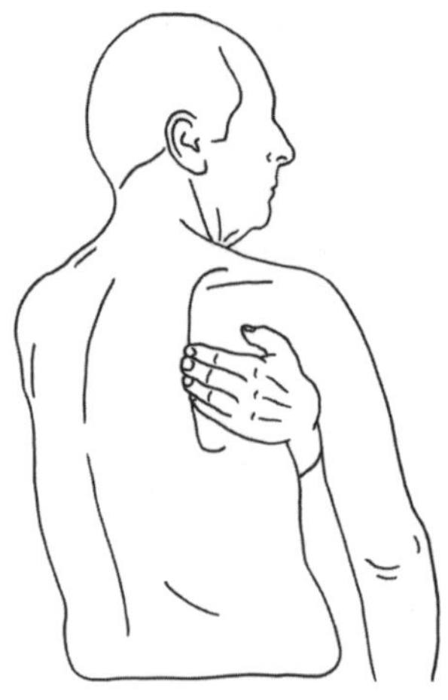

Abb. 1.8 Berühren des inneren Randes des Schulterblatts

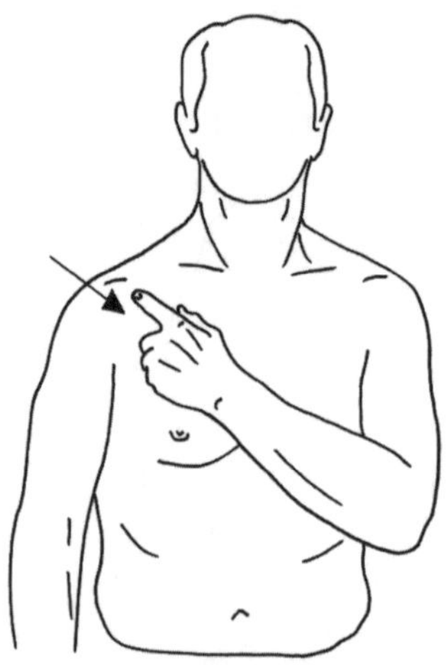

Abb. 1.9 Berühren des Rabenschnabelfortsatzes; der Pfeil deutet auf den Humerus.

Folgen Sie dem äußeren Rand des Schulterblatts bis zu seinem untersten Punkt, dem *unteren Schulterblattwinkel* (D). Wenn Sie ihn spüren wollen, müssen Sie Ihre Schulter vor- und zurückbewegen, damit er sich unter Ihren Fingern vor- und zurückbewegt (Abb. 1.7). Falls Sie nicht durch Schulterschmerzen in Ihrer Beweglichkeit eingeschränkt sind, können Sie versuchen, zum *medialen (oder inneren) Rand des Schulterblatts* (B) hinüberzureichen (Abb. 1.8). Versuchen Sie auch, sich selbst über die Schulter zu greifen, so daß Sie den oberen Teil des medialen Randes berühren. Falls Sie unsicher sind, wo sich der laterale und der mediale Rand befinden, wird es Ihnen schwer fallen, den Untergrätenmuskel *(M. infraspinatus)* zu finden, der die unteren beiden Drittel der äußeren Oberfläche des Schulterblatts bedeckt. Triggerpunkte im Untergrätenmuskel könnten zu den häufigsten Ursachen von Schulterschmerzen zählen.

Zum Abschluß sollen Sie noch den *Rabenschnabelfortsatz* (F) suchen. Auch dies ist ein Teil des Schulterblatts, aber er verläuft durch die ganze Schulter und ragt auf der Vorderseite des Körpers unter der Haut hervor (Abb. 1.9). Der Rabenschnabelfortsatz fühlt sich an wie eine kleine Kugel, die direkt unter dem äußeren Ende des Schlüsselbeins neben dem Humeruskopf sitzt.

Die Gelenke im Schulterbereich

Schmerzen und Steifheitsempfindungen werden oft irrtümlich auf ein Problem des Kugelgelenks der Schulter zurückgeführt. Oft greift man dann schnell zu Begriffen wie »Entzündung«, »Tendinitis«, »Bursitis« oder »Arthritis«. Oder jemand erklärt Ihnen, der Knorpel sei beschädigt oder das Gelenk sei aufgrund von Rissen oder Verklebungen nicht voll funktionsfähig. Probleme dieser Art kommen zwar tatsächlich vor, aber deutlich seltener, als man annehmen könnte, wenn man derartige Mutmaßungen immer wieder hört. In der Regel ist das Kugelgelenk der Schulter, das »eigentliche« Schultergelenk, völlig in Ordnung, und die Probleme rühren von den mit ihm verbundenen Muskeln her. Wir werden uns nun die Struktur sämtlicher mit der Schulter verbundenen Gelenke genauer anschauen.

Das Glenohumeralgelenk

Der fachsprachliche Ausdruck für das Kugelgelenk der Schulter lautet *Glenohumeralgelenk* (siehe Abb. 1.10). Es wird aber auch einfach Schultergelenk genannt. Seine beiden Bestandteile sind der Kopf des Oberarmknochens (dies ist die Kugel) und die Gelenkpfanne.

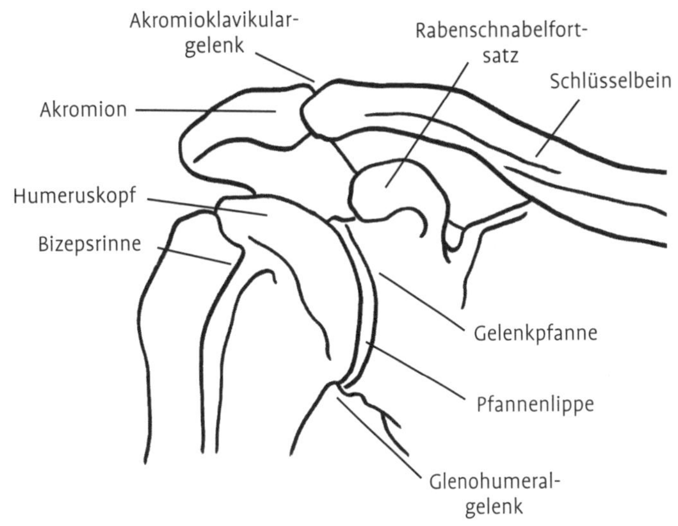

Abb. 1.10 Vorderansicht des rechten Schultergelenks

Die Gelenkpfanne ist ziemlich flach, sie wird allerdings etwas vertieft durch die Pfannenlippe, die aus starkem und festem Bindegewebe besteht, das den Rand der Gelenkpfanne umgibt. Die geringe Tiefe in Verbindung mit der Flexibilität der Pfannenlippe garantiert dem Humeruskopf ein Maximum an Bewegungsfreiheit. Die Kugel kann in der Gelenkpfanne verschiedene Bewegungen ausführen, unter anderem eine Drehung nach innen und nach außen. Weiterhin kann sie sich nach oben und nach unten drehen, sich nach oben und nach unten schieben und vorwärts und rückwärts gleiten.

Das Akromioklavikulargelenk

Das *Akromioklavikulargelenk* verbindet die Schulterhöhe mit dem Schulterblatt und dem äußeren Ende des Schlüsselbeins (siehe Abb. 1.10). Dieses Gelenk wird von starken Bändern zusammengehalten, die ihm gleichzeitig ein gewisses Maß an Bewegung ermöglichen. Mit Hilfe des Gelenks können sich die beiden Knochen in die gleiche Richtung bewegen, aber auch unabhängig voneinander rotieren. Ob Sie Ihren Arm bis über den Kopf erheben können, hängt von der Fähigkeit Ihres Acromioklavikulargelenks ab, kleine Bewegungen auszuführen (Smith, Weiss & Lehmkuhl 1996, 230).

Das Sternoklavikulargelenk

Das *Sternoklavikulargelenk* verbindet das Schlüsselbein *(Claviculum)* mit dem Brustbein *(Sternum)*. Dies ist das einzige Gelenk, das die Schulter mit dem Rumpf verbindet (nicht abgebildet). Aufgrund seiner festen Verbindung schränkt es die Beweglichkeit der Schulter in alle Richtungen ein, insbesondere ihre Vorwärtsbewegung *(Protraktion)*. Die Haltung der Schulter und des gesamten Oberkörpers kann sich dauerhaft verändern, wenn das Schlüsselbein nach einem Bruch nicht korrekt zusammengefügt verheilt oder schief anwächst (Smith, Weiss & Lehmkuhl 1983, 222).

Das Skapulothorakal-»Gelenk«

Die Verbindung zwischen Schulterblatt und Brust ist zwar kein echtes Gelenk, sie ähnelt aber in ihrer Funktion einem solchen, das allerdings außergewöhnlich frei beweglich wäre. Keine andere Verbindung zwischen Knochen im menschlichen Körper läßt sich auch nur entfernt mit dieser vergleichen. Während das Schulterblatt durch starke Muskeln mit den Knochen der Wirbelsäule, dem Schädel und dem Brustkorb verbunden ist, wird dieses Gelenk nur durch sehr wenige Bänder daran gehindert, in einem relativ großen Bereich auf dem Brustkorb zu rotieren oder sich dort hin- und herzubewegen. Ohne diese Bewegungsfreiheit wäre der Arm stark in seiner Bewegungsfähigkeit eingeschränkt.

Das Bindegewebe der Gelenke im Schulterbereich

Bindegewebe wird alles genannt, was Muskeln und Knochen miteinander verbindet. Muskeln sind in der Regel zu nachgiebig, um ein Gelenk zusammenhalten zu können. Bindegewebe hingegen ist wesentlich fester und viel weniger dehnbar. Deshalb sind Bänder, Sehnen und andere Bestandteile des Bindegewebes deutlich anfälliger für Zerrungen und andere Schädigungen als das Muskelgewebe.

Die Bänder

Die Bänder sind Schichten von sehr starkem faserigem Gewebe, die zwei oder mehr Knochen zusammenhalten. Bänder schränken die Beweglichkeit der Knochen eines Gelenks ein, und das kann sowohl Vorteile als auch Nachteile haben. *Hypermobilität* entsteht, wenn Bänder überdehnt und deshalb zu locker sind, um normale Unterstützung geben zu können. Die Folge kann eine übermäßige Lockerung des Gelenks sein, was das Gelenk selbst und die mit ihm verbundenen Gewebe einschließlich der Muskeln anfällig macht für Überdehnung. Die Verletzung, die entsteht, wenn ein Gelenk so stark auseinandergezogen wird, daß ein Band gezerrt wird, ist eine Verstauchung.

Die wichtigsten Bänder der Schulter sind auf Abbildung 1.11 zu sehen. Die *Akromioklavikularbänder* verbinden das Ende der Schulterhöhe mit dem lateralen äußeren Ende des Schlüsselbeins. Liegt eine Verengung des Akromioklavikulargelenks oder eine Schultergelenkssprengung vor, sind diese Bänder meist angerissen.

Die *Gelenkkapselbänder* umgeben das Schultergelenk und verkapseln oder versiegeln es so praktisch. Die Gelenksflüssigkeit, die das Gelenk gleitfähig macht, füllt den wenigen in der Gelenkkapsel vor-

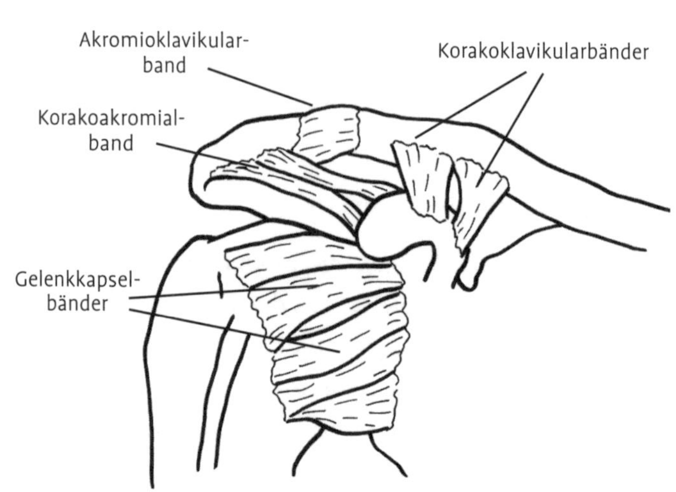

Abb. 1.11 Vorderansicht der Bänder der rechten Schulter

handenen Raum. Die Versiegelung der Kapsel trägt dazu bei, daß das Schultergelenk zusammengehalten wird, denn wenn Kräfte von außen das Gelenk auseinanderzuziehen drohen, entsteht in seinem Inneren ein Vakuum (Edgelow 2004, 222). Doch normalerweise sind die Gelenkkapselbänder relativ locker und flexibel und garantieren dem Gelenk so maximale Bewegungsfreiheit.

Die *Sternoklavikularbänder* verbinden das innere (mediale) Ende des Schlüsselbeins mit dem obersten Punkt des Brustbeins (Sternum – nicht abgebildet). Sie erfüllen eine wichtige Funktion, indem sie die Schulter mit dem Körper verbunden halten und ein gewisses Maß an Bewegung zwischen Schlüsselbein und Brustbein ermöglichen. Ohne diese Beweglichkeit wäre es für uns alle schwer, die Schulter zu bewegen oder über unseren Kopf zu greifen.

Die *Korakoakromialbänder* verbinden den Rabenschnabelfortsatz mit der Schulterhöhe, die beide etwas gefährdete vorragende Teile des Schulterblatts sind. Mit Hilfe der Bänder können sie einander unterstützen, und zusammen mit der Schulterhöhe ergeben die Bänder eine Art Dach über dem Kugelgelenk der Schulter.

Die *Korakoklavikularbänder* verbinden das äußere Ende des Schlüsselbeins mit dem Rabenschnabelfortsatz. Sie stärken die Verbindung des Schulterblatts mit dem Schlüsselbein und über das Brustbein letztlich auch mit dem Rumpf.

Das *Korakohumeralband* verbindet den Rabenschnabelfortsatz mit dem *Tuberculum majus* des Oberarmknochens (nicht abgebildet). Der *T. majus* ist der größere der beiden knotenförmigen Gebilde, die sich zu beiden Seiten der Bizepsrinne auf der Oberfläche des Humeruskopfs befinden. Das Korakohumeralband ist wie die Gelenkkapselbänder ziemlich locker und ermöglicht dem Humeruskopf maximale Beweglichkeit, bietet aber andererseits an den Grenzen des Bewegungsradius eine starke Unterstützung.

Die Sehnen

Sehnen sind Verbindungen aus extrem festem weißem Bindegewebe, und sie verbinden die Muskeln mit den Knochen. Sehnen sind so stark, daß sie nur selten reißen. Die Rotatorenmanschette ist eine der bekanntesten Strukturen der Schulter und wird oft fälschlich für Schmerzen im Schulterbereich verantwortlich gemacht. Sie bildet einen Ring um die oberen beiden Drittel des Oberarmkopfs (siehe Abb. 1.12) und besteht aus den Sehnen des kleinen Rundmuskels *(M. teres minor)*, des Untergrätenmuskels *(M. infraspinatus)*, des Obergrätenmuskels *(M. supraspinatus)* sowie des Unterschulterblattmuskels *(M. subscapularis)*. Dies sind die Muskeln der Rotatorenmanschette.

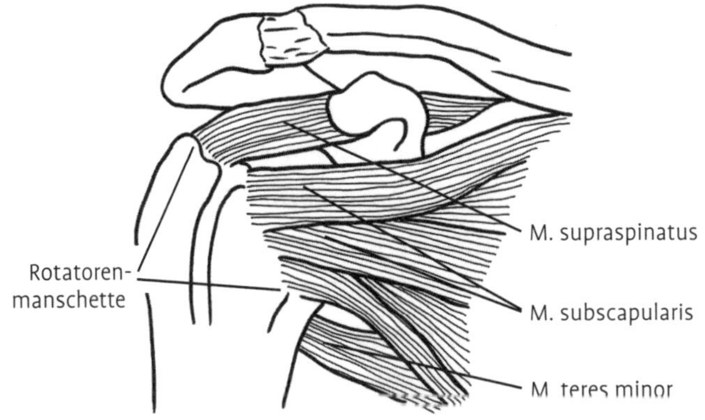

Abb. 1.12 Die Sehnen der Rotatorenmuskeln. Der auf der Rückseite des Humeruskopfs befestigte *M. infraspinatus* ist auf dieser Abbildung nicht zu erkennen.

Andere wichtige Sehnen im Schulterbereich sind die beiden *Bizepssehnen* und eine

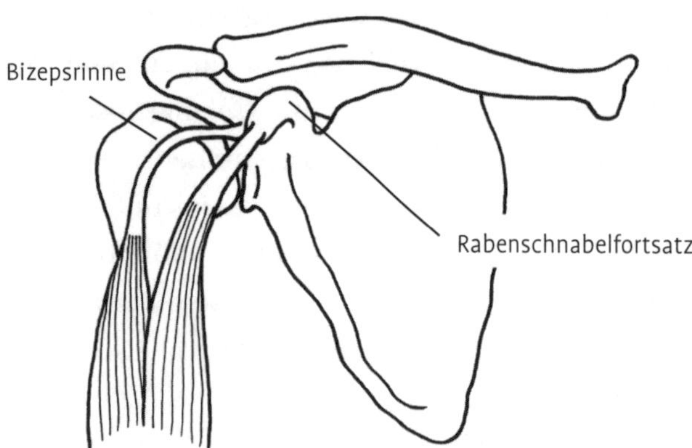

Abb. 1.13 Verbindungen von Bizepssehnen mit dem Schulterblatt. Der lange Kopf des Bizeps ist mit dem oberen Rand der Gelenkpfannenlippe verbunden, der kurze Kopf mit dem Rabenschnabelfortsatz.

langer Kopf des Trizeps

Abb. 1.14 Rückansicht der rechten Schulter. Die Sehne des langen Trizepskopfes ist mit der Unterseite der Gelenkpfanne verbunden, der laterale und der mediale Kopf mit der Rückseite des Oberarmknochens.

der *Trizepssehnen*. Die Sehne für den langen Kopf des Bizeps verläuft in der Bizepsrinne des Oberschenkelknochens und ist mit dem oberen Rand der Pfannenlippe verbunden (siehe Abb. 1.13). Die Sehne für den kurzen Kopf des Bizeps ist mit dem Rabenschnabelfortsatz verbunden. Die Sehne für den langen Kopf des Trizeps ist mit der Unterseite der Pfannenlippe verbunden (siehe Abb. 1.14). Bizeps und Trizeps sind aufgrund ihrer Sehnen extrem wichtig für die Stabilisierung des Kugelgelenks, wenn dieses durch schwere Gewichte oder andere starke Kräfte auseinandergezerrt zu werden droht.

Schmerzen, die auf der Vorderseite der Schulter auftreten, werden oft irrigerweise auf eine Entzündung der Sehne des langen Bizepskopfs zurückgeführt. Tatsächlich handelt es sich meist um Übertragungsschmerz, der durch Triggerpunkte in den Untergrätenmuskeln *(Mm. infraspinati)* auf der Rückseite der Schulter verursacht wird. Dieses Beispiel zeigt anschaulich, wie irreführend Myofaszialschmerzen sein können, und außerdem zeigt es, wie sehr eine Diagnose fehlgehen kann, wenn man annimmt, das verursachende Problem bestehe dort, wo der Schmerz auftrete.

Schleimbeutel (Bursae)

Der *Subakromial-Schleimbeutel* ist ein mit Gelenkflüssigkeit gefüllter Gewebesack; er trennt die Schulterhöhe von der Sehne des Obergrätenmuskels *(M. supraspinatus)* dort, wo letztere mit dem Kopf des Oberarmknochens verbunden ist (Abb. 1.15). Deshalb kann sich der Kopf des Oberschenkelmuskels frei unter dem Akromion bewegen, ohne durch direkten Kontakt geschädigt zu werden. Schmerz oben auf der Schulter wird häufig irrtümlich als Bursitis (Schleimbeutelentzündung) diagnostiziert, obwohl er durch Triggerpunkte im Obergrätenmuskel *(M. supraspinatus)* verursacht wird, der einige Zentimeter weit entfernt liegt. Zwar kommen tatsächlich manchmal Schleimbeutelentzündungen vor, aber ganz sicher nicht so oft, wie dies angenommen wird. Eine Triggerpunkttherapie vermag in solchen Fällen rasch alle Fragen bezüglich der wahren Ursache aufzuklären.

Ein anderer Schleimbeutel, der des Unterschulterblattmuskels *(Bursa subscapularis)*, liegt zwischen den Sehnen des genannten Muskels und Gelenkkapselbändern darunter (nicht abgebildet).

Der Unterschulterblattmuskel ist mit der Vorderseite des Humeruskopfs verbunden. Schmerz auf der Vorderseite der Schulter wird manchmal irrtümlich einer *Bursitis subscapularis* zugeschrieben, weil derjenige, der die Diagnose stellt, nicht über die Wirkung myofaszialer Triggerpunkte informiert ist.

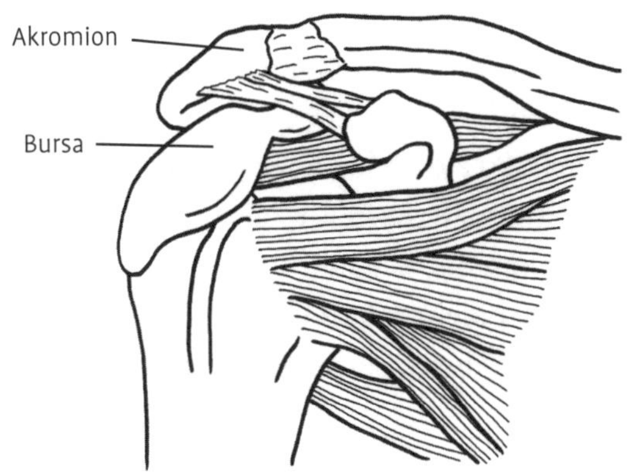

Abb. 1.15 Vorderansicht der rechten Schulter mit Darstellung des Subakromial-Schleimbeutels

Die Kapsel des Schultergelenks

Die *Kapsel* des Schultergelenks ist mit Faserknorpel und *Fasziengewebe* ausgekleidet. Eine Faszie ist eine extrem dünne, durchsichtige Membran, die Muskeln, Muskelgruppen und andere Strukturen des Körpers umhüllt und voneinander trennt. Fasziengewebe kann sich ausdehnen und zusammenziehen, und seine wichtigste Funktion ist, Gewebe, dem es an Stabilität fehlt, zu stützen. Bei Mangel an Aktivität zieht Fasziengewebe sich zusammen und kontrahiert dadurch das, was es umgibt, und schränkt es in seiner Beweglichkeit ein, was Steifheit und eine Einschränkung des Bewegungsradius zur Folge hat. Die normale Resilienz von Faszien läßt sich jedoch mit Hilfe verschiedener Dehntechniken wiederherstellen. Das Wort *fascia* stammt aus dem Lateinischen und bedeutet ursprünglich »Binde«.

Knorpel

Knorpel ist halbelastisches fibröses Gewebe, das die Gelenkflächen aller Knochen im Schulterbereich bedeckt. Am wichtigsten ist der Knorpel, der sowohl den Humeruskopf (die Kugel) als auch die Gelenkpfanne an deren Berührungspunkt auskleidet. Am dicksten ist dieser Knorpel in der Mittel des Humeruskopfs und an der Peripherie der Pfannenlippe. Seine Glätte kommt der Bewegungsfähigkeit des Gelenks zugute.

Manchmal machen Ärzte, die nicht wissen, wie myofasziale Triggerpunkte wirken, eine Verdünnung dieses Knorpels für Schulterschmerzen verantwortlich, und Röntgenaufnahmen oder MRIs *scheinen* eine solche Diagnose sogar zu bestätigen. Trotzdem sollte man immer zunächst die Triggerpunkte, die Schulterschmerzen verursachen können, deaktivieren, bevor man eine eventuelle Schädigung des Knorpels in Betracht zieht und entsprechende Behandlungsentscheidungen trifft. Manchmal dient nämlich der angebliche Verschleiß des Knorpels zur Rechtfertigung eines chirurgischen Eingriffs, der tatsächlich gar nicht notwendig gewesen wäre.

Die Pfannenlippe

Die *Pfannenlippe* umgibt die Gelenkpfanne, gibt dem Kugelgelenk aber nur in sehr geringem Maße Stabilität. Einige Anatomen halten sie deshalb für einen überflüssigen oder im Grunde unnützen Teil der Gelenkkapsel, obwohl sie in einem gewissen, wenn auch recht geringen Maße zur Verhinderung einer dysfunktionalen Verschiebung des Gelenks beitragen kann. Die Muskeln und Bänder, die das Gelenk umgeben, bieten die wichtigste Unterstützung und halten es in der korrekten Position (Donatelli 2004, 16).

Wenn Ärzte nichts über die Wirkung myofaszialer Triggerpunkte wissen, machen sie manchmal einen mutmaßlichen Riß oder einen anderweitigen Defekt der Pfannenlippe für Schmerzen und Dysfunktionen der Schulter verantwortlich. Eine solche Verletzung der Pfannenlippe ist aber relativ unwahrscheinlich, sofern man keinen schweren Sturz oder Zusammenstoß erlebt hat und die Schulter auch nicht durch eine Sportverletzung verrenkt worden ist.

Die 24 mit der Schulter verbundenen Muskeln

Die für die Funktionsfähigkeit der Schulter wichtigen Muskeln kann man in vier Gruppen unterteilen: die *Schulterblattaufhängermuskeln*, die *Rotatorenmuskeln*, die *Oberarmmuskeln* und die *Rippenhaltermuskeln (Mm. scaleni)* auf der Vorderseite und an den Seiten des Halses.

Die *Schulterblattaufhängermuskeln* sind die Rautenmuskeln *(Mm. rhomboidei)*, der Schulterblattheber *(M. levator scapulae)*, der Unterschlüsselbeinmuskel *(M. subclavius)*, der vordere Sägemuskel *(M. serratus anterior)* und der Trapezius. Diese fünf Muskeln verbinden das Schulterblatt mit Brustkorb und Wirbelsäule. Sie versetzen das Schulterblatt in die Lage, sämtliche Aktivitäten der Arme und Hände zu ermöglichen.

Die vier *Rotatorenmuskeln* sind der Obergrätenmuskel *(M. supraspinatus)*, der Untergrätenmuskel *(M. infraspinatus)*, der kleine Rundmuskel *(M. teres minor)* und der Unterschulterblattmuskel *(M. subscapularis)*. Sie verbinden das Schulterblatt mit dem Kopf des Oberarmmuskels (Humerus), ermöglichen die Drehung des Arms und halten das Schultergelenk zusammen.

Insgesamt zehn Muskeln sind unter dem Humerus mit dem Oberarm verbunden: der große Brustmuskel *(M. pectoralis major)*, der kleine Brustmuskel *(M. pectoralis minor)*, der große Rundmuskel *(M. teres major)*, der breite Rückenmuskel *(M. latissimus dorsi)*, der Hakenarmmuskel *(M. coracobrachialis)*, der Bizeps, der Trizeps und die drei Teile des Deltamuskels. Nur Hakenarmmuskel, Bizeps und Trizeps sind tatsächlich Bestandteile des Arms.

Die Rippenhalter *(Mm. scaleni)*, der hintere obere Sägemuskel *(M. serratus posterior superior)*, der Darmbein-Rippen-Muskel *(M. iliocostalis thoracis)*, der *M. brachialis* und das Zwerchfell spielen für die Kontrolle der Schulter oder des Armes zwar keine direkte Rolle, aber sie werden hier einbezogen, weil Triggerpunkte in ihnen Schmerzen im Schulterbereich hervorrufen und in anderen Muskeln des Schulterbereichs Satellitentriggerpunkte erzeugen können. Vielleicht wird Ihnen auffallen, daß in Kapitel 5 (Schulterbehandlung, Teil A) noch ein weiterer Muskel einbezogen wird, nämlich der Kopfwender *(M. sternocleidomastoideus)*. Das geschieht deshalb, weil sich Probleme, die diesen Muskel betreffen, auf die Rippenhaltermuskeln auswirken können; deshalb ist es manchmal erforderlich, auch Triggerpunkte im Kopfwender zu behandeln, um Schulterprobleme völlig zu beheben.

Den folgenden Beschreibungen der 24 mit der Schulter verbundenen Muskeln können Sie entnehmen, wo die einzelnen Muskeln befestigt sind, und Sie lernen darin auch die genaue Funktion jedes Muskels und seinen Beitrag zur Funktionsfähigkeit von Schulter und Arm kennen.

Der Trapezius

Der *Trapezius* ist ein oberflächlicher Muskel, der den größten Teil des Oberrückens bedeckt und sich aufwärts bis zum Nacken erstreckt, dessen zentralen Teil er ebenfalls abdeckt (Abb. 1.16). Das Wort *Trapezius* leitet sich vom griechischen Wort für »kleiner Tisch« her, was auf die relativ flache Beschaffenheit des Muskels und seine vier Ecken hinweist. Der Trapezius ist an der Schädelbasis, an allen Hals- und Brustwirbeln, am Schlüsselbein sowie am Akromion und an der Schulterblattgräte *(Spina scapulae)* befestigt. Er trägt das Gewicht von Schulter und Arm und hält das Schulterblatt fest an seinem Platz, womit er die Basis für feinere Aktivitäten des Arms und der Hand schafft. Der Muskel muß beim Heben des Arms stark kontrahieren, damit sich das Schulterblatt aufwärts drehen läßt.

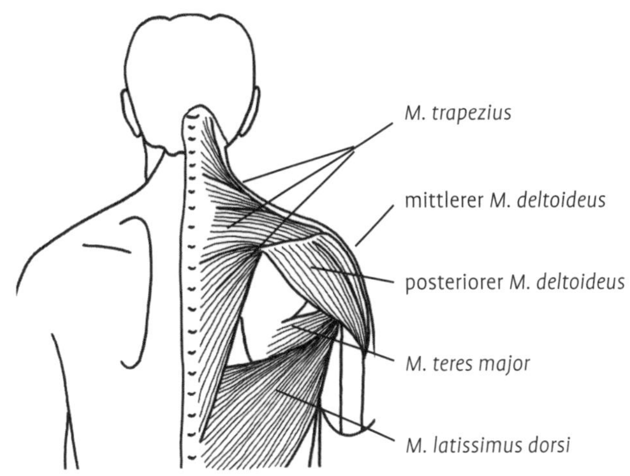

Abb. 1.16 Oberflächliche rückwärtige Muskeln der Schulter

Der Trapezius besteht aus drei deutlich unterscheidbaren Teilen, dem oberen, dem mittleren und dem unteren. Abbildung 1.16 zeigt, daß die Muskelfasern in den drei Teilen in unterschiedliche Richtungen verlaufen. Daraus läßt sich jeweils die Richtung des Zuges beim Kontrahieren des betreffenden Muskelteils ableiten. Jeder dieser drei Teile kann unabhängig von den anderen beiden agieren, aber alle können auch zusammen aktiv werden.

Der rückwärtige Teil des Deltamuskels (M. deltoideus posterior)

Wenn man den *Deltamuskel* auf einem Tisch ausbreiten könnte, würde er dem griechischen Buchstaben *Delta* ähneln, der die Form eines Dreiecks hat. Am Körper umgibt dieser Muskel die Schulter wie eine Haube und verdeckt Teile mehrerer anderer Muskeln (Abb. 1.16). Obwohl der Deltoideus eigentlich ein einziger Muskel ist, umfaßt er drei deutlich unterscheidbare Teile, nämlich den vorderen *(anterior)*, hinteren *(posterior)* und mittleren *(lateralis)* Teil, die sich an der Vorder-, Rück- und Außenseite der Schulter befinden. Deshalb ist oft auch von *den* Deltamuskeln die Rede.

Der Muskel ist verbunden mit dem Schlüsselbein, der Schulterblattgräte und der Schulterhöhe, dem vorstehenden Ende der Schulter. Unten ist er an einem Höcker befestigt, der sich in mittlerer Höhe an der Außenseite des Humerus befindet. Der Deltamuskel erfüllt zusammen mit dem Obergrätenmuskel die Funktion, den Arm in jede beliebige Richtung zu heben – nach vorn, nach hinten und zur Seite. Der rückwärtige Teil des *M. deltoideus* ist ein starker *Strecker* des Arms, der den Arm nach hinten hebt.

Der mittlere Teil des Deltamuskels (M. deltoideus lateralis)

Der mittlere Deltoideus *(M. deltoideus lateralis)* ist der größte und stärkste der drei Deltoideus-Muskelköpfe (Abb. 1.16). Seine wichtigste Aufgabe ist, zusammen mit dem Obergrätenmuskel den Arm seitlich zu erheben und ihn über den Kopf zu führen.

Der große Rundmuskel (M. teres major)

Der *große Rundmuskel* trifft im rückwärtigen Bereich der Achselhöhle auf den breiten Rückenmuskel *(M. latissimus dorsi)* und verläuft von dort zur Vorderseite des Humerus in der Nähe seines Kopfes (Abb. 1.16). Beide Muskeln zusammen ermöglichen es, den Arm abwärts nach innen zur Brust zu bewegen. Zudem versetzen sie ihn zusammen mit dem hinteren Teil des *M. deltoideus* in die Lage, sich nach hinten zu strecken. Weil der *M. teres major* mit dem Außenrand des Schulterblatts verbunden ist, ist er ein wichtiger Teil des Schulterkomplexes. Oft ist dieser Muskel tatsächlich ziemlich groß und bildet den größten Teil der dicken Muskelschicht aus, die sich auf der Rückseite der Achselhöhle befindet.

Der breite Rückenmuskel (M. latissimus dorsi)

Obwohl der *breite Rückenmuskel* zum Unterrücken gehört, wird er hier den Schultermuskeln zugerechnet, weil er den Oberarm bewegt und manchmal teilweise mit dem unteren Schulterblattwinkel verbunden ist (Abb. 1.16). Zusammen mit dem großen Rundmuskel kann er den gesamten Schulterkomplex auch *herabdrücken* – also die ganze Schulter herabziehen.

Die Rautenmuskeln (Mm. rhomboidei)

Die *Rautenmuskeln* liegen unter dem Trapezius und sind mit mehreren Wirbeln im Bereich des Oberrückens und dem Innenrand des Schulterblatts verbunden (Abb. 1.17). Es gibt einen großen und einen kleinen Rautenmuskel, die unterschiedliche Funktionen erfüllen. Der kleine Rautenmuskel ist höher als der große und von letzterem etwas abgesetzt, aber beide lassen sich durch Tasten nicht unterscheiden. Beide haben die Aufgabe, das Schulterblatt in Richtung Wirbelsäule zu bewegen, die Anhebung des Schulterblatts zu unterstützen und das Schulterblatt still zu halten, wenn es als zuverlässige Unterstützung für Aktivitäten des Arms und der Hand benötigt wird.

Der Obergrätenmuskel (M. supraspinatus)

Der *Obergrätenmuskel* ist einer der vier Muskeln der Rotatorenmanschette, und er liegt unter dem oberen Teil des Trapezius. Er verbirgt sich in einer Tasche im oberen Bereich des Schulterblatts über der Schulterblattgräte (Abb. 1.17). An seinem äußeren Ende verläuft der Muskel unter dem Akromion her und ist außen an der Oberseite des Humeruskopfes verbunden. Diese Verbindung verleiht dem *M. supraspinatus* eine starke Hebelkraft, die ihm ermöglicht, den Arm zu erheben. Außerdem unterstützt er die übrigen drei Rotatorenmuskeln in ihrem Bemühen, das Gelenk zu stabilisieren.

Man findet den *M. supraspinatus* an der Oberseite des Schulterblatts, direkt hinter dem dicken Strang des Trapezius, der auf der Schulter liegt. (Abb. 1.3 zeigt, wie man den oberen Schulterblattwinkel findet.) Wenn sich Ihre Hand an der richtigen Stelle befindet, treten Ihre Fingerspitzen zum oberen Rand der Schulterblattgräte in Kontakt, und der Handballen ruht auf dem Schlüsselbein. Um durch isolierte Kontraktion verifizieren zu können, daß Sie tatsächlich den *M. supraspinatus* berühren, sollten Sie den Arm zunächst nach vorn bewegen und ein wenig zur Seite führen. Sobald Ihr Arm anfängt, sich zu bewegen, spüren Sie, daß der Muskel kontrahiert und sich unter Ihren Fingern emporwölbt.

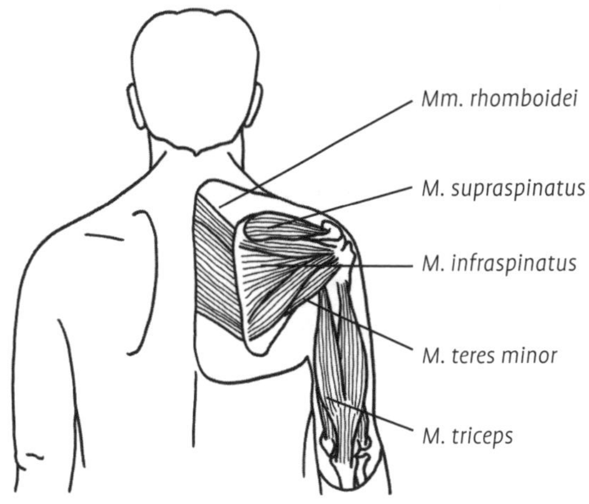

Abb. 1.17 Die tiefliegenden rückwärtigen Schultermuskeln

Der Untergrätenmuskel (M. infraspinatus)

Der *Untergrätenmuskel* bedeckt den größten Teil des Schulterblatts im Bereich unterhalb der Schulterblattgräte (Abb. 1.17). An seinem äußeren Ende ist der *M. infraspinatus* mit dem rückwärtigen Teil des Humeruskopfes verbunden, was ihm ermöglicht, den Arm nach außen zu drehen, beispielsweise wenn Sie den Arm zurückziehen, um einen Ball zu werfen oder um sich beim Tennis auf einen Vorhandschlag vorzubereiten. Ohne diese Fähigkeit zur Drehung nach außen kann man den Arm nicht über Schulterhöhe erheben. Außerdem ist der *M. infraspinatus* sehr wichtig, um den Humeruskopf in seiner Gelenkpfanne zu halten. Seine genaue Lage können Sie feststellen, indem Sie seine Kontraktion und sein Anschwellen spüren, wenn Sie den Arm nach außen drehen. Die Sehne des *M. infraspinatus* ist ein Bestandteil der Rotatorenmanschette.

Der kleine Rundmuskel (M. teres minor)

Der *kleine Rundmuskel* liegt unmittelbar unter dem äußeren Ende des Untergrätenmuskels auf dem Schulterblatt und ist ähnlich auch mit dem rückwärtigen Teil des Humeruskopfes verbunden (Abb. 1.17). Der kleine Rundmuskel hilft dem Untergrätenmuskel, den Arm nach außen zu drehen.

Der Trizeps

Der *Trizeps*, ein langer und breiter Muskel, umfaßt drei Zweige oder Köpfe (Abb. 1.17). Aufgrund seiner Verbindung mit der Elle, einem der beiden Unterarmknochen, kann er eine starke Hebelkraft entfalten, die bei der Streckung des Ellbogens zur Geltung kommt. Der Trizeps ist der Hauptverantwortliche für diese Funktion, und er wird nur vom *kleinen Knorrenmuskel (M. anconaeus)* im Ellbogengelenk unterstützt. Die Verbindung des langen Trizeps-Kopfes mit dem Schulterblatt am unteren Rand der Schulterpfanne trägt dazu bei, daß der Arm in seiner »Halterung« (der Gelenkpfanne) bleibt.

Der hintere obere Sägemuskel (M. serratus posterior superior)

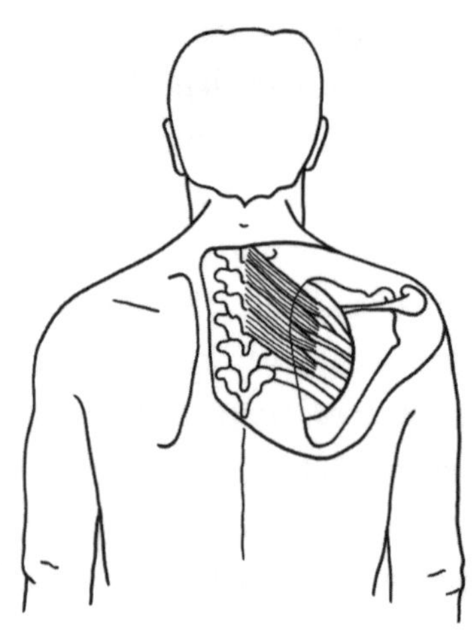
Abb. 1.18 *M. serratus posterior superior*

Obwohl der *hintere obere Sägemuskel* ebenso wie die Rautenmuskeln mit der Wirbelsäule verbunden ist und in die gleiche Richtung wie sie verläuft, ist er anders als die Rautenmuskeln nicht mit dem Schulterblatt verbunden. Er verläuft vielmehr unter dem Schulterblatt und ist mit mehreren der oberen Rippen verbunden (Abb. 1.18). Der Muskel hat die Aufgabe, beim Einatmen die Rippen zu heben, damit die Lunge möglichst viel Luft aufnehmen kann. Die lateinische Bezeichnung *»serratus«* und die deutsche Bezeichnung »Sägemuskel« beziehen sich auf die entfernt an eine Säge erinnernde Form des Muskels, der mit mehreren aufeinanderfolgenden Rippen verbunden ist. Es handelt sich hier um den höchsten *(»superior«)* der drei Sägemuskeln. Weil der hintere obere Sägemuskel nicht mit irgendeinem Teil des Schulterkomplexes verbunden ist, ist er genau genommen kein Schultermuskel. Er wird hier trotzdem einbezogen, weil Schmerzen, die durch Triggerpunkte in diesem Muskel hervorgerufen werden, tief unter dem Schulterblatt auftreten und den Eindruck erwecken, es handle sich um ein Problem im Bereich der Schulter.

Der Darmbein-Rippen-Muskel (M. iliocostalis thoracis)

Der *Darmbein-Rippen-Muskel* ist ein Rückenmuskel, der am inneren Rand des Schulterblatts entlang verläuft (nicht abgebildet). Eigentlich gehört dieser Muskel nicht zum Bereich der Schulter, und er spielt für die Funktionalität der Schulter auch keine Rolle; doch seine Triggerpunkte verursachen Schmerzen, die sich so anfühlen, als liege ihre Ursache in der Schulter.

Der Schulterblattheber (M. levator scapulae)

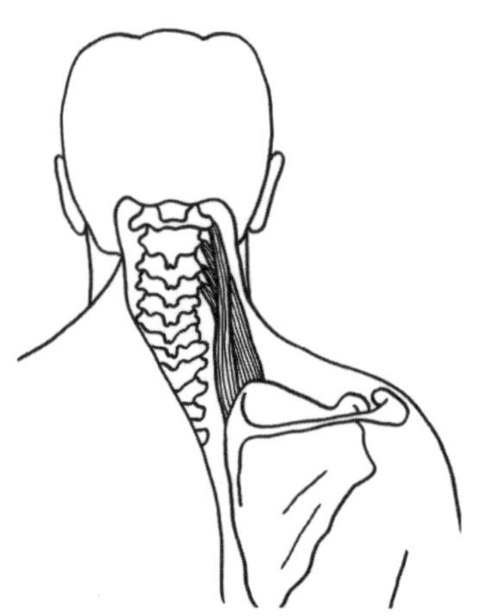
Abb. 1.19 *M. levator scapulae*

Das untere Ende des *Schulterblatthebers* ist mit dem Innenrand des oberen Schulterblattwinkels verbunden (Abb. 1.19). Sein oberes Ende ist seitlich an den oberen vier Halswirbeln befestigt. Deshalb vermag der *M. levator scapulae* das Anheben des Schulterblatts und damit der ganzen Schulter zu unterstützen. Der deutsche Muskelname beinhaltet ebenso wie der lateinische, was die Aufgabe dieses Muskels ist.

Der große Brustmuskel (M. pectoralis major)

Der *große Brustmuskel* ist beidseitig und bei Männern ebenso wie bei Frauen der muskuläre Teil der Brust (Abb. 1.20). Die Bezeichnung *»pectoralis«* leitet sich vom lateinischen Wort *pectus* für »Brust« her. Dies ist der größte der vier Brustmuskeln. Die übrigen sind der *kleine Brustmuskel (M. pectoralis minor)*, der *Unterschlüsselbeinmuskel (M. subclavius)* und der *Brustbeinmuskel (M. sternalis)*. (Mit letzterem werden wir uns hier nicht beschäftigen, weil er keinen Einfluß auf Empfindungen im Schulterbereich und auch nicht auf die Funktionsfähigkeit der Schulter hat.)

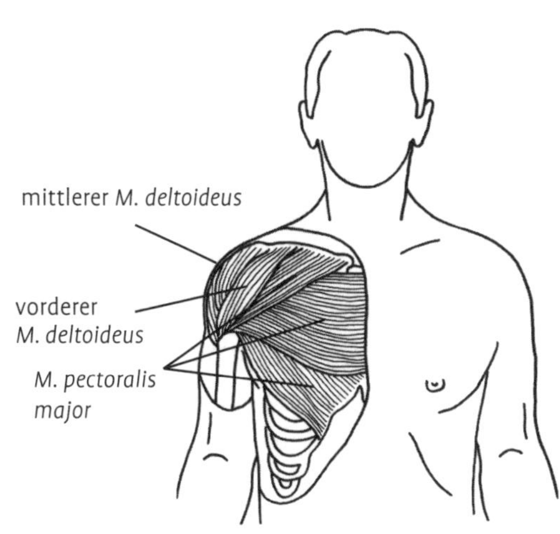

Abb. 1.20 Oberflächliche vordere Muskeln der Schulter

Beim großen Brustmuskel lassen sich drei deutlich erkennbare Teile unterscheiden. Der *klavikulare* (obere) Teil ist mit dem Schlüsselbein verbunden, der *sternale* (mittlere) Teil mit dem Brustbein und der *costale* (untere) Teil mit den Rippen und den Bauchmuskeln. Alle laufen auf der Vorderseite des Oberarmknochens zusammen, an der sie auch befestigt sind. Diese Befestigung ermöglicht es dem großen Brustmuskel, den Arm nach innen zu drehen und ihn über die Brust zu ziehen (Adduktion). Der obere Teil des Brustmuskels unterstützt auch das Heben des Arms, und der untere Teil hilft, Arm und Schulter herunterzuziehen. Alle drei Teile unterstützen die *Protraktion* (Vorwärtsbewegung) der Schulter.

Der vordere Deltamuskel (M. deltoideus anterior)

Die wichtigste Aufgabe, die der vordere Teil des Deltamuskels erfüllt, ist die der *Flexion*. Das bedeutet, daß er den Arm nach vorn hebt (Abb. 1.20). Außerdem unterstützt er den hinteren und mittleren Kopf des Deltamuskels bei der seitlichen *Abduktion* (Seitheben) des Arms.

Der kleine Brustmuskel (M. pectoralis minor)

Der *kleine Brustmuskel* liegt völlig unter dem großen Brustmuskel verborgen, er hat eine andere Ausrichtung als der große und ist auch völlig anders befestigt (Abb. 1.21). Obwohl dieser Muskel in der Regel kleiner ist, kann er sehr stark und dick sein. Der kleine Brustmuskel ist oben mit dem Rabenschnabelfortsatz verbunden, einem merkwürdigen vorragenden Teil des Schulterblatts, der an der Vorderseite der Schulter herausragt. Wenn Sie Ihren Arm im Schoß ruhen lassen, können Sie den Rabenschnabelfortsatz als harten runden Vorsprung ertasten. Er ähnelt ein wenig einer Murmel, die sich unter der Haut befindet, und zwar direkt unter dem Schlüsselbein und neben dem Humeruskopf.

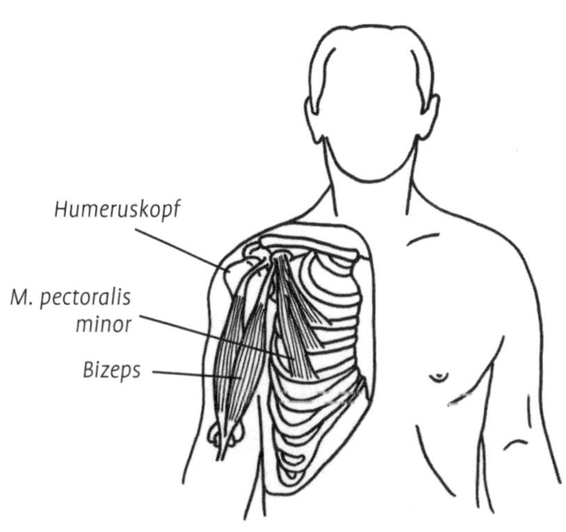

Abb. 1.21 Kleiner Brustmuskel und Bizeps

Das untere Ende des kleinen Brustmuskels verzweigt sich in drei oder mehr Teile, die im Zentrum der Brust mit einzelnen Rippen verbunden sind. Der Muskel hat die Aufgabe, auf den Rabenschnabelfortsatz Druck auszuüben und dadurch das Schulterblatt an Ort und Stelle zu halten, während der Arm verschiedene Bewegungen ausführt. Eine weitere Funktion dieses Muskels ist, Zug auf die Rippen auszuüben, um bei starkem Atmen die Dehnung des Brustkorbes zu unterstützen, beispielsweise bei anstrengendem Körpertraining oder bei sportlichen Aktivitäten.

Man kann den kleinen Brustmuskel lokalisieren, indem man spürt, wie er sich während einer Kontraktion zusammenzieht. Wenn Sie eine Kontraktion des kleinen Brustmuskels erreichen wollen, ohne daß sich gleichzeitig der große Brustmuskel zusammenzieht, können Sie sich eine Hand ins Kreuz legen und dann mit der Hand zurück und gegen eine Wand oder gegen Ihren Stuhl drücken. Wenn Sie gleichzeitig die andere Hand auf die Brust legen, als wollten Sie Treue schwören, befinden sich Ihre Fingerspitzen in der richtigen Position, um die Kontraktion des kleinen Brustmuskels zu spüren. Die »Gelöbnis«-Hand muß sich auf der Seite befinden, die Sie kontrahieren.

Der Bizeps

Der *Bizeps* hat zwei Köpfe, einen kurzen, der zusammen mit dem *Hakenarmmuskel (M. coracobrachialis)* mit dem Rabenschnabelfortsatz verbunden ist, und einen langen, unmittelbar über der Gelenkpfanne mit dem Schulterblatt verbundenen (Abb. 1.13 und 1.21). Aufgrund dieser Verbindung mit dem Schulterblatt kann der Bizeps das Heben des Arms über den Kopf unterstützen. Die Hebelwirkung der langen Sehne des Bizeps trägt außerdem dazu bei, daß er bei starker Kontraktion des Deltamuskels nicht gegen das Akromion drückt. Das untere Ende des Bizeps ist mit den Unterarmknochen verbunden und ermöglicht diesen dadurch, den Ellbogen zu beugen und die Hand umzudrehen, so daß die Handfläche nach oben weist.

Eine weitere wichtige Aufgabe des Bizeps ist, die feste Verankerung des Humeruskopfes in der Gelenkpfanne zu unterstützen. Viele Muskeln wirken an der Stabilisierung dieses Gelenks mit, doch ohne den Bizeps könnten wir kein Gewicht tragen, ohne dieses Gelenk auseinanderzuziehen.

Der Oberarmmuskel (M. brachialis)

Der *Oberarmmuskel* liegt unter dem Bizeps auf der Vorderseite des Oberarms (nicht abgebildet). Er hat keinen Einfluß auf Bewegungen der Schulter und des Oberarms, aber seine Triggerpunkte können Schmerzen in der Schulter hervorrufen.

Der Unterschulterblattmuskel (M. subscapularis)

Der *Unterschulterblattmuskel* ist ein außerordentlich starker Muskel, der die Vorderseite der Oberfläche des Schulterblatts bedeckt (Abb. 1.22). Er kann so dick sein wie der mittlere Teil des Deltamuskels. Stellen Sie sich vor, daß der Unterschulterblattmuskel zwischen Schulterblatt und Rippen eingequetscht ist. (In der Zeichnung wurden die Rippen weggelassen, so daß man praktisch durch den Körper hindurch zur Körperrückseite schaut.) Weil dieser Muskel am Humeruskopf befestigt ist, ermöglicht er dem Arm, sich nach innen zu drehen. Außerdem trägt er aufgrund dieser Verbindung zur Stabilisierung des Gelenks bei und sorgt dafür, daß der Humeruskopf in der Gelenkpfanne zentriert bleibt.

Vielleicht halten Sie den Unterschulterblattmuskel für unerreichbar und damit unbehandelbar, weil er auf der vorderen Oberfläche des Schulterblatts befestigt ist. In Wahrheit ist er jedoch erstaunlich gut zu erreichen, wenn man weiß, wie man dazu vorgehen muß. Dies ist deshalb sehr wichtig, weil dieser Muskel bei Problemen wie Schultersteife häufig eine zentrale Rolle spielt. Triggerpunkte verhindern, daß er sich dehnen kann, und das ist wichtig, weil es Bewegungen ermöglicht, bei denen sich der Arm nach außen dreht, was unter anderem beim Heben des Arms über den Kopf der Fall ist. Bei Schultersteife ist die Behandlung von Triggerpunkten im Unterschulterblattmuskel der Schlüssel zur Genesung. Wenn man dies nicht weiß, kann der Weg zur Genesung sehr langwierig sein.

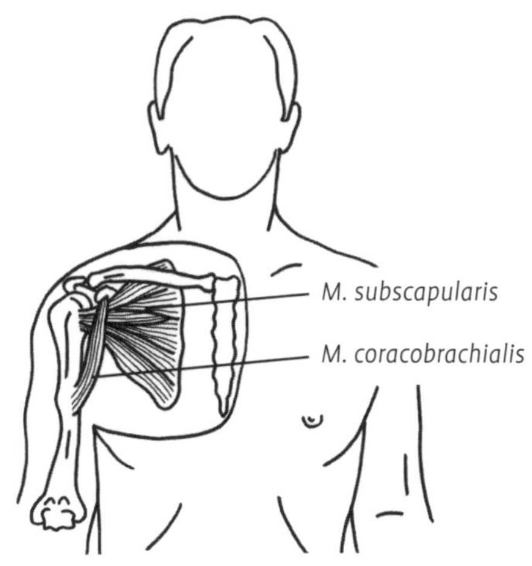

Abb. 1.22 *M. subscapularis* und *M. coracobrachialis*

Der Hakenarmmuskel (M. coracobrachialis)

Der *Hakenarmmuskel* liegt zwischen Bizeps und Trizeps auf der Innenseite des Oberarms (Abb. 1.22). Der Muskel ist ein wenig dicker als Ihr Zeigefinger und etwa doppelt so lang. Sein unteres Ende ist ungefähr in der Mitte des Oberarmknochens, auf dessen zur Körpermitte weisender Oberfläche, befestigt. Oben ist er mit dem Rabenschnabelfortsatz verbunden, einem kleinen Vorsprung des Schulterblatts, der durch das Schulterblatt hindurch zur Vorderseite der Schulter vorragt. Die Aktivität dieses Muskels zieht den Arm seitlich an den Körper heran.

Um den Hakenarmmuskel zu finden, müssen Sie mit dem Daumen so hoch wie möglich gegen die Innenseite des Oberarmknochens drücken. Wie der Muskel an dieser Stelle kontrahiert, können Sie spüren, indem Sie den Ellbogen gegen die Seite Ihres Körpers drücken.

Der Unterschlüsselbeinmuskel (M. subclavius)

Der *Unterschlüsselbeinmuskel* liegt direkt unter dem Schlüsselbein (Abb. 1.23). Er ist mit dessen mittlerem Teil verbunden sowie mit dem Ende der ersten Rippe, letzteres an deren Verbindung mit dem Brustbein. Der Unterschlüsselbeinmuskel hat die Funktion, das Schlüsselbein abwärts und nach vorn zu ziehen, was die Senkung und das Vorziehen der Schulter unterstützt.

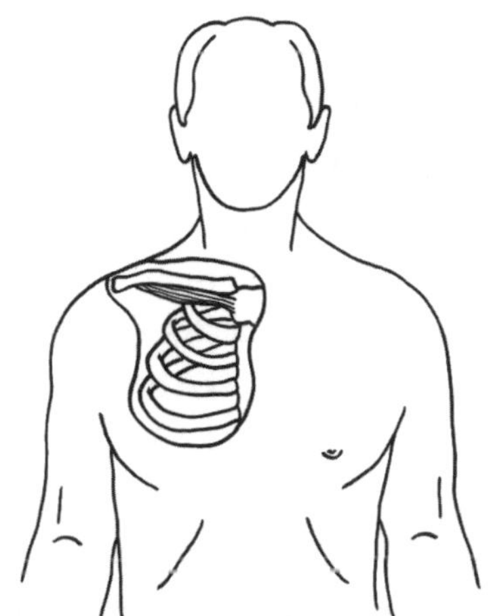

Abb. 1.23 Der Unterschlüsselbeinmuskel (*M. subclavius*) und seine Verbindung mit Schlüsselbein und Brustbein

Der vordere Sägemuskel (M. serratus anterior)

Der *vordere Sägemuskel* liegt zwar unter dem Arm, ist aber eigentlich ein Schultermuskel (Abb. 1.24). Aufgrund seiner Verbindung mit den Rippen und dem inneren Rand des Schulterblatts unterstützt er die Drehung des Schulterblatts und bewirkt, daß die Pfanne des Schultergelenks stärker nach oben gerichtet wird, was es wiederum ermöglicht, den Arm über den Kopf zu erheben. Abgesehen von dieser Drehbewegung unterstützt der vordere Sägemuskel auch die Bewegung des Schulterblatts auf dem Brustkorb nach oben und vorn. Wenn Sie nicht in der Lage sind, die Position des Schulterblatts zu verändern, können Sie Ihren Arm nicht über Schulterhöhe erheben. Außerdem unterstützt der Muskel die Aktivität des Einatmens, indem er die Dehnung der Rippen fördert, wenn mehr Luft als im Ruhezustand erforderlich ist.

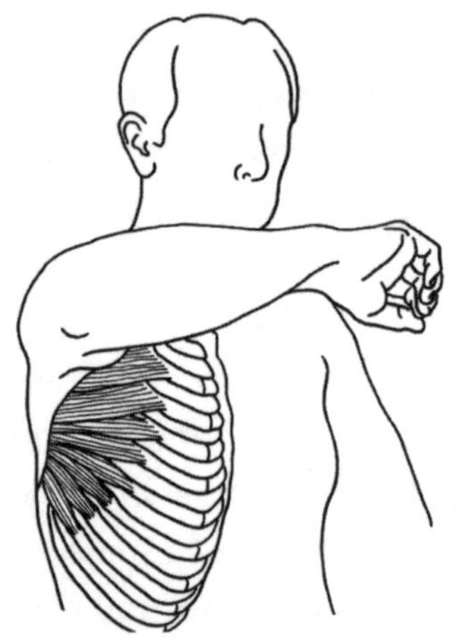

Abb. 1.24 Der vordere Sägemuskel (*M. serratus anterior*) mit seinen zahlreichen Köpfen

Das Zwerchfell

Das *Zwerchfell* ist ein dünner kreisförmiger Muskel, der an den inneren Oberflächen der untersten Rippen befestigt ist und der die Brusthöhle vom Inhalt der Unterbauchhöhle trennt (nicht abgebildet). Das Zwerchfell unterstützt natürlich die Atmung und steht in keiner unmittelbaren Beziehung zur Schulter. Allerdings wird angenommen, daß Triggerpunkte im Zwerchfell manchmal Schmerzen im oberen Bereich der Schultern verursachen, so daß der Eindruck entsteht, es handle sich um Probleme der Schulter.

Die Rippenhaltermuskeln (Mm. scaleni)

Obwohl die drei *Rippenhalter* eigentlich Halsmuskeln sind, verursachen Triggerpunkte in ihnen erstaunlich starke Schmerzen im Oberrücken, in der Schulter und im Oberarm. Triggerpunkte in diesen Muskeln können außerdem erheblich zu Schmerzen und anderen Symptomen im Unterarm und in der Hand beitragen. Die Rippenhalter sind so wichtig, daß man ihnen stets zuerst Aufmerksamkeit schenken sollte, wenn in einem dieser Bereiche Probleme auftreten.

Um die Rippenhalter finden zu können, müssen Sie deren Beziehung zum *Kopfwender (M. sternocleidomastoideus)* verstehen (Abb. 1.25 und 1.26). Der *vordere Rippenhalter (M. scalenus anterior)* liegt zwischen dem Kopfwender und den Halswirbeln und ist fast völlig verborgen. Der *mittlere Rippenhalter (M. scalenus medius)* liegt hinter dem vorderen, eher an der Seite des Halses, und seine untere Hälfte wird nicht vom Kopfwender verdeckt. Der *hintere Rippenhalter (M. scalenus posterior)* liegt fast horizontal hinter und unter dem mittleren Rippenhalter, in der weichen dreieckigen Vertiefung unmittelbar über dem Schlüsselbein und vor dem vorderen Trapezius-Rand. Die Rippenhalter liegen dicht am Hals an und fühlen sich deutlich fester an als die in der Regel eher weichen und lockeren Kopfwender.

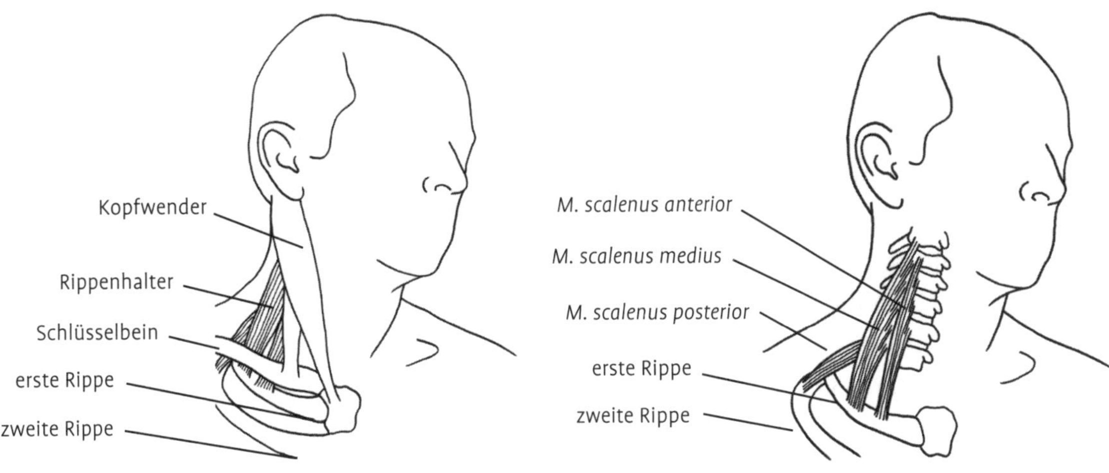

Abb. 1.25 Lage der Rippenhalter *(Mm. scaleni)* hinter dem Kopfwender *(M. sternocleidomastoideus)*

Abb. 1.26 Rippenhalter *(Mm. scaleni)*

Die Rippenhaltermuskeln sind seitlich an den Halswirbeln sowie an den obersten beiden Rippen befestigt. Obgleich die Rippenhalter zur Stabilisierung des Halses beitragen und helfen, ihn zu beugen, besteht ihre wichtigste Aufgabe darin, die obersten beiden Rippen beim Einatmen zu heben. Sie sind beim Einatmen grundsätzlich aktiv und werden extrem stark belastet, wenn Menschen aufgrund anstrengender Arbeit kräftig atmen müssen.

Triggerpunkte in den Rippenhaltern führen zur Verkürzung dieser Muskeln; dadurch wird die erste Rippe zum Schlüsselbein hochgezogen, was die Nerven und Blutgefäße, die Schultern und Arme versorgen, einengt. Schmerzen, Taubheitsgefühle und andere abnorme Empfindungen infolge dieser Einengung werden als »Engpaß der oberen Thoraxapertur« *(thoracic outlet syndrome)* bezeichnet. Das Konglomerat von Nerven, Blutgefäßen und Lymphgängen, das zwischen der ersten Rippe und dem Schlüsselbein verläuft, wird insgesamt *neurovaskuläres Bündel* genannt. Dieses wird in Abb. 1.27 als schwarze Linie dargestellt.

Das Zusammenprallen der Nerven und Blutgefäße, welche die Schultermuskeln versorgen, kann der unvermutete Reiz sein, durch den im Schulterbereich myofasziale Triggerpunkte entstehen. Probleme, die mit den Rippenhaltern zusammenhängen, sind manchmal die rätselhafte entfernte Ursache von Schultersteife.

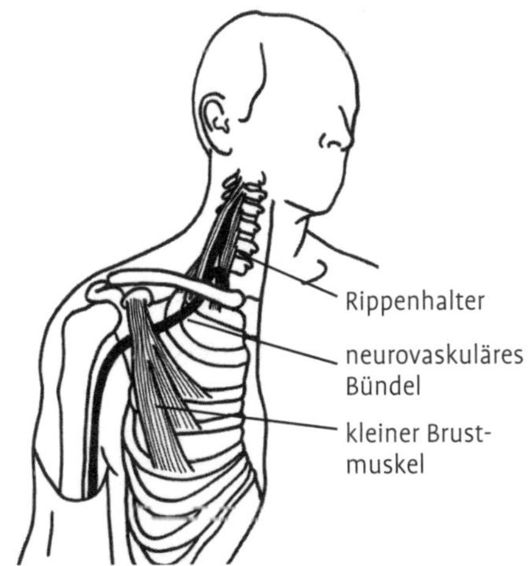

Abb. 1.27 Neurovaskuläres Bündel (schwarze Linie), bestehend aus Brachialarterie, Brachialvene und Brachialnervenplexus

Die Kinesiologie der Schulter

Kinesiologie ist die Wissenschaft der Bewegung und der Ausführung von Bewegungen durch die Muskeln. Sie ist eng mit der Anatomie verwandt, liefert aber genaue Beschreibungen der Muskelaktivität, die sie auch mißt. Dabei wird der Körper wie ein mechanisches System verstanden, innerhalb dessen die Knochen wie Hebel wirken und die Muskeln die Kraft bereitstellen, welche die Knochen bewegt.

Eines der Standardlehrbücher der physikalischen Therapie und Ergotherapie, in dem diese komplexe Thematik dargestellt wird, ist *Brunnstrom's Clinical Kinesiology* (Smith, Weiss & Lehmkuhl 1996). Wenn Sie sich mit den im folgenden beschriebenen Zusammenhängen näher auseinandersetzen wollen, empfehle ich Ihnen dieses Buch. Das Folgende ist eine stark vereinfachte Darstellung dieses Stoffs.

Die Kinesiologie ist zwar in erster Linie eine Wissenschaft der normalen Bewegungen, aber sie beschäftigt sich auch mit abnormen Faktoren, welche die Funktion der Muskeln einschränken können. Sie werden besser in der Lage sein, sich mit den Muskeln zu befassen, die bei Ihnen Schulterprobleme verursachen, wenn Ihnen klar ist, wie diese Muskeln korrekt arbeiten sollten. Die meisten Probleme im Bereich der Schultern entstehen, weil die Muskeln, die die Schultern und Arme bewegen, ihre Funktionen nicht korrekt erfüllen. Triggerpunkte wirken sich nachteilig auf die Funktionsfähigkeit der Muskeln aus. Dabei sind drei Effekte besonders wichtig:

1. Triggerpunkte verkürzen Muskeln und verhindern ihre vollständige Streckung.
2. Triggerpunkte schwächen Muskeln.
3. Durch Triggerpunkte verursachte Schmerzen lassen die Muskeln in angespanntem Zustand verharren. Ist ein Muskel ständig angespannt, kann dies die Triggerpunkte darin verstärken, und dadurch entsteht ein Teufelskreis.

Wenn man weiß, welche Muskeln eine bestimmte Bewegung steuern, weiß man auch, welche Muskeln man prüfen muß, wenn die betreffende Bewegung Schmerzen verursacht oder eingeschränkt ist. Natürlich müssen bestimmte Muskeln kontrahieren, damit eine bestimmte Bewegung ausgeführt werden kann. Allerdings ist manchmal nicht so klar zu erkennen, daß gleichzeitig andere Muskeln kontrahiert werden müssen, um die zur Feinabstimmung und zum Schutz des empfindlichen Kugelgelenks erforderlichen Gegenkräfte aufzubieten. Außerdem gibt es in jedem Fall Muskeln, die sich strecken müssen, damit eine bestimmte Bewegung möglich wird. Die meisten durch Schultersteife verursachten Probleme basieren darauf, daß bestimmte Muskeln sich nicht strecken können, wenn sie dies eigentlich müßten.

An jeder Armbewegung sind die meisten Schultermuskeln auf irgendeine Weise beteiligt. In der Regel liefern aber nur ein oder zwei Muskeln den größten Teil der für eine bestimmte Aktivität erforderlichen Kraft. Wir werden uns nun die wichtigsten Bewegungen im Repertoire der Schulter einmal genauer anschauen. Versuchen Sie zu spüren, welche Muskeln bei der Ausführung der verschiedenen Bewegungen kontrahieren.

Elevation (Heben)

Die *Elevation* ist das Anheben der Schulter. Wenn sich die Schulterspitze hebt, kann sich der Winkel des Schlüsselbeins um bis zu 60 Grad verändern. Der Schulterblattheber, die Rautenmuskeln und der obere Teil des Trapezius heben die Schulter, wobei der obere Trapeziusteil den größten Teil der

Arbeit leistet. Mit Hilfe der Abbildungen 1.16, 1.17 und 1.19 können Sie sich klarmachen, wie die Kontraktion dieser Muskeln die Schulter hebt. Triggerpunkte im großen und kleinen Brustmuskel, im breiten Rückenmuskel oder im unteren Teil des Trapezius schränken diese Bewegung oft ein, weil die genannten Muskeln die Bewegung durch ihre Streckung ermöglichen (siehe Abb. 1.16, 1.20 und 1.21).

Depression (Senken)

Aus der Ruheposition kann man die Schulter nur um 5 bis 10 Grad senken. Geht man hingegen von der Position der maximalen Hebung aus, wird das Senken der Schulter zu einer relativ großen und kräftigen Bewegung. Diese ermöglicht uns, den Körper mit den Armen 10 bis 15 Zentimeter emporzuheben, was beispielsweise beim Aufstehen von einem Stuhl erforderlich ist. Für Menschen, die sich nur in einem Rollstuhl fortbewegen können, ist diese Bewegung ungeheuer wichtig.

Das Senken der Schulter wird durch den großen und kleinen Brustmuskel, den breiten Rückenmuskel und den unteren Teil des Trapezius ermöglicht (siehe Abb. 1.16, 1.20 und 1.21), wobei der große Brustmuskel und der breite Rückenmuskel die wichtigsten Rollen spielen. Weil für das Senken der Schultern aus der neutralen Position heraus relativ wenig Spielraum besteht, wird es praktisch nicht durch *Antagonisten* eingeschränkt, Muskeln, die das Gegenteil der beabsichtigten Bewegung bewirken sollen.

Protraktion (Vorziehen)

Die *Protraktion* bewegt die Schulter nach vorn (siehe Abb. 1.28 und 1.30). Diese Aktivität erfordert die *Abduktion* des Schulterblatts, die es bis zu 15 cm von der Wirbelsäule weg führt. Dabei bewegt sich das Schulterblatt ein wenig um die Seite des Körpers, was einen Teil seiner vorderen Oberfläche für eine Massage erreichbar macht. Die vordere Oberfläche des Schulterblatts ist der Bereich, in dem sich der Unterschulterblattmuskel *(M. subscapularis)* befindet. Weil dieser bei Schultersteife meist im Zentrum des Geschehens steht, ist es sehr wichtig zu lernen, ihn zu erreichen. Die Protraktion der Schulter wird durch den vorderen Sägemuskel sowie den großen und den kleinen Brustmuskel ermöglicht, wobei der große Brustmuskel die wichtigste Rolle spielt (siehe Abb. 1.20, 1.21 und 1.24). Triggerpunkte in den Rautenmuskeln, im mittleren oder im unteren Bereich des Trapezius schränken die Protraktion ein (siehe Abb. 1.16 und 1.17).

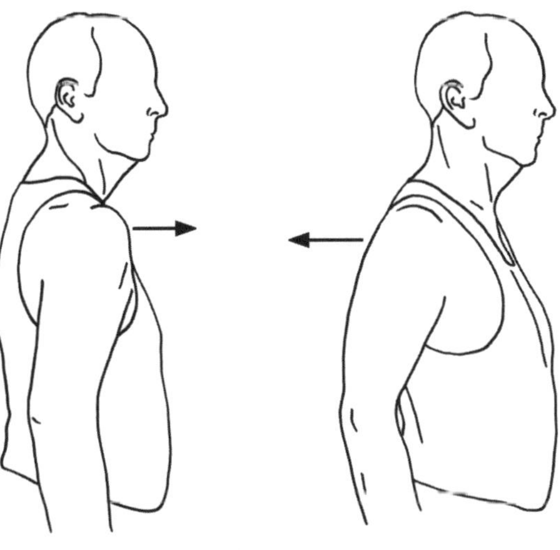

Abb. 1.28 Protraktion der Schulter

Abb. 1.29 Retraktion der Schulter

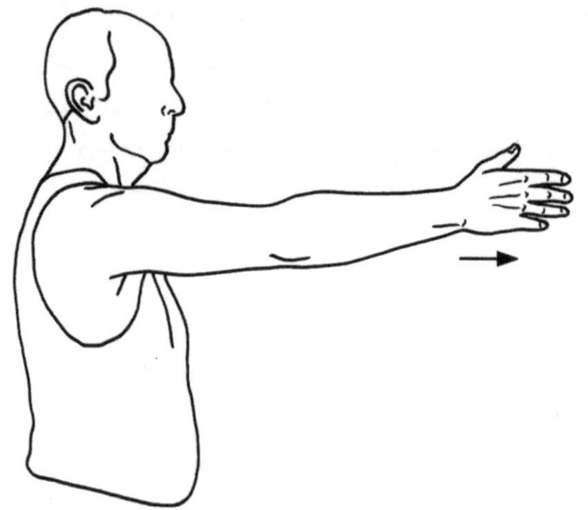

Abb. 1.30 Protraktion der Schulter mit Flexion nach vorn

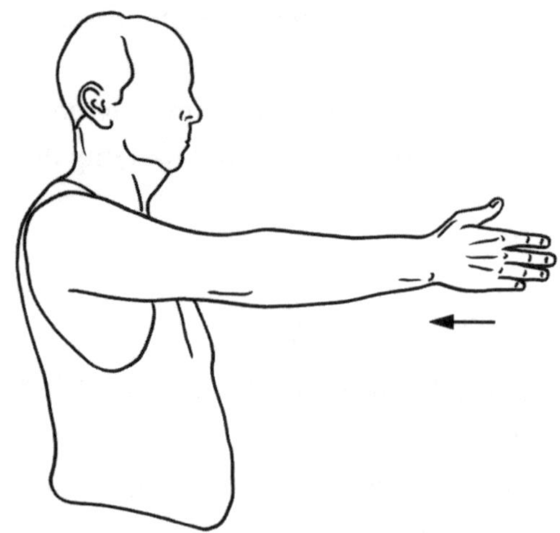

Abb. 1.31 Retraktion der Schulter mit Flexion nach vorn

Retraktion (Zurückziehen)

Die *Retraktion* der Schulter ist das Gegenteil der Protraktion und besteht im Zurückziehen der Schulter (Abb. 1.29 und 1.31). Diese Aktivität erfordert die *Adduktion* des Schulterblatts, also die Bewegung dieses Knochens in Richtung Wirbelsäule. Die Retraktion der Schulter wird durch Kontraktion der Rautenmuskeln und des gesamten Trapezius bewirkt (Abb. 1.16 und 1.17). Triggerpunkte im großen Brustmuskel können diese Bewegung einschränken und Schmerzen an der Vorderseite der Schulter verursachen (Abb. 1.20).

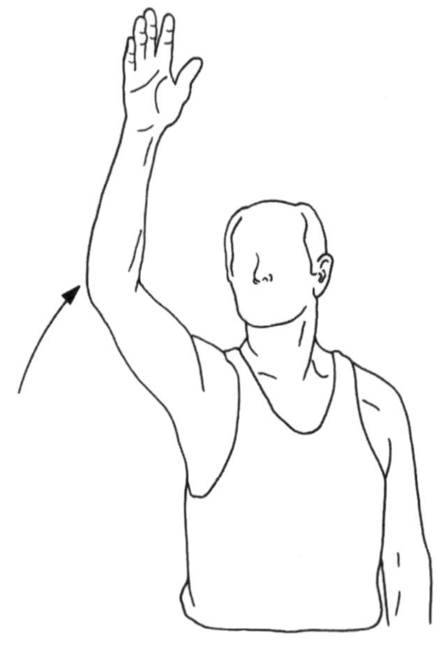

Abb. 1.32 Abduktion des Arms

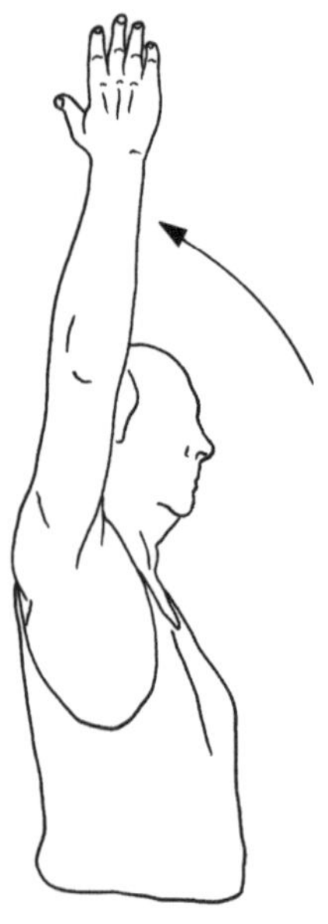

Abb. 1.33 Flexion (Beugung) des Arms

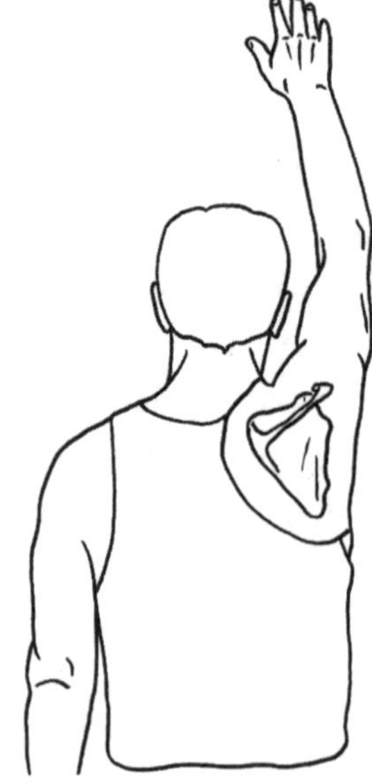

Abb. 1.34 Aufwärtsrotation des Schulterblatts mit Abduktion und Flexion

Abduktion (Bewegung von der Körpermitte weg)

Das Erheben des Arms über den Kopf wird entweder als *Abduktion* oder als *Flexion* bezeichnet, je nachdem, ob der Arm zur Seite oder nach vorn erhoben wird (Abb. 1.32 und 1.33). Abbildung 1.34 zeigt, wie das Schulterblatt sich nach oben drehen muß, um diese Aktivität zu ermöglichen. Abbildung 1.35 zeigt die Abduktion des Armes in Verbindung mit einer Flexion (Beugung) des Ellbogens. Eine Abduktion des Arms erfordert auch die Kontraktion des vorderen Sägemuskels (Abb. 1.24), damit sich das Schulterblatt nach oben drehen kann. Der Arm selbst wird vom Deltamuskel, Obergrätenmuskel und Bizeps aufwärts bewegt (Abb. 1.16, 1.17, 1.20 und 1.21).

Um die Aufwärtsbewegung vollständig ausführen zu können, muß der Arm sich durch Kontraktion des Untergrätenmuskels und des kleinen Rundmuskels (Abb. 1.17) nach außen drehen. Weil der Unterschulterblattmuskel (Abb. 1.22) sich strecken muß, um eine Außenrotation zu ermöglichen, ist dieser Muskel in erster Linie für die Einschränkung der Aufwärtsbewegung des Arms verantwortlich. Häufig behindern Triggerpunkte im Unterschulterblattmuskel die Außenrotation und verursachen starke Schmerzen, die Sie an das bestehende Problem erinnern.

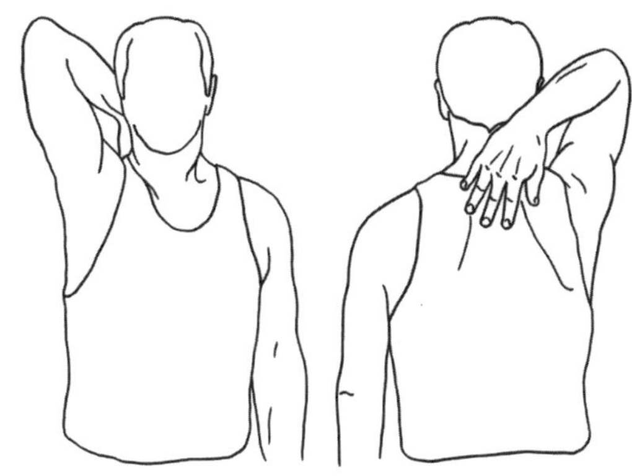

Abb. 1.35 Abduktion des Arms mit Flexion des Ellbogens, verbunden mit einer Aufwärtsrotation des Schulterblatts

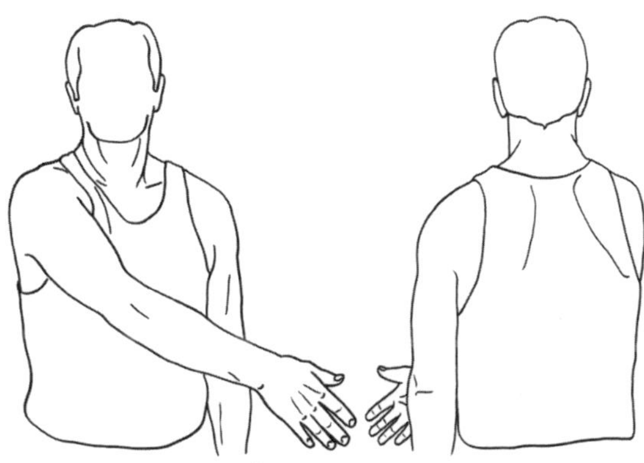

Abb. 1.36 Adduktion des Arms; die Rückansicht zeigt die Aufwärtsrotation des Schulterblatts.

Adduktion (Bewegung zur Körpermitte hin)

Die Abbildungen 1.36 und 1.37 veranschaulichen die *Adduktion* des Arms – seine Bewegung über den Rumpf hinweg zur anderen Körperseite. Die Adduktion wird durch den großen Brustmuskel, den großen Rundmuskel, den breiten Rückenmuskel und den vorderen Teil des Deltamuskels bewirkt, wobei der große Brustmuskel den größten Teil der Kraft bereitstellt (Abb. 1.16 und 1.20). Die freie Adduktion des Arms kann durch Triggerpunkte behindert werden, die sich im hinteren Teil

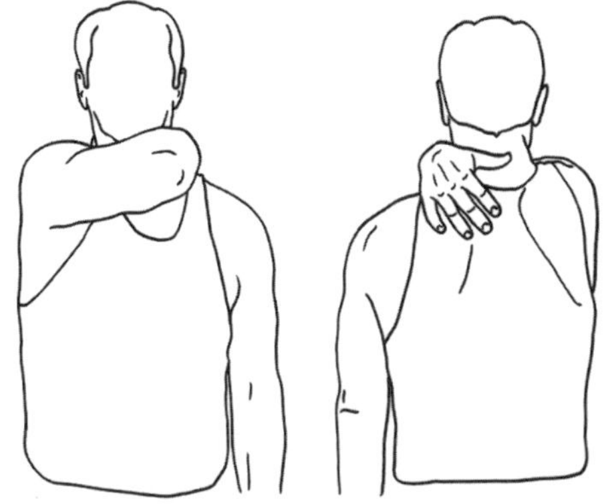

Abb. 1.37 Adduktion des Arms mit Flexion des Ellbogens; die Rückansicht zeigt die Aufwärtsrotation des Schulterblatts.

des Deltamuskels, im Untergrätenmuskel, im kleinen Rundmuskel, in den Rautenmuskeln, im Trapezius und im Trizeps befinden (Abb. 1.16 und 1.17). Der Untergrätenmuskel ist in diesem Fall der Hauptübeltäter, der es Ihnen unmöglich macht, den Arm quer über Ihren Körper zu führen. Beachten Sie, daß sich diese Antagonisten alle auf der Rückseite des Körpers befinden.

Extension (Streckung)

Extension ist das Gegenteil von Flexion. Genau genommen müßte man von *Hyperextension* sprechen, wenn der Arm sich hinter die Medianebene des Rumpfes bewegt (Abb. 1.38). Eine vollständige Extension kann bis zu 60 Grad betragen und wird normalerweise nur von den Bändern im Kugelgelenk begrenzt. Die Muskeln, welche die Extension des Arms ermöglichen, sind der breite Rückenmuskel, der große Rundmuskel, der Trizeps und der hintere Teil des Deltamuskels (Abb. 1.16 und 1.17). Die Extension kann durch Triggerpunkte im großen Brustmuskel, im vorderen Teil des Dreiecksmuskels, im Hakenarmmuskel, im vorderen Sägemuskel und im Bizeps eingeschränkt werden (Abb. 1.20, 1.21, 1.22 und 1.24).

Abb. 1.38 Extension des Arms

Innenrotation

Die *Innenrotation* des Arms wird in Abbildung 1.39 dargestellt. Den Arm hinter den Rücken zu führen erfordert die Kombination von drei Aktivitäten: der Innenrotation des Arms, der Extension des Arms und der Flexion des Ellbogens (Abb. 1.40).

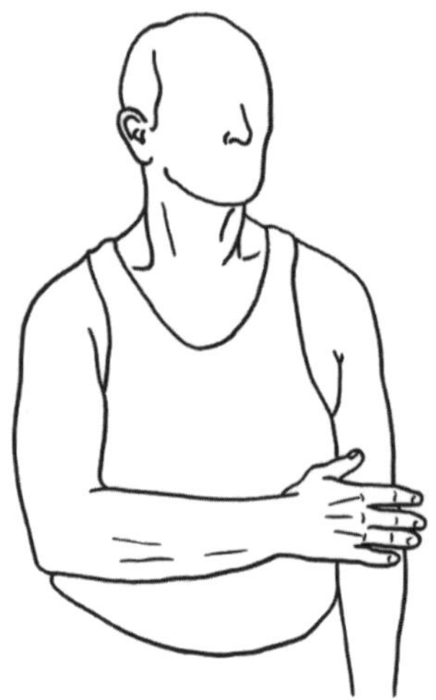

Abb. 1.39 Innenrotation des Arms

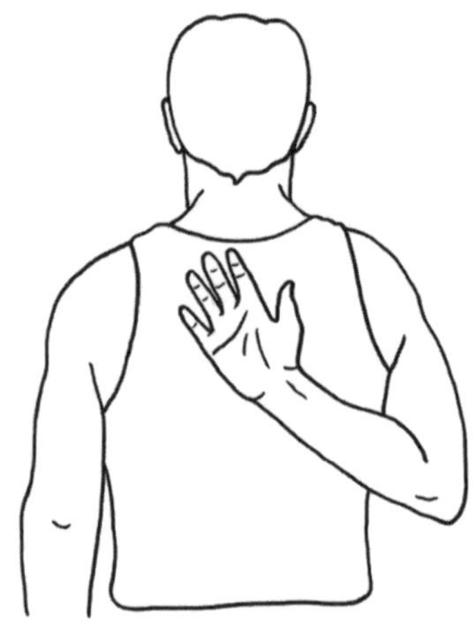

Abb. 1.40 Innenrotation hinter dem Rücken mit Flexion des Ellbogens

Die Rotation des Arms findet im Kugelgelenk statt und wird von den am Schulterblatt befestigten Rotatorenmuskeln initiiert. Je nachdem, ob es sich um die Innen- oder die Außenrotation handelt, sind jeweils noch einige andere Muskeln beteiligt. Der Bewegungsradius des Arms zwischen maximaler Innen- und Außenrotation beträgt etwas mehr als 90 Grad, doch durch Einbeziehung der Unterarmmuskeln läßt sich ein Radius von insgesamt 270 Grad erreichen. Wenn man ausschließlich die Rotation des Arms untersuchen will, muß der Ellbogen gebeugt sein, damit die Rotation des Unterarms das Bild nicht verzerrt.

Die Innenrotation des Arms ermöglichen der Unterschulterblattmuskel, der große Rundmuskel, der breite Rückenmuskel und der große Brustmuskel, wobei der Unterschulterblattmuskel den größten Teil der Kraft beisteuert (Abb. 1.16, 1.20 und 1.22). Triggerpunkte im Untergrätenmuskel schränken die Innenrotation des Arms häufig stark ein, und Schwierigkeiten, den Arm hinter dem Rücken nach oben zu strecken, sind in der Regel auf den Untergrätenmuskel zurückzuführen (Abb. 1.17).

Außenrotation

Die *Außenrotation* des Arms wird in Abbildung 1.41 dargestellt. Sie setzt die Adduktion des Schulterblatts – also dessen Bewegung in Richtung der Wirbelsäule – voraus (Abb. 1.42). Die Außenrotation wird durch den Untergrätenmuskel, den kleinen Rundmuskel und den rückwärtigen Teil des Deltamuskels ermöglicht (Abb. 1.16 und 1.17). In diesem Fall ist die Zusammenarbeit von Untergrätenmuskel und kleinem Rundmuskel entscheidend. Der Hauptübeltäter ist der Unterschulterblattmuskel, der sich maximal strecken muß, um die Außenrotation zu ermöglichen (Abb. 1.22). Zu den schlimmsten Schmerzen, die man bei Schultersteife erleben kann, zählt derjenige, der durch plötzlichen Stillstand der Außenrotation infolge einer Versteifung des Unterschulterblattmuskels durch Triggerpunkte hervorgerufen wird.

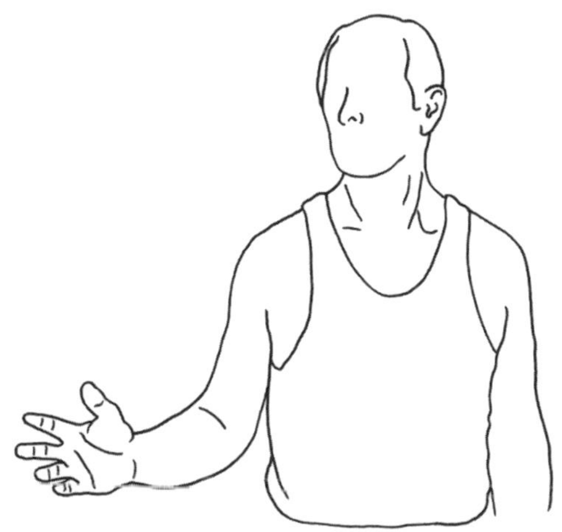

Abb. 1.41 Außenrotation des Arms

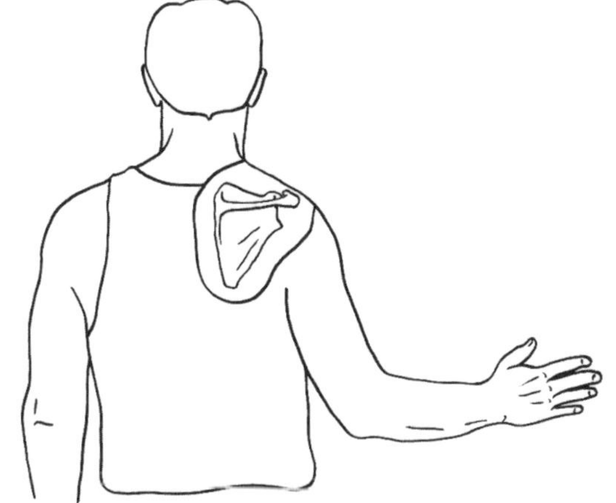

Abb. 1.42 Außenrotation des Arms nach Adduktion des Schulterblatts

2 *Die Wissenschaft vom Myofaszialschmerz*

In diesem Kapitel werden einige Details über Triggerpunkte erklärt: was sie sind und was nicht, wie sie wirken und welche verschiedenen Arten von Triggerpunkten es gibt. Doch bevor wir uns eingehender mit Myofaszialschmerzen und ihrer Entstehung beschäftigen, möchten Sie vielleicht etwas über die wichtigsten Vertreter dieses neuen Ansatzes erfahren, Janet Travell und David Simons. Diese beiden außergewöhnlichen Menschen haben einen großen Teil ihres Lebens damit verbracht, diese komplexe neue Sichtweise zu entmystifizieren.

Janet G. Travell, MD

Alle, die unter starken und hinderlichen Schulterschmerzen leiden, wird interessieren, daß Janet Travell durch ihre persönliche Erfahrung mit Schulterschmerzen dazu kam, sich fünf Jahrzehnte lang mit Triggerpunkten und Myofaszialschmerzen zu beschäftigen. Sie hat in ihrer Autobiografie *Office Hours: Day and Night* über ihre Schulterprobleme berichtet. Diese wurde 1968 veröffentlicht, nachdem sie ihre Position als Ärztin im Weißen Haus aufgegeben hatte. Sie erwähnt in diesem Buch, daß sie ständig unter Schmerzen in der Schulter und im Arm litt, die sie oft hinderten einzuschlafen. Außerdem fiel es ihr immer schwerer, nach Dingen zu greifen. Am meisten jedoch machte ihr zu schaffen, daß sie nicht mehr Tennis spielen konnte, ihre bevorzugte Freizeitbeschäftigung seit frühester Jugend.

Janet Travells Schulterprobleme waren erstmals 1940 aufgetreten, als sie 38 Jahre alt war und schon seit über zehn Jahren als Ärztin arbeitete. Doch weder ihre medizinische Ausbildung noch ihre klinische Erfahrung hatten ihr auch nur im geringsten geholfen, den Zustand ihrer eigenen Schulter zu verbessern. Seit Beginn ihrer Tätigkeit als Ärztin war Janet Travell eine ebenso begeisterte und engagierte Forscherin wie klinische Praktikerin, und sie führte ihre Schmerzen im Schulterbereich auf Überlastung der Muskeln während der vielen Stunden anstrengender Laborarbeit und damit verbundener Schreibtätigkeit zurück. Doch da sie nicht mehr so gelenkig war wie mit 18 Jahren hatte möglicherweise ein unglücklicher Schlag mit dem Tennisschläger zur Entstehung des Schulterproblems beigetragen oder war vielleicht sogar dessen eigentliche Ursache gewesen (Travell 1968, 250–263).

Arzt, heile dich selbst

Was Janet Travell besonders ärgerte, war, daß sie oft unter stärkeren Schmerzen als viele ihrer Patienten litt, dies aber nicht zugeben konnte. Die alte Spruchweisheit »Arzt, heile dich selbst« schien ihr nicht realisierbar, weil sie keinerlei andere Möglichkeit sah, ihr Problem zu lösen, als es »auszusitzen«. Doch Janet Travell gab sich nicht so schnell geschlagen. Sie war eine Frau von ungewöhnlicher Entschlossenheit, die den Mut hatte, in einer Zeit Ärztin zu werden, als Frauen in der Medizin noch nicht gerade willkommen waren und von den dominierenden männlichen Kollegen auch nicht sonderlich respektiert wurden. Entscheidend für ihren Erfolg war wohl, daß ihr Vater, Willard Travell, ein sehr angesehener Arzt war und sie bei ihrem Vorhaben in jeder Hinsicht unterstützte.

Janet Graeme Travell wurde am 17. Dezember 1901 in New York City geboren. Beeinflußt durch das Beispiel ihres Vaters wurde sie ebenso wie ihre Schwester Virginia Ärztin. Im Jahre 1929 schloß sie ihre Studien an der Cornell Medical School ab. Während ihre Schwester Virginia Kinderärztin wurde, entschied sich Janet, Kardiologin und Pharmakologin zu werden.

Als ihre Schulterprobleme sich entwickelten, arbeitete sie mit ihrem Vater zusammen in dessen Praxis direkt am Washington Square in New York. Und weil sie ihren Horizont erweitern wollte, hospitierte sie zusätzlich im *Sea View Hospital* auf Staten Island und im *Beth Israel Hospital* in Manhattan. Sie interessierte sich sehr für die Erforschung der Herzkrankheiten und insbesondere der Wirkung von Herzmedikamenten, und in beiden Krankenhäusern hatte sie die Möglichkeit, dieses Interesse zu verfolgen (Travell 1968, 208).

Ein merkwürdiger Zufall

In der Cardiac Research Clinic des *Beth Israel Hospital* merkte Janet Travell erstmals, daß einige Herzpatienten unter Schmerzen und Steifheit im Schulterbereich litten. Dies wurde in der Regel auf langen Bewegungsmangel infolge langer Bettruhe zurückgeführt. Erstaunlich fand sie die Tatsache, daß diese Patienten in stärkerem Maße über ihre Schulterprobleme als über ihre Herzkrankheit klagten.

Im auf Lungenerkrankungen spezialisierten *Sea View Hospital* stellte Janet Travell zu ihrer Verblüffung fest, daß die dortigen Patienten unter ähnlichen Schulterproblemen litten. Wie die Herzpatienten im *Beth Israel Hospital* klagten auch die bettlägerigen Lungenkranken weniger über durch ihre Lunge verursachten Probleme als über Schulterschmerzen. Die Lungenärzte vermuteten, daß die Schulterschmerzen irgendwie durch die Erkrankung der Lunge verursacht wurden. Ähnlich hatten die Kardiologen im *Beth Israel Hospital* die Schulterschmerzen ihrer Herzpatienten auf deren Herzerkrankung zurückgeführt. Janet Travell vermutete, daß die Schulterschmerzen in beiden Fällen durch die Schultermuskeln selbst und deren erzwungene Immobilität verursacht würden (Travell 1968, 252).

Intuition und Exploration (Erforschung)

Dr. Travell bemerkte, daß sie sich instinktiv ihre Schultermuskeln massierte, um die sehr unangenehmen ständigen Schmerzen zu lindern. Sie stellte fest, daß bestimmte Punkte in den Muskeln über dem Schulterblatt besonders schmerzhaft waren. Zu ihrer Verwunderung fand sie heraus, daß die Schmerzen auf der Vorderseite der Schulter intensiviert wurden, wenn sie auf bestimmte Punkte in den Muskeln auf der Rückseite der Schulter drückte. Dadurch löste sie einen stechenden Schmerz aus. Sie sagte, es sei ihr vorgekommen, als ob sie einen Schalter betätigt und so einen elektrischen Stromkreis geschlossen hätte.

Dies war Janet Travells erstes Erlebnis mit »Triggerbereichen«, wie sie dies bald nannte. Ihr war keine anatomische Erklärung für die offensichtliche Übertragung des Schmerzes in den Bereich, indem er empfunden wurde, bekannt. Zwischen den mysteriösen empfindlichen Punkten und den Bereichen der Schulter, in denen die Schmerzen auftraten, bestand keine direkte Nervenverbindung. Um dieses Rätsel zu lösen, suchte sie in der medizinischen Fachliteratur nach Hinweisen auf das Wesen dieses Vorgangs.

Tatsächlich fand sie ziemlich schnell einen erst kurz zuvor erschienenen Artikel, der sich mit genau dem Problem beschäftigte, das sie bei ihren bettlägerigen Krankenhauspatienten beobachtet hatte: anhaltenden Schulterschmerzen, unter denen Herzinfarktpatienten so häufig litten. Die Autoren des Artikels berichteten über einen Herzpatienten, der herausgefunden hatte, daß er durch Druck auf den Muskel, der sein Schulterblatt bedeckte, den Schmerz in der Schulter reproduzieren konnte – genau das, was sie gerade bei sich selbst entdeckt hatte (Travell 1968, 252).

Kurz danach fand Janet Travell einen Artikel, in dem es um eine Behandlung »schmerzempfindlicher Punkte« in der Rückenmuskulatur mit Novocain-Injektionen ging, wobei die Behandlung eigentlich klären sollte, ob der Ursprung der Rückenschmerzen und des Ischias in den Muskeln selbst oder in der Wirbelsäule zu suchen war. Die Autoren vermuteten, daß die Ursache des Problems, wenn der Schmerz trotz Betäubung der Muskeln mittels Novocain weiter bestehen bliebe, eine Einengung der Nerven in der Wirbelsäule sein müsse. Als Janet Travell las, daß die Injektionen in einen Muskel den Ischiasschmerz des Patienten in einem Fall tatsächlich geheilt hätten, war sie begeistert (Travell 1968, 252f.).

In einem dritten Artikel wurden diese Erkenntnisse zu einem sinnvollen Ganzen zusammengefaßt. Ein deutscher Arzt berichtete, ein bestimmter empfindlicher Punkt in einem Muskel erzeuge in der Regel an einem bestimmten anderen Punkt Schmerzen. Außerdem hatte er festgestellt, daß eine Injektion von Procain-Hydrochlorid (einer Form von Novocain) in die empfindlichen Punkte eine »spektakuläre Linderung« herbeigeführt habe. Der Autor betonte, wenn er Injektionen in die Körperbereiche, in denen die Schmerzen jeweils aufgetreten seien, gesetzt hätte, habe er keine Linderung erzielt. Was Janet Travell besonders »elektrisierte«, war, daß einer der Patienten des Verfassers genau die Art von Schulterschmerzen und zudem an der gleichen Stelle gehabt hatte, die sie bei sich selbst und bei ihren Herzpatienten vorgefunden hatte (Travell 1968, 253).

Die ersten klinischen Experimente

Im Oktober 1940 begann Janet Travell, systematisch Patienten auszuwählen, die über Schulterschmerzen klagten, und ihnen Procain in die Triggerbereiche zu injizieren. Zu ihrer Freude erreichte sie durch diese Injektionen nicht nur eine dauerhafte Linderung der Schulterschmerzen, sondern die mutmaßlichen Herzschmerzen, die in Wahrheit durch Triggerpunkte in der Brustmuskulatur verursacht wurden, verschwanden ebenfalls. Sie fragte sich, ob es ihr gelingen würde, ihre eigenen Schulterschmerzen durch Injektionen zu heilen. Das wäre der entscheidende Test.

Auch ihr Vater war an ihren Entdeckungen sehr interessiert. Begeistert nahm er an ihrem Experiment teil. Weil sie die Triggerbereiche auf ihrem Schulterblatt selbst nicht mit der Hand erreichen konnte, führte ihr Vater die entsprechenden Injektionen aus. Erstaunlicherweise verschwand der Schmerz, der ihr seit Monaten ständig zu schaffen gemacht hatte, innerhalb weniger Sekunden. Sie selbst und ihr Vater erwarteten, daß der Schmerz sich nach Abklingen der Procain-Wirkung wieder einstellen würde, aber das war nicht der Fall.

In den 1940er und 1950er Jahren arbeiteten Janet Travell und ihr Vater weiter in einer gemeinsamen Praxis in New York City. Sie gab ihr Interesse an Kardiologie und Pharmakologie nie auf, verbrachte aber immer mehr Zeit damit, Fachpublikationen über Schmerzen zu schreiben. Dies wurde allmählich bekannter, und infolge dessen nahm die Zahl der Patienten, die sie wegen chronischer Schmerzen aufsuchten, immer weiter zu. Viele von ihnen hatten schon jede erdenkliche Methode ausprobiert. In den folgenden 20 Jahren behandelte Janet Travell weiter Patienten dieser Art und sammelte ohne jede Hilfe Erfahrungen in einem Bereich, über den nur wenige Kollegen etwas wußten und für dessen Erforschung sich nur wenige zu interessieren schienen. Sie machte die Trigerpunkttherapie zu ihrem persönlichen Anliegen. So entwickelte sie ein hohes Maß an Kompetenz, und es befriedigte sie sehr, daß ihre Behandlungen fast hundertprozentig erfolgreich verliefen.

Der Weg zur Autorität

Unter all jenen, die mittlerweile von der Existenz des Phänomens der Myofaszialschmerzen überzeugt sind und die ihre Bedeutung erkannt haben, wird Janet Travell im allgemeinen als wichtigste Pionierin bezüglich der Diagnose und Behandlung solcher Schmerzen angesehen. Viele sind der Auffassung, daß sie diesen neuen Bereich medizinischer Praxis im Grunde allein geschaffen hat. Natürlich ist diese Leistung in Wahrheit nicht einzig und allein ihr zuzuschreiben. Echte Innovationen sind nur selten das Produkt eines einzigen Geistes. Häufiger kommen sie zustande, weil bereits früher gewonnene Erkenntnisse neu kombiniert werden, um ein neu auftauchendes Problem zu lösen.

Janet Travell las viel und war ständig auf der Suche nach nützlichen Erkenntnissen anderer Forscher, um ihren eigenen Ansatz weiterzuentwickeln. Sie stellte fest, daß viele Forscher auf der Welt gerade damit begannen, das merkwürdige Phänomen der Übertragungsschmerzen, die von Triggerbereichen in bestimmten Muskeln ausgingen, zu erforschen. Doch sie schienen alle isoliert zu arbeiten und sich gar nicht darüber im klaren zu sein, daß es irgendwo auf der Welt Gleichgesinnte gab. Janet Travell bemühte sich mit außerordentlicher Beharrlichkeit, die Informationen, die sie aus den verschiedensten Quellen erhielt, zusammenzufassen.

Als im Jahre 1983 der erste Band des Buches *Myofascial Pain and Dysfunction: The Trigger Point Manual* (dt.: *Handbuch der Muskel-Triggerpunkte)* in Druck ging, hatte Janet Travell schon seit über 40 Jahren Triggerpunkte behandelt und mehr als 40 Artikel in medizinischen Fachzeitschriften veröffentlicht. Ihre revolutionären Vorstellungen über Schmerz haben das Leben von Millionen von Menschen positiv beeinflußt. Wirksame Techniken der Behandlung von Myofaszialschmerzen, die Ärzte und Physiotherapeuten auf der ganzen Welt anwenden, wären ohne Janet Travells Engagement, Energie und Intelligenz nicht entstanden. Daß die Triggerpunktmassage, eine Methode, die Massagetherapeuten zur Linderung von Schmerzen anwenden, mittlerweile als wissenschaftlich fundiert gilt, ist fast ausschließlich Dr. Janet Travells Erkenntnissen zuzuschreiben.

Ein neuer Freund und eine neue Identität

Janet Travells persönlicher Erfolg bei der Behandlung eines bestimmten Patienten hatte weitreichende Auswirkungen auf den Verlauf der Geschichte und war möglicherweise auch der Initiator für die Publikation und den Erfolg ihres umfangreichen Werks über Triggerpunkte und Myofaszialschmerzen.

Nur wenige erinnern sich heute noch daran, daß Janet Travell während der Präsidentschaft von John F. Kennedy und Lyndon B. Johnson Ärztin im Weißen Haus war. Präsident Kennedy hatte ihr diese Position aus Dankbarkeit für ihre Hilfe bei der Behandlung unerträglicher Schmerzen und anderer Beschwerden verschafft, die im Jahre 1955 seine Karriere als Politiker fast frühzeitig beendet hätten. Umgekehrt kam die Würdigung ihres einzigartigen Wissens und ihrer praktischen Kompetenz durch Kennedy ihren Bemühungen, die Triggerpunkttherapie zu einer anerkannten medizinischen Methode zu machen, natürlich ebenfalls zugute. Ihre Bemühungen fanden dadurch eine Bestätigung, die sie andernfalls vielleicht nie gefunden hätten.

Als Janet Travell in den Sechzigern war und ihre Dienstzeit im Weißen Haus beendete, hatte sie keineswegs vor, sich zur Ruhe zu setzen oder ihre Bemühungen auch nur zu reduzieren. Vielmehr entwickelte sie ihre Methode in den nächsten 30 Jahren mit Elan und Enthusiasmus weiter. Der erste Band ihres Standardwerks über Triggerpunkte und deren Behandlung erschien, als sie schon über die Achtzig war, und beim Erscheinen des zweiten Bandes war sie schon über die Neunzig. Sie pflegte zu sagen, es sei wichtig, nichts übereilt zu publizieren. Sie wollte das, was sie vor hatte, so gut wie möglich machen.

Requiescat in pace

Dr. Janet Travell verbrachte ihr ganzes Leben damit, Schmerzen zu behandeln. Dies war ein fester Bestandteil ihrer Identität und machte den größten Teil ihrer Freude daran aus, ein gütiger und nützlicher Mensch zu sein. Nach dem, was ihre Töchter Janet und Virginia sagten, war ihre Mutter bei Familientreffen und anderen geselligen Anlässen immer gern bereit, Anwesende, die unter Muskelproblemen litten, zu behandeln. Und das nahmen die Verwandten gern in Anspruch. Genauso war es, wenn Gäste zu ihr zum Essen kamen. Sie lehnte es nie ab, sich um solche Probleme zu kümmern (Pinci 2005). Man kann sich kaum vorstellen, daß jemand seine Arbeit mehr liebt, als sie es tat.

Am 1. August 1997 starb Janet Travell im Alter von 95 Jahren. Sie wurde neben ihren Eltern und ihrem Mann, John Powell, in Albany im Staate New York beerdigt. Auf ihrem schlichten Grabstein steht nur ihr Ehename, Janet Graeme Powell, keinerlei Hinweis auf ihren ursprünglichen Namen, den sie in beruflichen Zusammenhängen benutzt hatte, und auch kein Hinweis auf ihre beruflichen Erfolge oder ihre Bedeutung für die Weiterentwicklung medizinischer Behandlungsmethoden. Vielleicht wird ihr Vermächtnis zuverlässiger in Herz und Geist derjenigen bewahrt, denen sie ihre Erkenntnisse offenbarte und deren Schmerz sie linderte.

David G. Simons, MD

Dr. Travells langjähriger Kollege und engster Mitarbeiter, David Simons, hatte die gleiche unbeirrbare Zähigkeit wie sie. Man kann sich kaum jemanden vorstellen, der entschiedener, zielstrebiger und resoluter seine Ziele verfolgt hätte. Dr. Simons ist stets sehr entschlossen und verfolgt seine Ziele oft geradezu ungeduldig, und manchmal ist er sogar ziemlich reizbar; er läßt nie zu, daß etwas, was immer es sein mag, sich zwischen ihn und die wissenschaftliche Wahrheit, nach der er sucht, stellt. Es ist in erster Linie sein Verdienst, daß Janet Travell ihr immenses Wissen und ihre umfangreiche Erfahrung schließlich schriftlich niederlegte und veröffentlichte. Jeder, der von einer Triggerpunkttherapie profitiert, verdankt dies ebensosehr David Simons wie Janet Travell selbst.

Man High

David Simons wurde am 7. Juni 1922 in Lancaster, Pennsylvania, geboren. Wie Janet Travells Vater war auch sein Vater Arzt. Doch wirkte sich der väterliche Einfluß bei ihm anders aus als bei seiner Kollegin. David wurde während des Zweiten Weltkriegs volljährig, und wie so viele seiner Freunde war er stark dazu motiviert, als Freiwilliger in den Krieg zu ziehen. Doch glücklicherweise beharrte sein Vater darauf, daß David eine medizinische Ausbildung begann. Allerdings kam er schließlich doch noch zum Militär, denn nach Abschluß seines Medizinstudiums ging er zur Luftwaffe, wo er ehrgeizigere Ziele verfolgte, als in dieser Waffengattung als Arzt zu dienen. Damals rückte die Raumfahrt gerade erst in den Bereich des real Möglichen, und er nahm sich vor, Raumfahrtmediziner zu werden.

Dr. Simons wurde für die Mitarbeit in einem Programm ausgewählt, in dem Methoden der Messung menschlicher Reaktionen auf Belastungen, die im Zustand der Schwerelosigkeit entstehen, erforscht wurden. Wie bei Janet Travell fand auch bei David Simons dessen natürliche Neigung zu Forschungsaktivitäten schon früh eine Richtung. Und ebenso wie seine zukünftige Kollegin zwang auch ihn der eigene Enthusiasmus, seinen eigenen Körper in seine Experimente einzubeziehen. In einigen Fällen wurde er praktisch selbst zum Gegenstand seiner Experimente. Der buchstäbliche Zenit seiner Karriere bei der Air Force war, daß er im August 1957 den Höhenweltrekord für bemannten Ballonflug aufstellte. Das Projekt, ein bemannter Ballonflug in der Stratosphäre, hatte den Namen *Man High*, und Dr. Simons schaffte es in jenem Jahr, auf einem Titelblatt des Magazins *Life* abgebildet zu werden, und kurz darauf schrieb er *Man High* (1960), ein fesselndes Buch über sein Abenteuer.

In seinem Buch berichtet Dr. Simons überwältigend detailliert, welchen Gefahren für Leben und Gesundheit er sich durch seinen Flug in 30 km Höhe ausgesetzt hatte, wobei er nur über eine sehr primitive Ausrüstung zur Erhaltung seines Lebens verfügte. Seine Raumkapsel mit ihren lebenserhaltenden Systemen war zwar zweifellos das Beste, was man ihm zur damaligen Zeit hatte geben können, doch die gesamte Konstruktion wirkt heute, als sei sie nichts weiter als eine überdimensionierte Blechdose. Ihre primitive technische Beschaffenheit legt anschaulich Zeugnis ab von Dr. Simons' Tapferkeit angesichts des Unbekannten. Dies war vermutlich eine wesentlich heldenhaftere Art, die eigene Tatkraft zu nutzen, als wenn er ein paar Jahre vorher mit einem Gewehr an der Front gestanden hätte. Dr. Simons' Flug lieferte ungeheuer viele wichtige Informationen, die spätere Bemühungen, Menschen ins All zu bringen, ungefährlicher machten.

Eine folgenschwere Begegnung

David Simons lernte Janet Travell kennen, als sie noch als Ärztin im Weißen Haus arbeitete. Sie kam in jener Zeit in die *School of Aerospace Medicine* auf der *Brooks Air Force Base* in San Antonio, Texas, um dort einen Kurs über Triggerpunkte und Myofaszialschmerzen zu leiten. Dr. Simons war so fasziniert von Janet Travells Ideen, daß er sich im Jahr 1965 entschloß, auf die finanziellen Vorteile seiner Arbeit bei der Air Force und die damit verbundene Befriedigung zu verzichten, um unter Janet Travells Fittichen eine lange informelle »Lehre« in Schmerzmedizin zu beginnen. Zwischen den beiden Kollegen entfaltete sich während der nächsten beiden Jahrzehnte eine bemerkenswerte Synergie, die schließlich zur gemeinsamen Produktion des ersten Bandes von *Myofascial Pain and Dysfunktion: The Trigger Point Manual* (dt.: *Handbuch der Muskel-Triggerpunkte*) (1983/1999) führte. Dieses Werk ist ein Beleg für die geradezu transzendente Macht, die durch die Zusammenarbeit zweier ungewöhnlich intelligenter Menschen entstehen kann.

Dr. Simons' Detailliebe und sein Beharren auf der Anwendung wissenschaftlicher Methoden halfen ihm, die Erkenntnisse über Myofaszialschmerz mit rigoroser Objektivität darzustellen. Er war die treibende Kraft bei der Umsetzung des Plans, ein *Handbuch der Triggerpunkttherapie* zu schreiben, wobei er den größten Teil der Schreibarbeit übernahm und Janet Travells enormes Wissen und ihre ebenso große klinische Erfahrung als seine wichtigsten Quellen nutzte.

Leider haben bisher immer noch nur relativ wenige Ärzte sich mit diesem großartigen Standardwerk ernsthaft auseinandergesetzt. Die meisten anderen halten an veralteten Überzeugungen hinsichtlich der Schmerzbehandlung fest. Die Folge ist, daß Millionen von Menschen, die unter leicht behandelbaren Myofaszialschmerzen leiden, weiter unbehandelt bleiben. Es ist zu hoffen, daß in nicht mehr allzu ferner Zukunft normale Menschen überall wissen, was Triggerpunkte sind, und die Behandlung von Myofaszialschmerzen in medizinischen Ausbildungen zum Pflichtfach wird. Dann wird die Welt die Pionierleistung von Dr. Simons und seiner Mentorin, Dr. Janet Travell, anerkennen.

Das Handbuch der Muskel-Triggerpunkte

Alle fachlichen Informationen, die in diesem Kapitel enthalten sind, stammen aus der zweiten überarbeiteten Auflage des ersten Bandes von *Myofascial Pain and Dysfunction: The Trigger Point Manual* (Simons, Travell & Simons 1999). Vier sehr lange Kapitel in diesem Buch sind der Wissenschaft der Triggerpunkte und der Myofaszialschmerzen gewidmet und werden durch Verweise auf mehrere hundert wissenschaftliche Aufsätze anderer Forscher fundiert und ergänzt. Schon allein diese ersten vier Kapitel würden ein ziemlich umfangreiches, sehr fachspezifisches und für Nichtfachleute kaum geeignetes Buch ergeben. In meinem vorliegenden Buch über Schulterprobleme geht es mir darum, dieses wertvolle Material leichter verständlich zu machen, indem ich es in einem einzigen Kapitel komprimiere und es so darstelle, daß auch Nicht-Mediziner es in seinen Grundzügen verstehen können.

Die Wissenschaft von den Myofaszialschmerzen beschäftigt sich ausschließlich mit Symptomen, die durch Muskeltriggerpunkte entstanden sind. Travell und Simons beschäftigen sich in ihrem Buch auch mit anderen Arten von Schmerzen – beispielsweise mit solchen, die durch Krankheiten oder körperliche Traumata verursacht werden –, aber sie gehen nur dann auf diese ein, wenn es wichtig ist, sie von Myofaszialschmerzen zu unterscheiden. Hauptsächlich ging es ihnen um Schmerzen, die durch Triggerpunkte in bestimmten Muskeln verursacht werden. Doch sehr oft liegt bei Schmerzproblemen ein Gemisch von Übertragungsschmerzen vor, die durch mehrere Muskeln verursacht werden. Und das ist bei Schulterschmerzen häufig der Fall.

Um in akuten Fällen schnell helfen zu können, stellten Travell und Simons eine Liste von Muskeln zusammen, die Schmerzen in bestimmten Bereichen des Körpers verursachen. Diese werden von ihnen in der Reihenfolge der Wahrscheinlichkeit ihrer Beteiligung an einem bestimmten Schmerz aufgeführt. Beispielsweise umfaßt ihre Muskelliste für Schmerzen im oberen Rückenbereich, in der Schulter und im Arm insgesamt elf Muskeln, die beteiligt sein können. Das vorliegende Buch folgt dieser Praxis, wobei der Oberarmmuskel hinzugenommen wird (Abb. 2.1).

Triggerpunkte im ersten Muskel der Liste, dem Untergrätenmuskel *(M. infraspinatus)*, verursachen in den meisten Fällen Schmerzen an der Vorderseite der Schulter, aber auch andere Muskeln aus der Liste tragen häufig zur Entstehung solcher Schmerzen bei. Manchmal spielt der erste Muskel auf der Liste eine untergeordnete Rolle, und ein anderer, der weiter unten steht, verursacht die größten Probleme. Diese Listen, die sich jeweils auf bestimmte Bereiche beziehen, sind der erste Anhaltspunkt für die Auflösung von Schmerzproblemen. Das vorliegende Buch enthält ähnliche Listen für die akute Behandlung von Schulterschmerzen. Sie finden sie in Form der zwei Seiten umfassenden Triggerpunkt-Suchhilfe am Anfang von Kapitel 5 sowie noch einmal am Ende des Buches.

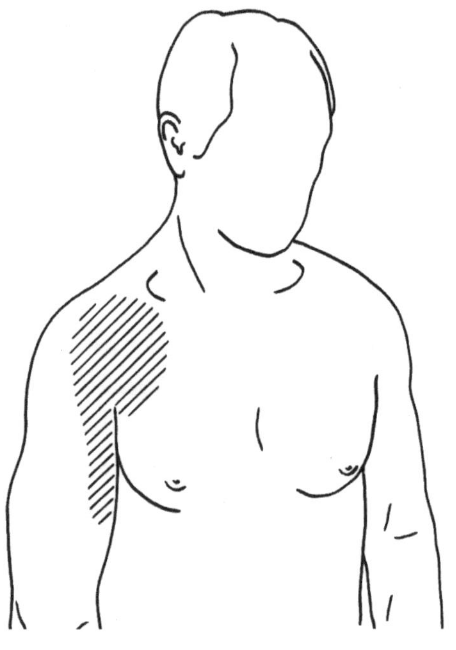

SCHMERZEN AUF DER VORDERSEITE DER SCHULTERN

1. *M. infraspinatus* (Untergrätenmuskel)
2. *M. deltoideus anterior* (vorderer Teil des dreieckigen Schultermuskels/Deltamuskels)
3. *Mm. scaleni* (Rippenhaltermuskeln)
4. *M. supraspinatus* (Obergrätenmuskel)
5. *M. pectoralis major* (großer Brustmuskel)
6. *M. pectoralis minor* (kleiner Brustmuskel)
7. *M. subscapularis* (Unterschulterblattmuskel)
8. Bizeps
9. *M. latissimus dorsi* (breiter Rückenmuskel)
10. *M. coracobrachialis* (Hakenarmmuskel)
11. *M. subclavius* (Unterschlüsselbeinmuskel)
12. *M. brachialis* (Oberarmmuskel)

Abb. 2.1 Das hier dargestellte Übertragungsschmerzmuster basiert wahrscheinlich auf Schmerzen, die durch Triggerpunkte in zwei oder mehr Muskeln der obigen Liste entstehen.

Die Geißel der Menschheit

Travell und Simons bezeichnen die Triggerpunkte mit Recht als »Geißel der Menschheit«. Schmerzen, die durch Triggerpunkte verursacht werden, können ebenso stark sein wie durch einen Herzinfarkt, Nierenstein oder Knochenbruch verursachte Schmerzen. Außerdem können von einem sehr kleinen Muskel verursachte Schmerzen genauso unerträglich und sogar noch unerträglicher sein wie Schmerzen, die durch einen großen Muskel entstehen. Triggerpunkte gefährden zwar so gut wie nie das Leben, aber sie können negative Gefühle erzeugen, die extrem demoralisierend wirken und den Betroffenen die Lebensqualität rauben (Simons, Travell & Simons 1999/2002, S. 13f.).

Verbreitung

Triggerpunkte sind ein sehr weit verbreitetes natürliches Phänomen. Es ist schwer vorstellbar, daß jemand von Triggerpunkten völlig verschont bleiben könnte. In der Muskulatur der meisten Menschen bestehen die meiste Zeit über irgendwo zumindest latente Triggerpunkte.

Weil Triggerpunkte hauptsächlich im Muskelgewebe zu finden sind, können sie in einem ziemlich großen Bereich Unheil anrichten. Vielleicht überrascht es Sie zu hören, daß die Muskeln in ihrer Gesamtheit als Organ verstanden werden. Sie wären demnach das größte Organ des menschlichen Körpers, auf das durchschnittlich 50 Prozent des Körpergewichts entfallen. In den Hunderten von Muskeln, die es im menschlichen Körper gibt, können Triggerpunkte entstehen, wobei die 24 Muskeln, die bei Schmerzen im Schulterbereich eine Rolle spielen, zu den Bereichen zählen, in denen am häufigsten Triggerpunkte gefunden werden. 25 Prozent aller Arztbesuche finden wegen Schmerzen statt. Ärzte, die sich auf die Behandlung von Myofaszialschmerzen spezialisiert haben, berichten, daß Triggerpunkte in 75 Prozent der Fälle die Hauptursache für Beschwerden sind und daß Triggerpunkte fast immer zumindest in einem gewissen Maße an der Entstehung von Schmerzproblemen beteiligt sind, sogar dann, wenn der Schmerz durch eine Krankheit oder ein Trauma entstanden ist. Durch Triggerpunkte verursachte Schmerzen dürften die häufigste Ursache für Arbeitsunfähigkeit und Fernbleiben vom Arbeitsplatz sowie für Ausfälle im sportlichen Bereich und im Privatbereich sein (Simons, Travell & Simons 1999/2002, S. 11–13).

Eine Schwierigkeit bei der Diagnose und Behandlung von Triggerpunkten besteht darin, daß die Symptome, die sie hervorrufen, auch bei vielen anderen Problemen auftreten. Es ist bekannt, daß Triggerpunkte Kopfschmerzen, Hals- und Kieferschmerzen, Unterrückenschmerzen, die für das Karpaltunnelsyndrom charakteristischen Erscheinungen und viele Arten von Gelenkschmerzen hervorrufen, die dann irrtümlich Krankheiten wie Arthritis, Sehnenscheidenentzündung, Schleimbeutelentzündung oder Bänderverletzungen zugeschrieben werden. Triggerpunkte verursachen darüber hinaus so unterschiedliche Probleme wie Ohrenschmerzen, Schwindel, Übelkeit, Sodbrennen, vermeintliche Herzschmerzen, Herzrhythmusstörungen, Tennisarm und Genitalschmerzen. Außerdem können Sie Nebenhöhlenschmerzen und Kongestion verursachen und bei chronischer Erschöpfung und Schwächung der Infektionsabwehr eine Rolle spielen. Sogar Fibromyalgie, unter der Millionen von Menschen leiden, könnte häufig durch bestimmte Triggerpunkte verursacht werden (Simons, Travell & Simons 1999/2002, S. 11–16; Gerwin 1995, 121; Fishbain *et al.* 1986, 181–197).

Eine unterschätzte Eigenart von Triggerpunkten ist, daß sie über lange Zeitspannen in latenter Form existieren können. Latente Triggerpunkte sammeln sich im Laufe des Lebens an und scheinen im Alter der Hauptgrund für Gelenksteifheit und Einschränkung der Bewegungsfähigkeit zu sein. Die ständige muskuläre Anspannung, die latente Triggerpunkte verursachen, überlastet die Muskelansätze schon bei jungen Menschen. Im Laufe der Zeit kann es dadurch zu einer irreversiblen Schädigung der Gelenke kommen, und es könnte eine der Ursachen für Osteoarthritis sein.

Vielleicht kommen Sie gar nicht auf die Idee, daß bei Ihnen latente Triggerpunkte bestehen, weil diese keine Schmerzen verursachen. Allerdings sind sie leicht zu finden, weil sie sehr druckempfindlich sind. Überaktivität kann latente Triggerpunkte schnell in aktive Triggerpunkte verwandeln, die spontan auftretende Schmerzen verursachen (Simons, Travell & Simons 1999/2002, S. 11–19).

Vernachlässigung in der Medizin

Obwohl Muskeln als eine der Hauptursachen für Schmerzen eine so wichtige Rolle spielen, lernen Medizinstudenten sehr wenig über sie, es sei denn im Rahmen ihrer Anatomieausbildung. Es gibt keine medizinische Fachrichtung, die sich auf die Diagnose und Behandlung von Muskelerkrankungen spezialisiert hat. Die Schulmedizin richtet ihre Aufmerksamkeit statt dessen auf Gelenke, Knochen, Schleimbeutel und Nerven. Dieser falschen Orientierung sind viele Fehldiagnosen und Fehlbehandlungen zuzuschreiben (Simons, Travell & Simons 1999/2002, S. 12f.).

Daß Ärzte so wenig über Triggerpunkte und Myofaszialschmerzen wissen, verursacht enorm hohe Kosten, die man meistenteils hätte einsparen können. Mediziner sind heutzutage immer noch sehr schlecht über Triggerpunkte informiert, obwohl das Phänomen der Muskelknoten, die Schmerzen verursachen seit über hundert Jahren beschrieben wird (Simons, Travell & Simons 1999/2002, S. 14–16).

Frühe Entdeckungen

Die erste Untersuchung über die heute so genannten Triggerpunkte wurde im Jahre 1843 in Deutschland veröffentlicht (Froriep 1843). Der Autor machte auf druckempfindliche feste oder angespannte Stränge in Muskeln aufmerksam, die mit Schmerzen in Zusammenhang zu stehen schienen. Er nannte diese Phänomene *Muskelschwielen*.

Während der folgenden hundert Jahre wurden sowohl in Deutschland als auch in England weitere Untersuchungen veröffentlicht, in denen neue Begriffe wie *Muskelhärten* oder *Myogelose* auftauchten. In ihrem Bemühen, diese Phänomene zu verstehen, schufen die Autoren dieser Studien, die offenbar die Schriften und die neu geprägten Termini ihrer jeweiligen Vorgänger nicht kannten, ein regelrechtes Tohuwabohu von Begriffen; man sprach von »Muskelhärten«, druckempfindlichen Knoten, *Muskelrheumatismus*, Myofaszitis, Fibrositis, Myalgie und dergleichen mehr.

Das Interesse an Muskelschmerzen wurde in der ersten Hälfte des 20. Jahrhunderts stärker, obwohl die Forscher auch in dieser Zeit ihrer Arbeit weiterhin isoliert nachgingen und über die Bemühungen Gleichgesinnter nicht im Bilde waren. Im Jahre 1919 wurde in Deutschland berichtet, Myogelosen bleiben auch nach dem Tode weiter bestehen, was darauf hindeutet, daß sie nicht von der Aktivität des Nervensystems abhängig waren. Aber erst 1938 entdeckten deutsche und englische Wissenschaftler unabhängig voneinander, daß Übertragungsschmerz eine für solche »Muskelverhärtungen« charakteristische Erscheinung war. Im Jahre 1941 gelang es Michael Kelly, einem australischen Arzt, wichtige systematische Beziehungen zwischen druckempfindlichen Knötchen, Übertragungsschmerz und jenen chronischen Schmerzen, die allgemein unter den Bezeichnungen Fibrositis und Rheumatismus bekannt sind, nachzuweisen.

Im Jahre 1942 schließlich fing Janet Travell in den Vereinigten Staaten an, die Resultate ihrer Untersuchungen zu publizieren. Sie trug alle bisherigen Erkenntnisse bezüglich der Übertragungsschmerzen in Muskeln zusammen, entwickelte ein effektives Behandlungsprotokoll und führte als Bezeichnung für den Kern des gesamten Problems den Begriff »Triggerpunkt« ein. Dabei war die Vorarbeit, die all jene isolierten und weit verstreuten Forscher geleistet hatten, sehr wichtig für die Entwicklung einer Verständnisgrundlage von Myofaszialschmerzen und deren Behandlung, aber nur Janet Travells umfassende Forschungsarbeit und ihre sorgfältig perfektionierten klinischen Behandlungsmethoden haben dem Test der Zeit standgehalten.

Was ist ein Triggerpunkt?

Wenn man bedenkt, wie verbreitet und wie wichtig myofasziale Triggerpunkte sind, ist kaum zu begreifen, daß sie so lange unerkannt blieben – und daß sie für die meisten Menschen nach wie vor ein Mysterium sind. Der Begriff »Triggerpunkt« ist in der Öffentlichkeit immer noch weitgehend unbekannt, und man findet ihn auch in gängigen Lexika nicht. Medizinische Wörterbücher und andere medizinische Nachschlagewerke schenken Triggerpunkten mittlerweile eine gewisse Aufmerksamkeit, aber diese beschränkt sich in der Regel auf einen oder bestenfalls zwei kurze Absätze.

Was das Bekanntwerden und Akzeptiertwerden der Theorie der Triggerpunkte sicherlich erschwert hat, ist, daß es keine klare Definition dieses Phänomens gibt, die jeder Mensch verstehen kann. Es ist ja auch gar nicht so einfach zu sagen, was genau ein Triggerpunkt ist. Eine wissenschaftliche Definition läßt sich oft leichter entwickeln als eine allgemeinverständliche Erklärung. Und eine schwerverständliche wissenschaftliche Definition richtet oft mehr Schaden an, als gar keine Definition.

Definition eines Triggerpunkts

Nach Travell und Simons ist ein Triggerpunkt ein »leicht erregbarer abgrenzbarer Punkt in Form eines Knötchens in einem spürbar angespannten Muskelfaserbündel« (Simons, Travell & Simons 1999/2002, S. 11). Das bedeutet, vereinfacht ausgedrückt, daß ein Triggerpunkt ein knotenartiger Punkt in einem Muskel ist, der höllisch weh tut, wenn man darauf drückt.

Das Triggerpunktknötchen fühlt sich wie ein kleiner fester Bereich im Muskel an, in der Regel nicht größer als eine Erbse. Triggerpunkte wurden auch schon mit einem kleinen Stück von einer nicht ganz garen Makaroni oder Spaghetti verglichen. Man braucht ein ziemlich gutes taktiles Gespür, um ein Triggerpunktknötchen entdecken zu können, und nicht jeder ist dazu in der Lage. Sogar erfahrene

Massagetherapeuten, die sich auf ihren Tastsinn verlassen, haben Schwierigkeiten damit, Triggerpunkte in starken Muskeln zu finden oder Triggerpunkte zu entdecken, wenn sie von einer zu dicken Fettschicht umgeben sind. Allerdings ist es für eine Triggerpunkt-Selbstbehandlung nicht unbedingt erforderlich, die kleinen Muskelknötchen durch Ertasten aufzuspüren. Es reicht, einfach nach einem besonders druckempfindlichen Punkt zu suchen.

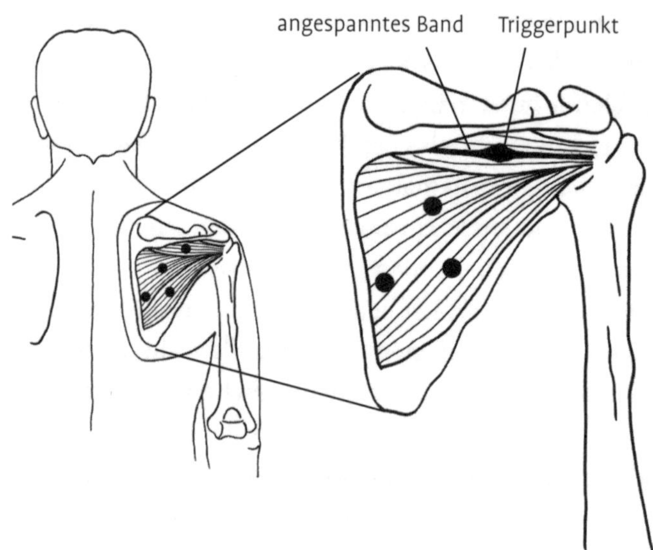

Abb. 2.2 Der Untergrätenmuskel *(M. infraspinatus)*. Die Abbildung zeigt eine vergrößerte Ansicht eines Triggerpunkts und des mit ihm verbundenen angespannten Muskelfaserbandes. Die schwarzen Punkte markieren Triggerpunkte.

Das »deutlich tastbar angespannte Muskelfaserbündel« besteht aus einem angespannten Strang von Muskelfasern, der sich wie ein Seil oder wie ein kleines Kabel anfühlt (Abb. 2.2). Ein angespanntes Muskelfaserband verläuft vom Triggerpunkt in beide Richtungen zu den Ansatzpunkten am Muskel und kann leicht mit einer Sehne verwechselt werden. Ein angespanntes Muskelband kann der beunruhigendste Teil des gesamten Problems sein, weil es die Bewegungsmöglichkeiten einschränkt, indem es die Fähigkeit des Muskels, sich vollständig zu strecken, einschränkt. Mehrere angespannte Muskelbänder im Schulterbereich bewirken, daß sich Ihre Schulter steif anfühlt, sie halten Sie davon ab, Ihren Arm zu bewegen, und letztendlich führen sie zur Entstehung von Schultersteife.

Obwohl ein Triggerpunkt etwas völlig anderes ist als ein Muskelkrampf, werden beide in der medizinischen Literatur manchmal verwechselt. Ein Krampf ist eine plötzliche starke Kontraktion des ganzen Muskels, ein Triggerpunkt und der damit einhergehende angespannte Muskelfaserstrang hingegen ist eine *Kontraktur* eines kleinen Teils eines Muskels. Ein Krampf läßt sich in der Regel innerhalb weniger Minuten auflösen. Triggerpunkte hingegen lassen sich nicht so leicht beseitigen.

Allerdings sollte man sich nicht zu sehr auf die Suche nach deutlich erkennbaren Muskelknötchen fixieren. Besser ist es, sich auf *Sarkomere* zu konzentrieren, die kleinsten Kontraktionseinheiten, die das Problem letztendlich verursachen, indem sie sich verfestigen und permanent kontrahiert bleiben. Es ist zwar nicht möglich, die winzigen Sarkomere einzeln zu spüren, aber eine große Zahl von ihnen in einem ziemlich kompakten Cluster kann sich in der Tat wie ein klar abgrenzbares Knötchen (und damit wie ein Triggerpunkt) anfühlen.

In der Realität ist solch ein Cluster von Sarkomeren häufig ein wenig weiter, nämlich über einen Bereich von der Größe einer kleinen Geldmünze verteilt. Ein solcher Punkt in einem Muskel kann sich auch etwas dichter anfühlen, muß also nicht unbedingt wie ein Knoten wirken. Im letzteren Fall sollte man vielleicht besser von einem »Triggerbereich« als von einem Triggerpunkt sprechen, und das entscheidende Merkmal ist dann die Druckempfindlichkeit, auch wenn man nicht unbedingt einen wirklichen Knoten spürt (Simons 2006).

Wenn wir die wissenschaftliche Definition des Triggerpunkts in die Alltagssprache übersetzen, könnte das Ergebnis lauten: »Ein Triggerpunkt ist ein sehr druckempfindlicher Punkt in einem Muskel, der sich oft wie ein kleiner Klumpen in einem sehnenartigen Faserstrang anfühlt. Und selbst wenn es nicht möglich ist, einen Triggerpunkt zu ertasten, verursacht es doch immer Schmerzen, wenn man darauf drückt.«

Was bedeutet »faszial«?

Wenn Englisch sprechende Menschen zum ersten Mal etwas von myofaszialen Triggerpunkten hören, glauben sie manchmal, diese würden nur im Gesicht Schmerzen verursachen. Dieser Irrtum beruht darauf, daß die Betreffenden die englischen Wörter »facial« (»Gesichts-«) und »fascial« (»Faszien«) verwechseln. Natürlich können Triggerpunkte auch im Gesicht Schmerzen verursachen, aber eben nicht nur dort, sondern im ganzen Körper. Die Vorsilbe »myo« vor »faszial« ist die Bezeichnung für »Muskel«. »Faszial« bezieht sich auf die Faszien, jene dünne, durchsichtige Membran, welche die einzelnen Muskeln wie eine Einschweißfolie umhüllt. Die Faszien umhüllen jeden Muskel im Körper. (Wenn Sie Faszien einmal genauer betrachten wollen, empfehle ich Ihnen, sich einen Hähnchenschenkel anzuschauen, nachdem Sie die Haut entfernt haben.) Bestehen in einem Muskel Triggerpunkte, wird die Faszie gewöhnlich hart und unflexibel und damit zu einem Bestandteil des Problems.

Zu viele Punktesysteme

Janet Travell benutzte anfänglich den Begriff »Triggerbereich«, um das zu bezeichnen, was sie später »Triggerpunkt« nannte. Der ursprüngliche Begriff war insofern sinnvoll, als der Punkt, der die Probleme verursacht, oft so tief in einem Muskel liegt, daß es nicht möglich ist, seine Grenzen klar zu definieren. Wenn Sie einen Triggerpunkt zu finden versuchen, wirkt er häufig eher wie ein kleiner Bereich als wie ein Punkt. Vielleicht ist der Begriff »Triggerpunkt« sogar letztlich gar nicht die beste Bezeichnung für das Phänomen; aber da er mittlerweile allgemein bekannt ist, währe es sinnlos, ihn noch einmal zu verändern.

Allerdings ist die Bezeichnung leider auch noch aus anderen Gründen problematisch. Erstens wird das Wort »Trigger« mittlerweile so oft benutzt, daß es überstrapaziert ist, und die Tatsache, daß es infolge dessen so viele verschiedene Bedeutungen hat, macht die Sache auch nicht gerade besser. Und zweitens gibt es mittlerweile so viele Punktesysteme, daß die Triggerpunkte manchmal mit anderen Arten von Punkten verwechselt werden.

Akupressurpunkte

Viele nehmen irrigerweise an, Triggerpunkte seien das gleiche wie *Akupressurpunkte* oder *Akupunkte*. Tatsächlich sind sie sehr verschieden. Die Konzepte der Triggerpunkte und der Myofaszialschmerzen sind im Rahmen der westlichen medizinischen Forschung und Praxis entwickelt worden, wohingegen die Akupressurpunkte den Grundlagen der altehrwürdigen Tradition der chinesischen Medizin zuzurechnen sind. Ein ähnliches Punktesystem wie in der chinesischen Medizin wird auch im *Shiatsu* benutzt, einer japanischen Methode der Körperbehandlung.

Bei einem Akupressur- oder Akupunkturpunkt soll es sich um eine Art Blockade auf einem der 14 Akupunktur-Meridiane handeln, Energiebahnen, die nach den Lehren der chinesischen Medizin durch den gesamten Körper verlaufen. Abbildung 2.3 stellt einen Meridian mit einigen Akupressurpunkten dar.

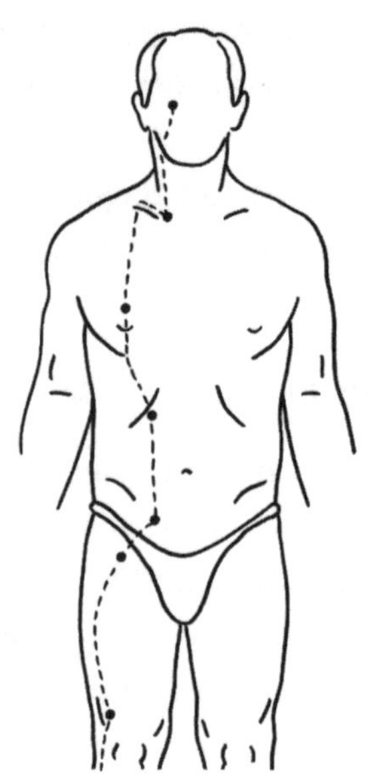

Abb. 2.3 Akupressurpunkte auf dem Magen-Meridian

Es läßt sich jedoch offenbar nicht so leicht nachweisen, daß die Energie-Meridiane, von deren Existenz die chinesische Medizin ausgeht, und die damit zusammenhängenden Akupressurpunkte tatsächlich existieren. Man kann sie weder wirklich spüren noch sehen, und sie sind mit keinem anderen der Systeme des physischen Körpers – also dem Kreislaufsystem, dem Nervensystem, dem Skelett oder den Muskeln – verbunden. Akupressurpunkte wurden noch nie durch irgendeine Art von sensorischer oder physischer Beobachtung identifiziert. Für Triggerpunkte hingegen gibt es eine sogar recht fundierte Erklärung. Und einen Triggerpunkt kann man physisch identifizieren und auf verschiedene Arten messen.

Ein Triggerpunkt überträgt in der Regel Schmerz in einen anderen Bereich, was bei einem Akupressurpunkt nicht der Fall ist. Man kann einen Triggerpunkt problemlos auffinden, weil es schmerzt, ihn zu berühren, und manchmal spürt man ihn auch im Muskel. Hingegen läßt sich ein Akupressurpunkt nicht durch Fühlen auffinden, und er verursacht auch keine Schmerzen, wenn man auf ihn drückt, es sei denn, an der betreffenden Stelle befindet sich zufällig auch ein Triggerpunkt. Der einzige materielle Beweis für die Existenz eines Akupressurpunktes ist ein Punkt und eine Zahl auf einer gedruckten Schaukarte.

Trotz dieses völligen Mangels an objektiven Beweisen erfreut sich die Akupressur bei vielen Menschen sowohl in der östlichen als auch in der westlichen Welt eines hohen Ansehens als Schmerztherapie. Diejenigen, die an ihre Wirkung glauben, bezeichnen diese Wirkung als »Akupressur-Analgesie«. Die Wirkung der Akupressur beruht jedoch nachweislich in erster Linie auf dem Plazebo-Effekt und auf der unabsichtlichen Behandlung von Triggerpunkten (Simons, Travell & Simons 1999/2002, S. 44f.; Melzack, Fox & Stillwell 1977, 3–23). Vielleicht suchten die alten Chinesen, die die Meridiantheorie entwickelten, nach einer Erklärung für die Wirkung der Behandlung eben jener Punkte, die wir heute als myofasziale Triggerpunkte bezeichnen.

Reflexpunkte

Die Reflexologie ist ein der Akupressur ähnliches Behandlungssystem, bei dem sogenannte Reflexpunkte an Händen und Füßen gedrückt oder massiert werden, weil sich das angeblich positiv auf bestimmte Körperbereiche auswirkt. Drückt man beispielsweise auf den Reflexpunkt für die Leber, so soll dies die natürlichen Heilkräfte des Körpers zum Wohle der Leber stimulieren und den freien Fluß der Energie in diesem Bereich fördern. Unter den Füßen befinden sich nach dieser Lehre Reflexzonen für alle wichtigen Organe und alle verletzlichen Körperbereiche, beispielsweise für die Augen, Ohren, Nebenhöhlen und Drüsen (siehe Abb. 2.4). An den Reflexpunkten befinden sich angeblich kristalline Ablagerungen unter der Haut, die durch trägen Energiefluß in den zehn vertikalen Zonen des Körpers entstehen. Manchmal sind die Reflexpunkte sehr schmerzhaft.

Eine der großen Schwächen der Theorie der Reflexzonen ist, daß es auf beiden Fußsohlen jeweils sieben Muskeln gibt, die besonders anfällig für die Entwicklung myofaszialer Triggerpunkte sind. Obwohl es so gut wie keine Entsprechungen zwischen der Lokalisierung der Reflexpunkte und derjenigen der Triggerpunkte gibt, kann es natürlich passieren, daß die Reflexzonenmassage manchmal zufällig Triggerpunkte trifft, und dies wirkt sich dann sicherlich therapeutisch aus, sofern es um Fußschmerzen geht. Und eine Verbesserung des Wohlbefindens in anderen Körperbereichen ließe sich natürlich auf die entspannende Wirkung zurückführen, die durch die Behebung der Fußschmerzen erzeugt wird. Es kann wohl kein Zweifel daran bestehen, daß man sich häufig generell besser fühlt, wenn es gelungen ist, Fußschmerzen zu beheben. Reflexzonenmasseuren muß man zumindest zugute halten, daß sie in der Regel nicht von sich behaupten, sie könnten alles heilen.

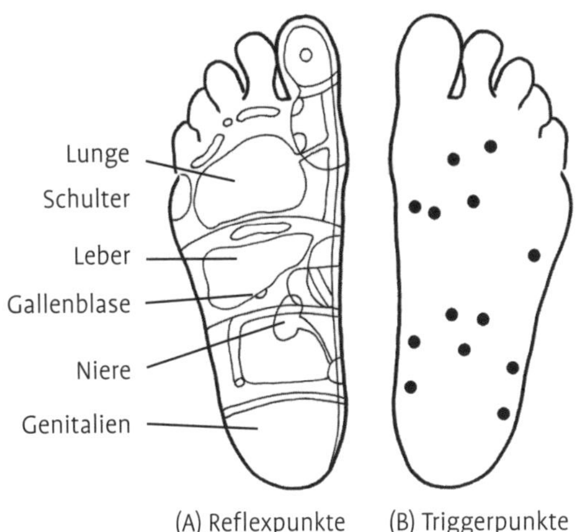

Abb. 2.4 (A) Reflexpunkte und (B) Triggerpunkte auf der Unterseite der Füße lassen nicht viel Verwandtschaft erkennen.

Druckpunkte

Oft sprechen Menschen von »Druckpunkten«, weil sie sich den Begriff »Triggerpunkte« nicht merken können. Diese Verwechslung ist verständlich, weil man in beiden Fällen auf die Punkte Druck ausübt. Doch ein *Druckpunkt* oder *Pulspunkt* ist der Punkt über einer Arterie, auf den man drücken muß, um den Blutfluß aus einer Wunde zu stoppen. Der Druck auf einen solchen Punkt wird so lange aufrechterhalten, bis die Blutung gestillt und damit die Gefahr gebannt ist. Hingegen verstärkt der Druck auf einen Triggerpunkt in Form einer Massage den Blutfluß. Dieser Druck in Form wiederholter Massagestriche ist relativ kurz. Es gibt zwölf allgemein anerkannte Druckpunkte. Mit Ausnahme des Aortenpulspunkts sind sie alle jeweils auf beiden Körperseiten zu finden (siehe Abb. 2.5). Druckpunkte und Triggerpunkte können in unmittelbarer Nachbarschaft liegen, sind aber keinesfalls ein und dasselbe.

Kampfkunst-Punkte

Auch in den asiatischen Kampfkünsten werden Druckpunkte benutzt (siehe Abb. 2.6). Obwohl diese Punkte natürlich nicht im Rahmen einer Therapie benutzt werden, kann es durchaus sein, daß man nach einem Kampf, bei dem diese Druckpunkte unsanft »behandelt« wurden, eine Behandlung durch einen Arzt braucht.

Menschen, die östliche Kampfkünste wie Karate, Kung-fu, Tae-kwon-do und Jujitsu praktizieren, entwickeln die Fähigkeit, zu Selbstverteidigungszwecken die speziellen Druckpunkte ihrer Gegner zu treffen. Wenn es gelingt, einen Punkt, der an einer besonders empfindlichen Stelle des Körpers liegt, zu treffen, leidet der Gegner einige Augenblicke lang unter so starken Schmerzen, daß man ihm entweder entfliehen oder ihn mit Hilfe anderer Techniken völlig außer Gefecht setzen kann.

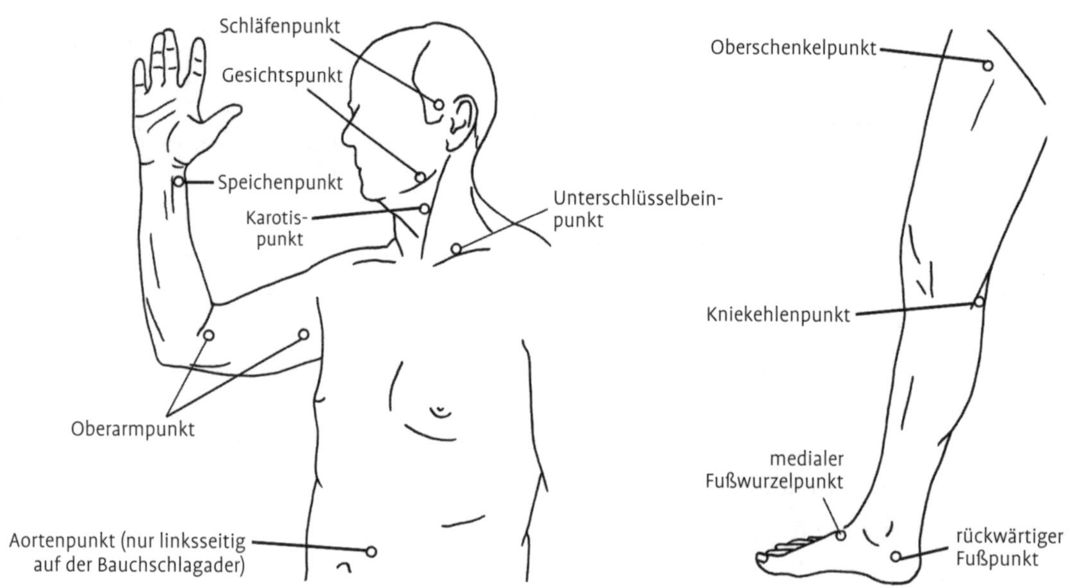

Abb. 2.5 Die zwölf Druckpunkte (Pulspunkte), die Namen von Arterien tragen. Alle Druckpunkte mit Ausnahme des Aortenpunktes sind auf beiden Körperseiten zu finden.

Manchmal werden diese Punkte *Vitalpunkte* oder *Schlagpunkte* genannt, und im Grunde handelt es sich dabei einfach um sehr empfindliche Stellen des menschlichen Körpers. Sie haben absolut nichts mit Akupressurpunkten, Druckpunkten zur Stillung von Blutungen oder irgendeinem anderen Punktesystem zu tun, so sehr sich die Anhänger solcher Kampfmethoden auch bemühen mögen, solche Beziehungen zu suggerieren. Die sogenannten Todespunkte der östlichen Kampfkünste sind großenteils ein Mythos, der durch Comics, Filme und die Kampfkunstszene verbreitet wurde.

Interessant ist, daß zwei der Schlagpunkte an Stellen lokalisiert werden, wo fast jeder Mensch Triggerpunkte hat: seitlich am Hals und oben auf den Schultern. Die extreme Schmerzempfindlichkeit des Trapezius auf der Schulter ist der Ursprung des berühmten *vulkanischen Todesgriffs* aus dem Film *Star Trek*. Es kann durchaus sein, daß Menschen das Gefühl bekommen, ihr Leben sei in unmittelbarer Gefahr, wenn jemand auf diesen Punkt ihres Körpers unerwartet Druck ausübt; aber daß durch diesen Druck schon einmal jemand getötet wurde, ist sehr unwahrscheinlich – zumindest nicht in unserer Galaxie.

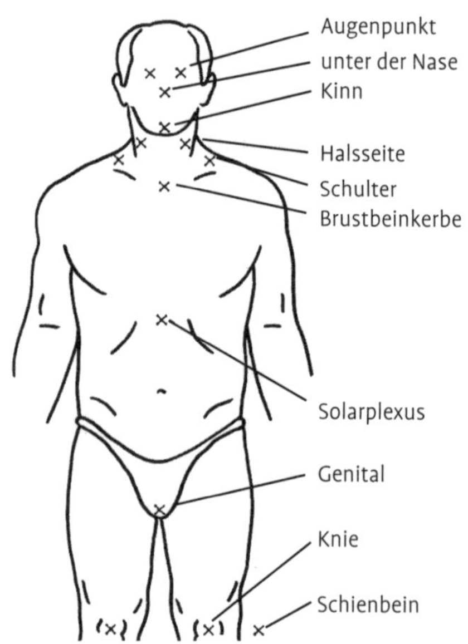

Abb. 2.6 Zehn Vitalpunkte der östlichen Kampfkünste

Schmerzempfindliche Punkte bei Fibromyalgie

Triggerpunkte werden oft mit *schmerzempfindlichen Punkten* verwechselt, wobei letztere das offizielle Kriterium für die Diagnose Fibromyalgie sind. Wenn diese Verwechslung

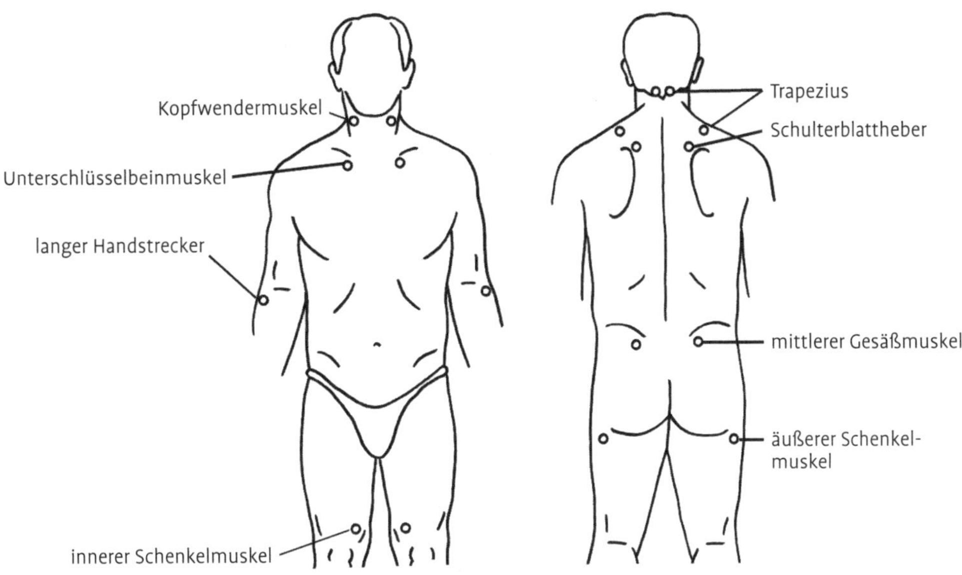

Abb. 2.7 Die 18 schmerzempfindlichen Punkte der Fibromyalgie, die jeweils einem Triggerpunkt in den angegebenen Muskeln entsprechen

einem Arzt oder Physiotherapeuten unterläuft, ist das ein schwerwiegender Fehler, denn Fibromyalgie ist nicht heilbar, und die entsprechenden Punkte sind nicht behandelbar. Triggerpunkte hingegen sind behandelbar, und es bestehen gute Gründe anzunehmen, daß eine solche Behandlung die Symptome zu lindern vermag.

Es gibt achtzehn offiziell benannte schmerzempfindliche Punkte, neun auf jeder Seite des Körpers (Abb. 2.7). Die Diagnose Fibromyalgie gilt dann als gerechtfertigt, wenn sich bei jemandem drei Monate lang mindestens elf dieser Punkte bemerkbar machen, und zwar in allen vier Quadranten des Körpers. Dieser Standard wurde im Jahre 1990 vom *American College of Rheumatology* festgelegt, und nur ein Arzt ist dazu autorisiert, eine Diagnose auf Fibromyalgie zu erstellen. Leider wird diese oft irrtümlich gestellt.

Das Problem beim Diagnostizieren von Fibromyalgie ist, daß alle 18 »Fibromyalgiepunkte« sich an Stellen befinden, wo auch völlig normale myofasziale Triggerpunkte auftreten können. Es ist sehr fraglich, ob all die Ärzte, die Fibromyalgie diagnostizieren, wirklich zwischen einem »Fibromyalgiepunkt« und einem Triggerpunkt unterscheiden können. Ebenso fraglich ist, ob diejenigen, die den Standard für die Fibromyalgiediagnose festgelegt haben, diesen Unterschied wirklich zu erkennen vermögen.

Mit einer falschen Fibromyalgiediagnose tut man jemandem, der unter chronischen Schmerzen leidet, sicher keinen Gefallen. Und tatsächlich leiden viele Menschen, bei denen Fibromyalgie diagnostiziert wurde, in Wahrheit nur unter der weit verbreiteten Wirkung myofaszialer Triggerpunkte, die sich ohne weiteres erfolgreich behandeln lassen. Und außerdem rührt ein großer Teil der Schmerzen, die Menschen im Falle einer echten Fibromyalgie empfinden, ebenfalls von Triggerpunkten her. Massage wird allgemein als die effektivste Art der Fibromyalgiebehandlung anerkannt, weil sie aufgrund ihres Einwirkens auf Triggerpunkte, die bei solchen Beschwerden in der Regel aktiviert sind, eine gewisse Linderung zu erreichen vermag.

Für die Unterscheidung von Triggerpunkten von den schmerzempfindlichen Fibromyalgiepunkten gibt es klare Richtlinien. Muskeln, in denen Triggerpunkte aktiv sind, fühlen sich gewöhnlich fest und doch elastisch an, und aufgrund zahlreicher angespannter Muskelfaserstränge auch hart und »sehnig«. Hingegen fühlen sich die Muskeln eines Menschen, der tatsächlich unter Fibromyalgie leidet, eher weich oder sogar »teigig« an. Auf einen Triggerpunkt muß man massiv Druck ausüben, um Schmerz hervorzurufen, wohingegen man einen schmerzempfindlichen Punkt gewöhnlich kaum berühren kann, ohne höllische Schmerzen zu verursachen. Außerdem rufen schmerzempfindliche Punkte genau dort, wo sie sich befinden, Schmerzen hervor. Sie übertragen den Schmerz nicht in einen anderen Körperbereich, so wie es Triggerpunkte in der Regel tun.

Bei Menschen, die tatsächlich unter Fibromyalgie leiden, existieren gewöhnlich beide Arten von Punkten gleichzeitig. Wenn sie eine Behandlung ihrer Triggerpunkte ertragen können, werden ihre Schmerzen dadurch oft deutlich verringert. Ein Heiler muß in der Lage sein, zwischen Triggerpunkten und schmerzempfindlichen Punkten zu unterscheiden, und er muß weise genug sein, um die Behandlung auf Maßnahmen zu beschränken, die der Patient ertragen kann, ohne aversive Reaktionen zu entwickeln (Simons, Travell & Simons 1999/2002, S. 37–44, 146–148).

Die Physiologie eines Triggerpunktes

Ärzte, die sich noch nicht die Zeit genommen haben, sich mit Triggerpunkten und Myofaszialschmerzen zu beschäftigen, sind häufig der Meinung, beide existierten gar nicht. Bezogen auf ihre lernunwilligen Kollegen hat Janet Travell oft mit einem Augenzwinkern gesagt, diese müßten »ihre Vorurteile umorganisieren«. Sie war unablässig bemüht, die Existenz der myofaszialen Triggerpunkte zu belegen und die Ungläubigen zu bekehren. Obwohl viel zuviele Ärzte von der Existenz von Triggerpunkten immer noch nicht überzeugt sind, ist es Janet Travell gelungen, eine sehr plausible und wissenschaftlich fundierte Erklärung für diese radikale neue Sichtweise zu entwickeln, was aber nur dann von Nutzen sein kann, wenn jemand bereit ist, sich zumindest die Mühe zu machen, sich mit den von ihr zusammengetragenen Fakten eingehend zu befassen.

Bestätigung für die Existenz von Triggerpunkten

Eine von Janet Travells frühesten Entdeckungen im Jahre 1957 war, daß Triggerpunkte eine sehr geringe elektrische Spannung erzeugen. Seither läßt sich die Aktivität eines Triggerpunktes quantifizieren, indem man die winzigen elektrischen Signale mit Hilfe von Geräten zur Messung des elektrischen Hautwiderstandes aufzeichnet. Auf die gleiche Weise läßt sich auch die exakte Lage eines Triggerpunkts feststellen. Durch das Studium dieser elektrischen Signale kann man auch noch einige andere Dinge feststellen.

Weil das Muskelgewebe nur im kontrahierten Zustand elektrisch aktiv ist, deutet eine Begrenzung der elektrischen Aktivität auf einen sehr kleinen Bereich darauf hin, daß nur ein kleiner Teil des Muskels kontrahiert ist. Dr. Travell stellte fest, daß Druck auf einen Triggerpunkt die elektrische Aktivität in diesem Bereich verstärkt. Die Tatsache, daß das Dehnen eines Muskels das gleiche bewirkt, könnte erklären, warum Schmerzen so häufig durch Dehnen verstärkt werden – möglicherweise infolge der Reizung des Triggerpunktes (Simons, Travell & Simons 1999/2002, S. 61–71).

Janet Travell fand heraus, daß die überzeugendste praktische Demonstration der Existenz von Triggerpunkten darin bestand, mit den Fingern nach ihnen zu tasten. Aktive und latente Triggerpunkte reagieren deutlich mit Schmerzen auf Druck. Befindet sich ein Triggerpunkt in der Nähe der Muskeloberfläche, können sensible Finger feststellen, daß dieser Bereich ein wenig wärmer ist als das umliegende Gewebe. Dieser Temperaturunterschied, der auf die verstärkte Stoffwechselaktivität im Inneren des Triggerpunkts zurückzuführen ist, läßt sich messen (Simons, Travell & Simons 1999/2002, S. 30–32).

Weil Triggerpunkte im weichen Gewebe auftreten, sind sie auf Röntgenaufnahmen nicht zu erkennen. Allerdings wurden sie sowohl unter einem Elektronenmikroskop als auch unter einem Lichtmikroskop bei soeben Verstorbenen und im Rahmen von Tierbiopsien gefunden. In der zweiten Auflage des ersten Bandes des *Handbuchs der Muskel-Triggerpunkte* ist ein sehr aufschlußreiches Foto eines Triggerpunkts im Beinmuskel eines Hundes abgebildet (Simons, Travell & Simons 1999/2002, S. 72).

Janet Travells akribische wissenschaftliche Untersuchungen sind für alle, die an wissenschaftlichen Grundlagen interessiert sind, von großem Wert. Hingegen brauchen und wollen alle anderen Leser über Triggerpunkte im Grunde nicht viel mehr wissen, als daß es sich dabei um extrem empfindliche Punkte in Muskeln handelt, die Schmerz in anderen Körperbereichen verursachen. Mit Hilfe dieser leicht verständlichen Information und einer Darstellung der Lage der wichtigsten Triggerpunkte kann man Triggerpunkte in der Regel problemlos finden und erfolgreich behandeln.

Hingegen stehen diejenigen, die sich gern tiefgehender mit der Wissenschaft der Myofaszialschmerzen auseinandersetzen möchten, vor einem schwierigeren Projekt, denn die Physiologie der Triggerpunkte mag zwar faszinierend sein, sie ist aber auch ziemlich komplex. Trotzdem läßt sich das Studium der Triggerpunkte vereinfachen, indem man sich ihnen auf zwei Arten nähert: aus der Perspektive des Mikroskops und aus elektrochemischer Sicht.

Ein Triggerpunkt unter dem Mikroskop

Eine Muskelfaser besteht aus einem Bündel von mehreren hundert kleineren Fasern, *Myofibrillen* genannt. Abbildung 2.8 zeigt, daß die Muskelfasern selbst größere Einheiten bilden, die *Faszikel* genannt werden. Eine größere Zahl dieser Faszikel wiederum wird durch Faszien so zusammengefaßt, daß sie einen Teil eines Muskels bilden. In einem Faszikel befinden sich ungefähr hundert Muskelfasern, und jede von ihnen enthält ein- bis zweitausend Myofibrillen. Interessant daran ist, daß eine Myofibrille im Grunde eine Muskelzelle ist, die aufgrund

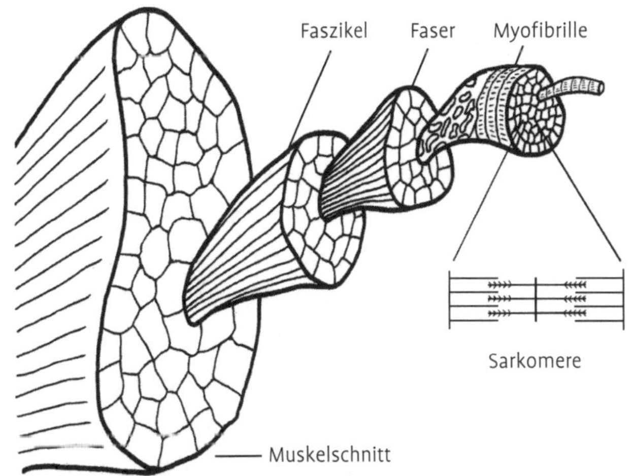

Abb. 2.8 Ausschnittsvergrößerungen von Muskelgewebe, die einen Muskelschnitt, ein Faszikel, eine Muskelfaser, eine Myofibrille und ein Sarkomer zeigen.

ihrer ungewöhnlichen Länge mehr als einen Kern enthält.

Die kleinste Einheit einer Muskelkontraktion, die unter einem Mikroskop zu erkennen ist, ist ein winziger Teil der Myofibrille, die *Sarkomer* genannt wird (siehe Abb. 2.8 und 2.9). Abbildung 2.9 zeigt eine schematische Darstellung eines Sarkomers im entspannten (A) und im kontrahierten (B) Zustand. Beachten Sie, daß das kontrahierte Sarkomer deutlich kürzer ist.

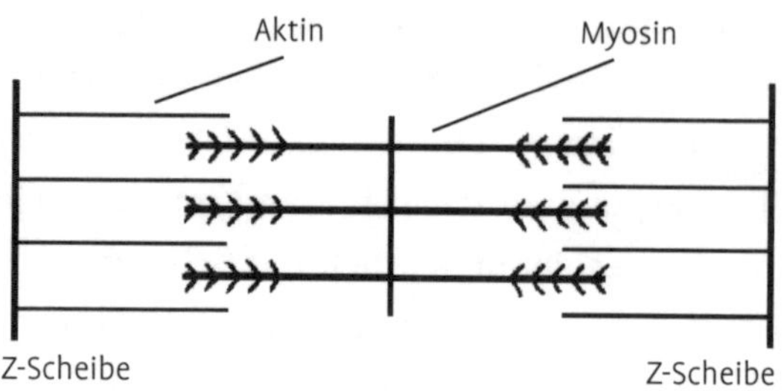

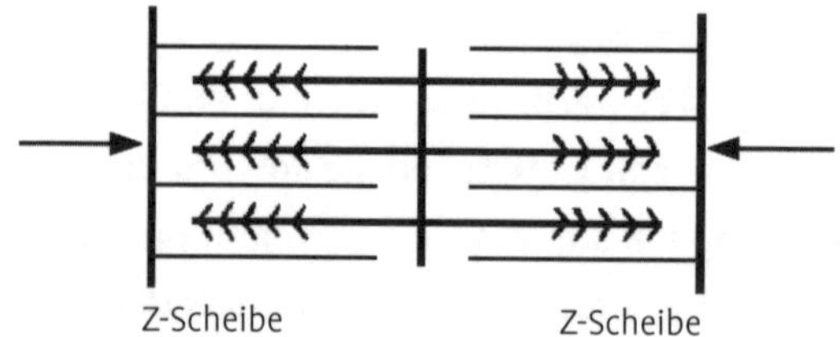

Abb. 2.9 Das Sarkomer, der kontraktile Mechanismus des Muskels, (A) in normaler Länge und (B) im kontrahierten Zustand

Jede Myofibrille besteht aus einer Kette von Sarkomeren, deren Enden miteinander verbunden sind. Ein *Z-Scheibe* genanntes Element trennt die Sarkomere wie eine dünne Mauer voneinander. Beachten Sie in Abbildung 2.9, daß die Z-Scheiben in den kontrahierten Sarkomeren enger aneinander gerückt sind. Ein vollständig kontrahiertes Sarkomer kann etwa halb so lang wie ein nicht kontrahiertes Sarkomer sein. Die durchschnittliche Länge eines nicht kontrahierten Sarkomers wird auf 1,3 Mikrometer geschätzt (Mense & Simons 2001, 252). Diese Größe ist so gering, daß man ein Sarkomer für unwichtig halten könnte, aber von dieser kleinsten Muskeleinheit geht alles Handeln aus.

Die wichtigsten Bestandteile eines Sarkomers sind zwei filamentartige Proteinmoleküle: *Aktin* und *Myosin*. Eine Kontraktion findet in einem Sarkomer statt, wenn Aktin- und Myosin-Moleküle sich einander nähern und zusammenkommen, etwa so, wie Sie Ihre Finger ineinander verschränken, um die Hände zusammenzubringen. Auf diese Weise wird das Sarkomer verkürzt und dadurch auch ein winziger Teil des Muskels. Das Verkürzen der Sarkomere bildet die Grundlage der Muskelkontraktion. Vielleicht können Sie sich vorstellen, daß sich Millionen von Sarkomeren kontrahieren müssen, um auch nur die kleinste Bewegung zu ermöglichen.

Ein Sarkomer wird entspannt, wenn Aktin und Myosin einander abstoßen und auseinanderstreben. Allerdings trennen sich die beiden Stoffe nie vollständig. Sie sind vielmehr jederzeit bereit, sich auf ein Signal vom Nervensystem hin wieder zu vereinen. Ein Muskel kann durch jede Art von Arbeit oder Spiel erschöpft werden, wenn die Sarkomere dabei zu oft kontrahieren und sich wieder entspannen. Ein Triggerpunkt entsteht, wenn Aktin und Myosin infolge von Erschöpfung miteinander verbunden bleiben. Zu einer solchen Verbindung der Sarkomere kommt es ungefähr in der Mitte eines Muskels, wo der *motorische Nerv* in den Muskel eintritt. Dieser Nerv übermittelt das Signal, das den Muskel zur Kontraktion veranlaßt (Simons, Travell & Simons 1999/2002, S. 48–58).

Abbildung 2.10 stellt mehrere Muskelfasern in einem Triggerpunkt im Untergrätenmuskel der Schulter dar. Die vergrößerte Darstellung im Kreis gibt schematisch eine Mikroskopfotografie einer tatsächlichen Sarkomer-Kontraktur wieder, durch die ein Triggerpunkt entsteht.

Buchstabe A in Abbildung 2.10 zeigt eine normale Muskelfibrille im Ruhezustand, weder besonders stark gedehnt noch kontrahiert. Die winzigen vertikalen Z-Scheiben in der Faser markieren die Enden der einzelnen Sarkomere. Diese verlaufen in den Fibrillen in Längsrichtung.

Buchstabe B verweist auf einen Knoten in einer Myofibrille, die aus einer großen Zahl von Sarkomeren im Zustand ständiger maximaler Kontraktion besteht; dies ist für Triggerpunkte charakteristisch. Die knollige Form des Knotens läßt ahnen, wie die Kontraktion dieses Teils der Myofibrille entstanden ist, wobei die Z-Scheiben der einzelnen Sarkomere nun näher zueinander hin gezogen sind.

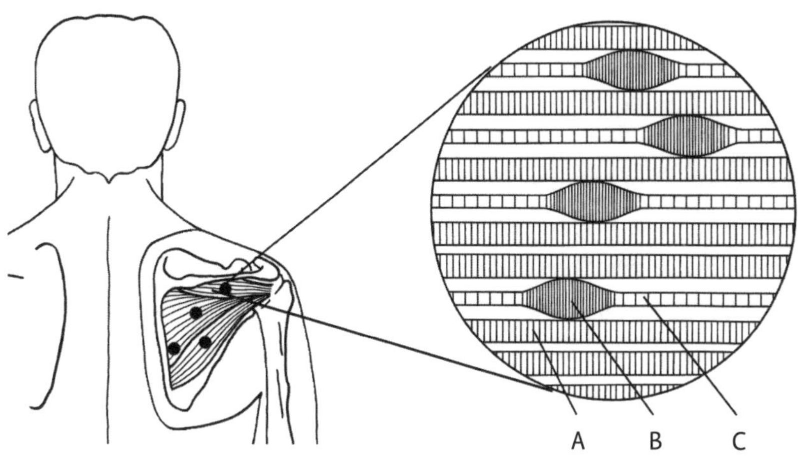

Abb. 2.10 Mikroskopansicht kontrahierter Sarkomere. Ein Triggerpunkt kann mehrere Dutzend solcher winziger Knoten umfassen.

Buchstabe C verweist auf den Teil der Myofibrille, der vom Kontraktionsknoten bis zum Ansatz des Muskels am Knochen (im konkreten Fall bis zum Kopf des Oberschenkelknochens) reicht. Man beachte den größeren Abstand zwischen den vertikalen Z-Scheiben, der zeigt, wie die Sarkomere in diesem Teil der Myofibrille durch die Spannung im Kontraktionsknoten gedehnt werden. Die gedehnten Abschnitte bewirken, daß sich der angespannte Bereich besonders fest anfühlt. Eine Therapie sollte die knotigen Sarkomere zu entspannen versuchen, weil das zur Folge hat, daß die gedehnten Sarkomere auf der ganzen Länge der Fibrille wieder einen gleichmäßig entspannten Zustand erreichen können. Dadurch wird der Triggerpunkt gelöst, und die Muskelfasern können sich entspannen.

Die Aktivität der Sarkomere, die sich wie winzige Pumpen abwechselnd zusammenziehen und lösen, hilft normalerweise dem Herzen, das Blut durch die winzigen Kapillargefäße zu befördern, die den Nährstoffbedarf der Sarkomere abdecken. Erhalten die Sarkomere jedoch in einem Triggerpunkt ihren kontrahierten Zustand aufrecht, verhindern sie den Blutfluß durch die Kapillargefäße, und dadurch wird die Nährstoffversorgung des betreffenden Bereichs praktisch unterbunden. Der so entstehende Sauerstoffmangel und die Ansammlung von Abfallprodukten des Stoffwechsels bewirken, daß sich noch mehr Sarkomere verschließen. Ist die Zahl der außer Funktion gesetzten Sarkomere groß genug, entwickeln sie als myofasziale Triggerpunkte eine neue Gruppenidentität, verbunden mit der für diese Gebilde charakteristischen knotigen Konsistenz, Überempfindlichkeit und Erzeugung von Übertragungsschmerz (Simons, Travell & Simons 1999/2002, S. 60–80).

Triggerpunkte aus elektrochemischer Sicht

Dieser Abschnitt ist für Sie nur dann von Interesse, wenn Sie sich ein wenig in der Chemie auskennen. Erstaunlicherweise beschäftigen sich Biologielehrbücher für den Schulgebrauch mittlerweile ziemlich eingehend mit der Physiologie der Muskeln auf dieser Ebene und dringen sogar noch etwas tiefer in diesen Bereich vor. Falls der Biologieunterricht für Sie jedoch ein Albtraum war, können Sie das Folgende auch überschlagen, ohne mit deutlich nachteiligen Auswirkungen auf Ihre Fähigkeit, mit Triggerpunkten umzugehen, rechnen zu müssen.

Der Muskelmetabolismus

Die elektrochemischen Prozesse, die in den Muskeln des menschlichen Körpers stattfinden, sind alle Bestandteile des *Muskelmetabolismus*, der die Grundfunktionen der Kontraktion und Entspannung umfaßt. Zwei einander entgegengesetzte Prozesse finden im Stoffwechsel statt: der *Anabolismus* und der *Katabolismus*. Der Anabolismus verwandelt die Nährstoffe in neues Körpergewebe. Der Katabolismus transformiert Nährstoffe in Energie und Wärme. Die Ausscheidung der Abfallprodukte dieser Prozesse ist ein weiterer Bestandteil des Muskelmetabolismus, aber seine vorrangige Aufgabe ist, Energie in Bewegung umzuwandeln. Der Akt der Muskelkontraktion und der daraus resultierenden Bewegung ist ohne den Muskelmetabolismus nicht möglich, und der Metabolismus ist ohne Energiequelle (Nahrung) nicht denkbar.

Der Metabolismus verwandelt die in der Nahrung enthaltene Glukose in Glykogen- und Fettmoleküle, wobei letztere zur Energiespeicherung erforderlich sind. Wenn Zellen Energie brauchen, werden Glykogen und Fett in das Molekül *Adenosintriphosphat* (ATP) umgewandelt, das die Energie überallhin transportiert, wo sie benötigt wird.

Adenosintriphosphat ist ein Molekül, das aus drei Hauptteilen besteht: Adenin, Ribose und einer Kette aus drei Phosphaten. Obwohl Ribose eine Form von Zucker ist, sind die Phosphate die eigentliche Kraftquelle. Die Energie, die in den Verbindungen zwischen den Phosphaten enthalten ist, wird freigesetzt, wenn sie aufgebrochen werden, was durch einen Vorgang geschieht, der *Hydrolyse* genannt wird und der darin besteht, daß ein Wassermolekül hinzugefügt wird. Werden die Phosphatverbindungen aufgelöst, wird Energie freigesetzt, und eines der drei Phosphate wird entfernt; das zurückbleibende Molekül, *Adenosindiphosphat* (ADP), verfügt dann nur noch über zwei Phosphate. Interessant ist, daß ADP nicht als Abfallprodukt behandelt wird, sondern durch Hinzufügen von Phosphat aus der Nahrung wieder in Adenosintriphosphat umgewandelt wird; diese Energiequelle wird also sehr effizient genutzt.

Muskelkontraktion

Eine Muskelkontraktion beginnt gewöhnlich als elektrisches Signal vom Gehirn. Dabei ist zu erwähnen, daß eine reflexartige Muskelkontraktion nichts weiter als einen Impuls vom Rückenmark erfordert. In beiden Fällen gelangt das Signal durch einen motorischen Nerv zum Muskel, einem komplexen »Kabel«, das Tausende von Nervenfasern enthält, die *Axone* genannt werden. In Abbildung 2.11 wird der Kontraktionsimpuls vom Rükkenmark über den Oberschulterblattnerv *(N. suprascapularis)* zum Untergrätenmuskel *(M. infraspinatus)* übermittelt.

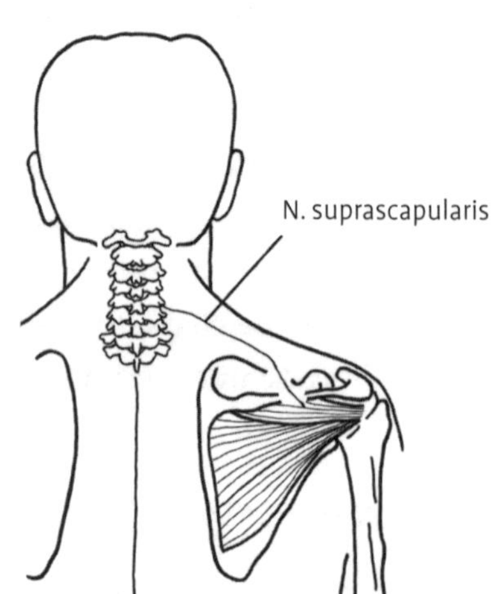

Abb. 2.11 Nervenpfad zum Untergrätenmuskel

Eine detaillierte Darstellung (Abb. 2.12) zeigt, daß ein Axon seine Nervenzelle oder sein *Neuron* mit den einzelnen Muskel-

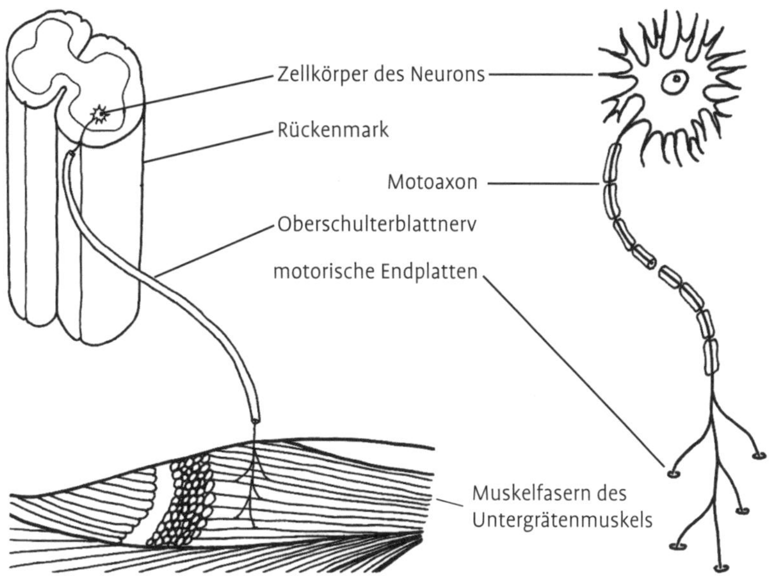

Abb. 2.12 Ein Neuron im Rückenmark übermittelt Signale, die den Untergrätenmuskel anweisen zu kontrahieren.

fasern verbindet. Alle Nervenzellen, die Muskelkontraktionen initiieren, befinden sich im Rückenmark. Die sensorischen Nervenzellen befinden sich außerhalb des Rückenmarks in den *Ganglien*, kleinen bauchigen Erweiterungen der Rückenmarksnerven, die zwischen den Wirbeln aus dem Rükkenmark austreten. Die sensorischen Nervenfasern für den Untergrätenmuskel verlaufen ebenfalls im Oberschulterblattnerv. Die Kapillargefäße, die Blut in diesen Bereich befördern, verlaufen in der Regel parallel zum Nerv (Abb. 2.13). Man beachte, daß sich das Axon mehrmals verzweigt und in unmittelbarer Nähe der Muskelfaser, an der sogenannten *motorischen Endplattenzone* endet. Diese befindet sich ungefähr in der Mitte der Muskelfaser, in der Mitte zwischen ihren beiden Befestigungen am Knochen.

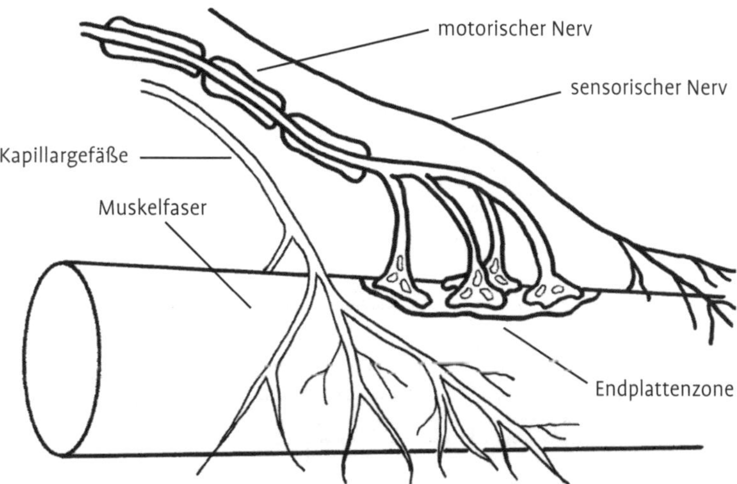

Abb. 2.13 Die motorische Endplattenzone in einer Muskelfaser

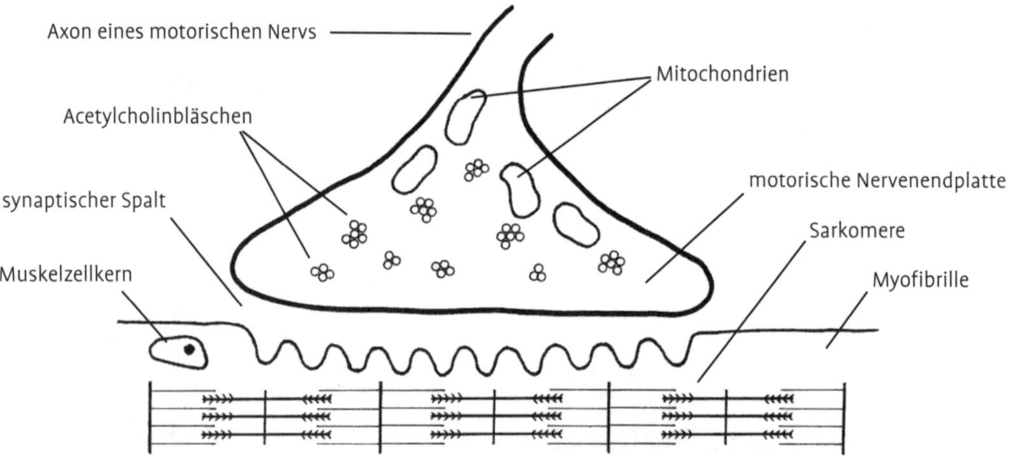

Abb. 2.14 Verbindungsstelle des neuromuskulären Kontakts mit den Sarkomeren bei *entspanntem* Muskel

Der winzige Spalt zwischen der motorischen Endplatte und der Muskelfaser wird *synaptischer Spalt* genannt. An dieser Stelle wird das elektrische Signal der Nervenfaser in den chemischen Botenstoff *Acetylcholin* umgewandelt, der das elektrische Signal in die Zellmembran der Muskelfaser befördert. Um den Muskel zur Kontraktion anzuregen, wird dieses Signal unmittelbar in der gesamten Muskelfaser verbreitet.

Abbildung 2.14 zeigt eine einzelne neuromuskuläre Verbindung vor der Freisetzung von Acetylcholin, dem Stadium, in dem die Sarkomere in voller Länge ausgestreckt und entspannt sind. Die *Mitochondrien* produzieren das Acetylcholin, das dann von den Acetylcholingefäßen transportiert wird. Abbildung 2.15 zeigt, wie der Fluß des Acetylcholins die Sarkomere beeinflußt, so daß sie kontrahieren und sich verkürzen. Acetylcholin ist die Substanz, die für die Entstehung einer Kontraktion der Sarkomere in den Muskeln unverzichtbar ist. Wenn die Acetylcholinausschüttung außer Kontrol-

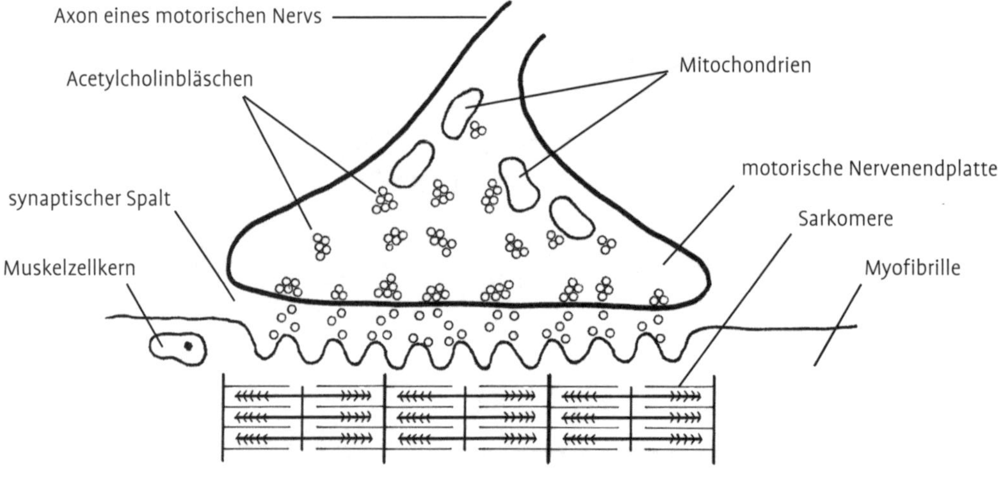

Abb. 2.15 Verbindungsstelle des neuromuskulären Kontakts mit den Sarkomeren bei *kontrahiertem* Muskel

le gerät, gerät auch die Muskelkontraktion außer Kontrolle. Muskelüberlastung, Muskelverspannung und anhaltende schnelle Bewegungen können allesamt eine übermäßige Acetylcholinausschüttung zur Folge haben. Und dadurch wiederum verfallen die Sarkomere in eine Starre und reagieren nicht mehr, wodurch entsteht, was Travell und Simons »Energiekrise« genannt haben (Simons, Travell & Simons 1999/2002, S. 71–77).

Die »Energiekrise«

Bei der von Travell und Simons so genannten *Energiekrise* handelt es sich um einen Teufelskreis, der an der neuromuskulären Verbindungsstelle entsteht, und es wird angenommen, daß es sich dabei um die Grundlage für die Entstehung myofaszialer Triggerpunkte handelt (Abb. 2.16). Das Problem beginnt mit dem übermäßigen Gebrauch eines bestimmten Muskels oder mit anhaltender Kontraktion, wodurch die Kapillargefäße, die den Muskel mit Energie versorgen, in Schwierigkeiten gebracht werden. Während einer längerfristigen Kontraktion, die das Maß normaler Anstrengung übersteigt, versagt die Zirkulation im Muskel (Simons, Travell & Simons 1999/2002, S. 73). Durch dieses Versagen der normalen Zirkulation kommt es anschließend zu einer Verringerung der Bereitstellung von ATP, des Energiemoleküls. Weil Energie erforderlich ist, um die Myosinfilamente von den Aktinfilamenten zu trennen, führt das Fehlen von ATP dazu, daß die Sarkomere in einem verkürzten und kontrahierten Zustand verharren (Simons, Travell & Simons 1999/2002, S. 71–77).

Der entscheidende Augenblick der Energiekrise tritt ein, wenn aufgrund der Verringerung des ATP die Wiederaufnahme von Kalzium unterbunden wird. Das ist deshalb wichtig, weil sich die Sarkomere nicht entspannen und ausstrecken können, solange Kalzium vorhanden ist. Kalziumionen sind die unmittelbaren Vermittler der Kontraktion, weil sie die Aktin- und Myosinelemente direkt dazu veranlassen, sich miteinander zu verbinden und sich somit zu verkürzen. Außerdem bewirkt das Kalzium im synaptischen Spalt der Nervenendigung die Ausschüttung von Acetylcholin. Aufgrund

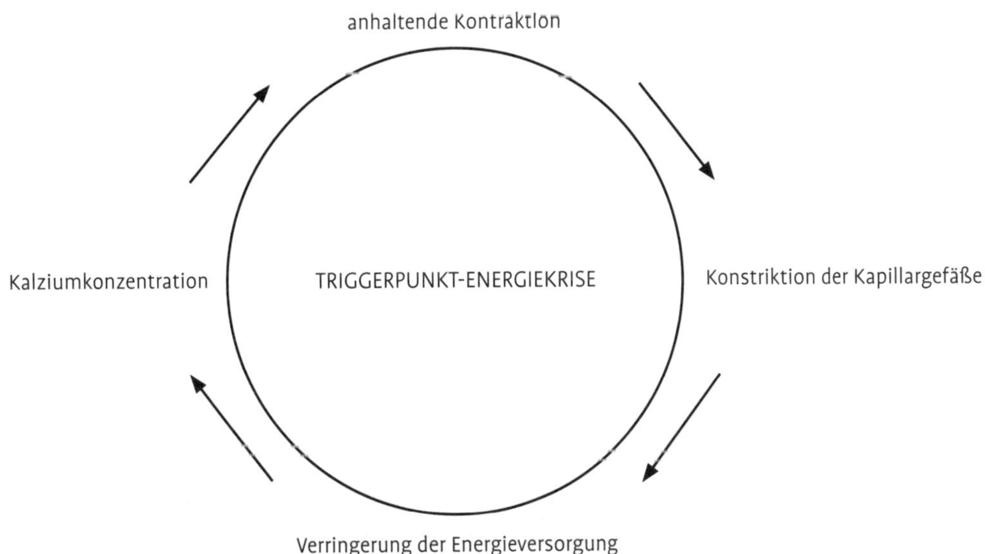

Abb. 2.16 Der Teufelskreis, durch den ein Triggerpunkt entsteht und aufrechterhalten wird

der Verringerung der Kalziumwiederaufnahme kommt es somit in der synaptischen Spalte zu einer übermäßigen Kalziumkonzentration, die zu einer starken Vermehrung des Acetylcholin führt, die wiederum zur Aufrechterhaltung der Kontraktion beiträgt. Dieser Zustand an der Verbindungsstelle zwischen Nerv und Muskel, bekannt unter dem Namen *dysfunktionale Endplatte*, ist der Aspekt, der den Teufelskreis vollendet, welcher Triggerpunkte erzeugt und aufrechterhält (Simons, Travell & Simons 1999/2002, S. 71–74).

Den Teufelskreis durchbrechen

Man kann Triggerpunkte mit fast jeder Technik deaktivieren, die die Myosinfilamente dazu bringt, die Aktinfilamente »freizulassen«, was dazu führt, daß sich die Sarkomere wieder strecken können. Man kann den Muskel jedoch nicht zwingen, sich zu entspannen, und ebensowenig dazu, sich zu strecken, wenn man nicht riskieren will, daß die Acetylcholinausschüttung noch weiter verstärkt wird. Die sicherste und wirksamste Art, den Teufelskreis zu durchbrechen, durch den Triggerpunkte aufrechterhalten werden, besteht in der Verbesserung der Durchblutung, denn dadurch werden die Muskelgewebe schnell mit mehr Sauerstoff und Energie versorgt.

Nach der Verbesserung der Energieversorgung wird die Kalziumwiederaufnahme reaktiviert, und dies hat zur Folge, daß sich die Myosin- und Aktinmoleküle wieder voneinander lösen und die Sarkomere sich ausstrecken können. Eine Triggerpunktmassage ist das direkteste und risikoärmste Mittel, die Blutzirkulation in den Kapillargefäßen im betroffenen Bereich zu reaktivieren (Simons, Travell & Simons 1999/2002, S. 147f.).

Arten von Triggerpunkten

Triggerpunkte können sehr unterschiedlich sein, was ihre Bedeutung und ihre Position in den Muskeln angeht. Diese Unterschiede sollte man erkennen können, bevor man mit einer Behandlung beginnt, denn ihre Kenntnis kann für den Behandlungserfolg entscheidend sein. Dabei ist zunächst wichtig, daß alle Arten von Triggerpunkten – zentrale Triggerpunkte, Insertionstriggerpunkte, primäre Triggerpunkte, Satellitentriggerpunkte, aktive Triggerpunkte und latente Triggerpunkte – eine wichtige diagnostische Charakteristik gemeinsam haben: Sie alle schmerzen, wenn man auf sie drückt.

Zentrale Triggerpunkte

Um das Problem der myofaszialen Schmerzen lösen zu können, muß man die *zentralen Triggerpunkte* lokalisieren, die im Zentrum einer Muskelfaser entstehen (siehe Abb. 2.17). Das ist gewöhnlich im »Bauch« des Muskels, dort, wo der motorische Nerv eintritt, der den Muskel durch winzige elektrische Impulse dazu bringt, sich zusammenzuziehen. An der gleichen Stelle verbinden sich die Sarkomere zu einem Triggerpunkt. Wenn Sie den Mittelpunkt von Muskelfasern finden, sind Sie in der Regel auch schnell beim zentralen Triggerpunkt, der Ihre Schmerzen verursacht (Simons, Travell & Simons 1999/2002, S. 50–52).

Zentrale Triggerpunkte zu finden kann komplizierter sein, wenn die Muskelfasern nicht vom einen Ende des Muskels zum anderen verlaufen. Die Muskelfasern sind je nach Aufgabe des Muskels sehr unterschiedlich angeordnet (Abb. 2.18). Hat ein Muskel hauptsächlich die Aufgabe, schnelle Bewegungen auszuführen, verlaufen die Muskelfasern parallel von Muskelansatz zu Muskelansatz. Die Triggerpunkte eines solchen Muskels sind leicht auffindbar, nämlich wie zu erwarten in der Mitte des Muskels (A).

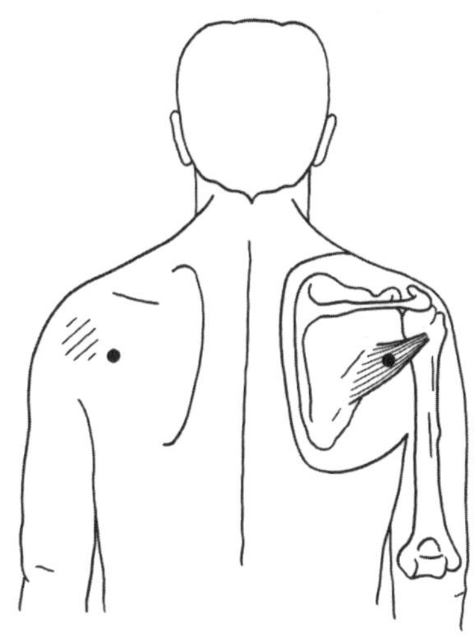

Abb. 2.17 Zentraler Triggerpunkt im kleinen Rundmuskel *(M. teres minor)*

Soll ein Muskel hingegen Kraft bereitstellen, verlaufen seine Fasern in einem Winkel zu seiner Längsachse. Solche Faserverläufe ähneln einer Feder (C) oder einer halben Feder (D). Weil Triggerpunkte sich generell in der Mitte der einzelnen Muskelfasern befinden, können sie bei schrägem Faserverlauf fast überall auftreten. (Der mittlere Teil des Deltamuskels [*M. deltoideus lateralis*] ist ein Beispiel hierfür.) Interessant ist auch, daß in einem Muskel mit dieser Art von Faserverlauf alle Fasern gleich lang sind (Simons, Travell & Simons 1999/2001, S. 52–56).

Eine weitere Variante besteht darin, daß ein Muskel aus mehreren Teilen oder »Köpfen« besteht. Häufig verweist der Name eines Muskels schon auf die Zahl seiner Köpfe – so beispielsweise beim Bizeps, Trizeps und Quadrizeps, die zwei, drei und vier Muskelköpfe haben. Jeder Kopf eines solchen mehrköpfigen Muskels kann eine völlig andere Faseranordnung als die übrigen haben. Bei guten anatomischen Zeichnungen von Muskeln ist die Richtung des Faserverlaufs meist klar zu erkennen.

Bestimmte andere Muskeln werden in Bereiche unterteilt, die durch *Zwischensehnen* oder Bindegewebsschichten voneinander getrennt sind (B). Der betreffende Muskel ähnelt dann einer Kette von Würsten mit jeweils eigenem Bauch. In solchen Fällen können sich im Längsverlauf des Muskels an mehreren Stellen Triggerpunkte bilden. Wenn Ihnen nicht klar ist, daß in einem Muskel auch mehr als ein Muskelbauch existieren kann, übersehen Sie leicht wichtige Triggerpunkte. Beispiele für solche Muskeln sind der *gerade Bauchmuskel (M. rectus abdominis)*, der *schlanke Muskel (M. gracilis)*, der *Schneidermuskel (M. sartorius)* sowie der *Halbsehnenmuskel (M. semitendinosus)* im Oberschenkel – alles lange Muskeln, die viel Kraft entwickeln sollen (Simons, Travell & Simons 1999/2001, S. 52–56).

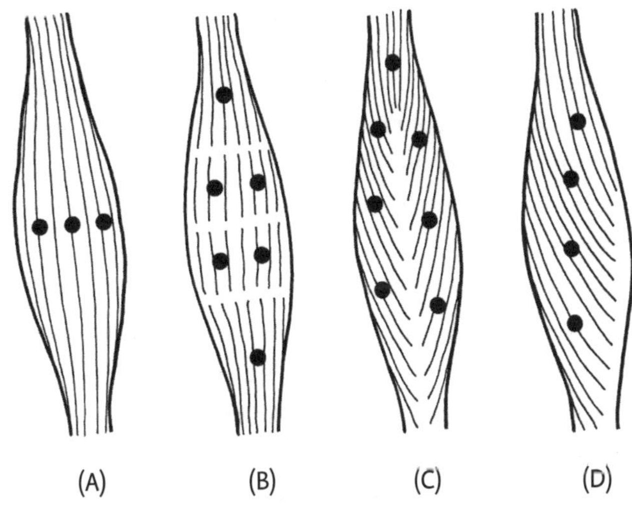

Abb. 2.18 Orientierung der Muskelfasern: (A) parallel, (B) parallel mit Zwischensehnen, (C) doppelt gefiedert, (D) einfach gefiedert

Insertionstriggerpunkte

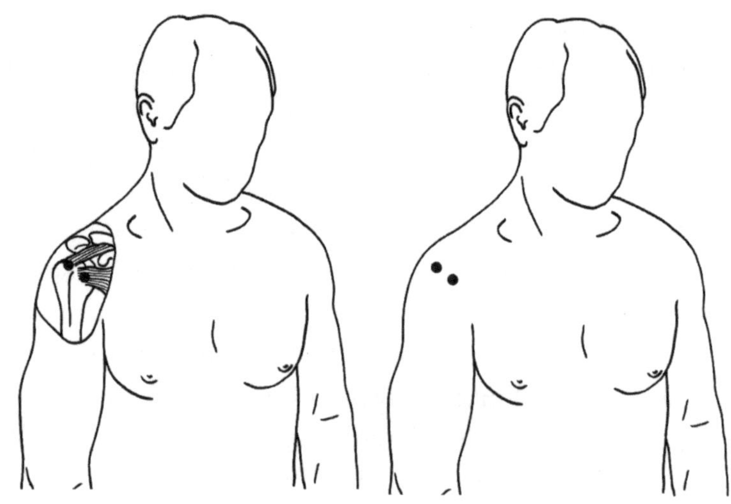

Abb. 2.19 Triggerpunkte an den Muskelansätzen des *Obergrätenmuskels (M. supraspinatus)* und *Unterschulterblattmuskels (M. subscapularis)*

Besonders schmerzhafte Punkte befinden sich oft dort, wo ein Muskel mit einem Knochen verbunden ist (Abb. 2.19). Travell und Simons sind der Auffassung, daß solche sogenannten *Insertionstriggerpunkte* durch zentrale Triggerpunkte im Muskelbauch erzeugt werden. Möglicherweise sind dies gar keine echten Triggerpunkte, sondern sehr druckempfindliche Bereiche des Bindegewebes, das an diesen Stellen infolge von ständiger Muskelanspannung ungewöhnlich starkem Streß ausgesetzt ist.

Ein Insertionstriggerpunkt steht immer unter dem Einfluß eines zentralen Triggerpunkts, der deshalb das primäre Ziel einer Behandlung sein sollte. Die Druckempfindlichkeit von Insertionstriggerpunkten läßt in der Regel nach der Deaktivierung des entsprechenden zentralen Triggerpunktes nach. In chronischen Fällen, wenn sich Triggerpunkte seit Monaten oder Jahren im aktiven Zustand befinden, soll der anhaltende Druck auf den Muskelansatz am Knochen zu degenerativen Veränderungen führen, wodurch letztlich Osteoarthritis entstehen kann (Simons, Travell & Simons 1999/2002, S. 74, 78f., 127; Fassbender & Wegner 1973, 355–374).

Primäre Triggerpunkte und Satellitentriggerpunkte

Sehr oft erzeugen Triggerpunkte weitere Triggerpunkte in anderen Muskeln, die innerhalb ihrer Schmerzübertragungszone liegen (Abb. 2.20). Diese sind unter dem Namen *Satellitentriggerpunkte* bekannt (von der Verwendung des früher hierfür benutzten Begriffs *sekundäre Triggerpunkte* wird mittlerweile abgeraten). Der Triggerpunkt, der den Satellitentriggerpunkt erzeugt, wird *primärer Triggerpunkt* oder *Schlüsseltriggerpunkt* genannt. In der Regel handelt es sich dabei um einen *zentralen Triggerpunkt* (Abb. 2.17). Der Unterschied zwischen einem zentralen Triggerpunkt und einem primären Triggerpunkt besteht darin, daß letzterer in jedem Fall Satelliten in anderen Muskeln hat.

Langfristige chronische Schmerzen entstehen häufig durch die Wirkung einer ganzen Kette von Satellitentriggerpunkten, deren Wirkung von Muskel zu Muskel überspringt, ähnlich dem klassischen Dominoeffekt. Es ist nicht ungewöhnlich, daß eine komplette Körperseite betroffen ist. Deshalb können tatsächlich alle 24 Muskeln des Schulterbereichs zur Entstehung von Schultersteife beitragen.

Satellitentriggerpunkte lassen sich oft ohne jede Behandlung auflösen, wenn die Deaktivierung der zugehörigen primären Triggerpunkte gelingt. Andererseits kann es auch schwierig oder sogar un-

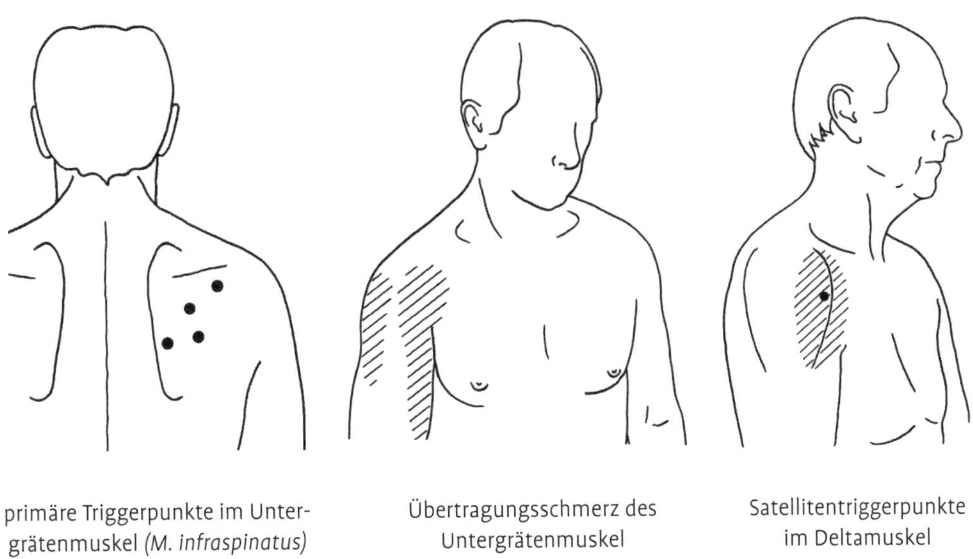

primäre Triggerpunkte im Untergrätenmuskel *(M. infraspinatus)*

Übertragungsschmerz des Untergrätenmuskel

Satellitentriggerpunkte im Deltamuskel

Abb. 2.20 Triggerpunkte im Deltamuskel, die in der Schmerzübertragungszone der Triggerpunkte des Untergrätenmuskels entstanden sind

möglich sein, Satellitentriggerpunkte zu deaktivieren, wenn man den primären Triggerpunkt übersieht. Bei Schultersteife befinden sich die entscheidenden primären Triggerpunkte in der Regel in den Muskeln der Rotatorenmanschette und insbesondere im Unterschulterblattmuskel und im Untergrätenmuskel.

Auch Übertragungsschmerz, der von erkrankten inneren Organen ausgeht, kann die Entstehung und Aufrechterhaltung von Satellitentriggerpunkten fördern, wobei gewöhnlich die Muskeln der Brust, des Rückens und des Bauches betroffen sind. Diese wenig bekannte Dynamik kann zur Entstehung von Triggerpunkten führen, die trotz der Durchführung einer scheinbar effektiven Triggerpunkttherapie in diesen Bereichen immer wieder auftreten. Das innere Problem wirkt in solchen Fällen ähnlich einem primären Triggerpunkt, und man könnte die wiederholt aktiv werdenden Triggerpunkte als Satelliten ansehen. Wenn Sie etwas Entsprechendes erleben, sollten Sie darüber nachdenken, ob eine Erkrankung innerer Organe vorliegen könnte (Simons, Travell & Simons 1999/2002, S. 128–130).

Aktive und latente Triggerpunkte

Triggerpunkte werden auch anhand ihres aktiven oder inaktiven Zustandes klassifiziert. *Aktive Triggerpunkte* verursachen spontan Schmerz. Ihre Schulter (oder ein anderer Körperteil) schmerzt dann, ohne daß sie durch irgendeine Bewegung oder Aktivität provoziert wurde. Insofern ist es kaum überraschend, daß aktive Triggerpunkte im Alter von 30 bis 50 Jahren wahrscheinlicher problematisch sind, denn in dieser Zeit sind Menschen ja in der Regel am aktivsten.

Latente Triggerpunkte sind inaktiv und verursachen keine spontan auftretenden Schmerzen. Eher sind sie am Symptom der Gelenksteife und an einer Verringerung der Beweglichkeit zu erkennen. Latente Triggerpunkte sind weitaus häufiger als aktive Triggerpunkte, insbesondere nach Erreichen des fünfzigsten Lebensjahrs, der Zeit, in der viele Menschen anfangen, mehr Zeit im Sitzen zu verbringen. Travell und Simons sind der Auffassung, daß akkumulierte latente Triggerpunkte der primäre Grund für die charakteristische Inflexibilität und Steifheit der Gelenke sind, die im Alter so häufig vorkommt. Latente Triggerpunkte können durch Streß, Anspannung und Überlastung der betroffenen Muskeln leicht in aktive Triggerpunkte umgewandelt werden (Simons, Travell & Simons 1999/2002, S. 19f.).

3 Triggerpunkte – Symptome, Ursachen und Perpetuierung

Symptome, die auf das Vorliegen von Triggerpunkten hindeuten

Triggerpunkte können sehr vielfältige Symptome hervorrufen, nicht nur Schmerzempfindungen. Sie können auch Taubheitsempfindungen, Kribbeln, Hypersensibilität und ein Brennen erzeugen. Zu den physischen Problemen, die Triggerpunkte verursachen, zählen Schwäche, Koordinationsstörungen, Steifheit, Schwellungen und Einschränkungen der Beweglichkeit.

Die durch Triggerpunkte erzeugten Schmerzen reichen von sehr vagen Empfindungen bis zu so starken Schmerzen, daß der betroffene Mensch zu absolut nichts mehr in der Lage ist. Auch durch Triggerpunkte verursachte Schmerzen können entweder akut oder chronisch sein. Definitionsgemäß ist Schmerz dann akut, wenn er kürzlich eingesetzt hat, also ein Symptom, das Sie seit ein paar Stunden oder Tagen haben. Chronischer Schmerz hingegen ist ein Zustand, der bereits seit Wochen, Monaten oder Jahren besteht. Bestehen Triggerpunkte schon so lange, daß sie chronischen Schmerz verursachen, ist es oft wesentlich schwerer, sie zu beheben, als wenn man sie früher behandelt hätte.

Wenn Schmerzen erst seit drei Tagen bestehen, reagiert das neurologische System auf sie, indem es neue Nervenzellen und zwischen diese neue Synapsen entwickelt. (*Synapsen* sind die elektrochemischen Schalter, die es ermöglichen, Informationen von einer Nervenzelle zur anderen zu übermitteln.) Chronische Schmerzen erhalten diese neu entstandenen neurologischen Verbindungen aufrecht und schaffen so eine Art Teufelskreis, eine Feedbackschleife, was bedeutet, daß sich der Schmerz praktisch verselbständigt und sich selbst erhält. Die ideale Strategie der Behandlung von Triggerpunkten besteht darin, sie zu behandeln, bevor aus dem akuten ein chronischer Schmerz geworden ist. Bei Schulterschmerzen, die chronisch werden, ist die Gefahr sehr groß, daß der Zustand der Schultersteife entsteht (Simons, Travell & Simons 1999/2002, S. 58f.).

Übertragungsschmerz

Trotz ihrer Vielfalt treten Triggerpunktsymptome am häufigsten in Form von sogenanntem Übertragungsschmerz auf, womit gemeint ist, daß die Schmerzen nicht am Ort ihres Ursprungs auftreten, sondern in einem anderen Körperbereich. Das Konzept des Übertragungsschmerzes ist nicht neu. Ärzte wissen schon seit vielen Generationen, daß von inneren Organen ausgehende Schmerzen im muskuloskelettalen System zum Ausdruck gelangen können.

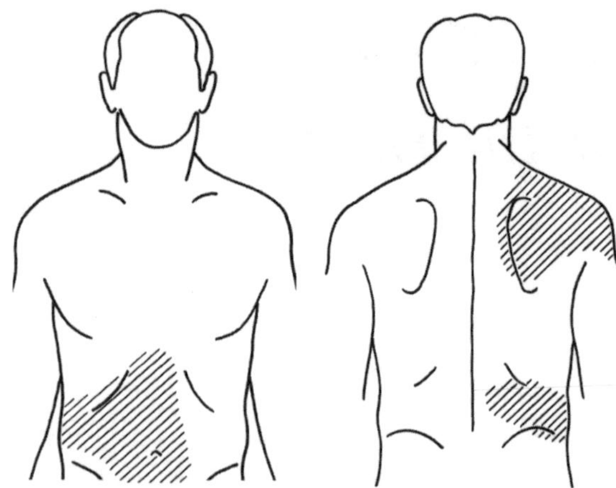

Abb. 3.1 Körperbereiche, in denen von der Gallenblase ausgehender Übertragungsschmerz auftreten kann

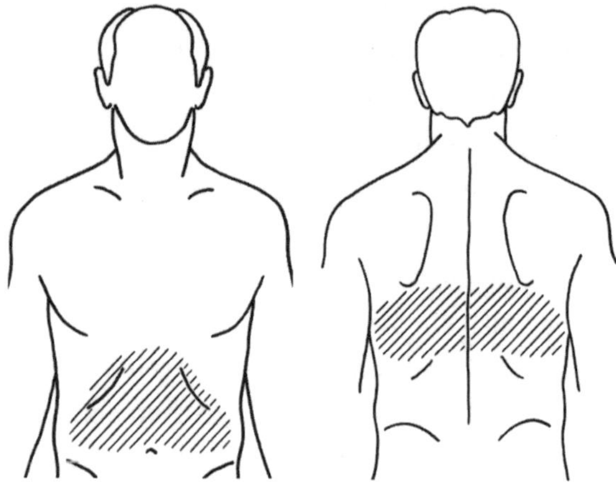

Abb. 3.2 Körperbereiche, in denen von der Bauchspeicheldrüse ausgehender Übertragungsschmerz auftreten kann

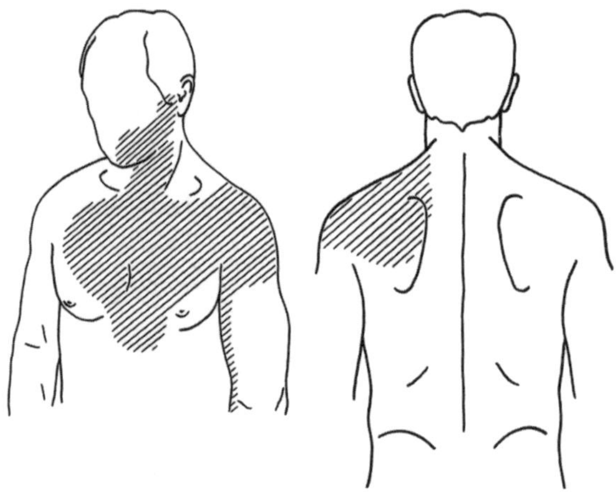

Abb. 3.3 Körperbereiche, in denen durch einen Herzinfarkt oder Angina pectoris hervorgerufener Übertragungsschmerz auftreten kann. Manchmal treten in diesem Fall auch Schmerzen im rechten Arm und in der rechten Schulter auf.

Viszerale Übertragungsschmerzen

Übertragungsschmerzen, die von den inneren Organen ausgehen, werden fachsprachlich als *somatoviszerale Effekte* bezeichnet, und dies ist ein sehr verbreitetes Phänomen (Simons, Travell & Simons 1999/2002, S. 1019). Symptome innerer Erkrankungen gelangen häufig durch bestimmte Arten äußerer Schmerzen zum Ausdruck, und die Schulter scheint sich in dieser Hinsicht besonderer Beliebtheit zu erfreuen.

Eine kranke Gallenblase beispielsweise verursacht oft Schmerzen in der Mitte des Rükkens, im oberen rechten Quadranten des Bauchs und im Bereich des rechten Schulterblatts (siehe Abb. 3.1). Eine erkrankte Bauchspeicheldrüse erzeugt ein ähnliches Schmerzübertragungsmuster, allerdings findet in diesem Fall keine Übertragung in die Schulter statt (siehe Abb. 3.2). Ein Herzinfarkt oder Angina pectoris kann Schmerzen in der linken Schulter sowie linksseitig in der Brust, im Arm, im Hals, im Bereich der Zähne und im Kiefer erzeugen (Abb. 3.3). Man sollte wissen, daß das Übertragungsschmerzmuster, das mit dem Herzen verbunden ist, manchmal auch die rechte Schulter umfaßt.

Unter bestimmten Umständen können auch Probleme, die in der Speiseröhre, in der Leber, in den Nieren, im Magen oder im Dickdarm auftreten, Schmerzen in der Schulter verursachen. Ein Aneurisma in der Schlüsselbeinschlagader oder eine Arterienblockade im Halsbereich, im oberen Teil des Rumpfs oder im Schulterbereich rufen manchmal ebenfalls Schmerzen im Schulterbereich hervor (Gray 2004, 361–375). Das Zwerchfell ist zwar kein Bauchorgan, aber es verursacht ebenfalls gelegentlich Schulterschmerzen, die durch myofasziale Triggerpunkte hervorgerufen werden (Simons, Travell & Simons 1999/2002, S. 918f.).

Es gibt fünf Anhaltspunkte dafür, daß ein viszerales Problem Schulterschmerzen eventuell teilweise oder vollständig verursacht (Gray 2004, 361):

1. Der Schmerz in der Schulter ist anhaltend und verändert sich nicht in einer anderen Körperhaltung oder bei einer anderen Aktivität.
2. Der Schulterschmerz wird bei einer körperlichen Anstrengung stärker, obwohl dieses die Schulter nicht belastet, beispielsweise beim Gehen oder Treppensteigen.
3. Der Schmerz wird nach dem Essen stärker, wenn der Darm und die Blase aktiver sind oder wenn man hustet oder tief atmet.
4. Der Schulterschmerz tritt in Verbindung mit Magen-Darm-Symptomen wie Verdauungsstörungen, Übelkeit, Erbrechen, Durchfall, Verstopfung oder Darmblutungen auf.
5. Außer den Schulterschmerzen treten Symptome wie Fieber, Nachtschweiß, Blässe, Benommenheit, Erschöpfung oder unerklärlicher Gewichtsverlust auf. Allerdings können auch Triggerpunkte Übelkeit, Benommenheit und Erschöpfung verursachen, und man kann gleichzeitig Schmerzen aufgrund von Triggerpunkten und infolge einer Erkrankung eines inneren Organs haben.

Übertragungsschmerz kann auch in umgekehrter Richtung auftreten, also von den Muskeln ausgehen und sich in den inneren Organen niederschlagen. Dies wird *somatoviszeraler Effekt* genannt. Viszerale Schmerzen, die durch Triggerpunkte im Rückenbereich oder in den Bauchmuskeln übertragen werden, können die Angst hervorrufen, es liege ein Magengeschwür, Gallensteine, eine Herzerkrankung, Kolitis oder Krebs vor (Simons, Travell & Simons 1999/2002, S. 911f.). Zum Glück verursachen Triggerpunkte in der Schultermuskulatur in der Regel keine viszeralen Symptome.

Muskuloskelettaler Übertragungsschmerz

Im muskuloskelettalen System verläuft Übertragungsschmerz, der von Triggerpunkten ausgeht, in 85 Prozent der Fälle vom Zentrum des Körpers (Abb. 3.4) weg. In den restlichen Fällen wird der Schmerz entweder stärker in Richtung Körpermitte ausgestrahlt (Abb. 3.5), oder er tritt lokal am Ort des Triggerpunkts auf (Abb. 3.6). Übertragungsschmerz manifestiert sich immer als tiefer, beklemmender Schmerz, und Bewegungen können ihn manchmal in blitzartige Stiche umwandeln. Myo-

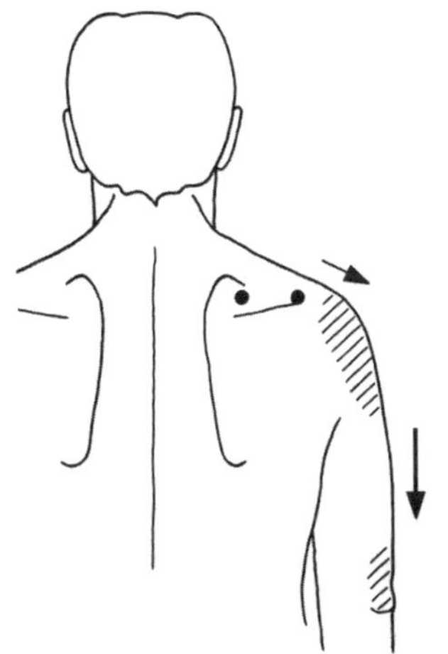

Abb. 3.4 Triggerpunkte, die Übertragungsschmerz vom Zentrum des Körpers nach außen senden

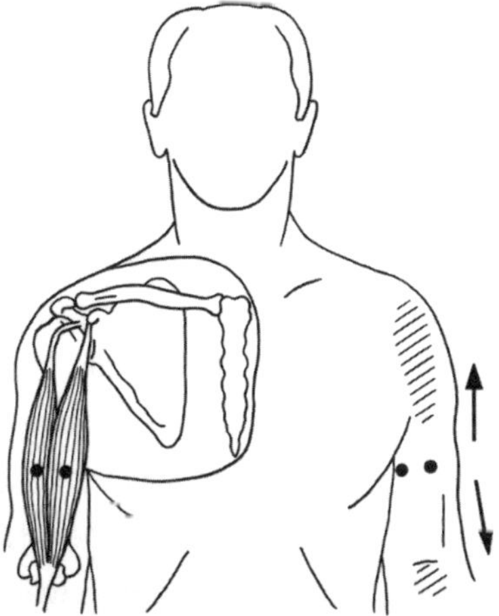

Abb. 3.5 Triggerpunkte, die Schmerz bezogen auf das Zentrum des Körpers nach innen und nach außen senden

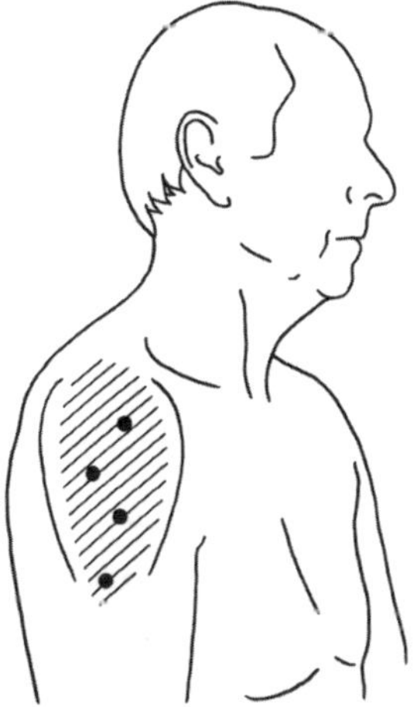

Abb. 3.6 Triggerpunkte, die nur lokal Schmerzen verursachen

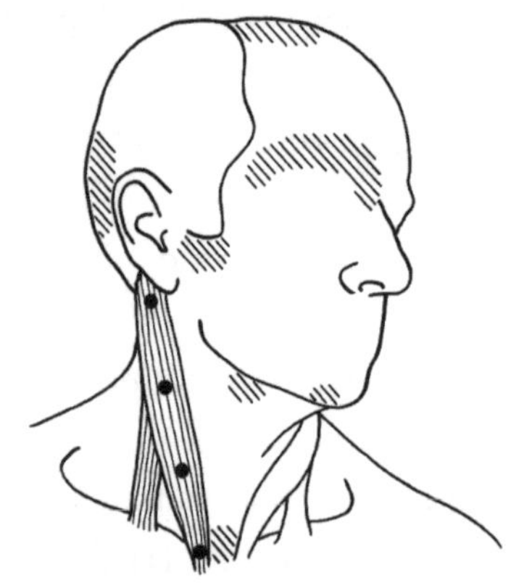

Abb. 3.7 Durch Triggerpunkte im Kopfwender erzeugte Kopfschmerzen

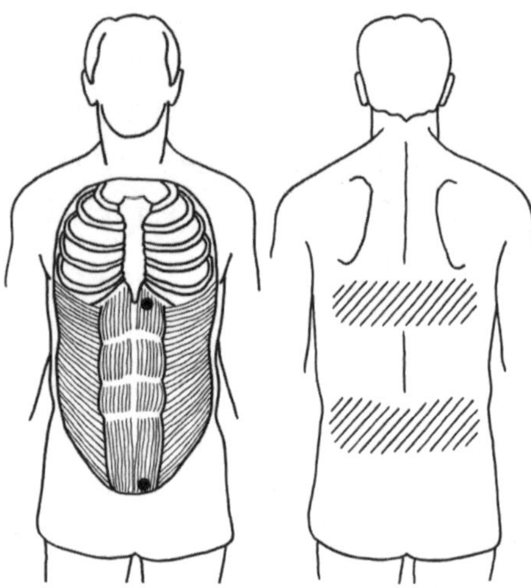

Abb. 3.8 Durch Triggerpunkte in der Bauchmuskulatur verursachte Rückenschmerzen

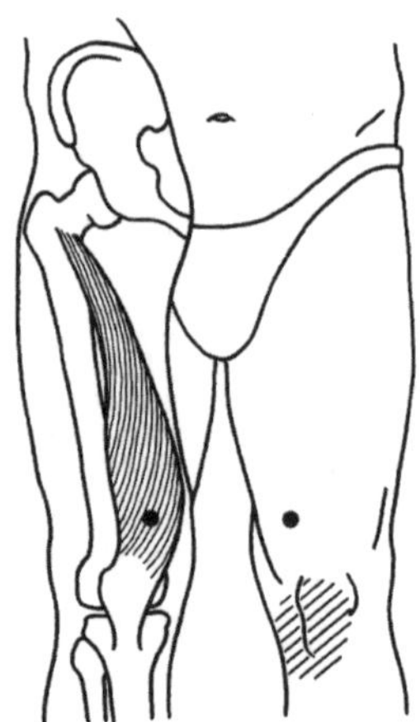

Abb. 3.9 Knieschmerzen, verursacht durch einen Triggerpunkt im vierköpfigen Schenkelstrecker *(M. quadriceps)*

faszialer Übertragungsschmerz kann so intensiv und unerträglich sein wie durch viele andere Ursachen erzeugter Schmerz auch. Die Schmerzintensität hängt generell eher von der Reizbarkeit des verursachenden Triggerpunktes ab als von der Größe des Muskels, in dem sich der Triggerpunkt befindet. Triggerpunkte in winzigen Muskeln können unerträgliche Schmerzen hervorrufen (Simons, Travell & Simons 1999/2002, S. 95f.).

Die Übertragung von Myofaszialschmerz verursacht häufig Spannungskopfschmerzen, die durch Triggerpunkte in der Halsmuskulatur verursacht werden (Abb. 3.7), Rückenschmerzen aufgrund von Triggerpunkten im Bauchbereich (Abb. 3.8), und durch Triggerpunkte im vierköpfigen Schenkelstrecker *(M. quadriceps)* verursachte Schmerzen im Kniebereich (Abb. 3.9). Auch in den Beinen, Füßen und Fußknöcheln können Übertragungsschmerzen auftreten. Bei Steifheit und Schmerzen in einem Gelenk sollten Sie immer zuerst nicht an Arthritis, sondern an eventuell in benachbarten Muskeln bestehende Triggerpunkte denken. Schmerzen in Fingerknöcheln, Handgelenken, Ellbogen, Schultern, Knien und Hüften sind klassische Triggerpunktsymptome.

Nach einer Übertragungsschmerz betreffenden weit verbreiteten irrigen Vorstellung ist ein schmerzender Punkt in einem Muskel kein Triggerpunkt, wenn Druck auf ihn keinen Übertragungsschmerz in einem anderen Körperbereich hervorruft. Zwar reagieren Triggerpunkte in einigen Muskeln, etwa im Untergrätenmuskel und Kopfwender, tatsächlich so, doch bei vielen anderen ist dies nicht der Fall. Man kann sich also nicht darauf verlassen, daß dies immer passieren muß, und es deshalb zu einem diagnostischen Kriterium machen. Sehr druckempfindliche Triggerpunkte reproduzieren mit höherer Wahrscheinlichkeit das von ihnen verursachte Schmerzmuster in Reaktion auf Druck als weniger empfindlich auf Druck reagierende. Die einzige Möglichkeit, zuverlässig herauszufinden, ob ein bestimmter Triggerpunkt einen bestimmten Schmerz verursacht, besteht darin, den Triggerpunkt zu deaktivieren und dann zu schauen, ob der Schmerz trotzdem weiter auftritt.

Myofaszialschmerz in verschiedenen Bereichen der Schulter läßt sich praktisch immer auf Triggerpunkte in den gleichen Muskelgruppen zurückführen. Weil die durch bestimmte Triggerpunkte hervorgerufenen Übertragungsschmerzmuster beständig sind, ist ihr Auftreten voraussehbar; bei jedem Menschen, bei dem die entsprechenden Triggerpunkte existieren, finden also die gleichen Schmerzübertragungen statt.

Wie Übertragungsschmerz entsteht

Die wohl am häufigsten vorkommende Art von Übertragungsschmerz im Schulterbereich geht vom Untergrätenmuskel aus, der den größten Teil der Außenseite des Schulterblatts bedeckt (Abb. 3.10). Vielleicht erinnern Sie sich noch, daß Janet Travells Interesse an Übertragungsschmerz geweckt wurde, als sie zufällig schmerzempfindliche Punkte in ihrem Untergrätenmuskel entdeckte, die mit ihren Schulterschmerzen in Zusammenhang zu stehen schienen. Wenn sie auf diese empfindlichen Punkte drückte, wurden dadurch Schmerzen vorne und seitlich im Schulterbereich hervorgerufen, wie Abbildung 3.10 es zeigt. Ein Disput darüber, ob das Modell der Übertragungsschmerzen plausibel ist, zieht sich nun schon über einige Jahrzehnte hin, und diese Frage ist zweifellos nicht leicht zu beantworten.

Diese Frage wissenschaftlich zu untersuchen, ist schwierig, weil die Wirkmechanismen des Nervensystems so unvorstellbar klein sind. Zwar lassen sich die winzigen elektrochemischen Impulse in den Nerven einigermaßen gut identifizieren und messen, aber mit der Genauigkeit und Differenzierung ist es dabei nicht weit her. Außerdem sind entsprechende Experimente, ob sie nun an Tieren oder an Menschen durchgeführt werden, gewisse ethische Grenzen gesetzt. Trotzdem haben Wissenschaftler einige Hypothesen darüber entwickelt, wie es sein kann, daß Schmerzen an einem anderen Ort auftreten können als an dem ihrer Verursachung.

Die wohl plausibelste und deshalb auch akzeptierteste Theorie über die Entstehung von Übertragungsschmerz besagt, daß die Signale im Nervensystem schlicht durcheinandergebracht und falsch interpretiert werden (Abb. 3.11). Diese Erklärung hat Theodore Ruch entwickelt, und Physiologen bezeichnen sie als *Konvergenz-Projektions-Theorie* (Fulton 1947, 397). Dr. Ruch gelangte zu der Auffassung, einzelne Neuronen zweiter Ordnung (Nervenzellen) empfingen im Rückenmark Impulse von sensorischen Neuronen erster Ordnung in mehreren Bereichen: im Eingeweide, in der Haut, in den Gelenken und in den Muskeln. Diese elektrischen Signale werden auf der Ebene des Rückenmarks integriert und modifiziert, bevor sie zum Gehirn übermittelt werden.

Da in einer einzigen Zelle zu jedem beliebigen Zeitpunkt mehr als ein Signal verarbeitet werden kann, ist es durchaus möglich, daß ein Signal ein anderes beeinflußt, so daß ein falscher Eindruck davon entstehen kann, woher die einzelnen Signale tatsächlich stammen (Simons, Travell & Simons, 1999/2002, S. 58f.). Die eigentlichen neurologischen Prozesse sind zweifellos erheblich komplexer. Jedenfalls entsteht der Schmerz eindeutig nicht in dem Bereich, in dem man ihn spürt, sondern es handelt sich dabei praktisch um eine Illusion, die im Gehirn durch fehlgedeuteten oder verzerrten neuralen Input erzeugt wird. Abbildung 3.11 ist eine stark vereinfachte Veranschaulichung dieser Theorie.

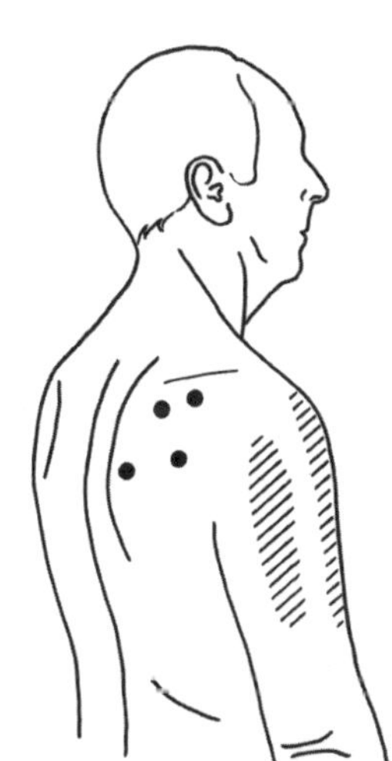

Abb. 3.10 Durch Triggerpunkte im Untergrätenmuskel verursachter Schmerz

Viele Neuronen zweiter Ordnung auf Rückenmarksebene empfangen sensorischen Input von zwei oder mehr Muskeln. Diese sensorischen Im-

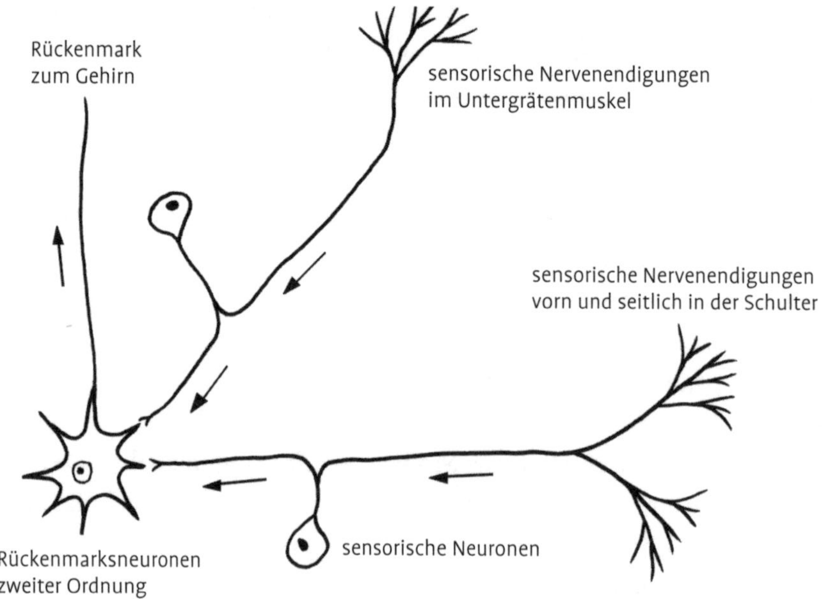

Abb. 3.11 Vereinfachte Darstellung der Schmerzübertragung, ausgehend von Triggerpunkten im Untergrätenmuskel, zum vorderen und seitlichen Bereich der Schulter

pulse werden dann im Rückenmark durch den spinothalamischen Trakt aufwärts ins Gehirn übermittelt, wo sie über Synapsen zu Neuronen dritter Ordnung im Thalamus in Verbindung treten. Anschließend werden die Impulse weiter in den somästhetischen Bereich (den der Eigenwahrnehmung des Körpers) übermittelt und dort gedeutet (Jacob, Francone & Lossow 1978, 286).

Um Triggerpunkte behandeln zu können, braucht man die neurologischen Voraussetzungen des Phänomens des Übertragungsschmerzes glücklicherweise nicht genau zu verstehen. Man muß sich nur darüber im klaren sein, daß Übertragungsschmerz tatsächlich existiert, sehr häufig vorkommt und absolut voraussehbar auftritt. Wie die Schmerzmuster in Abbildung 3.10 zeigen, kommt das Gehirn mit absoluter Sicherheit zu dem Schluß, daß Schmerzsignale, die im Untergrätenmuskel auftreten, vom vorderen Teil des Deltamuskels *(M. deltoideus anterior)*, vom Bizeps und vom Trizeps ausgehen.

Janet Travells große Entdeckung bestand in der Erkenntnis, daß Übertragungsschmerz mit nur sehr geringen Varianten bei allen Menschen in sehr gut voraussehbaren Mustern auftritt. Diese Muster liegen zu regelmäßig vor, als daß dies Zufall sein könnte, und ihre Voraussehbarkeit erweckt den Eindruck, daß mit dem Übertragungsschmerz gewisse funktionelle Vorteile verbunden seien. Auffällig ist, daß Übertragungsschmerzen in den meisten Fällen in Gelenken oder in deren Nähe auftreten, also in Bereichen, in denen Schmerzempfindungen Sie mit hoher Wahrscheinlichkeit dazu bringen, die Aktivitäten oder Verhältnisse zu verändern, durch die das Problem entstanden ist (Simons, Travell & Simons 1999/2002, S. 98f.).

Neurologische und vaskuläre Symptome

Muskeln, die von Triggerpunkten befallen sind, verharren in einer gewissen Anspannung. Diese Anspannung kann Druck auf Nerven ausüben, die durch die Muskeln oder in deren Nähe verlaufen. Druck auf Nerven führt in der Regel zum Auftreten abnormer Empfindungen, beispielsweise Taubheitsempfindungen, Kribbeln, Brennen, Hypersensibilität oder einer Art von »elektrischem« Schmerz in den vom betreffenden Nerv versorgten Bereichen. So können Triggerpunkte in den Rippenhaltern *(Mm. scaleni)* im Halsbereich, die Schmerzen in der Schulter und im Oberarm hervorrufen, auch die Ursache von Taubheitsempfindungen, Kribbeln und Brennen im Unterarm, in der Hand und in den Fingern sein (Abb. 3.12).

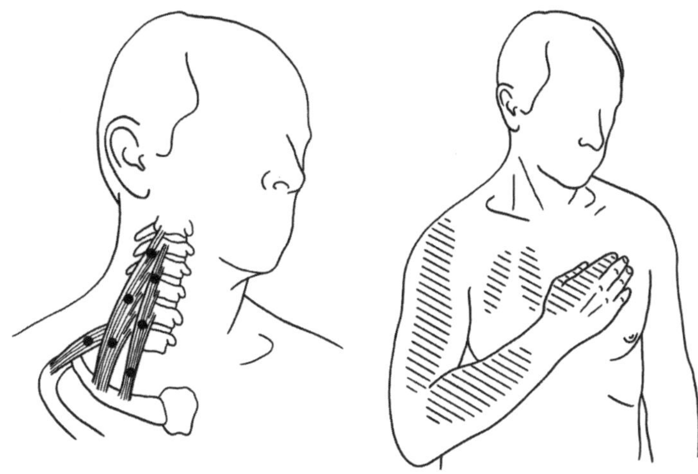

Abb. 3.12 Triggerpunkte in den Rippenhaltern, die sich in Form von Schmerz, Steifheit, Kribbeln, Taubheitsempfindungen, Brennen und Schwäche auf die Schulter, den Arm, die Hand und die Finger auswirken.

Triggerpunkte können auch bewirken, daß Muskeln eine Vene abdrücken und so die Blutzufuhr in dem von ihr versorgten Bereich behindern. Sind beispielsweise die Rippenhalter im Halsbereich angespannt, können sie eine Stauung des Blutes in den Händen hervorrufen, die dann sehr warm werden und manchmal anschwellen. Nur zu oft wissen Ärzte nicht, daß myofasziale Triggerpunkte im Hals- oder Schulterbereich sowohl neurologische als auch vaskuläre Symptome in den Händen verursachen können. Häufig wird dann unzutreffend ein Karpaltunnelsyndrom oder eine Nervenerkrankung diagnostiziert und infolgedessen eine ungeeignete und ineffektive Behandlung angeordnet (Simons, Travell & Simons 1999/2002, S. 540f.).

Weiterhin muß man wissen, daß die Kompression eines Nervs Triggerpunkte in den von diesem Nerv versorgten Bereichen hervorrufen kann. Beispielsweise kann es sein, daß ein Bandscheibenvorfall an einem Wirbel im Lendenbereich, der auf die Wurzel eines motorischen Nervs in den Gesäß- und Oberschenkelmuskeln drückt, Triggerpunkte erzeugt, die teilweise für die typischen Ischiasbeschwerden verantwortlich sind. Ebenso kann ein Bandscheibenvorfall an einem Wirbel der Brustwirbelsäule die Entstehung von Triggerpunkten in den Muskeln der Schultern, des Nackens und des Oberrückens begünstigen und erheblich zur Entstehung von Schulterschmerzen beitragen (Simons, Travell & Simons 1999/2002, S. 115f.).

Symptome körperlicher Dysfunktion

Abgesehen von Schmerz und anderen sensorischen Symptomen beeinträchtigen Triggerpunkte in der Regel die physische Funktionsfähigkeit von Muskeln. Dies kann zum Ausdruck kommen in Form von Schwäche, Koordinationsstörungen, Gelenksteifheit, Gelenkdislokation, Fehlhaltungen, übermäßiger Muskelreaktion auf Belastung, verzögerter Entspannung, verzögerter Erholung nach Anstrengung und verringerter Ausdauer. Es ist Zeitverschwendung, wenn man versucht, diese Probleme zu beheben, ohne zunächst an den Triggerpunkten zu arbeiten, die sie verursacht haben.

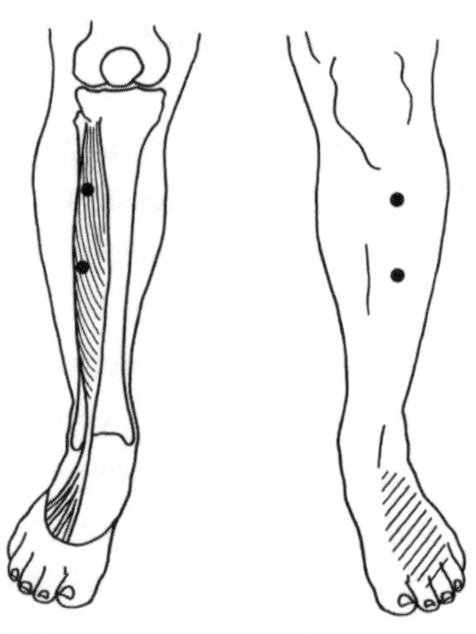

Abb. 3.13 Triggerpunkte, die im Fuß und in den Zehen Schwächezustände und Schmerzen erzeugen und so Stolpern begünstigen

Schwäche und Diskoordination

Triggerpunkte verursachen einen grundlegenden Schwächezustand in Muskeln, der in Form der verschiedensten physischen Symptome zum Ausdruck kommen kann. Beispielsweise kann ein Triggerpunkt im Quadrizeps, der Schmerz zum Knie ausstrahlt, so wie in Abbildung 3.9 dargestellt, auch bewirken, daß das Knie beim ganz normalen Gehen plötzlich nachgibt. Triggerpunkte in den Rippenhaltern können, wie Abbildung 3.12 zeigt, das Greifen unzuverlässig machen, was bewirken kann, daß man plötzlich unerwartet eine Kaffeetasse fallen läßt. Durch Triggerpunkte verursachte Schwächungen in Muskeln an der Vorderseite des Unterschenkels können Sie unerwartet stolpern und so den Eindruck entstehen lassen, daß Sie Koordinationsstörungen haben (Abb. 3.13). Da bei einer Muskelschwäche dieser Art keine echte Atrophie vorliegt, ist Gymnastik oder ein anderes Körpertraining nicht die richtige Therapie. Die Kraft stellt sich schnell wieder ein, nachdem die Triggerpunkte, die das Problem verursacht haben, deaktiviert worden sind.

Gelenksteifheit

Gelenksteifheit ist ebenso wie Schmerz ein klassisches Symptom myofaszialer Triggerpunkte. Gelenksteifheit wird nur selten durch ein Problem verursacht, das mit dem Gelenk selbst zusammenhängt; meist ist sie das Resultat von Steifheit der Muskeln, die das Gelenk bewegen. Triggerpunkte verursachen Steifheit, indem sie den Muskel hindern, sich zu strecken. Solche Verfestigungen in Muskeln, die mit einem Gelenk verbunden sind, verringern gewöhnlich die Beweglichkeit. Ein steifer Hals, ein Rücken, der sich nicht beugen kann, und eine erstarrte Schulter sind allesamt Beispiele für Gelenksteifheit, die durch myofasziale Triggerpunkte verursacht wird.

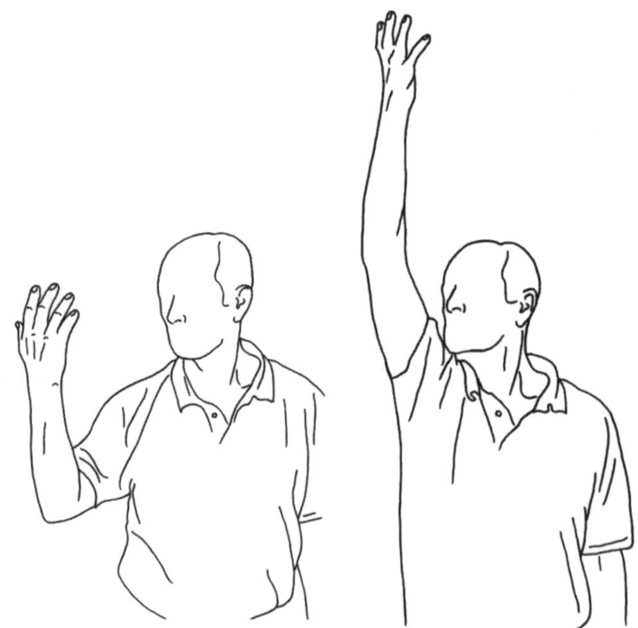

Abb. 3.14 Den Arm über den Kopf zu erheben kann schwierig sein, wenn die Außenrotation des Arms durch Triggerpunkte eingeschränkt wird.

Die Beweglichkeit der Schulter kann in verschiedener Hinsicht eingeschränkt sein. Ein durch Triggerpunkte verkürzter Unterschulterblattmuskel *(M. subscapularis)* kann es unmöglich machen, den Arm über den Kopf auszustrecken (Abb. 3.14). Ein durch Triggerpunkte verkürzter Untergrätenmuskel *(M. infraspinatus)* kann verhindern, daß Sie Ihren Arm über die Vorderfront Ihres Körpers hinwegstrecken können (Abb. 3.15). Triggerpunkte im gleichen Muskel können es auch erschweren, den Arm hinter dem Rücken nach oben zu führen (Abb. 3.16). Zwar können auch andere Muskeln die Beweglichkeit der Schulter einschränken, aber der Unterschulterblattmuskel und der Untergrätenmuskel sind gewöhnlich die größten Übeltäter.

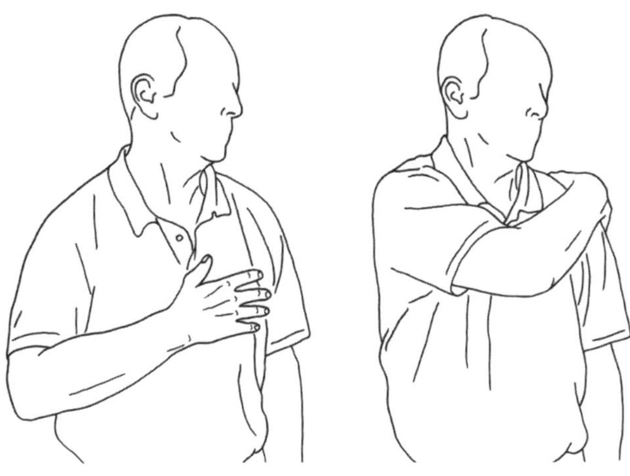

Abb. 3.15 Triggerpunkte im Untergrätenmuskel können es erschweren, im Auto den Sicherheitsgurt anzulegen.

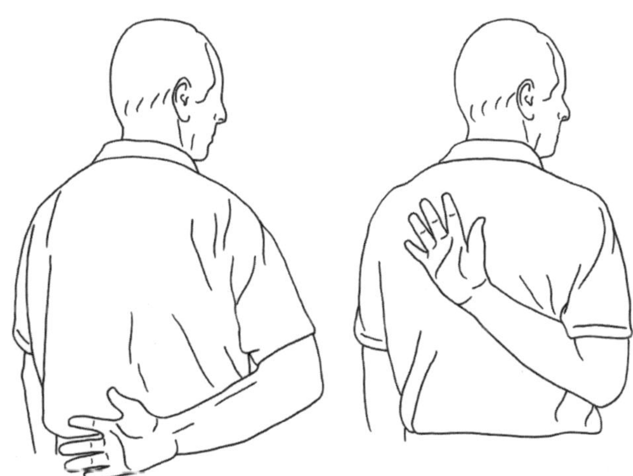

Abb. 3.16 Triggerpunkte im Unterschulterblattmuskel und Untergrätenmuskel erschweren es, hinter dem Rücken den Arm nach oben zu bewegen.

Gelenkdislokation

Wenn die Muskeln, die ein Gelenk funktionsfähig machen, teilweise stark angespannt und teilweise geschwächt sind, kann ein Ungleichgewichtszustand entstehen, der zu einer (teilweisen) Dislokation führt. Das Gelenk ist dann nicht mehr in der Lage, seine Funktionen adäquat zu erfüllen, weil die Knochen sich nicht in der richtigen Position befinden und sich eventuell sogar aneinander reiben. Das ist der Grund für klikkende und knallende Geräusche in den Gelenken. Ein Daumengelenk, das blockiert und sich nicht beugt, ein Klicken im Kiefer, ein Fußknöchel, der knackt, wenn Sie den Fuß drehen, und ein knallendes Geräusch in der Schulter, wenn Sie den Arm bewegen – all dies sind Folgen von (oft nur geringfügigen) Gelenkdislokationen, die durch Triggerpunkte entstanden sein können.

Geräusche aus dem Schulterbereich lassen sich gewöhnlich auf die Wirkung von Triggerpunkten in den Muskeln der Rotatorenmanschette zurückführen. Das sogenannte Impingement-Syndrom, das den oberen Teil der Schulter befällt, ist gleichen Ursprungs. Die Gelenkkugel bewegt sich in der Pfanne aufwärts und drückt die Sehne des Obergrätenmuskels gegen die Schulterhöhe (Akromion), und all dies geschieht, weil sich in den Rotatorenmuskeln Triggerpunkte befinden.

Fehlhaltung

Muskeln, die aufgrund von Triggerpunkten chronisch verkürzt sind, können die eigentliche Ursache einer Fehlhaltung des Kopfes, des Halses, des Oberrückens und der Schultern sein. Permanent angespannte Brustmuskeln können z. B. bewirken, daß Ihre Schulterblätter aus dem Rücken nach hinten vorragen – die sogenannten »Flügelschultern«. Verkürzungen der Brustmuskeln bewirken, daß die Schultern in einem nach vorn gerollten Zustand bleiben und daß der obere Teil des Rückens dauerhaft einen Buckelansatz (den sogenannten »Rundrücken«) bildet (Abb. 3.17). Bei älteren Frauen können Verkürzungen der Brustmuskulatur ebensosehr für die Entstehung des bekannten »Witwenbuckels« verantwortlich sein wie Osteoporose.

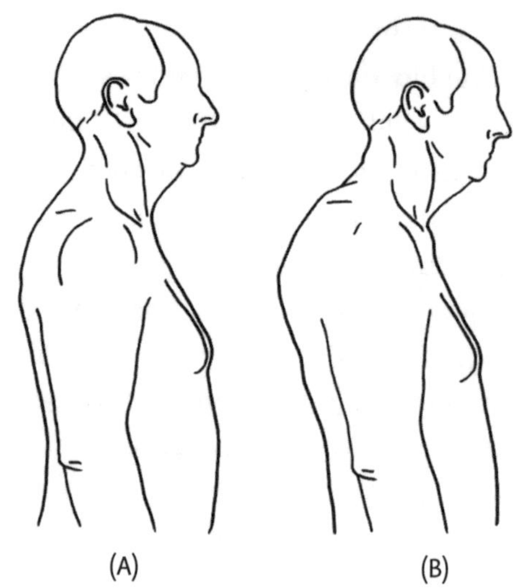

Abb. 3.17 (A) fast normale Haltung; (B) »Flügelschultern«, verursacht durch Triggerpunkte

Eine künstliche, »militärische« Haltung, bei der die Schultern zurückgezogen und Kinn und Bauch eingezogen sind, mag zwar »zackig« aussehen (Abb. 3.18), ist aber nicht zu empfehlen, weil sie Anspannung im Oberrücken, in den Schultern und im Halsbereich fördert. Und das erzeugt in all diesen Bereichen Triggerpunkte.

Die für Ihre Gesundheit beste Haltung erreichen Sie, indem Sie den höchsten Punkt Ihres Kopfes (den Scheitel) nach oben streben lassen und dabei Vorder- und Rückseite Ihres Halses entspannt halten. Wenn sich der Kopf in der richtigen Haltung befindet, nimmt auch der gesamte übrige Körper ganz natürlich eine ausbalancierte Haltung ein (Abb. 3.19). Sollten Sie sich dann immer noch schlaff fühlen und entsprechend aussehen, können Sie Ihren Körper durch ein wenig Körpertraining stärken, statt die Muskeln weiter steif zu halten, um einen möglichst guten äußeren »Eindruck« zu machen. Langjährige Haltungsgewohnheiten lassen sich nicht nur durch Selbstdisziplin beheben. Eine dauerhafte Haltungsänderung kann man jedoch mit Hilfe einer Triggerpunkttherapie erreichen, denn diese ermöglicht es, angespannte Muskeln ausreichend zu strecken (Mense & Simons 2001, 217–219).

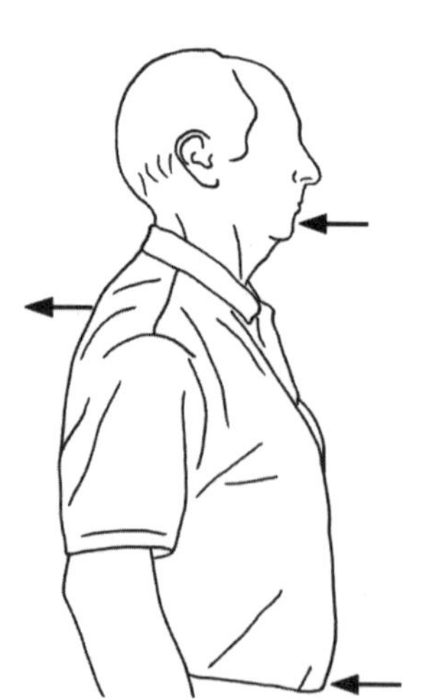

Abb. 3.18 Zurückziehen der Schultern und Einziehen von Kinn und Bauch führt zu Muskelverspannungen im Oberrücken, Hals und Bauch.

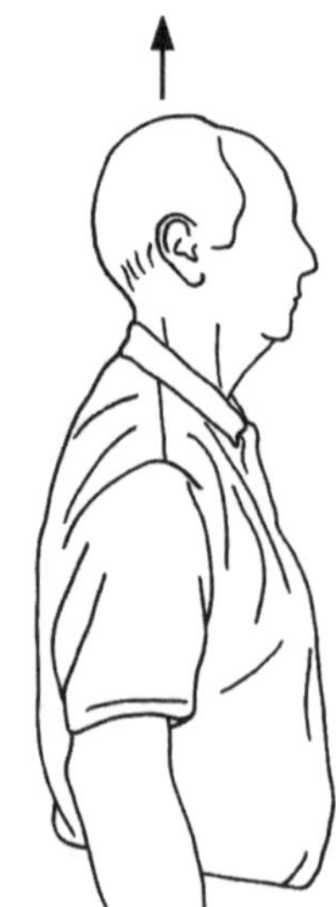

Abb. 3.19 Schultern in neutraler Position, Scheitel emporgerichtet und Muskeln entspannt

Übermäßige Muskelreaktion

Merkwürdigerweise arbeiten Muskeln, die sich unter dem Einfluß von Triggerpunkten befinden, angestrengter, als sie bräuchten. Die sich selbst perpetuierende neurochemische Feedbackschleife, die durch die sogenannte Energiekrise in den Sarkomeren entstanden ist, kreiert im Muskelgewebe einen Teufelskreis der Anspannung, der sich schwer auflösen läßt. Die Anspannung in einem Triggerpunkt erhält sich praktisch selbst. Triggerpunkte scheinen Muskeln in einen neurotischen Zustand permanenter Bereitschaft zu versetzen. Sie sind sprunghaft. Sie sind zu ungeduldig. Sie reagieren übertrieben stark auf Anforderungen. Dies löst eine Kaskade von Sekundäreffekten aus, die sich direkt auf diese Tendenz der Muskeln zu übertriebener und unnötiger Anstrengung zurückführen lassen.

Verzögerung der Entspannung

Indem Triggerpunkte bewirken, daß in Muskeln unnötigerweise Spannungen aufrechterhalten werden, erschweren sie es den Muskeln, nach einer Kontraktion in einen neutralen, entspannten Zustand zurückzukehren. Sie entspannen sich, wenn überhaupt, nur sehr langsam. Sie neigen dazu, bei der Arbeit wie beim Spiel in diesem permanenten Bereitschaftszustand zu bleiben. Die Schultern bleiben hochgezogen, die Stirn bleibt gerunzelt, Mund und Bauch bleiben angespannt, oder die Faust bleibt geballt. Vielleicht haben Sie auch ein Gefühl, ständig auf das Schlimmste gefaßt zu sein. Versuchen Sie sich zu entspannen, kehrt die Anspannung blitzschnell zurück, als würden Ihre Bewegungen von einer großen Feder gesteuert.

Vielleicht ist Ihnen bewußt, daß Sie die nervös bedingte Angewohnheit haben, die Schultern in Richtung der Ohren hochzuziehen (Abb. 3.20). Diese Haltung ist nicht nur für die Muskeln ermüdend, sondern kann Sie auch älter aussehen lassen, als Sie tatsächlich sind. Sie können zehn Jahre jünger wirken, indem Sie einfach die Schultern hängen lassen (Abb. 3.21). Leider ist es fast unmöglich, dieses Problem dauerhaft zu korrigieren, wenn Sie sich nicht um die Triggerpunkte im oberen Teil des Trapezius, im Schulterblattheber und in den übrigen Muskeln, die die Schultern heben, kümmern.

Sie könnten die Angespanntheit in Ihren Muskeln als Anzeichen für nervöse Anspannung deuten, und das wäre auch weitgehend zutreffend. Muskelanspannung ist ein wichtiger Ausdruck von nervöser Anspannung. Aber auch Triggerpunkte in Muskeln spielen bei der Aufrechterhaltung von Anspannung eine verborgene Rolle.

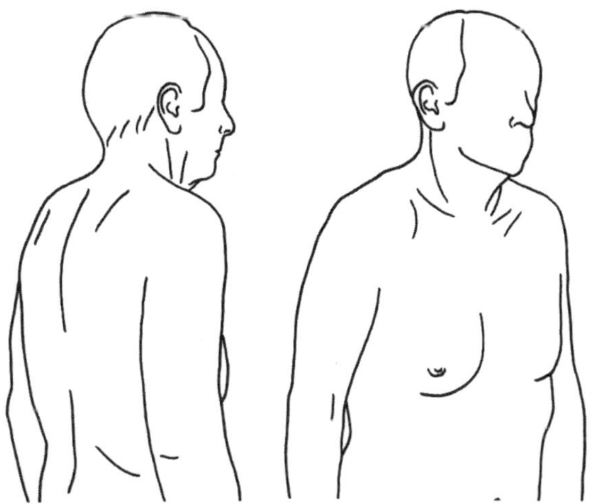

Abb. 3.20 Schultern in hochgezogener Haltung infolge unnötiger Anspannung in den Schulterblatthebern (*M. levator scapulae*) und im oberen Teil des Trapezius

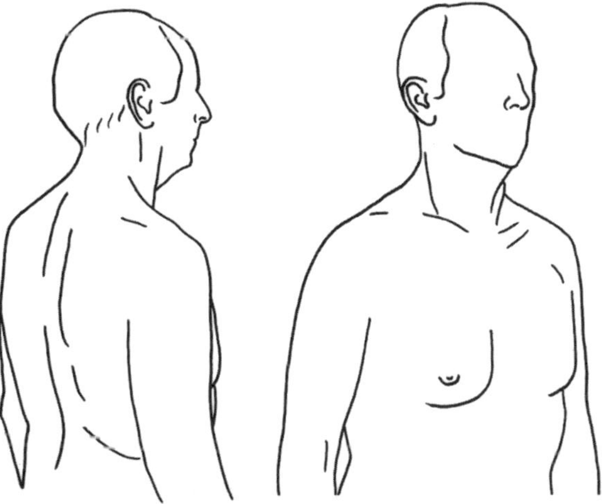

Abb. 3.21 Bei herabhängenden Schultern sind Schulterblattheber und Trapezius entspannt.

Verzögerte Erholung und verringerte Ausdauer

Triggerpunkte erschweren es den Muskeln, sich nach einer Anstrengung zu erholen. Von Triggerpunkten befallene Muskeln haben nie die Möglichkeit, sich zu erholen, weshalb sie unnötig schnell ermüden. Solange Ihnen nicht klar ist, wie weitläufig Triggerpunkte wirken können, werden Sie den wahren Grund für Ihre Tendenz zu schneller Erschöpfung möglicherweise nicht herausfinden, und ebensowenig, weshalb Sie in Ihrem Beruf nicht mehr so ausdauernd sind oder warum Sie eigenartigerweise jenen Zustand entwickelt haben, der sich wie chronische Erschöpfung anfühlt (Abb. 3.22). Körpertraining, eine bessere Ernährung, Kräutermedizin und verschreibungspflichtige Medikamente können ein solches Energieproblem in den meisten Fällen nicht lösen, wenn myofasziale Triggerpunkte die grundlegende Funktionsfähigkeit der Muskeln beeinträchtigen. Natürlich schaffen schnelle Energiebooster wie Junkfood, Schokolade, Koffein und Nikotin bestenfalls für kurze Zeit Abhilfe.

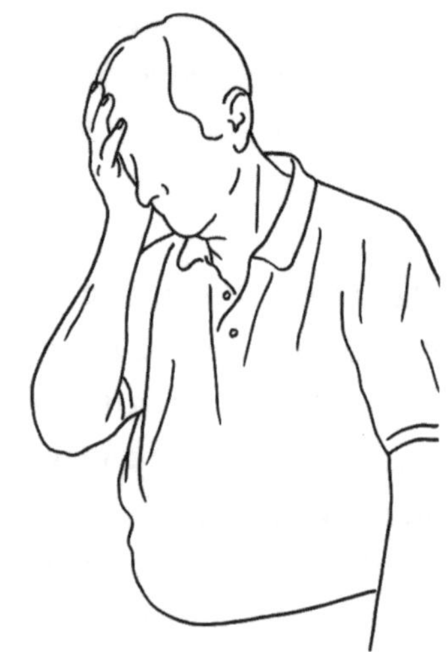

Abb. 3.22 Chronische Erschöpfung aufgrund zahlreicher Triggerpunkte an den verschiedensten Stellen im Körper

Wenn Sie Ihre Ausdauer verloren haben, benutzen Sie wahrscheinlich Ihre Muskeln weniger. Sie schränken Ihre Bewegungen dann ein und hören auf, sich nach Dingen auszustrecken, wenn Sie es nicht unbedingt müssen. Eventuell erheben Sie wochenlang keinen Arm über den Kopf. Wenn diese Inaktivität zur Gewohnheit wird, ist die Gefahr der Entstehung von Schultersteife sehr groß.

Beeinträchtigungen, die das autonome Nervensystem betreffen

Triggerpunkte können eine Anzahl weiterer physischer Symptome hervorrufen, die Sie wahrscheinlich nicht mit ihnen in Verbindung bringen würden. Weil sich diese Symptome sehr stark voneinander unterscheiden und weil sie wenig mit Schmerz zu tun haben, werden Sie möglicherweise gar nicht glauben, daß sie durch Triggerpunkte verursacht werden. Diese Skepsis wird vermutlich so lange anhalten, bis Sie einige dieser Effekte selbst erlebt und anschließend durch eine Triggerpunkttherapie Linderung erfahren haben.

Diese merkwürdigen Symptome sind Ausdrucksformen ungewöhnlicher Aktivität des autonomen Nervensystems, welches das endokrine System, die glatte Muskulatur des Verdauungssystems, die Blutgefäße, das Herz, das Atemsystem und Aktivitäten in der Haut steuert. Travell und Simons haben einige der bekannten autonomen Effekte von Triggerpunkten aufgelistet, beispielsweise Rötung und starkes Tränen der Augen, verschwommene Sicht, ein hängendes Augenlid, starke Speichelproduktion und eine ständig »laufende« Nase (Simons, Travell & Simons 1999/2002, S. 327–329). Triggerpunkte in der Halsmuskulatur können Be-

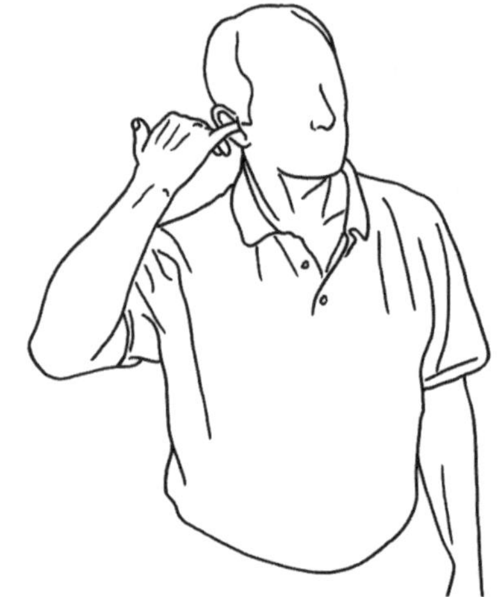

Abb. 3.23 Jucken tief im Ohr, verursacht durch einen Triggerpunkt im Kaumuskel

nommenheit, Gleichgewichtsstörungen, chronischen Husten, Nebenhöhlenverstopfung und chronischen Fluß von Sekret aus den Nebenhöhlen verursachen. Verstopfung der Ohren und eine Art ständigen Zuckens oder Klopfens im Ohr können durch Triggerpunkte in den Kaumuskeln *(M. masseter)* des Kiefers hervorgerufen werden. Die gleichen Triggerpunkte verursachen auch ein Jucken tief im Ohr, an einer Stelle, die man mit den Fingern nicht erreichen kann (Abb. 3.23). Allerdings läßt sich dieses lästige Jucken durch Massieren eines Triggerpunkts im Kaumuskel unmittelbar vor dem Ohrläppchen ziemlich schnell beheben.

Das autonome Nervensystem hat Einfluß auf den gesamten Körper, und die autonomen Effekte von Triggerpunkten sind fast ebenso weit verbreitet. Triggerpunkte im Bauchbereich beispielsweise können Übelkeit, Erbrechen und chronischen Durchfall hervorrufen. Triggerpunkte im Brustmuskel können eine Erektion der Brustwarze verursachen und diese überempfindlich machen. Erstaunlicherweise kann ein Triggerpunkt vorne auf dem Brustkorb Herzrhythmusstörungen auslösen. Und es gibt sogar Triggerpunkte, die starkes Schwitzen und Gänsehaut verursachen können (Simons, Travell & Simons 1999/2002, S. 21f.).

Die Erklärung für all diese merkwürdigen Phänomene könnte einfach sein, daß Muskeln, in denen Triggerpunkte entstanden sind, Nerven und Blutgefäße abdrücken, welche die Bereiche, in denen die Störung auftritt, versorgen. Achten Sie deshalb auf eventuelle Verbindungen zwischen autonomen Symptomen und Ihrem Schulterproblem. Sollte sich herausstellen, daß Triggerpunkte in Ihren Nackenmuskeln irgendwie zur Entstehung Ihrer Schulterschmerzen beitragen, könnten Sie feststellen, daß diese Punkte auch einige autonome Symptome verursachen.

Wie Triggerpunkte entstehen

Die meisten Aktivitäten und Ereignisse, durch die myofasziale Triggerpunkte entstehen, sind naheliegend und plausibel: Unfälle, Stürze, Muskelzerrungen und die unendlich vielfältigen Varianten muskulärer Überanstrengung. Beispielsweise ist bekannt, daß eine einmalige Überlastung zu schwer erträglichen Schmerzen führen kann, die länger anhalten, als die betreffende Aktivität selbst dauert. Wahrscheinlich haben Sie einmal etwas zu Schweres gehoben oder unverhältnismäßig viel getragen oder aus falschem Ehrgeiz im untrainierten Zustand zu stark trainiert. Oder Sie haben sich bei irgendeiner Gelegenheit zu lange oder zu intensiv einer ungewohnten Art von Arbeit gewidmet.

All dies kann für Ihre Schultern problematisch sein. Selbst wenn Sie genau wissen, wann und wie das Problem entstanden ist, empfiehlt sich eine gründlichere Beschäftigung damit, um es künftig vermeiden zu können. Das ist besonders wichtig, wenn Ihre Schulter noch nicht geschädigt ist. Allerdings brauchen Sie eine Aktivität oder einen Sport, die oder der Sie in Schwierigkeiten gebracht hat, künftig auch nicht unbedingt generell zu meiden. Vielleicht haben Sie einfach einen ungewöhnlichen Faktor übersehen. Wichtig ist, daß Sie sich darüber klar werden, welche Muskeln bei einer bestimmten Aktivität gefährdet sind, und daß Sie dann bereit sind, beim ersten Anzeichen von Schmerz die Triggerpunkte in diesen Muskeln zu behandeln. Wenn Sie sich selbst eine Triggerpunktmassage geben können, verschafft Ihnen dies in Ihrem ganzen weiteren Leben einen wunderbaren Vorteil. Sie können dann Probleme beheben, bevor sie sich zu nicht mehr beeinflußbaren Zuständen auswachsen.

Vermeidbare Muskelüberbeanspruchung

Die Schulter hat die wichtige Aufgabe, als solide Basis für alle Aktivitäten der Arme und Hände zu fungieren. Bei fast allem, was wir tun, greifen unsere Hände in eine bestimmte Richtung, während wir eine Kraft anwenden oder ein Gewicht heben. Die Schultermuskeln müssen sich ständig zusammenziehen und im angespannten Zustand verharren, damit Arme und Hände in einer Position bleiben, die ihre jeweilige Aufgabe erfordert. Sie selbst können dafür sorgen, daß Ihre Schultermuskeln effizient und sicher arbeiten, oder Ihr Verhalten kann bewirken, daß sie ihre Aktivitäten ineffizient ausführen.

Die Arbeitswelt

Schmerzen, die durch ständige Überlastung von Muskeln in der Arbeitssituation entstehen, sind heutzutage so verbreitet und allgegenwärtig, daß man dafür eine Reihe imposanter Bezeichnungen erfunden hat. Wenn Ihre Schulterprobleme durch Ihren Beruf bedingt sind, hat man bei Ihnen wahrscheinlich ein Überlastungssyndrom, eine Verletzung infolge repetitiver Bewegungen bzw. Belastungen, eine kumulative Traumastörung oder eine berufsbedingte Myalgie diagnostiziert. Alle diese Begriffe sehen auf einem Versicherungsantrag sehr eindrucksvoll aus, aber keiner bedeutet etwas anderes, als daß Sie den Fehler gemacht haben, eine Muskelgruppe zu überlasten, die nun ihren Tribut fordert.

Es ist wichtig, sich eine Arbeitssituation, in der Schmerzen entstehen, kritisch anzuschauen. Obwohl es relativ leicht ist, Triggerpunkte zu behandeln, wenn man versteht, was es damit auf sich hat, können diese auch schnell erneut auftreten, wenn man nichts an den Bedingungen, durch die sie entstanden sind, verändert. Man kann diesbezüglich viele Aspekte des Verhaltens bei der Arbeit untersuchen, aber in jedem Fall geht es dabei letztlich um Bewegungsökonomie und um die effiziente Nutzung von Energie. Unbedachte Körperhaltungen beispielsweise sind eine grundlegende Ursache jener dysfunktionalen Nutzung des Körpers und der ineffizienten Bewegungen, die zu muskulären Überlastungen führen können. Wenn Ihnen beispielsweise das Arbeiten mit hochgezogenen und angespannten Schultern als so normal erscheint, daß Sie den ganzen Tag in dieser Haltung verbringen, ohne auch nur einen Moment darüber nachzudenken, kann dies eine entscheidende Ursache der Entstehung einer repetitiven Überlastung sein (Abb. 3.24).

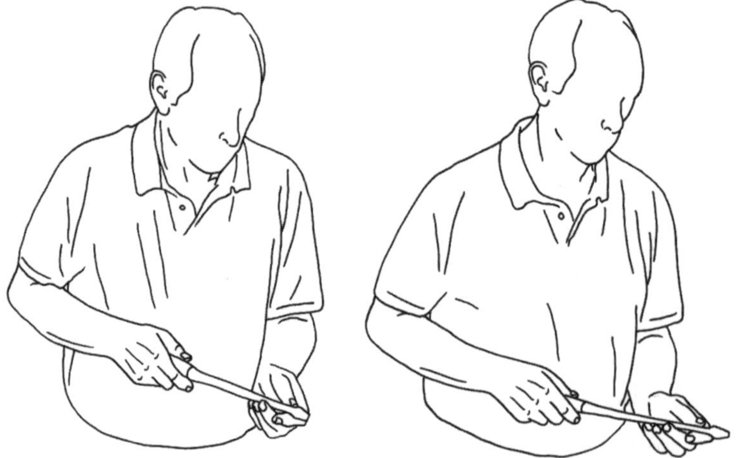

Abb. 3.24 Der Mann links ist bei seiner Arbeit im Oberrücken, in den Schultern und im Halsbereich übermäßig angespannt. Der Mann rechts richtet einen Teil seiner Aufmerksamkeit darauf, diese Bereiche entspannt zu halten.

In Ihrer eigenen Arbeitssituation können Sie durch Ihr Verhalten viel Gutes für sich selbst tun, ganz gleich, womit Sie aufgrund der äußeren Gegebenheiten und der Anforderungen Ihrer Vorgesetzten fertig werden müssen. Halten Sie ständig nach Möglichkeiten Ausschau, Ihr Werkzeug und das Material, das Sie verarbeiten müssen, so bereitzulegen, daß unnötige Überlastungen wann immer möglich vermieden werden. Achtsamkeit kann in dieser Hinsicht erheblich zur Verhinderung muskulärer Überlastung beitragen.

Ein wunderbares Beispiel hierfür ist der Computer, der heute ganz generell als eine der wichtigsten Ursachen für Überlastung durch repetitive Bewegungen angesehen wird. Es gibt zwar viele ergonomische Empfehlungen für die Computerarbeit, die auch geradezu allgegenwärtig sind, aber sie werden in der Regel ignoriert, insbesondere wenn die betreffenden Menschen generell Regeln, deren Einhaltung ihnen von außen nahegelegt wird, negativ gegenüberstehen. Doch das Risiko der Entstehung chronischer Schulterschmerzen ist ein hoher Preis für die Inanspruchnahme der Freiheit, solche Empfehlungen zu ignorieren. Probleme infolge von Überlastung stellen sich in der Regel unbemerkt ein, insbesondere wenn sie auf Einflüsse wie die Arbeit mit einer Computertastatur zurückzuführen sind, die während der Aktivität selbst als harmlos erscheint, weil man nicht das Gefühl hat, sich sonderlich anzustrengen. Oft merken die Betroffenen gar nicht, daß sie sich durch permanente leichte muskuläre Überlastung allmählich eine Schädigung zuziehen, und wahrscheinlich denken sie auch nicht daran, daß durch Tausende von Tastaturanschlägen und Mausklicks, die ihre Finger ununterbrochen und ohne jede Entlastung ausführen, eine massive Schädigung entstehen kann. Nicht einmal beim Graben einer Grube könnten Ihre Muskeln stärker leiden.

Stützen Sie die Ellbögen und Handgelenke ab, um den Armen, dem Hals, dem Oberrücken und den Schultern die Arbeit zu erleichtern. Bringen Sie die Tastatur in eine Position, in der Sie das Gewicht Ihrer Arme nicht vor dem Körper frei halten müssen. Stellen Sie den Monitor Ihres Computers so hoch, daß Sie wirklich aufrecht sitzen können und Ihr Kopf frei auf dem Hals aufliegt, Sie also nicht mit geneigtem Hals und vorhängendem Kopf sitzen müssen (Abb. 3.25 und 3.26).

Die Computermaus ist eine heimtückische Ursache von Beschwerden, und zwar nicht nur in den Fingern und Händen, sondern erstaunlicherweise auch in den Schultern. Wenn die Maus weit rechts von der Tastatur neben dem Ziffernblock steht, zwingt sie den Arm zu einer fast maximalen Außenrotation. Deshalb muß der Untergrätenmuskel bei jeder Betätigung der Maus kontrahieren, was sich im Laufe eines Tages zu einer ziemlich starken Muskelüberlastung addiert. Und ein überlasteter Untergrätenmuskel erzeugt Schmerzen auf der Vorderseite der Schulter. Falls Sie in diesem Bereich chronische Schmerzen haben, könnte eine Maus für Linkshänder Ihr

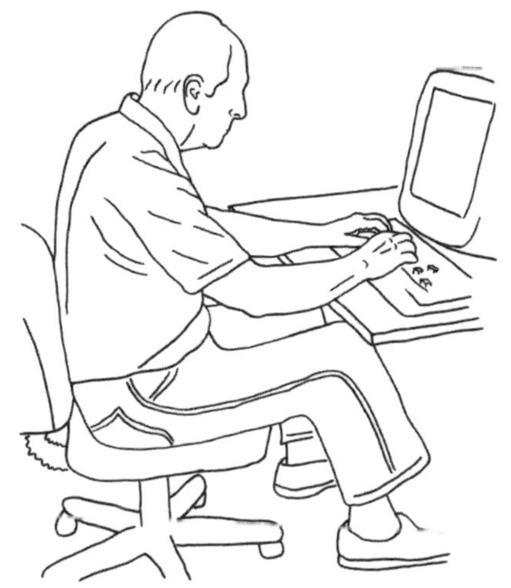

Abb. 3.25 Muskelüberlastung durch Computerarbeit infolge von Muskelverspannung in den Schultern, im Halsbereich, im Oberrücken und im Bauchbereich.

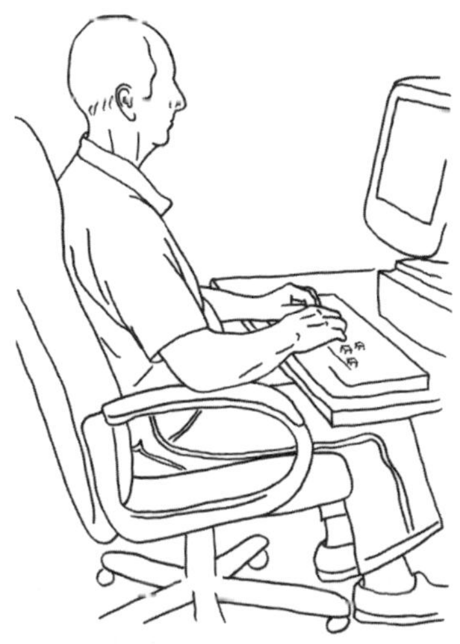

Abb. 3.26 Eine gute aufrechte Haltung am Computer, mit abgestützten Ellbogen und erhöhter Position des Monitors

Problem lösen. Linkshänder haben in dieser Hinsicht den Vorteil, daß sie ihren Arm nicht so weit zur Seite führen müssen, um die Maus linkshändig zu benutzen und ihre rechte Schulter zu entlasten.

Ein Touchpad anstelle einer Maus ist in ergonomischer Hinsicht eine noch bessere Lösung, weil man nur leicht auf das Pad tippen muß, um einen Klick auszuführen, statt immer wieder die Finger- und Unterarmmuskeln zu kontrahieren.

Jedes zu lange Verharren in einer bestimmten Position, auch wenn Sie diese als bequem empfinden, ist für die Muskeln gefährlich. Eine statische Haltung begünstigt die Entstehung von Triggerpunkten, weil sie die Blutzirkulation behindert. Muskeln benötigen ein gewisses Maß an Kontraktion und Entspannung, um gesund zu bleiben. Viele Arbeitsprozesse sind ihrem Wesen nach statisch, und das gilt insbesondere für diejenigen, die im Sitzen an einem Schreibtisch stattfinden. Leider vermittelt sitzende oder körperlich inaktive Arbeit den Eindruck, sie sei leicht und alles andere als anstrengend. Tatsächlich ist es eher genau umgekehrt: Sitzende Tätigkeit kann uns einem hohen Maß an subtiler körperlicher Belastung aussetzen, ohne daß wir es merken.

Allerdings kann eine körperlich sehr belastende Arbeit ebenso gefährlich sein wie Arbeit im Sitzen. Intensität kennzeichnet den Arbeitsstil sogenannter Typ-A-Persönlichkeiten, die jede Arbeit als unglaublich wichtig ansehen und ständig denken, sie müßten alles, was sie tun, extrem gut machen und so schnell wie möglich erledigen. Typ-A-Persönlichkeiten arbeiten, als ginge es ständig um alles oder nichts. Wenn Sie zu dieser Sorte von Menschen gehören, sollten Sie sich ganz bewußt vornehmen, gegen die Intensität anzukämpfen. Üben Sie sich darin, weniger angespannt zu arbeiten. Fühlen Sie sich während der Arbeit in Ihre Muskeln ein, machen Sie sich unnötige muskuläre Anspannung bewußt, und stellen Sie fest, welche Aspekte Ihrer Arbeit die Neigung zu solcher Anspannung verstärken. Wenn Sie sich darum bemühen, können Sie lernen, gezielt die Muskeln zu entspannen, die Sie für Ihre momentane Aufgabe eigentlich nicht brauchen.

Es gibt fast immer eine ruhigere, langsamere und letztlich auch effizientere Art, etwas zu tun, wenn Sie innehalten und darüber nachdenken. Mangel an Engagement, solche Verbesserungen zu realisieren, kann das größte Hindernis sein, wenn Sie repetitive Überlastung und Überanstrengung von Muskeln am Arbeitsplatz vermeiden wollen. Die erforderlichen Veränderungen sind nicht unbedingt groß. Schon kleine Modifikationen können eine gewaltige Wirkung haben.

Janet Travell hatte einen großartigen Tipp für Hausarbeit, der sich bei fast jeder Art von Aktivität umsetzen ließ. Sie empfahl, Hausarbeit in kleine Einheiten zu unterteilen, also nie besonders lange an einer Aufgabe zu arbeiten. Sie hielt es für besser, ein wenig an einer Sache zu arbeiten, dann eine Weile etwas anderes zu tun und anschließend wieder auf die erste Arbeit zurückzukommen. Wenn man diese Methode anwendet, kommt man zu jeder Arbeit nach einer Art Mini-Pause erfrischt zurück, statt unverhältnismäßig lange in einer verkrampften Haltung zu verharren. Diese kleine Veränderung des Arbeitsstils kann Ihnen viel dauerhaften Ärger ersparen.

Muskelüberlastung im Sport

Die heute überall entstehenden Kliniken für die Behandlung von Sportverletzungen sollten uns allen zu denken geben, was die realen Belastungen sportlicher Aktivität angeht. Menschen, die sich sportlichen Aktivitäten widmen, wissen oft nur wenig darüber, wie ihre Muskeln arbeiten. Deshalb erkennen sie Anzeichen für Verletzungsgefahren oft nicht so rechtzeitig, daß sie eine Verletzung noch verhindern könnten. Wenn Sie sich hingegen der Existenz von Triggerpunkten im Augenblick ihrer Entstehung bewußt werden, können Sie sie behandeln, Ihren Sport weiter betreiben und den Aufenthalt in Spezialkliniken für Sportverletzungen so vermeiden.

Bestimmte Sportarten verursachen bestimmte Verletzungen durch Muskelüberlastung. Beim Tennisspiel beispielsweise kommt es sowohl zur maximalen Kontraktion als auch zur maximalen Streckung aller Schultermuskeln. Dabei kann der Untergrätenmuskel *(M. infraspinatus)* leicht überdehnt werden, wenn Sie einen Rückhandschlag ausführen, oder es kann zu einer übermäßigen Kontraktion kommen, wenn Sie den Arm zurückziehen, um einen Vorhandschlag vorzubereiten (Abb. 3.27 und 3.28). Der Aufschlag und der Vorhandschlag können den Unterschulterblattmuskel *(M. subscapularis)* überlasten. Untergrätenmuskel und Unterschulterblattmuskel, die bei der Entstehung von Schultersteife wichtige Rollen spielen, werden bei allen Sportarten, bei denen Schläger benutzt werden – ob Badminton, Lacrosse, Tischtennis und sogar beim Handball, bei dem Hände und Arme ähnlich wie ein Schläger benutzt werden –, erheblichen Belastungen ausgesetzt.

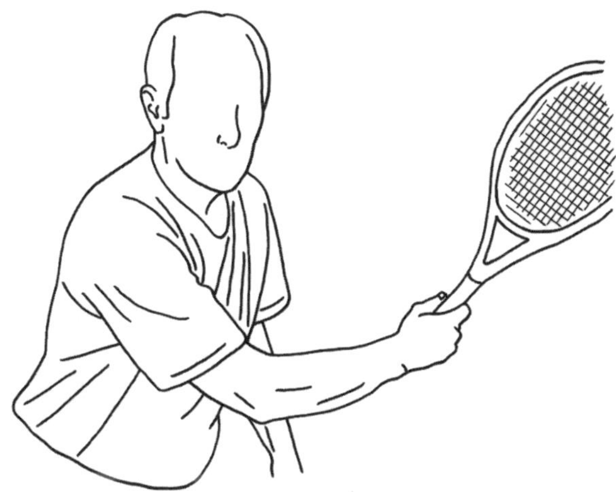

Abb. 3.27 Der Rückhandschlag beim Tennis kann den rückwärtigen Teil des *M. deltoideus*, den Untergrätenmuskel und den kleinen Rundmuskel *(M. teres minor)* überdehnen.

Noch einige andere Muskeln werden beim Tennis gefährdet, insbesondere der Obergrätenmuskel *(M. supraspinatus)*, der sich bei diesem Sport fast ständig im Zustand der Kontraktion befindet, weil er für das Heben des Arms sehr wichtig ist. Auch die Handstreckermuskeln im Unterarm können leicht überlastet werden, einfach aufgrund des Gewichts, das durch den Schläger und die Hebelwirkung auf das Handgelenk einwirkt. Triggerpunkte in der Nähe des Ellbogens in den Handstreckern sind die primäre Ursache von Schmerzen, die allgemein unter dem Namen Tennisellbogen bekannt sind.

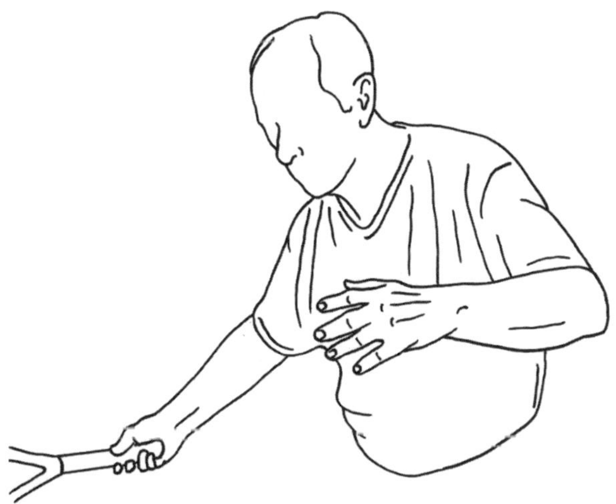

Abb. 3.28 Der Vorhandschlag beim Tennis kann den Unterschulterblattmuskel *(M. subscapularis)* sowohl überkontrahieren als auch überdehnen.

In jeder Sportart, in der in irgendeiner Form Würfe stattfinden – beispielsweise beim Basketball, Baseball, Softball, Fußball, Football, Kugelstoßen, Diskuswerfen oder Speerwerfen –, können die Schultermuskeln hinsichtlich ihrer Kraft und Ausdauer leicht überanstrengt werden. Ihre Funktion ist bei allen Arten von Würfen über Schulterhöhe prinzipiell die gleiche (siehe Abb. 3.29, 3.30 und 3.31).

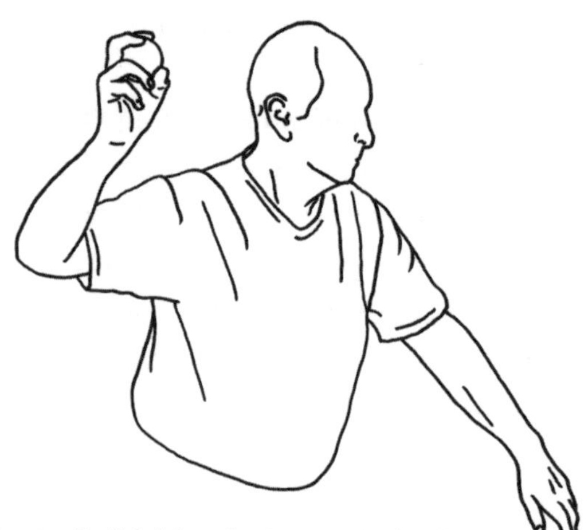

Abb. 3.29 Zurückziehen des Arms zur Vorbereitung auf einen Ballwurf kann den Unterschulterblattmuskel *(M. subscapularis)* und den großen Brustmuskel *(M. pectoralis major)* überdehnen.

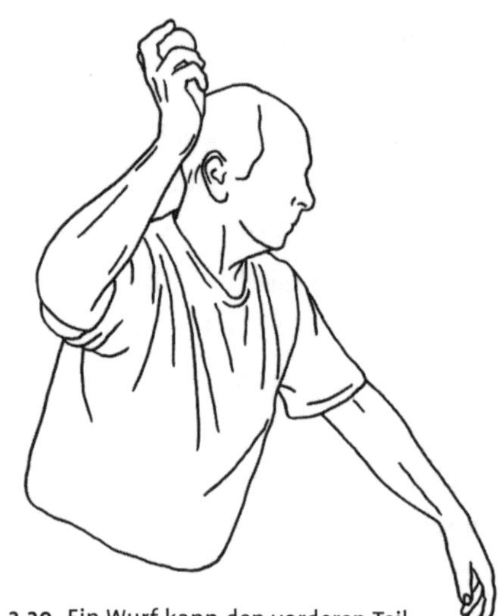

Abb. 3.30 Ein Wurf kann den vorderen Teil des Deltamuskels, den großen Brustmuskel und den Unterschulterblattmuskel übermäßig kontrahieren.

Welchen Sport Sie auch bevorzugen mögen – ob Golf, Bowling, Frisbee, Wandern, Klettern, Schlittschuhlaufen, Hockey, Ringen oder Laufen –, alle bergen für bestimmte Muskelgruppen Gefahren. Frisbee, angeblich die am wenigsten belastende unter den Sportarten, bei denen der Unterarm eine wichtige Rolle spielt, kann leicht die für die Außenrotation des Arms zuständigen Muskeln überlasten (Abb. 3.32 und 3.33). Die schnelle seitliche Bewegung des Handgelenks beim Loslassen der Frisbee-Scheibe kann zu einer Überlastung der Handstreckermuskeln im Unterarm führen und einen Tennisellbogen produzieren.

Golf ist sehr belastend für die Muskeln beider Schultern, weil diese Sportart eine maximale Streckung und Kontraktion der Brustmuskeln, des Deltamuskels, der Rautenmuskeln *(M. rhomboidei)* und aller Muskeln der Rotatorenmanschette erfordert (Abb. 3.34 und 3.35). Triggerpunkte in all diesen Muskeln können die Koordination stark beeinträchtigen. Nur wenige Golfer, ganz gleich, ob Amateure oder Profis, sind sich über die negativen Auswirkungen von Triggerpunkten auf ihr Spiel im klaren. Wenn Sie lernen, diese richtig zu behandeln, hilft Ihnen dies, Ihren Sport weiter auszuüben oder sogar Ihre Punktzahl zu verbessern.

Abb. 3.31 Wenn der Wurf abgeschlossen wird, befinden sich der vordere Teil des Deltamuskels, der Unterschulterblattmuskel und der große Brustmuskel im Zustand maximaler Kontraktion.

Unabhängig davon, welche Sportart Sie bevorzugen, ist es in jedem Fall sinnvoll, sich darüber zu informieren, welche Muskeln dabei am stärksten beansprucht werden. Besondere Aufmerksamkeit sollte man den Muskeln schenken, die bei einer Sportart maximal gestreckt werden. Wenn Sie dies wissen, können Sie diese Muskeln beim Sport im Blick behalten und im Falle

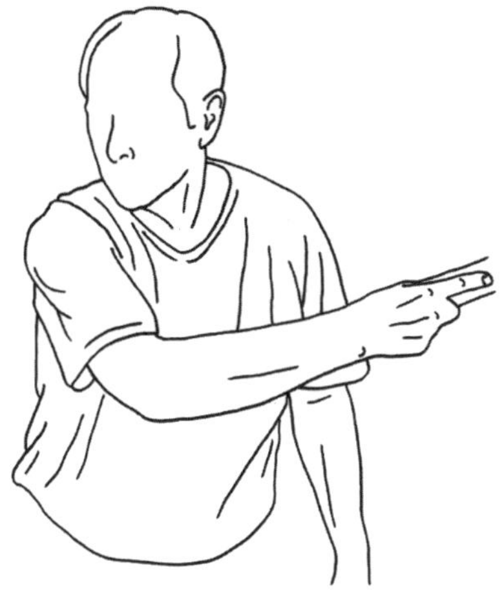

Abb. 3.32 Das Werfen eines Frisbee kann den Bizeps, den großen Brustmuskel, den vorderen Teil des Deltamuskels, den Obergrätenmuskel und den Unterschulterblattmuskel überlasten.

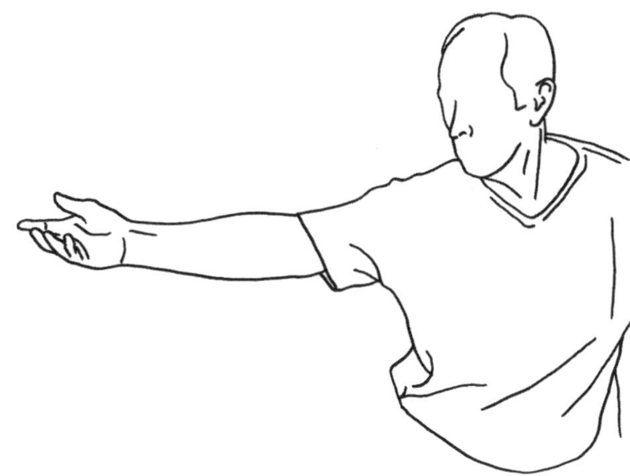

Abb. 3.33 Ein besonders fester Frisbee-Wurf kann zu einer übermäßigen Kontraktion des Untergrätenmuskels, des kleinen Rundmuskels *(M. teres minor)*, des hinteren Teils des Deltamuskels, des Obergrätenmuskels, des Trapezius und der Rautenmuskeln führen.

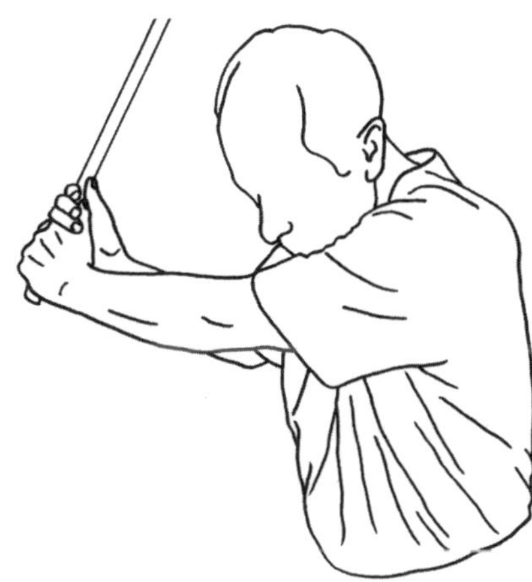

Abb. 3.34 Der Rückschwung beim Golf kann fast alle Muskeln in beiden Schultern entweder übermäßig kontrahieren oder überdehnen.

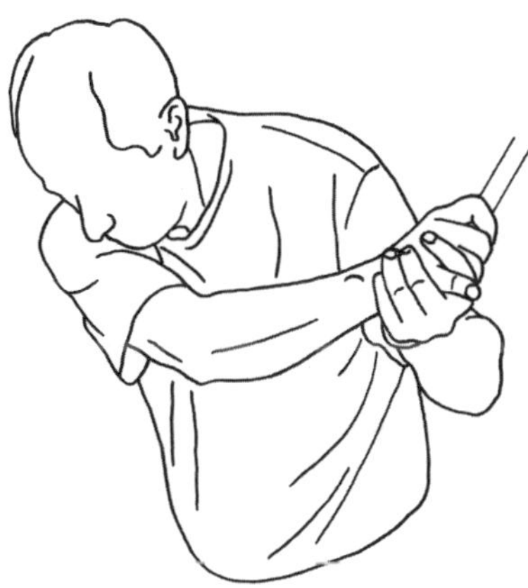

Abb. 3.35 Die Muskeln, die sich beim Rückschwung strecken mußten, müssen sich nun kontrahieren, und diejenigen, die zuvor kontrahiert wurden, müssen sich nun strecken.

einer Überlastung Ihre Triggerpunkte massieren. Besonders empfindliche Muskeln sollte man sowohl vor als auch nach dem Sport behandeln. Eine Triggerpunktmassage ist wirksamer als Dehnen, weil sie direkt zur Wurzel des Problems vorstößt.

Schwimmen ist ein Beispiel dafür, wie heimtückisch schädlich Sport sein kann. Man könnte meinen, dies sei eine der ungefährlichsten und gesündesten unter allen sportlichen Aktivitäten, aber in Wahrheit ist Schwimmen für die Schultermuskulatur sehr belastend. Beim Kraulen beispielsweise müssen die beiden Unterschulterblattmuskeln sehr viel Kraft entwickeln, um den Körper vorwärtszuziehen. Das Kraulen bringt diese Muskeln sogar in zweifacher Hinsicht in Schwierigkeiten, weil sie in eine fast maximale Streckung versetzt werden, wenn man den Arm nach vorn bewegt, um mit einem Kraulschlag zu beginnen (Abb. 3.36). Wenn Sie diese Muskeln überlasten und es versäumen, dadurch entstehende Triggerpunkte zu behandeln, kann Schultersteife entstehen.

Triggerpunkte im Unterschulterblattmuskel erzeugen auf der Rückseite der Schulter einen tief sitzenden Schmerz. Außerdem beeinträchtigen sie die Fähigkeit des Muskels, sich zu strecken, was es schwierig macht, nach oben oder hinter den eigenen Rücken zu greifen. Bilden sich im Unterschulterblattmuskel Triggerpunkte, verschlimmert fast jede Armbewegung das Problem.

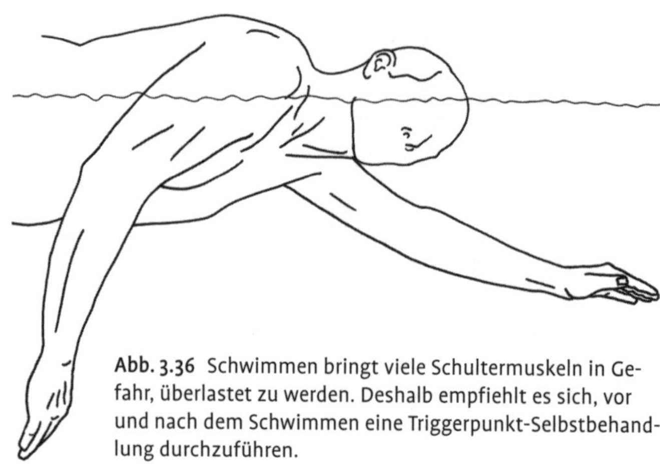

Abb. 3.36 Schwimmen bringt viele Schultermuskeln in Gefahr, überlastet zu werden. Deshalb empfiehlt es sich, vor und nach dem Schwimmen eine Triggerpunkt-Selbstbehandlung durchzuführen.

Engagierte Sportler führen präventiv regelmäßig und sehr gründlich Dehnübungen aus. Allerdings können besonders ambitionierte Dehnprogramme auch Triggerpunkte erzeugen. Deshalb ist es möglicherweise besser, sich selbst regelmäßig Triggerpunktmassagen zu geben, um myofasziale Verletzungen sowohl zu behandeln als auch erst gar nicht entstehen zu lassen. Denken Sie daran, daß Muskeln mit Triggerpunkten anfälliger für Zerrungen sind, weil sie sich gegen Dehnung aktiv zur Wehr setzen. Wenn Sie vom Wert von Dehnübungen überzeugt sind, sollten Sie diese besser erst ausführen, nachdem Sie Ihre Triggerpunkte behandelt haben.

Körpertraining ist eine der klassischen Ursachen für myofasziale Triggerpunkte, die entstehen, wenn es übertrieben oder nicht sachgerecht durchgeführt wird. Noch stärker zu trainieren, weil man hofft, auf diese Weise Triggerpunkte heilen zu können – indem man »durch den Schmerz hindurchgeht« –, ist nicht zu empfehlen. Bei Muskelkater mag dies eine nützliche Strategie sein, aber bei Triggerpunkten ist dies nicht der Fall. Wenn Sie zwischen durch Triggerpunkte verursachten Schmerzen und Muskelkater unterscheiden wollen, müssen Sie nach Triggerpunkten suchen. Die Druckempfindlichkeit eines Triggerpunktes beschränkt sich auf einen ganz bestimmten Punkt im Muskel. Bei trainingsbedingtem Muskelkater hingegen schmerzt der ganze Muskel oder das betroffene Körperglied insgesamt.

Andere vermeidbare Arten von Muskelüberlastung

Abgesehen von unbedachten muskulären Überlastungen bei der Arbeit und beim Spiel gibt es eine riesige Zahl weniger bekannter Arten, die Muskeln dysfunktional zu benutzen und dadurch Triggerpunkte zu erzeugen. Zu allererst sind natürlich Untrainiertheit und Übergewicht sehr häufig die Gründe für eine Überlastung von Muskeln und für die Entstehung von Triggerpunkten. Falls Ihr Körper völlig untrainiert ist und Sie schwer sind, haben Sie vielleicht das Gefühl, das Letzte, was Sie bräuchten, sei noch ein Vortrag über Gesundheit. Allerdings sollten Sie sich darüber im klaren sein, daß es sehr schwierig sein kann, Triggerpunkte wirksam zu behandeln, wenn dicke Fettschichten im Weg sind. Geht das über ein bestimmtes Maß hinaus, können Sie die Triggerpunkte womöglich nicht einmal finden. Starkes Übergewicht kann Ihre Möglichkeiten, Ihre Schulterprobleme zu lösen und Ihre Schmerzen zu lindern, erheblich einschränken.

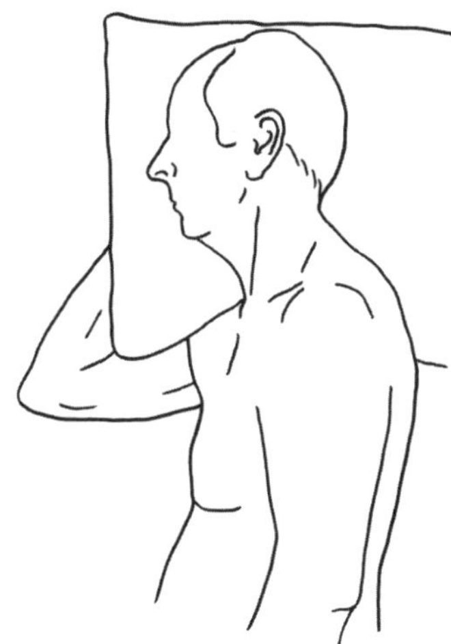

Abb. 3.37 Mit einem Arm unter dem Kopfkissen zu schlafen fördert die Entstehung von Triggerpunkten, weil dadurch der Untergrätenmuskel dauerhaft verkürzt wird.

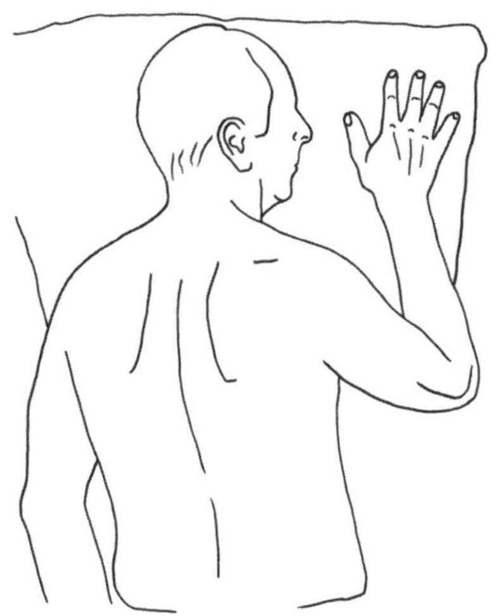

Abb. 3.38 Mit aufwärts gerichtetem Arm in Bauchlage zu schlafen, fördert Triggerpunkte im Untergrätenmuskel.

Wenn Sie mit einem Trainingsprogramm beginnen, müssen Sie sich darüber im klaren sein, daß übertriebenes Körpertraining auch Schaden anrichten kann. Selbst angeblich ungefährliche Aktivitäten wie sanfte aerobische Übungen und Yoga können Triggerpunkte und Myofaszialschmerzen verstärken. Wenn Sie schon Schulterschmerzen haben, und insbesondere wenn Sie bereits unter Schultersteife leiden, sollten Sie sich um Ihre Triggerpunkte kümmern, bevor Sie mit einem umfassenden Training beginnen.

Welche anderen Einflüsse können Triggerpunkte fördern? Beispielsweise ungünstige Schlafpositionen, und insbesondere solche, bei denen ein Muskel oder eine Muskelgruppe stundenlang in einer verkürzten Position verharrt. Der Schmerz, den Sie beim Aufwachen spüren, kann Ihnen Aufschluß darüber geben, welchen Muskel Sie durch diese Position überlasten. Schmerzen auf der Vorderseite der Schulter beispielsweise können anzeigen, daß Sie Ihren Arm zu lange in extremer Außenrotation verharren lassen, mit der Folge, daß der Untergrätenmuskel dauerhaft verkürzt wird (Abb. 3.37 und 3.38). Dieses schwerwiegende Problem verdient es, daß man sich für die Suche nach einer Antwort genügend Zeit nimmt. Vielleicht müssen Sie liebgewonnene Schlafgewohnheiten ändern; glücklicherweise dauert es in der Regel nur etwa drei Tage, sich eine alte Gewohnheit abzugewöhnen und eine neue zu entwickeln. Und ziemlich sicher ist, daß Sie die neue Gewohnheit mehr mögen werden als die alte.

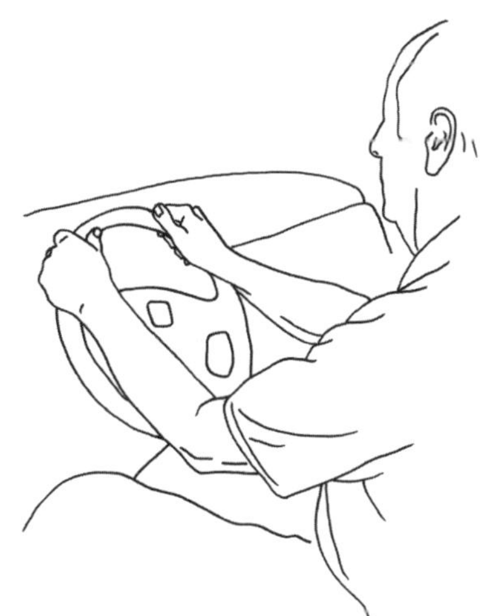

Abb. 3.39 Wenn Sie beim Autofahren die Hände oben auf das Lenkrad legen, können Sie den vorderen Teil des Deltamuskels, den Obergrätenmuskel und den Untergrätenmuskel überlasten.

Langes Sitzen vor dem Fernseher und langes Autofahren bringen Sie in jedem Fall in Gefahr, weil bestimmte Muskeln dadurch zur Bewegungslosigkeit gezwungen werden. Immobilität und Inaktivität fördern generell die Entstehung von Triggerpunkten.

Autofahren kann außerdem die Muskeln der beiden Unterschenkel überlasten, selbst wenn Sie nichts weiter tun, als das Gas- und das Bremspedal zu benutzen. Falls Ihr Auto einen Geschwindigkeitsregler (Tempomat) hat, sollten Sie diesen wann immer möglich benutzen, um derartige Probleme zu meiden. Aber auch dann bleiben lange Autofahrten eine starke Belastung für die Schultermuskulatur, weil sie ständig kontrahiert bleibt, wenn die Hände das Lenkrad oben halten (Abb. 3.39). Besonders gefährdet werden dadurch der vordere Teil des Deltamuskels *(M. deltoideus anterior)*, der Ober- und Untergrätenmuskel *(M. supraspinatus* und *M. infraspinatus)* und der Trapezius. Triggerpunkte in diesen Muskeln verursachen besonders oft Schulter- und Nackenschmerzen, und Triggerpunkte im Trapezius können außerdem Spannungskopfschmerzen hervorrufen.

Greifen Sie im Auto häufig nach hinten in Richtung Rücksitz? Dies wirkt sich besonders nachteilig aus, weil es zu Verkrampfungen der Rotatorenmuskeln führt, der empfindlichsten Muskeln im gesamten Schulterbereich. Daß diese Muskeln überlastet sind, merken Sie an Schmerzen des Arms in unterschiedlichen Bereichen, je nachdem, ob er sich im Zustand der Außen- oder der Innenrotation befindet. Wenn Sie im Auto einen Arm in Richtung Rücksitz strecken, kontrahieren Sie wahrscheinlich entweder den Unterschulterblattmuskel oder den Untergrätenmuskel stark (Abb. 3.40 und 3.41). Bei vielen Menschen entsteht durch genau diese Bewegung Schultersteife.

Wie sieht es mit Hobbys, Hausarbeiten und anderen Alltagsaktivitäten aus? Untersuchen Sie alle diese Aktivitäten so, wie Sie Ihre ergonomische Situation am Arbeitsplatz oder Ihr Verhalten beim Golfspiel prüfen würden. Auch wenn Ihr Hund beim Ausführen ständig an der Leine zerrt, kann das Ihre Schultermuskeln überlasten. Viele Menschen entwickeln wegen so trivialer Dinge Schultersteife. Ihre Schulter leidet so lange unter der mangelnden Selbstkontrolle Ihres Hundes, bis Sie die Initiative ergreifen und eine Lösung finden.

Wie Sie sehen, können sehr simple und banale Dinge zur Entstehung von Schulterproblemen führen. Jede regelmäßige oder gewohnheitsmäßige Aktivität kann in vielerlei Hinsicht die Muskulatur überlasten. Machen Sie sich einmal bewußt, wie Sie mit einem Staubsauber umgehen, bügeln, Schnee schaufeln, den Rasenmäher einschalten, Fenster putzen und wie Sie ein Kind hochheben oder tragen.

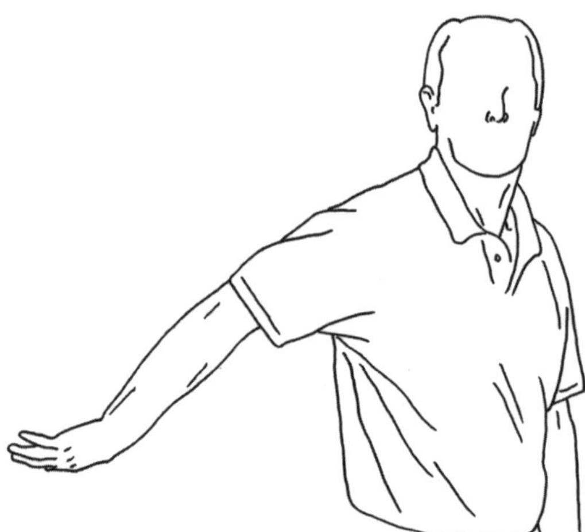

Abb. 3.40 Wenn man den Arm im Zustand maximaler Innenrotation zurückstreckt, kommt es zu einer starken Kontraktion des Unterschulterblattmuskels.

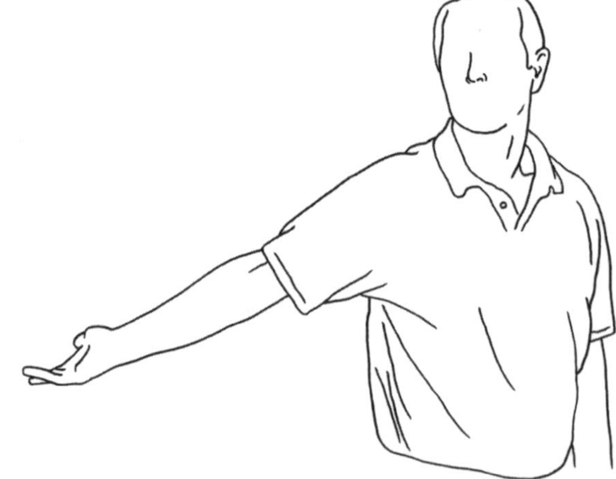

Abb. 3.41 Wenn man den Arm im Zustand maximaler Außenrotation zurückstreckt, kommt es zu einer starken Kontraktion des Untergrätenmuskels.

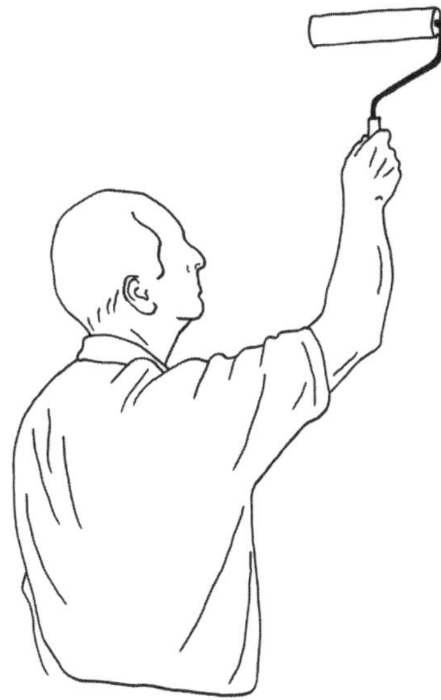

Abb. 3.42 Anstreichen mit der Hand über dem Kopf kann den Obergrätenmuskel, den Trapezius und den Deltamuskel überanstrengen.

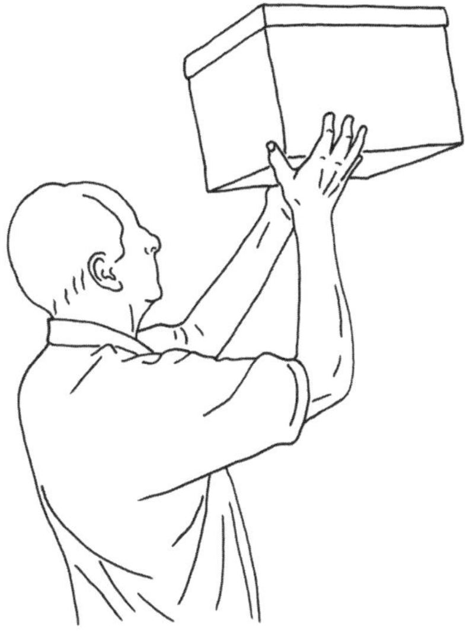

Abb. 3.43 Gewichte über den Kopf zu heben kann den Deltamuskel, den Trapezius und die Rotatorenmuskeln überlasten.

Seien Sie sehr vorsichtig bei Hausarbeiten jeder Art, die es erforderlich machen, längere Zeit mit über den Kopf emporgestreckten Händen zu arbeiten, beispielsweise Anstreichen und Emporheben schwerer Gegenstände (Abb. 3.42 und 3.43). Wie viele Wochenendgärtner bestätigen werden kann stundenlanges Verharren in einer ungewohnten Haltung besonders belastend sein. Wenn Ihr Körpergewicht auf einem Arm lastet, während Sie knien und mit der anderen Hand arbeiten, ist das für den Unterschulterblattmuskel eine starke Belastung (Abb. 3.44). Und meist merken Sie dies erst, wenn es zu spät ist und Sie wegen Triggerpunkten in diesem Muskel unter Schulterschmerzen leiden und Ihre Bewegungsfähigkeit stark eingeschränkt ist.

Unvermeidbare muskuläre Überlastungen

In Muskeln, die bei Unfällen wie Autokarambolagen und Stürzen direkt betroffen sind, entstehen durch die in solchen Situationen unvermeidlichen Überkontraktionen und Überdehnungen mit ziemlicher Sicherheit Triggerpunkte. Daß man einen Sturz durch Ausstrecken eines Arms abzufangen versucht, ist völlig normal, aber der Unterschulterblattmuskel wird dadurch sehr stark kontrahiert, und es entstehen unvermeidlich Triggerpunkte (Abb. 3.45 und 3.46). Bleiben sie unerkannt und unbehandelt, kann Schultersteife die Folge sein.

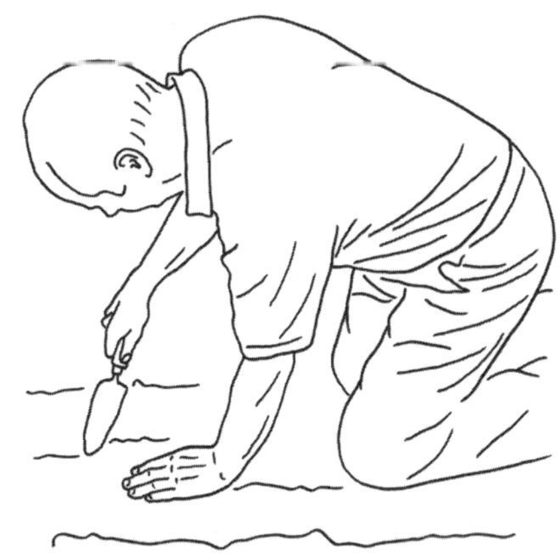

Abb. 3.44 Im Knien das Körpergewicht mit einem Arm abzufangen kann den Unterschulterblattmuskel überlasten.

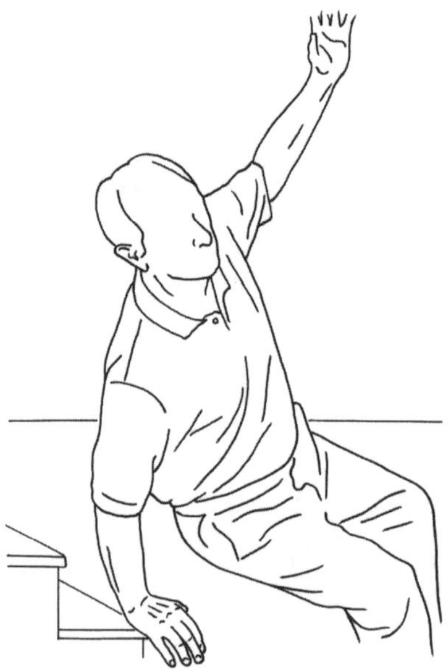

Abb. 3.45 Der Versuch, einen Sturz durch Aufstützen mit einem Arm abzufangen, kann zu einer Überkontraktion des Unterschulterblattmuskels führen.

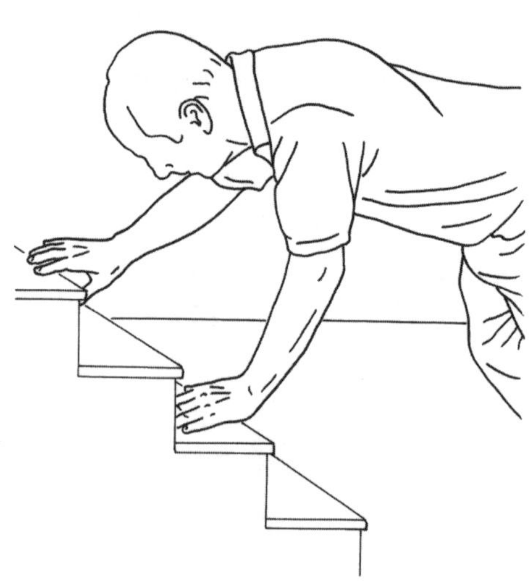

Abb. 3.46 Auch bei einem Sturz nach vorn kann das Abstützen mit den Armen eine Überkontraktion des Unterschulterblattmuskels zur Folge haben.

Myofasziale Triggerpunkte sind eine der Hauptursachen der Schmerzen, die durch ein Schleudertrauma entstehen, obwohl die Triggerpunkte in solchen Fällen leider häufig nicht erkannt und nicht behandelt werden. Auch jede körperliche Verletzung, sei es ein Knochenbruch, eine Muskelzerrung, eine Verstauchung oder eine Ausrenkung, führt mit hoher Wahrscheinlichkeit zur Beeinträchtigung der beteiligten Muskeln. Selbst wenn keine Verletzung zu erkennen ist, sind mit Sicherheit Triggerpunkte entstanden.

Leider sind Ärzte und Physiotherapeuten über die Wirkung myofaszialer Triggerpunkte oft nicht informiert oder tun sie als unwichtig ab. Wird jedoch der Tatsache keine Beachtung geschenkt, daß bei allen physischen Verletzungen unvermeidlich Triggerpunkte entstehen, so werden die Schmerzen dadurch unnötigerweise verlängert, und die vollständige Genesung kann auf unabsehbare Zeit verzögert werden. Schulterschmerzen, die nach Stürzen und Unfällen auftreten, sollte man besondere Aufmerksamkeit schenken, weil Schmerz, der durch unbehandelte Triggerpunkte im Schulterbereich entsteht, oft die Entstehung von Schultersteife ankündigt. Außerdem können Muskelverkürzungen und verringerte Bewegungsfähigkeit infolge der Existenz von Triggerpunkten Sie für schwerwiegende Verletzungen wie Muskel- und Sehnenzerrungen anfällig machen (Simons, Travell & Simons 1999/2002, S. 461f.).

Unvermutete Muskelüberlastungen

Nach Travell und Simons können viele Arten medizinischer Behandlung eine unerkannte Ursache für die Entstehung von Triggerpunkten und Myofaszialschmerzen sein. Dieses Phänomen bezeichnet man als *iatrogenen Schmerz*, was bedeutet, daß der Schmerz durch eine medizinische Behandlung verursacht worden ist.

Beispielsweise werden Triggerpunkte häufig durch das Stillegen von Körperteilen mit Hilfe von Gurten, Schlingen und Gipsverbänden hervorgerufen. Stützverbände, die Bewegungen eines verletzten Arms verhindern, sind als Ursache für die Entstehung von Schultersteife wohlbekannt (Abb. 3.47). Auch Bettruhe nach einem Schlaganfall zwingt die Schultermuskulatur zu längerer Inaktivität. Insofern ist es kaum ein Zufall, daß viele Schlaganfallpatienten auch unter Schultersteife leiden.

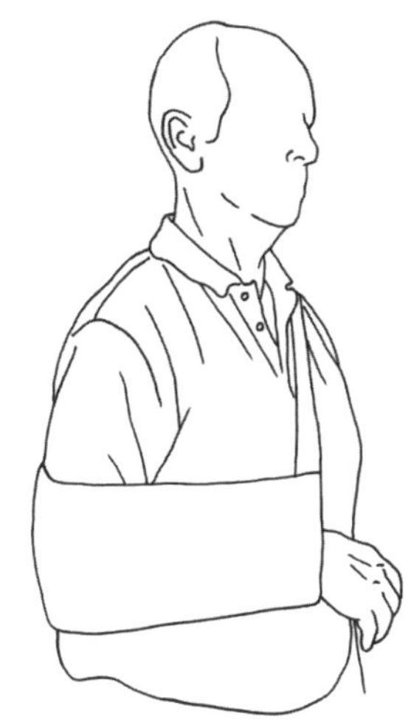

Abb. 3.47 Wenn Sie einen Arm längere Zeit in einer Schlinge tragen, können dadurch Triggerpunkte und manchmal sogar Schultersteife entstehen.

Wenn nach einer chirurgischen Operation ein dauerhafter Schmerz bestehen bleibt, sind die Ursache wahrscheinlich Triggerpunkte in Muskeln, die bei der Operation durchtrennt, überdehnt, gequetscht oder anderweitig traumatisiert wurden. Weil diese Triggerpunkte Schmerzen in Bereiche übertragen können, die vom Ort des Eingriffs weit entfernt sind, beharren Ärzte häufig darauf, den Schmerz an der Stelle seines Auftretens zu behandeln. Sie übersehen dabei die wahre Ursache, die durch die Operation entstandenen Triggerpunkte.

Schon eine Injektion ins Gesäß, insbesondere in den kleinen Gesäßmuskel *(M. glutaeus minimus)*, kann Triggerpunkte erzeugen, die monatelange Ischiasschmerzen zur Folge haben können (Abb. 3.48). Triggerpunkte in diesem Muskel können dauerhafte Unterrückenschmerzen hervorrufen (Abb. 3.49). Und eine Injektion in die Schulter kann Triggerpunkte im Deltamuskel hervorrufen (Abb. 3.50).

Eine Kortisoninjektion in schmerzende Schultergelenke kann zwar scheinbar zu einer Linderung führen, ist aber nicht unbedingt die richtige Behandlung, wenn es sich um Myofaszialschmerzen

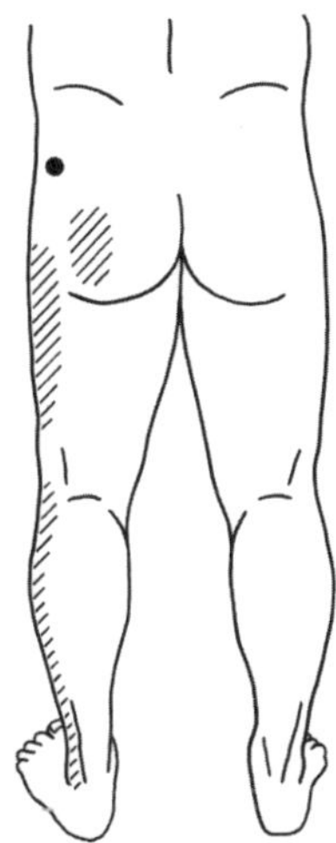

Abb. 3.48 Durch eine Injektion ins Gesäß können Triggerpunkte entstehen, die Ischiasschmerz erzeugen.

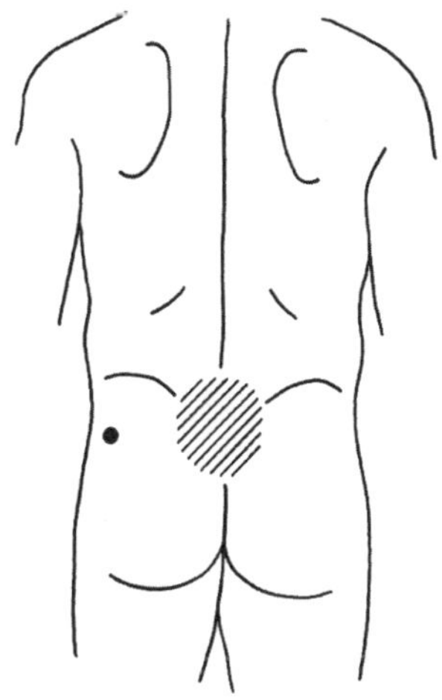

Abb. 3.49 Triggerpunkte, die durch eine Injektion ins Gesäß entstehen, können auch Unterrückenschmerzen hervorrufen.

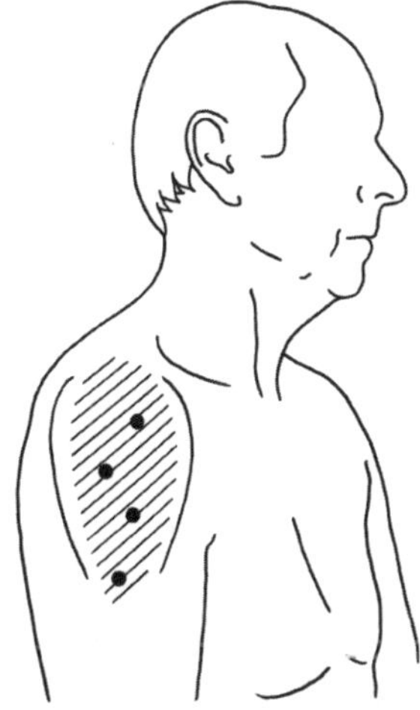

Abb. 3.50 Eine Injektion in den Deltamuskel kann Triggerpunkte erzeugen, die zur Entstehung von Schulterschmerzen führen.

handelt. Das Problem ist, daß die Patienten in solchen Fällen oft glauben, sie seien geheilt, und sich deshalb erneut den gleichen belastenden Aktivitäten widmen, durch welche die Triggerpunkte entstanden sind. Eine Linderung, die durch eine Injektion erreicht wurde, ist ohnehin nicht von Dauer. Bleiben die Triggerpunkte unbehandelt, kehren die Schmerzen in der Regel in voller Stärke zurück, sobald die Kortisonwirkung abgeklungen ist. Außerdem kann der übermäßige Gebrauch von Kortison und anderen Steroiden das Bindegewebe der Muskeln, Bänder und Sehnen stark schädigen und für Zerrungen anfällig machen. Häufig kann dann nur noch ein chirurgischer Eingriff den Schaden beheben. Sie können davon ausgehen, daß ein Arzt, der Schulterschmerzen mit Hilfe von Steroiden zu behandeln versucht, sich nie mit Myofaszialschmerz beschäftigt hat (Simons, Travell & Simons 1999/2002, S. 160).

Immer noch werden Schmerzmedikamente zur Schmerzbekämpfung vorrangig deshalb verwendet, weil Sie von dem, was im Argen liegt, so gut ablenken. Man sollte Schmerzen aber immer als Signal dafür verstehen, daß etwas nicht in Ordnung ist und daß wir unsere Aufmerksamkeit darauf richten sollten. Es reicht nicht aus, den Überbringer der Botschaft mit einer Schmerztablette zu töten und seine Botschaft zu ignorieren. Immer mehr Menschen sorgen sich heute wegen der Nebenwirkungen solcher Mittel, und leider kommt es auch heute noch immer wieder vor, daß die Schädlichkeit verschreibungspflichtiger Medikamente erst bekannt wird, wenn sie schon sehr lange im Handel sind.

Es ist durchaus nicht unangebracht, sich die Frage zu stellen, ob ein Medikament, das gegen Schmerzen, Depression, Angst oder Probleme wie Bluthochdruck verschrieben wird, mehr Schaden anrichtet, als es nützt. Travell und Simons führen Untersuchungen an, aus denen hervorgeht, daß Kalziumantagonisten, die häufig bei Bluthochdruck verschrieben werden, Triggerpunkte zu aktivieren und zu perpetuieren scheinen. Ein Medikament, das Sie wegen Bluthochdruck einnehmen, könnte also Ihre Schulterschmerzen verstärken (Simons, Travell & Simons 1999/2002, S. 77). Dr. Sidney Wolfe nennt in seinem Buch *Worst Pills, Best Pills* (2005) zahlreiche Medikamente, von denen bekannt ist, daß eine ihrer Nebenwirkungen ist, Muskelschmerzen hervorzurufen. Falls Sie verschreibungspflichtige Medikamente einnehmen, sollten Sie sich in jedem Fall die Mühe machen, sich nach wirksamen Alternativheilmethoden umzuschauen und zu prüfen, ob Sie Ihre Lebensweise so verändern können, daß Sie ohne Medikamente auskommen. Die Einnahme von Schmerzmitteln können Sie eventuell überflüssig machen, indem Sie die Selbstbehandlung von Triggerpunkten erlernen.

Triggerpunkte können auch durch emotionale Belastungen, Virusinfektionen, Diabetes, Arthritis, Gelenkdysfunktionen oder Erkrankungen innerer Organe hervorgerufen oder aktiviert werden. Beispiele für innere Krankheiten, die Triggerpunkte verstärken können, sind Angina pectoris, Herzinfarkt, Magengeschwür, Gallensteine, Nierenkrankheiten und Krebs (Simons, Travell & Simons 1999/2002, S. 1013). Viszerosomatische Übertragungsschmerzen, die von inneren Organen auf Muskeln ausstrahlen, führen zur Entstehung von Triggerpunkten in der Übertragungszone. Triggerpunkte, die in Reaktion auf systemische Probleme wie Virusinfektionen, Diabetes und Arthritis entstehen, können auf die Auswirkung solcher Störungen auf den Stoffwechsel in der Muskulatur zurückzuführen sein. Dies ist möglicherweise der Grund dafür, daß Schultersteife bei 20 Prozent aller Diabetiker vorliegt, aber bei nur 5 Prozent aller Nicht-Diabetiker (Kordella 2002, 60–64; Bridgman 1972, 31–69; Caillet 1991, 109).

Was Triggerpunkte bestehen bleiben läßt

Manchmal ist es sehr schwer, Triggerpunkte zu bezwingen. Nach einer gelungenen Deaktivierung stellen Sie fest, daß sie sofort wieder auftauchen. Auch unterschätzen viele den Einfluß perpetuierender Faktoren auf Myofaszialschmerzen sogar dann, wenn sie sich über deren Existenz im klaren sind. Falls Sie das Gefühl haben, daß außer Überlastungen auch andere Faktoren Myofaszialschmerzen beeinflussen, so ist diese wertvolle Intuition nur dann von Nutzen, wenn Sie herausfinden, was sie tatsächlich bedeutet. Verborgene Einflüsse sind in der Regel chemischer Natur und wirken deshalb sehr subtil im ganzen Körper, was es erschwert, sie genau zu lokalisieren.

Travell und Simons sind der Auffassung, die Beeinflussung perpetuierender Faktoren sei der wichtigste Aspekt der Behandlung chronischer Schmerzen, die durch Triggerpunkte verursacht werden. Für den Erfolg einer Triggerpunktbehandlung kann es entscheidend sein, ob die erzielten Fortschritte Bestand haben. Manchmal spielt ein perpetuierender Faktor eine so wichtige Rolle, daß sich Triggerpunkte von selbst auflösen, nachdem man ihn entfernt oder behoben hat. Einige systemische Faktoren, beispielsweise Vitaminmängel, können sogar die direkte Ursache für die Entstehung von Triggerpunkten sein (Simons, Travell & Simons 1999/2002, S. 188–223).

Zu den Umständen, die Schultersteife zu einem so hartnäckigen und dauerhaften Problem machen, zählen Faktoren, die alles andere als offensichtlich sind. Stoffwechselstörungen, genetische Defekte und Störungen des endokrinen Systems können Triggerpunkte ebenso zu einer Dauererscheinung machen wie psychische Probleme und zahlreiche physische Faktoren.

Physische Faktoren

Einige der physischen Faktoren, die Triggerpunkte dauerhaft machen können, sind Fehlhaltungen, arbeitsbedingte körperliche Belastungen, ständig wiederholte Überanstrengungen, mangelndes Körpertraining und angeborene Fehler in der Knochenstruktur. Alle diese Faktoren mit Ausnahme von Abnormitäten der Knochenstruktur können Sie weitgehend beeinflussen; gewöhnlich stehen sie in einer Wechselbeziehung zueinander und basieren auf Gewohnheiten, die Sie sich unbedacht angeeignet haben. Vielleicht ist Ihnen auch nicht ganz klar, wie Ihre Gewohnheiten Ihre Schulterprobleme und andere Arten chronischer Schmerzen verstärken. Auf den nächsten Seiten finden Sie einige Anregungen für eine entsprechende Umgestaltung Ihres Alltags. Vielleicht gelingt es Ihnen mit Hilfe dieser Tips sogar, einige der strukturellen Mängel, die die Natur Ihnen mit auf den Lebensweg gegeben hat, auszugleichen.

Abnorme Knochenstruktur

Einige Menschen werden mit einer Abnormität der Knochenstruktur geboren, die zur Perpetuierung von Triggerpunkten stark beitragen kann. Ein verkürztes Bein, ein asymmetrisches Becken, kurze Oberarme und ein langer zweiter Mittelfußknochen sind oft Ursachen für die ständige Wiederkehr von Myofaszialschmerzen. Abnormitäten der Knochenstruktur zwingen den Körper, das Problem ständig zu kompensieren, was dazu führt, daß bestimmte Muskelgruppen ständig Schmerzen erzeugen. Durch ungleiche Beinlänge können Triggerpunkte in den Beinen, im Gesäß, im Rücken und im Halsbereich entstehen und aufrechterhalten werden. Wird dieses Problem nicht durch einen höheren Absatz an einem Schuh oder durch andere Mittel behoben, kann das verkürzte Bein Schmerzen verursachen, die sich auch nach Behandlungen immer wieder einstellen. Durch höhere Absätze ist es sogar schon gelungen, hartnäckige Kopfschmerzen aufzulösen (Simons, Travell & Simons 1999/2002, S. 188–194). Leider ist es schwierig, die Länge der Beine korrekt zu messen. Chronisch angespannte Muskeln auf einer Körperseite können den Eindruck der Verkürzung eines Beins hervorrufen, weil eine Körperseite durch die Verspannung hochgezogen wird.

Manchmal ist eine ganze Körperseite kleiner als die andere. Das betrifft dann wahrscheinlich auch die eine Seite des Beckens. Die Folge ist, daß das Becken im Sitzen gekippt ist und die natürliche Kurve der Wirbelsäule abnorm verläuft – eine zusätzliche Belastung für den viereckigen Lendenmuskel *(M. quadratus lumborum)* und weitere Rückenmuskeln. Das Problem kann sich bis zum Kopfwender *(M. sternocleidomastoideus)* und zu den Rippenhaltern *(Mm. scaleni)* auswirken. Wenn Sie im Sitzen immer wieder ein bestimmtes Bein über das andere schlagen, ist dies möglicherweise ein Hinweis darauf, daß Sie eine Asymmetrie Ihres Beckens zu kompensieren versuchen. In solchen Fällen hilft es manchmal, sich ein dünnes Kissen unter die kleinere Beckenseite zu legen (Simons, Travell & Simons 1999/2002, S. 988–991).

Kurze Oberarme sind häufiger, als allgemein angenommen wird, und meist wird nicht erkannt, daß sie die Ursache von Myofaszialschmerzen sein können (Simons, Travell & Simons 1999/2002, S. 318–320). Stützen Sie die Ellbogen im Sitzen grundsätzlich ab, auch wenn Ihre Arme normal lang sind. Bei verkürzten Oberarmen brauchen Sie höhere Armlehnen an Stühlen und Sesseln. Ohne Ellbogenunterstützung werden der Trapezius und der Schulterblattheber *(M. levator scapulae)* ständig angespannt, deren Triggerpunkte Kopfschmerzen und Nackenschmerzen verursachen und außerdem zur Entstehung von Schulterproblemen beitragen (siehe Abb. 3.25 und 3.26).

Von der Morton-Anomalie, einer leicht korrigierbaren Abweichung bezüglich der Länge des ersten und zweiten Mittelfußknochens, ist bekannt, daß sie der Ursprung vieler Schmerzen ist. Die dadurch verursachte Instabilität im Fuß und im Knöchel kann sich auf den ganzen Körper auswirken und ist häufig die eigentliche Ursache entzündlicher Prozesse in der Achillessehne. Alle Abweichungen, die die Knochenstruktur betreffen, scheinen sich letztlich auf den Trapezius negativ auszuwirken, der mit dem Hals, dem Oberrücken und den Schultern verbunden ist. Man sollte sich stets vergewissern, ob solche Anomalien vorliegen, wenn man beabsichtigt, Schultersteife oder auch nur einfach Schulterschmerzen zu behandeln (Simons, Travell & Simons 1999/2002, S. 188–194).

Haltungsbedingte Belastungen

Durch angespannte oder ungünstige Haltungen in der Arbeitssituation können nicht nur Triggerpunkte entstehen, sondern auch deren Auflösung kann dadurch erschwert werden. Die scheinbare Annehmlichkeit und Vertrautheit einer langjährigen Gewohnheit verhindert leicht, daß man deren ungünstige Auswirkungen auf die Muskulatur wahrnimmt. Wenn man herausfinden will, weshalb sich bestimmte Muskeln ständig in einem angespannten Zustand befinden, sollte man genau untersuchen, wie man sitzt, steht und arbeitet. Halten Sie bei der Arbeit einen Arm oder ein Bein verkrampft? Beobachten Sie, ob Sie den Kopf länger in einem bestimmten Winkel gedreht oder gekippt halten. Lernen Sie, ungewöhnliche Anspannungen in Muskeln zu registrieren, die auf eine Fehlhaltung hindeuten könnten.

Ungeeignete Sitzmöbel verursachen oft chronische Rücken- und Nackenschmerzen, und wenn man ein Schulterproblem zu lösen versucht, sollte man sich mit diesen Gegebenheiten gründlich befassen. Triggerpunkte können durch ungeeignete Möbel wie Sofas, Sessel und Schalensitze in Autos verursacht und dauerhaft gemacht werden, denn sie alle belasten Muskeln, weil sie den Körper nicht adäquat unterstützen. Oft sind solche Belastungen so zur Gewohnheit geworden, daß man sie gar nicht mehr bemerkt. Eine von Janet Travells Nebenbeschäftigungen war die Umgestaltung verschiedener Arten von Sitzmöbeln für Möbelhersteller. Sie war auch diejenige, die Präsident John F. Kennedy empfahl, sich einen Schaukelstuhl zuzulegen (Travell 1968, 284f.).

Ein weiterer Faktor, der Triggerpunkte zu einer Dauererscheinung machen kann, ohne daß den Betroffenen jemals die Ursache bewußt wird, ist die Einengung von Muskeln durch Büstenhalter, Krawatten, Geldtaschenhalter, Hüte, Gürtel und sogar Socken. In jedem Muskel, in dem der freie Fluß des Blutes und des Sauerstoffs eingeschränkt wird, können Triggerpunkte entstehen, und eine permanente Einschränkung dieser Art kann die Triggerpunkte dauerhaft machen. Vielleicht haben Sie schon einmal davon gehört, daß Ischias entstehen kann, weil man in der Gesäßtasche eine dicke Geldbörse aufbewahrt. Dies schränkt den Blutkreislauf in bestimmten Gesäßmuskeln ein, und das perpetuiert die Triggerpunkte, die bewirken, daß diese Muskeln den Ischiasnerv zwicken; Schmerzen und Taubheitsempfindungen im Bein sind die Folgen. Durch das Tragen eines Rucksacks oder einer schweren Umhängetasche an einem Schultergurt können Triggerpunkte im Trapezius entstehen und zur unvermuteten Ursache von chronischen Schulterschmerzen und Kopfschmerzen werden (Simons, Travell & Simons 1999/2002, S. 305f.).

Die in der heutigen Welt so verbreitete »sitzende Lebensweise« ist sowohl eine Ursache als auch ein Grund für die Aufrechterhaltung von Triggerpunkten. Muskeln müssen aktiv sein, um gesund zu bleiben. Hält man sie inaktiv, versteifen sie und verkürzen sich leicht, und die Triggerpunkte in ihnen werden therapieresistent. Der Schulterbereich ist besonders gefährdet, wenn Sie Ihre Arme ständig daran hindern, alle ihnen möglichen Bewegungen auszuführen. Schon allein eine ständige schlechte Haltung – Vorstrecken des Kopfes und Halses und der Schultern – macht Triggerpunkte dauerhaft und erschwert deshalb oft die Auflösung von Myofaszialschmerzen in den genannten Bereichen (Simons, Travell & Simons 1999/2002, S. 194f.).

Repetitive Bewegungen

Die scheinbare Mühelosigkeit repetitiver Arbeiten im Büro kann sich auf große und kleine Muskeln tückisch auswirken. Es kann dazu führen, daß Sie ständig gegen Myofaszialschmerzen ankämpfen müssen. Die kleinen Muskeln in den Unterarmen und Händen müssen viele Stunden lang ununterbrochen ihre Arbeit tun und werden deshalb täglich viele tausendmal kontrahiert. Gleichzeitig bleiben die größeren Muskeln in den Schultern, im Oberrücken und im Hals statisch und unbeweglich, aber dauerhaft kontrahiert, um Kopf und Arme in ihrer Position zu halten. Selbst wenn Sie nach getaner Arbeit Ihre Triggerpunkte behandeln und dies sehr gut können, werden Sie so lange keine dauerhafte Linderung erzielen, wie Sie Ihre Gewohnheiten bei der beruflichen Aktivität nicht ändern.

Die statische Haltung und die subtile und nie nachlassende Anspannung, die für Büroarbeit charakteristisch sind, können Triggerpunkte im gesamten Oberkörper zu einer Dauererscheinung werden lassen. Repetitive Bewegungen überlasten die Muskeln auch dann, wenn eine Aktivität nur minimalen Kraftaufwand erfordert. Repetitive Bewegungen bei anstrengenderen Arbeiten können für den Körper sogar gesünder sein, weil Sie bei solchen Aktivitäten aufmerksamer auf das Ermüden der beanspruchten Muskeln achten. Dennoch erschweren die ständigen Wiederholungen von Bewegungsabläufen, die bei vielen Arbeiten in Wirtschaftsunternehmen erforderlich sind, die dauerhafte Lösung von Problemen, die auf der Existenz myofaszialer Triggerpunkte basieren, sehr stark. Sofern Unternehmen etwas an der Gesunderhaltung ihrer Mitarbeiter liegt, ist es mit Sicherheit kosteneffizienter und produktiver, ihnen zu gestatten, ihre Aktivitäten im Laufe eines Tages mehrmals zu verändern (Simons, Travell & Simons 1999/2002, S. 194f.).

Vitamin- und Mineraldefizite

Triggerpunkte werden durch alles verschlimmert, was die Versorgung der Muskeln mit Energie einschränkt, und dazu zählen auch Vitamin- und Mineralmängel. Travell und Simons waren davon überzeugt, daß fast die Hälfte der Patienten, die sie wegen chronischer Schmerzen behandelten, Vitamine und Mineralien nicht in dem Maße konsumierten, wie es für einen ausgewogenen Muskelstoffwechsel notwendig ist. Zu den hierfür wichtigen Nährstoffen zählen die wasserlöslichen Vitamine B_1, B_6, B_{12}, C und Folsäure. Das Trinken größer Mengen Wasser kann die wasserlöslichen B-Vitamine aus dem Körper schwemmen, was bewirkt, daß selbst eine ausreichende Aufnahme dieser Stoffe nicht zum gewünschten Ergebnis führt (Simons, Travell & Simons 1999/2002, S. 196f.).

Auch die Minerale Kalzium, Eisen, Magnesium und Kalium sind sehr wichtig. Insbesondere bei älteren Menschen besteht oft ein Mangel an diesen Mineralen; das gleiche gilt aber auch für Schwangere, für Menschen, die sich einer Diät unterziehen, bei ökonomisch Benachteiligten, emotional Unterdrückten und Menschen, die an schweren Krankheiten leiden.

Das Problem ist oft nicht die unzureichende Zufuhr der Vitamine und Minerale, sondern der Konsum anderer Stoffe, die zur Ausscheidung der wichtigen Stoffe führen. Beispielsweise zerstört Rauchen Vitamin C. Alkohol, Säureblocker und Tannin im Tee behindern die Absorption von Vitamin B_1. Säureblocker können auch die Folsäureaufnahme behindern. Orale Verhütungsmittel vermindern die Reserven an Vitamin C und B_6, und ebenso wirken Tuberkulosemittel und Kortikosteroide. Allerdings sollte man sich auch hüten, zuviel des Guten zu tun. Zuviel Vitamin C oder Folsäure verringert die B_{12}-Reserven.

Nur wenn die Mineralien Kalzium, Magnesium, Eisen und Kalium in ausreichender Menge vorhanden sind, können die Muskeln normal ihre Funktion erfüllen. Der Austausch der Kalzium-Ionen spielt bei der Kontraktion und Entspannung der Muskelfasern eine wichtige Rolle. Magnesium wird in Verbindung mit Kalzium benötigt, und eine Verringerung der Magnesiumvorräte wird mit übermäßiger Erregbarkeit und mit der Schwäche von Muskeln in Verbindung gebracht. Eisen ermöglicht dem Muskelgewebe die Verwertung der Nährstoffe und des Sauerstoffs, die das Blut transportiert. Außerdem spielt Eisen bei der Regulierung der Körpertemperatur eine wichtige Rolle. Menschen mit zu geringen Eisenvorräten ist es oft zu kalt. Zuviel Eisen ist allerdings ebenso schlecht wie zu wenig Eisen, denn bei einem Zuviel an Eisen wirkt die Haut oft blaß, Herzerkrankungen werden begünstigt und die Erholung von einem Schlaganfall wird verlangsamt. Kaliummangel beeinträchtigt die Funktionsfähigkeit des Herzmuskels und anderer, kleinerer Muskeln.

Trotz all dieser Faktoren halten Travell und Simons umfassende Laboruntersuchungen über den Nährstoffstatus eines Menschen nicht für notwendig. Nach ihrer Auffassung reicht normalerweise die Einnahme eines guten Multivitaminpräparats, das auch die wichtigsten Mineralstoffe enthält (Simons, Travell & Simons 1999/2002, S. 196–223).

Stoffwechselstörungen

Wahrscheinlich werden Sie Schwierigkeiten haben, Ihre Triggerpunkte aufzulösen, wenn ein chemischer oder endokriner Mangelzustand den Stoffwechsel Ihrer Muskeln beeinträchtigt. Einige der Probleme, vor denen man sich in dieser Hinsicht hüten muß, sind Schilddrüsenfehlfunktionen, Hypoglykämie, Anämie und ein hoher Urinsäurespiegel im Blut (Urikämie). Nikotin, Koffein und Alkohol beeinflussen den Stoffwechsel so stark, daß sie es erschweren, Triggerpunkte dauerhaft deaktiviert zu halten (Simons, Travell & Simons 1999/2002, S. 223–231).

Schilddrüsenunterfunktion kann die Reizbarkeit der Muskeln verstärken und sie so für die Entstehung von Triggerpunkten prädisponieren bzw. die lindernde Wirkung einer Triggerpunkttherapie schnell wieder abnehmen lassen. Typische Anzeichen für Schilddrüsenunterfunktion sind Muskelkrämpfe, Schwächezustände, Steifheitsempfindungen und Schmerzen. Andere Symptome sind chronische Erschöpfung, Überempfindlichkeit gegenüber Kälte, Hauttrockenheit, Hyperaktivität, Menstruationsstörungen und Schwierigkeiten bei der Gewichtsreduktion. Störungen der Schilddrüsenfunktion können auch bei Fibromyalgie eine Rolle spielen. Lithium scheint die Sekretion der Schilddrüse zu verringern, und Östrogenersatzmittel scheinen sie zu verstärken. Demnach kann der Konsum von Lithium indirekt zu einer Verschlimmerung von Triggerpunkten führen und Östrogen die gegenteilige Wirkung haben (Simons, Travell & Simons 1999/2002, S. 224–229; Sonkin 1994, 45–60; Bochetta *et al.* 1991, 193–198).

Wiederholte Hypoglykämiezustände (ein niedriger Blutzuckerspiegel) verstärken Triggerpunkte und verringern die Effektivität einer Triggerpunkttherapie. Symptome einer Hypoglykämie sind schnelles Schlagen des Herzens, Schwitzen, Zittern und erhöhte Angst. In schlimmeren Fällen können auch Sehstörungen, Rastlosigkeit, Denk- und Sprechschwierigkeiten und sogar Ohnmachtsanfälle hinzukommen. Emotionale Belastungen machen Menschen anfälliger für Hypoglykämie. Koffein und Nikotin verstärken die Adrenalinproduktion, was die Gefahr von Hypoglykämie verstärken kann. Schon ein mäßiger Alkoholkonsum kann die Glykogenproduktion der Leber einschränken und Hypoglykämie solange fördern, bis der Alkohol im Körper abgebaut ist, was manchmal erst ein oder zwei Tage nach dem Alkoholkonsum eintritt (Simons, Travell & Simons 1999/2002, S. 229f.; Foster & Rubenstein 1980, 1758–1762).

Auch Urikämie kann bewirken, daß Triggerpunkte mehr Probleme verursachen. Gicht, die durch Ablagerung der Uratkristalle in den Gelenken entsteht, ist eine Extremform dieses Problems. Starker Fleischkonsum und zu geringe Wasseraufnahme begünstigt wahrscheinlich die Entstehung von Urikämie. Vitamin C trägt zur Bekämpfung des Problems bei (Simons, Travell & Simons 1999/2002, S. 230; Kelley 1980, 479–486).

Psychische Faktoren

Angespanntheit, Angst, chronische Depression und normale Nervosität können eine Triggerpunkttherapie wirkungslos machen. Das gleiche gilt für das »Sport ist gut«-Syndrom: das Beharren darauf, daß es in jedem Fall förderlich ist, Schmerzen, die man bei der Arbeit oder beim Spiel bekommt, auszuhalten. Auch Hypochondrie und Gefühle der Hoffnungslosigkeit können das Immunsystem schwächen, die Widerstandskraft verringern und für eine Triggerpunkttherapie unempfänglich machen (Simons, Travell & Simons 1999/2002, S. 231–233).

Machen Sie sich bewußt, wann Sie sich in einer starren Haltung befinden und wie diese sich auf Ihren emotionalen Zustand auswirkt. Gerundete Schultern sind ein klassisches Zeichen für übermäßige Anspannung. Vielleicht atmen Sie auch sehr flach, wenn Sie sich nicht gut fühlen, oder halten sogar zeitweise den Atem an. Wenn Sie sich in besonders angespannten Situationen in Ihren Körper einfühlen, bemerken Sie die Angespanntheit in der Brust und im Bauch. Emotionale Belastungen kann man oft durch Verringerung unnötiger oder übermäßiger Muskelanspannung reduzieren. Hüten Sie sich vor der irrigen Vorstellung, Sie könnten Muskelanspannung verringern, indem Sie das Fernsehen einschalten, sich Musik anhören, eine Zigarette rauchen oder sich einen hochprozentigen Drink genehmigen. Solche Vergnügungen wirken nur kurzfristig ablenkend und verstärken meist die muskuläre Anspannung, sobald ihre Wirkung nachläßt.

Ein effektives Vorgehen gegen habituelle Muskelverspannungen muß entschlossen und planvoll sein. Eine Möglichkeit ist, die Technik der progressiven Muskelentspannung zu erlernen, eine systematische Entspannung aller Körperteile. Dadurch können Sie Schultersteife zwar nicht schnell beheben, aber zumindest verhindern, daß das Problem später erneut auftritt. Nähere Informationen zu Techniken der systematischen Muskelentspannung finden Sie im zwölften Kapitel des Buches *Arbeitsbuch Triggerpunkt-Therapie* (Davies 2004/2008).

Weitere Faktoren

Auch einige andere Faktoren können den Erfolg Ihrer Triggerpunkttherapie beeinflussen. Chronische bakterielle Infektionen, beispielsweise Zahnabszesse, Nebenhöhlenentzündungen und Infektionen der Harnwege können bewirken, daß Triggerpunkte aktiv bleiben, und ebenso verhält es sich mit Virusinfektionen wie Grippe und Herpes-simplex Typ 1. Und schließlich können auch Schlafmangel und ein wenig erholsamer Schlaf Triggerpunkte und die durch diese verursachten Probleme perpetuieren.

Eine allergische Reaktion auf luftübertragene Reizstoffe, welche die Atemwege belastet, kann die dauerhafte Deaktivierung von Triggerpunkten im Hals-, Brust- und Bauchbereich erschweren. Nahrungsallergien können sämtliche Muskeln des menschlichen Körpers für Belastungen anfälliger machen. Parasitenbefall des Darmtrakts kann Triggerpunkte indirekt perpetuieren, weil die Parasiten die Reserven wichtiger Nährstoffe aufzehren. Dies kann sehr heimtückisch sein und liegt wohl viel häufiger vor, als wir annehmen (Simons, Travell & Simons 1999/2002, S. 234–236).

Wenn sich Sie von der Wirkung Ihrer Triggerpunkte und Ihren Myofaszialschmerzen dauerhaft befreien wollen, reicht es nicht, nur die perpetuierenden Faktoren im Auge zu behalten. Vielleicht läßt sich nicht einmal problemlos feststellen, ob Ihre Bemühungen, perpetuierende Faktoren zu beseitigen, fruchten. Bleiben Sie trotzdem aufgeschlossen für neue Beobachtungen. Vielleicht finden Sie auf diese Weise plötzlich den einen wichtigen Faktor, der Ihnen zum Erfolg verhilft.

Aktiv werden

Viele potentielle Ursachen für die Entstehung von Triggerpunkten lassen sich nur schwer ausschalten oder verändern. Das beste Beispiel hierfür sind die kaum zu vermeidenden repetitiven Bewegungen, die Menschen in einer Arbeitssituation ausführen müssen. Allerdings vermag eine regelmäßige Selbstbehandlung von Triggerpunkten die schädlichen Wirkungen repetitiver Bewegungen in Grenzen zu halten. Vielleicht müssen Sie bestimmte Muskeln alle ein bis zwei Stunden massieren, um dies zu erreichen, aber dies ist der Mühe wert, wenn Ihnen das hilft, weiter in einem Beruf zu arbeiten, den Sie nicht einfach aufgeben können. Im nächsten Kapitel werden Sie Techniken kennen lernen, die Sie zur Durchführung einer Triggerpunkt-Selbstmassage brauchen. Sie werden staunen, wie einfach und effektiv eine richtig ausgeführte Triggerpunktmassage sein kann.

4 Anleitung zur Triggerpunkt-Selbstmassage

WENN SIE EINEM anderen Menschen intuitiv den Rücken oder Nacken reiben oder kneten, so ist das im Prinzip schon genau die richtige Behandlung für Triggerpunkte. Menschen scheinen sich selbst und ihresgleichen generell gern zu massieren. Eine umfassendere Massagebehandlung ist jedoch für die Hände oft sehr anstrengend. Niemand weiß das besser als Massagetherapeuten, die oft wegen zu vieler und zu intensiver physiotherapeutischer Behandlungen unter Muskelüberlastung leiden. Bei allen Aktivitäten mit den Händen sollten Sie sehr genau auf Ergonomie, Sicherheit und Effizienz Ihres Tuns achten.

Triggerpunkte müssen nicht besonders lange besonders kräftig massiert werden, und eine Behandlung ist nicht nur dann effektiv, wenn danach die Hände schmerzen. Man kann eine Triggerpunktbehandlung sogar übertreiben, und der Zustand kann sich danach sogar noch verschlechtern. Sie werden staunen, wie gut Triggerpunkte auf eine gut dosierte Behandlung ansprechen – also auf eine weder zu starke noch zu schwache. Nur wenige Dinge wirken positiver als eine richtig ausgeführte Triggerpunktmassage.

Die Prinzipien, die ich in diesem Kapitel beschreiben werde, habe ich im Rahmen von Selbstbehandlungen getestet, was zweifellos die beste Möglichkeit ist, Sicherheit und Wirksamkeit von Verfahrensweisen zu untersuchen. Deshalb sollten auch Sie Triggerpunktmassagen an sich selbst ausprobieren, bevor Sie Freunde, Familienmitglieder oder Klienten damit behandeln. Wenn ein Physiotherapeut, Arzt oder Massagetherapeut die Triggerpunkttherapie anwendet, sollte er in jedem Fall Meister der Selbstbehandlung sein. Die dabei zu beachtenden Leitlinien sind für Laien und Profis die gleichen.

Selbstbehandlung

Eine wirklich professionelle Massage ist natürlich die beste Art von Triggerpunkttherapie, aber auch eine Selbstbehandlung hat viele Vorteile. Wenn Sie sich selbst behandeln, brauchen Sie nicht auf einen Termin zu warten, Sie können sich jederzeit, Tag und Nacht, selbst helfen, und außerdem kostet die Behandlung nichts. Das Beste ist jedoch: Sie brauchen sich nicht darauf zu verlassen, daß jemand anders weiß, was die Schmerzen in Ihrer Schulter verursacht, und Sie sind nicht davon abhängig, daß jemand anders Sie wieder »hinbekommt«. Niemand hat eine so direkte und intensive Beziehung zu Ihren Schmerzen wie Sie selbst. Sie wissen ganz genau, wo die Schmerzen auftreten und wie stark sie sind, und Sie wissen besser als jeder andere, wann eine Behandlung ihren Zweck erfüllt und wann nicht. Die meisten Menschen empfinden es als sehr befriedigend, zu lernen, ihre Schmerzen selbst zu lindern.

Natürlich ist eine Selbstbehandlung auch mit einigen Schwierigkeiten verbunden. Manche Arten von Schmerz lassen sich sehr schnell beheben, wohingegen andere, insbesondere seit langem bestehende Probleme einige Zeit in Anspruch nehmen. Außerdem kann eine Triggerpunktmassage natürlich ein wenig weh tun – wobei dieser Schmerz allerdings, wenn man richtig vorgeht, so schwach ist, daß man sich »in den Schmerz hinein entspannen« kann. Falls Sie ein Mensch sind, der reflexartig jeden Schmerz zu vermeiden versucht, müssen Sie diese Grundhaltung im Falle einer Triggerpunktmassage wohl verändern. Wenn Sie Schmerz für grundsätzlich schlecht halten, und es deshalb irrwitzig finden, daß Sie sich Schmerzen auch noch selbst zufügen sollen, sind Sie vermutlich nicht bereit, sich zu massieren, um Ihre Schulterprobleme zu lösen. Versuchen Sie andererseits durch einen zu großen Kraftaufwand den Erfolg einer solchen Massage zu erzwingen, wird sich Ihr Körper wahrscheinlich dagegen wehren, und Ihre Schmerzen werden eventuell noch stärker.

Bei zu langer Arbeit an Triggerpunkten wird Ihnen möglicherweise schummrig oder übel, weil die Massage im Körper große Mengen Giftstoffe freisetzt. Falls Sie in vielen Bereichen Ihres Körpers Schmerzen haben, dürfen Sie nicht den Fehler machen, alles auf einmal beheben zu wollen. Arbeiten Sie an den größten Problemen zuerst, und seien Sie sowohl mit der Anwendung der Behandlungsmethode als auch mit sich selbst sehr vorsichtig.

Bedenken Sie außerdem, daß einige Triggerpunkte, die mit akuten Streßfaktoren zusammenhängen, sich wahrscheinlich später erneut »melden« werden. Die Erwartung, daß Sie nie mehr Schmerzen haben werden, wäre unrealistisch. Trotzdem sind Sie, wenn Sie eine Triggerpunktmassage ausführen können, besser auf den Umgang mit akuten Schmerzen vorbereitet. Nehmen Sie sich vor, die Massagebehandlung von Triggerpunkten gut zu erlernen. Wenn Sie die Arbeit, die in diesem Buch beschrieben wird, beherrschen, müssen Sie sich zwar wahrscheinlich trotzdem hin und wieder mit Schulterschmerzen auseinandersetzen, aber Sie brauchen wahrscheinlich nicht lange, um Ihren Zustand zu verbessern, und wahrscheinlich werden Sie es nie mehr mit Schultersteife zu tun haben.

Die Suche nach dem Übeltäter

Eine Triggerpunktmassage führt nur dann zum gewünschten Ergebnis, wenn Ihnen wirklich klar ist, daß Schmerzen meist durch Triggerpunkte verursacht werden, die sich an völlig anderen Stellen Ihres Körpers, als denen, wo der Schmerz auftritt, befinden. Nur wenn Sie lernen, systematisch nach dem Übeltäter zu suchen, können Sie das Auffinden und Deaktivieren von Triggerpunkten meistern. Mehr oder weniger »blindes« Herumtappen hingegen führt mit Sicherheit zu Frustration und Mißerfolg.

Sie können sich mit der Behandlung schmerzender Bereiche sehr leicht verausgaben, ohne das Problem zu lösen. Wenn es um die Schulter geht, trifft man bei oberflächlichem Massieren natürlich zuerst auf den Deltamuskel, weil er die oberste Muskelschicht bildet, welche die Schulter fast vollständig bedeckt. Vielleicht haben Sie sogar das Gefühl, diese Behandlung sei genau das Richtige für Sie, einfach weil es sich so gut anfühlt, diesen Muskel zu massieren. Tatsächlich befinden sich im Deltamuskel häufig Triggerpunkte, aber diese sind nur selten die wichtigste Ursache der empfundenen Schmerzen. Etwa 90 Prozent Ihrer Schulterschmerzen haben ihren Ursprung anderswo (Simons, Travell & Simons 1999/2002, S. 98–100).

Die *Triggerpunkt-Suchhilfe*, die Sie am Anfang von Kapitel 5 und am Ende des Buches finden, umfaßt alle Muskeln, von denen bekannt ist, daß sie Schmerzen in bestimmte Schulterbereiche übertragen. Wenn Sie den Triggerpunkt finden wollen, der Schmerz in einen bestimmten Bereich überträgt, sollten Sie die Muskeln auf der entsprechenden Liste nacheinander untersuchen. Die Reihenfolge, in der die Muskeln auf den Listen stehen, gibt Aufschluß über die Wahrscheinlichkeit, mit der jeder aufgeführte Muskel Probleme verursacht; die größten Übeltäter stehen also am weitesten oben. Zu bedenken ist auch, daß oft mehrere Muskeln das Problem zusammen kreieren.

Die Muskelnamen

Merken Sie sich die Namen der verschiedenen Muskeln, die Ihre Schulterprobleme verursachen. Es mag merkwürdig klingen, aber die Suche wird erheblich leichter, wenn Sie die Namen der Muskeln, die Sie suchen, kennen. Die Namen stehen für die eigenständige Identität der Muskeln und helfen Ihnen, sich auf das, was Sie suchen, zu konzentrieren. Natürlich müssen Sie lernen, den richtigen Muskel zu finden, bevor Sie in diesem Triggerpunkte finden können.

Von vielen Muskeln sind nur die lateinischen Namen gebräuchlich, obwohl es meist auch deutsche Bezeichnungen gibt. Doch ob lateinisch oder deutsch, daß Sie Muskelnamen nicht kennen, ist kein Grund, sich einschüchtern zu lassen. Wahrscheinlich kennen Sie mehr medizinische Fachbegriffe, als Ihnen klar ist, einfach weil Sie Werbematerial von Pharmaunternehmen gelesen und sich im Fernsehen Arztserien angeschaut haben. Natürlich wissen die meisten Menschen seit der Grundschule, daß sie Bizeps- und Trizepsmuskeln haben. Und eventuell wissen sie auch ziemlich genau, wo der Trapezius, der Deltamuskel, das Zwerchfell und die Brustmuskeln liegen. Außerdem brauchen Sie für die Arbeit mit diesem Buch nur noch ein paar Muskeln zusätzlich kennenlernen, und Sie werden merken, daß Sie sich deren Namen gut einprägen können, wenn Ihnen erst einmal klar ist, worum es dabei geht.

Wenn Sie sich ein wenig damit beschäftigt haben, werden Sie merken, daß die Bezeichnungen für die viele Muskeln nicht so fremdartig sind, wie sie Ihnen im ersten Augenblick erscheinen mögen. Insbesondere in der englischen Sprache, aber auch im Deutschen stammen viele Wörter, die wir im Alltag benutzen, aus dem Lateinischen und manchmal sogar aus dem Griechischen, was für unsere jeweilige Muttersprache eine Bereicherung ist. Und im Deutschen gibt es viele sehr schöne Muskelbezeichnungen, die ähnlich wie die lateinischen Bezeichnungen ganz genau erklären, welche Eigenarten und Funktionen die jeweiligen Muskeln haben. Sich die lateinischen und deutschen Bezeichnungen für die in diesem Buch behandelten Muskeln zu merken, ist in jedem Fall eine Bereicherung für Sie. Früher oder später werden auch Sie andere Menschen über Triggerpunkte, deren Wirkung und darüber, wie Sie selbst Ihre Schulterprobleme gelöst haben, informieren. Es reicht nicht aus, auf einen

Muskel zu deuten und diesen als »dieses Ding da« zu bezeichnen, wenn Sie erklären wollen, worum es Ihnen geht. In solchen Situationen kommen Sie mit den richtigen Begriffen und Namen erheblich weiter. Falls Sie bezüglich der Muskelnamen Hilfe benötigen, können Sie jederzeit in Kapitel 1 auf Seite 28ff. nachschlagen.

Jeder Muskel hat eine besondere Aufgabe

In den nächsten drei Kapiteln werden Sie lernen, welche Funktionen die 24 für die Schulter wichtigen Muskeln haben. Die Kenntnis der mechanischen Funktion eines Muskels hilft Ihnen, die das Problem verursachenden Triggerpunkte zu finden. Außerdem hilft Ihnen dies herauszufinden, was Sie tun können, um ein wiederholtes Auftreten des Problems zu verhindern. Einfach nur dafür zu sorgen, daß der Schmerz verschwindet, reicht nie aus. Sie müssen wissen, wie Sie sein Zurückkehren verhindern können.

Außerdem kommt die genauere Kenntnis Ihrer Muskeln Ihrer Fähigkeit zugute, die Lage der darin befindlichen Triggerpunkte intuitiv zu erkennen. Wenn Sie wissen, was Ihre Muskeln in einer aktuellen Situation tun, und wenn Sie ein wenig Erfahrung in ihrer Behandlung gesammelt haben, werden Sie merken, daß sich Ihre Hände zielsicher auf die Triggerpunkte zubewegen, ohne die Triggerpunkt-Suchhilfe herangezogen zu haben. Und wenn Ihnen klar ist, wie die verschiedenen Muskeln funktionieren, werden Sie sich der Probleme schon bei ihrem ersten Auftauchen bewußt. Dann können Sie Triggerpunkte schon in der Entstehensphase beseitigen, so daß größere Probleme erst gar nicht entstehen.

Den Schmerz zu seinem Ursprung zurückverfolgen

Die Schmerzübertragung ist der entscheidende Aspekt bei der Wirkung der Triggerpunkte, und falsche Annahmen bezüglich des Ursprungs Ihrer Schmerzen können Ihre Bemühungen, die Schmerzen loszuwerden, völlig zunichte machen. Eine Massage an der falschen Stelle mag sich da zwar gut anfühlen, wirkt sich aber nicht auf das eigentliche Problem aus. Glücklicherweise sind Übertragungsschmerzmuster sehr zuverlässig: Sie sind mit sehr geringen Abweichungen bei allen Menschen zu finden. Die Abbildung der Übertragungsschmerzmuster für die verschiedenen Muskeln ist der Schlüssel für die Entdeckung der Triggerpunkte. Wenn Sie ein Schmerzproblem zu lösen versuchen, sollten Sie sich diese Zeichnungen immer wieder anschauen.

Sie werden feststellen, daß Triggerpunkte den Schmerz, den sie erzeugen, oft von der Körpermitte nach außen leiten. Weil allerdings auch das Umgekehrte vorkommt, wäre es falsch, von einem völlig zuverlässigen Prinzip zu sprechen. Oft senden auch mehrere Muskeln Schmerzen genau in den gleichen Bereich. Beispielsweise ist bekannt, daß Triggerpunkte in zwölf Muskeln Schmerz in die Vorderseite der Schulter ausstrahlen. Ihre Schmerzen in diesem Bereich können demnach sowohl von einem einzigen der zwölf Muskeln als auch von mehreren von ihnen stammen. Die Illustrationen sind als Orientierungshilfe absolut unverzichtbar, weil sie verhindern, daß Sie den Überblick verlieren.

Um die Darstellungen möglichst stark zu vereinfachen, werden Triggerpunkte meist nur auf einer Körperseite abgebildet, obwohl sie natürlich auch auf der anderen Seite und sogar auf beiden Seiten gleichzeitig auftreten können. Übertragungsschmerz tritt meist auf der gleichen Körperseite wie der auslösende Triggerpunkt auf. Nur sehr selten sendet ein Triggerpunkt Schmerzen auf die andere Körperseite. Manchmal zeigen Ihnen die Illustrationen das Ziel genau an, in anderen Fällen handelt es sich nur um grobe Schätzungen. Letztlich müssen Sie lernen, Triggerpunkte intuitiv zu finden. Die Anleitung dient dazu, Sie in den Bereich zu geleiten – meist ein Kreis von 5–8 cm Durchmesser, also von der Größe eines Baseballs –, in dem Sie nach dem empfindlichsten Punkt suchen müssen.

Lassen Sie sich nicht entmutigen, wenn Sie die kleinen Knötchen in den Muskeln nicht gleich finden. Einige Menschen lernen dies nie. Sehr erfahrene Massagetherapeuten hingegen finden auch die kleinste Unebenheit in einem Muskel, und einige finden Triggerpunkte durch Tasten mit den Fingerspitzen, ohne jede Information darüber, wo Sie Schmerzen haben. Aber wenn Sie sich selbst behandeln wollen, brauchen Sie nicht so vorzugehen. Das zuverlässigste Kriterium für die unmittelbare Nähe eines Triggerpunkts ist die extreme Empfindlichkeit des betreffenden Körperbereiches (Simons, Travell & Simons 1999/2002, S. 123). Nutzen Sie die Illustrationen aus diesem Buch, um sich über die nähere Umgebung eines gesuchten Triggerpunktes zu informieren, und suchen Sie anschließend einfach den auf Druck hin schmerzempfindlichsten Punkt.

Natürlich gibt es Krankheiten, durch die Muskeln und andere weiche Gewebe besonders schmerzempfindlich werden. Wenn Sie sich nicht sicher sind, sollten Sie einen Arzt um Rat bitten; aber suchen Sie sich möglichst einen, der über Triggerpunkte und Myofaszialschmerzen informiert ist. Auch schadet es sicher nicht, einem Arzt dieses Buch zu zeigen. Vielleicht hat er ein Buch dieser Art schon lange gesucht.

Die Methode der Triggerpunktmassage

Um eine Triggerpunktmassage richtig auszuführen, muß man zwei Aspekten besondere Aufmerksamkeit schenken: Sicherheit und Effektivität. Man muß eine solche Massage ausführen können, ohne sich die Hände zu verletzen und ohne den Körperbereich, an dem man gerade arbeitet, zu schädigen. Außerdem muß man in der Lage sein, so zu arbeiten, daß sich die Behandlung tatsächlich auf die Triggerpunkte auswirkt.

Schädigungen infolge von Überbeanspruchung sind beim Massieren generell ein großes Problem, ganz gleich, ob es um Selbstmassage oder das Massieren einer anderen Person geht. Probleme entstehen hauptsächlich, wenn Sie nicht im Blick haben, wie Sie Ihre Hände einsetzen. Eine Massage ist eine schwere körperliche Arbeit. Wenn Sie nicht darauf vorbereitet sind und sich über die Art der Ausführung keine Gedanken machen, halten Sie nicht lange durch. Und wiederholte starke Überanstrengungen dabei können sehr üble Folgen haben.

Zu langes und zu intensives Massieren eines bestimmten Bereichs mit dem Ziel, ein bestimmtes Resultat zu erzwingen, kann kontraproduktiv sein. Ungeduld führt in Versuchung, den Triggerpunkt »töten« zu wollen – ihn so lange und intensiv zu reiben, daß er – vermeintlich – augenblicklich verschwindet. Solche Impulse sind verständlich, aber wenn Sie so an das Problem herangehen, können Sie die Situation sogar noch verschlimmern. Die Auflösung eines Triggerpunktes auf diese Weise zu erzwingen ist absolut nicht notwendig. Triggerpunkte lösen sich von selbst auf, wenn man sie lange genug nach den hier beschriebenen Leitlinien behandelt. Im folgenden werden simple und ergonomisch unbedenkliche Techniken beschrieben, über deren Wirkung Sie staunen und erfreut sein werden. Eine Behandlung schlägt in der Regel fehl, weil man zu aggressiv vorgegangen ist oder weil man schlicht den falschen Punkt behandelt hat.

Die optimale Behandlung eines einzelnen Triggerpunktes ist meist sehr kurz und besteht meist aus nicht mehr als einem Dutzend Massagestrichen. Anschließend müssen Sie den Bereich in Ruhe lassen und den Körper selbst arbeiten lassen. Er selbst ist der Heiler. Vertrauen Sie auf die natürlichen Fähigkeiten Ihres Körpers, auf die aktuelle Situation zu reagieren und seine Arbeit zu tun.

Ischämische Kompression

In der therapeutischen Massage hat es sich bewährt, Triggerpunkte einige Sekunden lang festzuhalten, bis sie sich – so nimmt man an – »lösen«. Dieser Effekt, *ischämische Kompression* genannt, bewirkt, daß durch den Druck buchstäblich Blut aus dem Gewebe gepreßt wirkt. Allerdings kann das Drücken und Halten eines Triggerpunkts in dem massierten Muskel unnötigen Schmerz erzeugen. Und für den Massierenden selbst kann dieses Verfahren ebenso schmerzhaft sein. Bei der »Drück-und-Halte«-Technik kommt es zu einer anhaltenden Kontraktion der Schultern, Arme und Hände – zu genau dem also, was Sie vermeiden sollten, wenn Sie sicher und effizient arbeiten wollen.

Massagetherapeuten, die diese Technik benutzen, leiden oft unter chronischen Schmerzen in Unterarmen und Händen. Dies ist eines der großen ergonomischen Probleme, die zu einer starken Fluktuation im Beruf der Masseure führt. Burnout tritt bei Berufsneulingen nach etwa drei Jahren ein. Unabhängig davon, ob Sie sich selbst oder andere Menschen behandeln, müssen Sie bei der Massage auf Ihre eigene Sicherheit achten, um Ihren Beruf lange ausüben zu können. Allerdings gibt es eine deutlich ungefährlichere und wirksamere Art der Arbeit an Triggerpunkten als die der ischämischen Kompression.

Der kurze wiederholte Massagestrich

Statt wie bei der ischämischen Kompression statischen Druck auszuüben, ist eine Serie kurzer und fester Massagestriche über die Triggerpunktknötchen hinweg zu empfehlen. Man erzielt so schneller Resultate, schädigt die eigenen Hände weniger, setzt die Triggerpunkte nicht unnötig starken Reizungen aus und verringert das Risiko einer Verletzung der Haut und des Muskels. Weiterhin führt ein wiederholter Massagestrich (statt des statischen Festhaltens im Falle der ischämischen Kompression) zu einer stärkeren Veränderung in einem Triggerpunkt als Drücken und Halten des Triggerpunktes, ganz gleich, wie stark Sie drücken oder wie lange Sie halten.

Das Zusammendrücken des Triggerpunkts geht zwar in die richtige Richtung, aber durch eine wiederholte »Melkbewegung« lassen sich Blut und Lymphe besser aus dem betroffenen Bereich entfernen. Die Lymphflüssigkeit enthält die Abfallprodukte des Stoffwechsels, die durch die permanente Kontraktion von Muskelfasern entstehen. Man kann sich das so vorstellen wie das Auswaschen eines schmutzigen Spüllappens: Macht man diesen nur einmal naß und wringt ihn dann aus, wird er nicht sauber, so oft man ihn auch auswringen mag. Man muß immer wieder frisches Wasser darüber laufen lassen, bis das Wasser, das man anschließend auswringt, klar und sauber ist. Ähnlich verhält es sich mit den Triggerpunkten.

Indem man den Blutkreislauf im von Triggerpunkten befallenen Gewebe erhöht, wäscht man nicht nur die Abfallstoffe (die »Lymphe«) aus, sondern auch Histamine und andere Stoffe, die den Triggerpunkt druckempfindlich machen, und außerdem wird auf diese Weise frisches Blut herangeschafft, reich an Sauerstoff und wichtigen Nährstoffen. Der Triggerpunkt hat diese wichtigen Stoffe nicht erhalten, weil seine verklebten Fasern die ihn versorgenden Kapillargefäße eingeschränkt haben.

Ein weiterer Vorteil der Arbeit mit kurzen wiederholten Massagestrichen anstelle von statischem Druck ist, daß intermittierender Schmerz leichter zu ertragen ist als permanenter Schmerz. Intermittierender, sich bewegender Druck ermöglicht es Ihnen, tiefer in das Gewebe vorzudringen und ein wenig mehr Schmerz zu evozieren, als Sie bei statischem Drücken und Halten ertragen können.

Die Mikrodehnung

Ein anderer Vorteil der Technik der tiefen Massagestriche besteht darin, daß sie hilft, die Muskelfasern im Triggerpunkt zu dehnen. Stellen Sie sich einmal vor, was passieren würde, wenn Sie eine tief streichende Massage an einer Kugel Modelliermasse ausführen würden: Die Masse würde sich ausbreiten und sich in die Richtung längen, in die Sie sie gedrückt haben. Bei den Muskelfasern eines Triggerpunktes verhält es sich ähnlich. Stellen Sie sich dies als *Mikrodehnung* im Gegensatz zur *Makrodehnung* des ganzen Muskels vor, die bei herkömmlichen Dehnübungen stattfindet. Die Mikrodehnung ist direkt auf den Triggerpunkt gerichtet; sie erfolgt genau da, wo sie erforderlich ist. Bei dieser Vorgehensweise besteht kaum die Gefahr, daß die versteiften Muskelfaserbündel, die vom Triggerpunkt beidseitig zu den Ansatzpunkten des Muskels am Knochen verlaufen, überdehnt werden. Denn in diesem Fall wird der Triggerpunkt gereizt, und er verfestigt sich noch mehr.

Der kurze wiederholte Massagestrich ist kaum 3 cm lang und wird sehr langsam ausgeführt, so daß ein einziger Strich etwa zwei Sekunden dauert – ein-tau-send-eins, ein-tau-send-zwei. Der Strich braucht sich nur von der einen Seite des Triggerpunkts zur anderen zu bewegen. »Strich« beim Zählen von »Ein-tau-send-eins« und Rückkehr zum Ausgangspunkt auf »Ein tau-send-zwei«. Und statt die Finger über die Haut rutschen zu lassen, können Sie die Haut auch mit den Fingern zusammen bewegen. Das erleichtert es, die darunter liegende Faszie zu spüren, die dünne Membran, die jeden Muskel umgibt. Versteifung der Faszien ist manchmal ein wichtiger Teil des Problems. Wenn Sie die Haut bewegen, statt darüber zu rutschen, brauchen Sie kein Massageöl und keine anderen Hilfsmittel.

Obwohl es generell heißt, beim Massieren solle man immer zum Herzen hin streichen, ist das in dem Fall, um den es hier geht, nicht so wichtig, weil von einem einzelnen Triggerpunkt so wenig Flüssigkeit wegbewegt wird. Am besten streichen Sie wann immer möglich in Richtung Herz, aber wenn Sie sich dabei nicht wohlfühlen, können Sie auch in eine andere Richtung streichen. Machen Sie sich die Triggerpunktmassage so leicht, wie Sie können, sonst werden Sie dadurch erschöpft und verlieren die Lust daran. Wenden Sie nur dann Druck an, wenn Sie über den Triggerpunkt selbst streichen, und lösen Sie den Druck bei der Bewegung zurück. Dadurch gönnen Sie Ihrem Körper zwischen den einzelnen Massagestrichen eine sehr kleine, aber sehr wichtige Pause, was Ihnen die Arbeit erheblich erleichtert.

Ein Massagestrich, vielfältige Nutzungsmöglichkeiten

Dieser einfache Massagestrich wird bei Triggerpunktmassagen am gesamten Körper genutzt. Und außer bei der Selbstmassage kann man ihn auch bei der Partnermassage und bei einer professionellen Triggerpunktbehandlung benutzen. Ein Arzt würde genau die gleiche Technik benutzen, wenn er Muskeln »palpiert« (abtastet), um eine Diagnose zu erstellen. Diese Technik setzt die Hände und Finger der geringsten Belastung aus.

Einige Methoden, die bei der traditionellen Schwedischen Massage benutzt werden, sind, wenn man sie zu häufig benutzt, für die Hände sehr schädlich. Eine der gefährlichsten ist die *Petrissage*, ein tief eindringendes Kneten der Muskeln mit den Fingern, wobei der Daumen nicht unterstützt ist. Diese populäre und grundlegende Massagetechnik führt sehr schnell zu Verletzungen infolge von Überlastung. Nicht selten leiden Massagetherapeuten schon nach Abschluß ihrer Ausbildung unter chronischen Schmerzen in Händen und Unterarmen. Die Techniken, die in diesem Kapitel vorgestellt werden, sollen die Entstehung solcher Schäden von vornherein verhindern. Sie sind für Ihre Hände nicht nur ungefährlicher als konventionelle Massagetechniken, sondern auch deutlich wirksamer, was die Behandlung von Triggerpunkten und die durch sie verursachten Schmerzen angeht. Die vorgestellten Techniken sind sehr sinnvoll hinsichtlich der Bewegungsökonomie, weil sie wesentlich weniger anstrengend sind als traditionelle Methoden.

In Tabelle 4.1 werden neun Prinzipien einer gefahrlosen und effektiven Triggerpunktmassage genannt, die sich für die Selbstmassage ebenso eignen wie für die Massagearbeit eines professionellen Massagetherapeuten. Die neun Regeln beschreiben den grundlegenden Massagestrich für Massagen in allen Körperbereichen. Dabei sollte die Behandlung jedes einzelnen Triggerpunkts relativ kurz sein, nicht länger als 15 bis 20 Sekunden. Nach dieser Zeitspanne sollten Sie den Punkt nicht mehr massieren und zu einem anderen Punkt wechseln. Dies ist die richtige Art der Behandlung.

TABELLE 4.1: KURZE MASSAGEANLEITUNG

1. Benutzen Sie bei der Selbstmassage so oft wie möglich ein Massagewerkzeug, und schonen Sie Ihre Hände.
2. Wenden Sie die tief streichende Massage an, keinen statischen Druck.
3. Massieren Sie mit kurzen, wiederholten Strichen.
4. Führen Sie den Massagestrich nur in eine Richtung aus.
5. Massieren Sie langsam, etwa zwei Sekunden pro vollständigem Strich.
6. Lassen Sie den Schmerz nicht höher als auf den Wert 7 einer von 1 bis 10 reichenden Skala steigen.
7. Wenden Sie auf einen Triggerpunkt nicht mehr als sechs bis zwölf Massagestriche an.
8. Arbeiten Sie an einem Triggerpunkte drei- bis sechsmal täglich.
9. Bleibt jede Linderung aus, massieren Sie eventuell an der falschen Stelle.

Ein angenehmer Schmerz

Triggerpunkte schmerzen, wenn man sie zusammenpreßt, und möglicherweise scheuen Sie sich, daran zu arbeiten, weil Sie fürchten, Ihre Schmerzen dadurch noch zu verstärken. Doch der leichte Schmerz, den eine Massage erzeugt, hat sogar eine positive Wirkung. Die elektrischen Impulse, die nicht zu starker Schmerz erzeugt, wirken therapeutisch, indem sie die neuronale Feedbackschleife unterbrechen, die den Triggerpunkt aktiv bleiben läßt. Außerdem setzt sich ein Schmerz, den man sich selbst zufügt, gewöhnlich selbst eine Grenze. Unsere natürlichen Abwehrmechanismen würden es niemals zulassen, daß wir uns mehr Schmerz zufügen, als wir ertragen können. Daß wir uns selbst wirklich schädigen, indem wir versuchen, uns mit harten Gegenständen selbst zu massieren, ist sehr unwahrscheinlich (Simons, Travell & Simons 1999/2002, S. 146–148).

Wie stark der Schmerz ist, den eine Massage verursacht, ist ein Maßstab für ihre Wirksamkeit. Um die bestmögliche Wirkung zu erzielen, sollte der angewandte Druck nur so stark sein, daß ein »gutartiger Schmerz« entsteht. Versuchen Sie, die Schmerzstärke 7 gemessen auf einer von 1 bis 10 reichenden Skala zu erreichen, wobei 1 für »kein Schmerz« und 10 für »unerträglicher Schmerz« steht. Falls Ihnen der Wert 7 zu stark ist, können Sie auch einen anderen Stärkegrad wählen, den Sie als akzeptabel empfinden. Falls Sie anfangen, Kraftausdrücke zu benutzen, und falls Sie mit schmerzverzerrtem Gesichtsausdruck arbeiten, ist der Druck, den Sie anwenden, offensichtlich zu stark.

Eine weitere positive Wirkung von durch eine Massage erzeugtem Schmerz ist, daß er augenblicklich eine starke Endorphinausschüttung, körpereigener schmerzstillender Stoffe, initiiert. Wenn bei Ihnen ein sehr unangenehmer Triggerpunkt existiert, an dem Sie um keinen Preis arbeiten wollen, können Sie versuchen, ihn gleich zu Beginn mit einer kräftigen »Schmerzdosis« zu traktieren, und dann 15 Sekunden warten, bevor Sie weitermachen. In dieser Zeit entfalten die Endorphine ihre Wirkung und verringern die Schmerzempfindlichkeit. Danach können Sie ganz sicher tiefer massieren, ohne den anfänglichen Schmerz erneut hervorzurufen.

Wenn Sie jemand anderen behandeln, müssen Sie irgendwie feststellen, wieviel Druck zuträglich ist. Sie können ein gewisses Gefühl dafür entwickeln, indem Sie Ihre eigenen Triggerpunkte massieren. Beim Behandeln einer anderen Person sollten Sie mit dem Trapezius oben auf den Schultern beginnen. Wie der Massierte auf den Druck reagiert, den Sie an dieser Stelle anwenden, ist ein guter Anhaltspunkt für den Druck, den Sie anderswo anwenden können. Fordern Sie die andere Person immer wieder auf, einen Schätzwert für den Schmerz in dem Muskel, an dem Sie gerade arbeiten, zu nennen. Falls sich herausstellt, daß Sie immer wieder einen starken Schmerz hervorrufen, können Sie den Druck auf den Triggerpunkt verringern und anschließend ca. 15 Sekunden warten, bis die körpereigenen Endorphine zu wirken beginnen. In vielen Fällen können Sie die Behandlung danach fast mit der ursprünglichen Druckstärke fortsetzen, obwohl der Empfänger der Massage dann einen deutlich weniger starken Schmerz empfindet. Bleiben Sie trotzdem weiter vorsichtig.

Im Falle einer Selbstbehandlung sollten Sie mehrmals täglich die Triggerpunkte so lange behandeln, bis durch den Druck auf einen Triggerpunkt ein Schmerz von maximal Stärke 2 oder 3 erzeugt wird. Erwarten Sie nicht, daß es Ihnen gelingen wird, dieses Ziel in einer einzigen Sitzung zu erreichen. Normalerweise müssen Sie die Massage noch einige Sitzungen lang fortsetzen, wenn der Triggerpunkt keinen Übertragungsschmerz mehr aussendet.

Werkzeuge für die Selbstbehandlung

Wenn man bedenkt, wie groß die Gefahr einer Überlastung der Hände und Finger bei einer Selbstmassage ist, sollte man darauf achten, dies möglichst generell zu vermeiden. Beispielsweise könnte man meinen, es sei völlig normal und sachgemäß, den oberen Teil des Trapezius mit dem Pinzettengriff zu behandeln und den Muskel zwischen Fingern und Daumen zu kneten (Abb. 4.1). Doch wenn Sie dies tun, werden Sie feststellen, daß die Hand sehr schnell ermüdet und die Wirkung auf den Trapezius deshalb relativ gering bleibt.

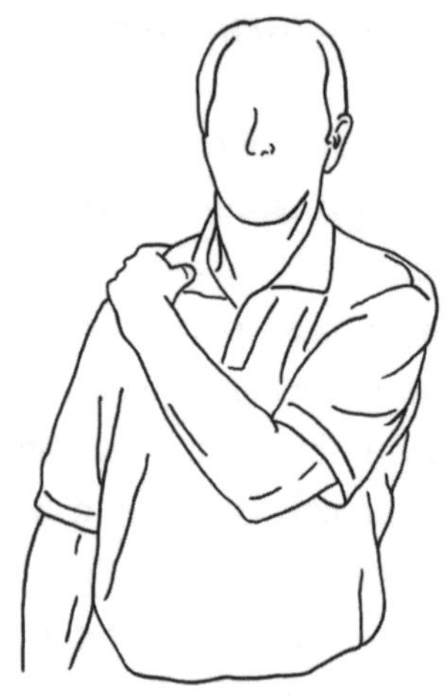

Abb. 4.1 Vermeiden Sie bei einer Massage den Pinzettengriff, denn er überlastet die Finger und den Daumen.

Es gibt viele Massagewerkzeuge, die Ihre Hände schonen, Ihre Kraft verstärken und Ihnen ermöglichen, schwer erreichbare Körperbereiche zu behandeln. Vier der vielseitigsten und durchdachtesten Werkzeuge sind der *Thera-Cane* (Abb. 4.2 und 4.3), der *Backnobber* (Abb. 4.4 und 4.5), der *Knobble* (Abb. 4.6 und 4.7) und der *Shemala-Finger-Massager* (Abb. 4.8). Beim Shemala handelt es sich im Grunde um zwei Werkzeuge, nämlich um einen Gummifinger und einen Gummidaumen, an denen jeweils ein Knopf aus Holz befestigt ist. Diese und viele andere nützliche Hilfsmittel sind in entsprechenden Fachgeschäften und über das Internet erhältlich.

Um der Annehmlichkeit willen und um Schürfungen zu vermeiden, sollte sich zwischen einem Massagewerkzeug und dem Körper immer eine Kleidungsschicht befinden. Außerdem ermöglicht Ihnen die Nutzung des Thera-Cane oder des Backnobber, eine bessere Hebelwirkung zu erzielen, wenn Sie Ihre Arme verschränken und in dieser Haltung die andere Körperseite behandeln wollen (siehe Abb. 4.3). In dieser Haltung können Sie außerdem die Muskeln, an denen Sie arbeiten, besser entspannen. In den Gebrauchsanleitungen, die Sie beim Kauf der Werkzeuge erhalten, finden Sie möglicherweise noch die Empfehlung, bei der Behandlung von Triggerpunkten die Druck-und-Halte-Technik

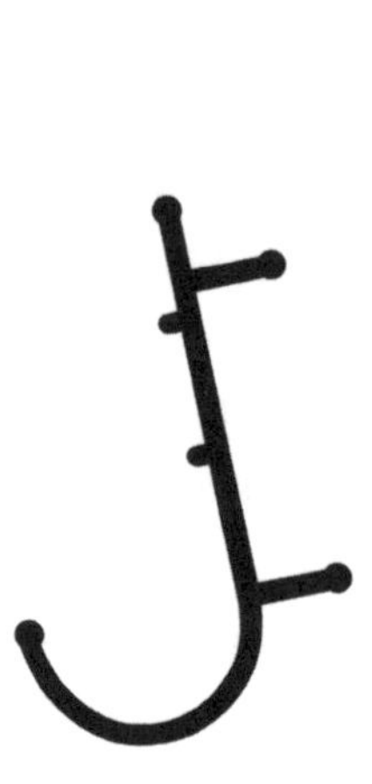

Abb. 4.2 Thera-Cane

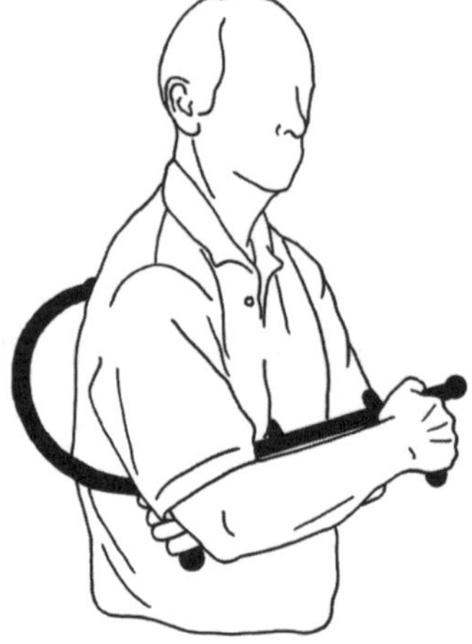

Abb. 4.3 Massage mit verschränkten Armen mit Hilfe eines Thera-Cane

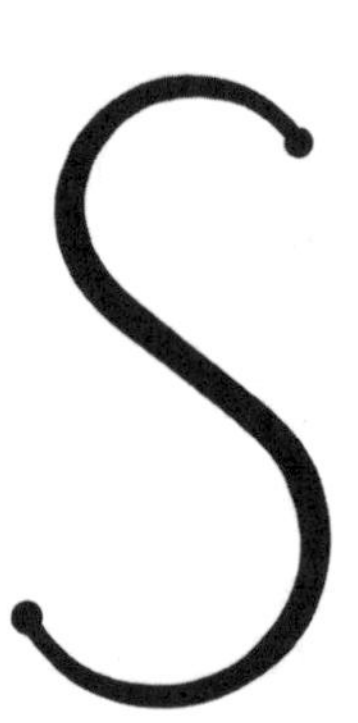

Abb. 4.4 Der Backnobber (kann in zwei Teile zerlegt werden)

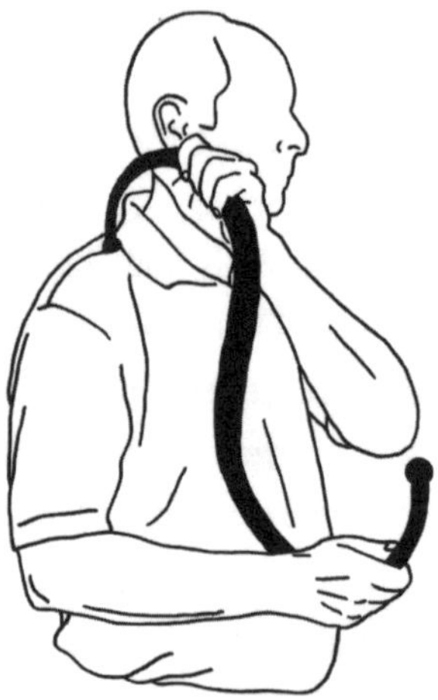

Abb. 4.5 Nutzung des Backnobbers

anzuwenden; aus Gründen, die weiter oben erläutert wurden, empfiehlt es sich, statt dessen mit wiederholten Strichen zu arbeiten.

Das einfachste und preisgünstigste Werkzeug für die Massage des ganzen Rückens ist ein Tennisball, den Sie zwischen Ihren Körper und eine Wand drücken. Einen solchen Ball können Sie, wenn Sie ihn in einen langen Strumpf stecken (Abb. 4.9), hinter dem Rücken herabhängen lassen, ohne Gefahr zu laufen, daß er herunterfällt und Sie ihn immer wieder vom Boden auflesen müssen. Außerdem können Sie den Ball mit Hilfe des Strumpfs in genau die Position befördern, wo Sie ihn benötigen; dies kann eine wichtige Hilfe sein, wenn es Ihnen schwerfällt, mit Armen und Händen überallhin auf Ihrem Rücken zu kommen. Wenn Sie mit dem Massieren mit Hilfe eines solchen Balls ein wenig Erfahrung gesammelt haben und Ihr Arm wieder etwas besser hinter Ihrem Rücken agieren kann, können Sie auf den Strumpf verzichten (Abb. 4.10).

So genannte *High-bounce*-Gummibälle ermöglichen eine tiefere Massage als Tennisbälle. Man findet sie in gut sortierten Sportgeschäften und im Internet, manchmal in Packungen mit Bällen verschiedener Größen. Der beste High-bounce-Ball für die »Massagearbeit« an einer Wand ist der größte dieser Bälle, der einen Durchmesser von 60 Millimetern hat (Abb. 4.11). High-bounce-Bälle sind fest und elastisch zugleich, ohne zu hart zu sein, und sie eignen sich sehr gut für Massagezwecke. Bei der Beschaffung von High-bounce-Bällen kann problematisch sein, daß sie in Geschäften hauptsächlich in den wärmeren Jahreszeiten angeboten werden. Leider sind sie meist aus billigem Material hergestellt und zerbrechen deshalb bei längerem täglichen Gebrauch irgendwann.

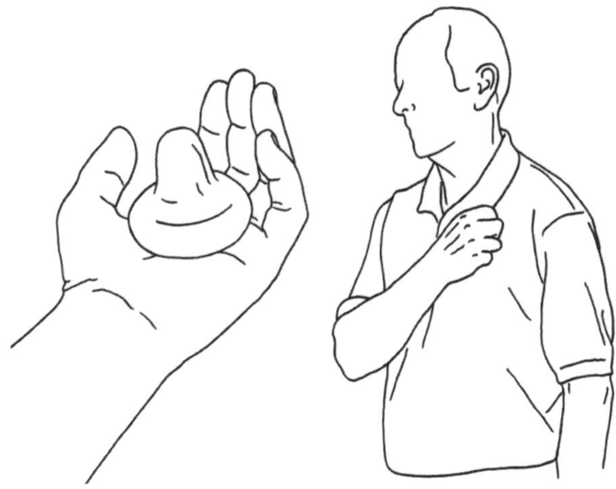

Abb. 4.6 Der Knobble

Abb. 4.7 Massage des Brustmuskels mit dem Knobble

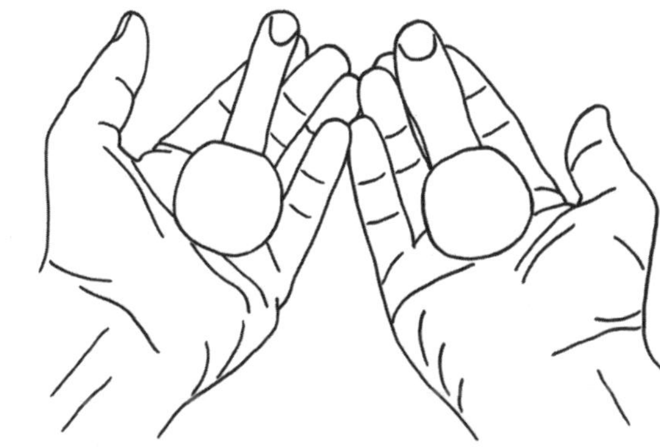

Abb. 4.8 Der Shemala-Finger-Massager, links die Variante mit dem Zeigefinger, rechts die mit dem Daumen

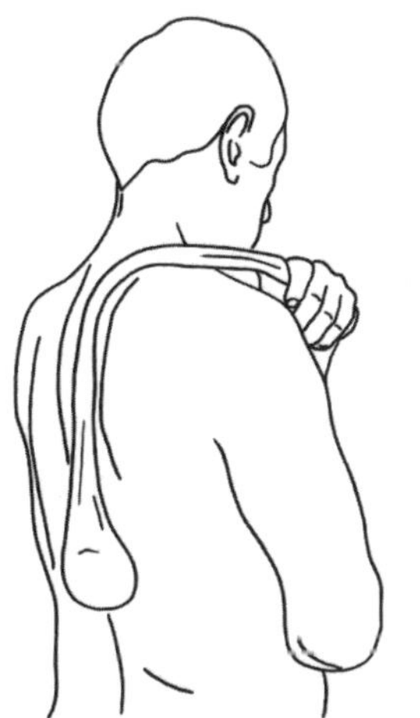

Abb. 4.9 Rückenmassage mit einem Ball in einem Strumpf, der gegen eine Wand gedrückt wird

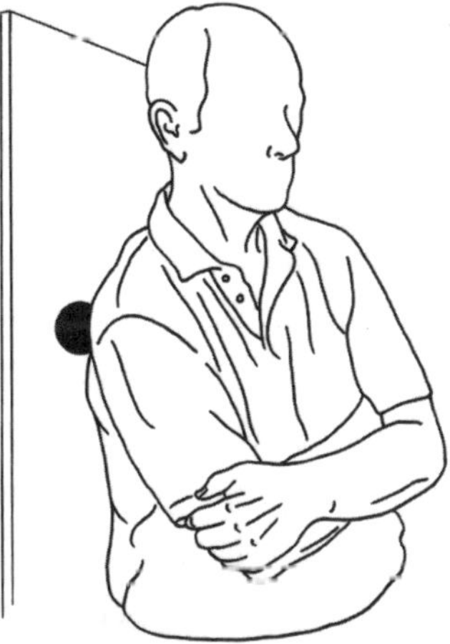

Abb. 4.10 Massage mit einem Lacrosse-Ball gegen eine Wand

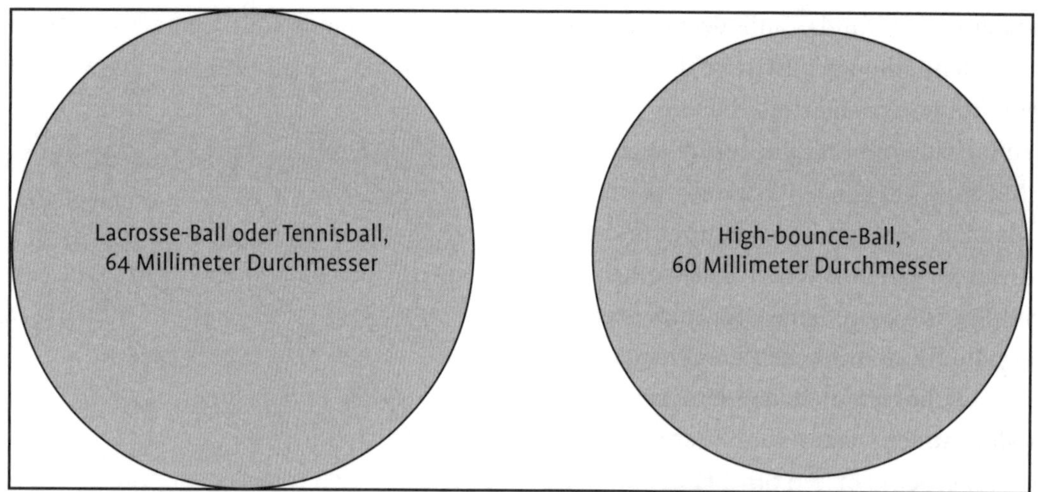

Abb. 4.11 Bälle, die Sie für die Rückenmassage an einer Wand benutzen können – um einen Vergleich zu ermöglichen in ihrer realen Größe dargestellt

Ein deutlich langlebigeres Werkzeug für die Massage an einer Wand ist ein Lacrosse-Ball vom gleichen Durchmesser wie ein Tennisball, nämlich 64 Millimeter (Abb. 4.11). Lacrosse-Bälle sind härter als High-bounce-Bälle und Tennisbälle, weshalb sie leichter auf tiefer liegende Muskelschichten einwirken können. Außerdem rutschen sie an einer Wand nicht so leicht umher wie ein Tennisball. Diese Eigenschaften ermöglichen eine gezieltere Beeinflussung des Balls. Wenn Sie eine maximale Wirkung erzielen wollen, können Sie lernen, den Lacrosse-Ball ohne Strumpf zu benutzen. Sehr schlanke Menschen und all jene, die sehr schmerzempfindliche Muskeln haben, bevorzugen wahrscheinlich ein weicheres Werkzeug, beispielsweise einen Handball.

Ein Lacrosse-Ball ist so hart, daß er in eine Rigipswand eine Delle drücken kann, besonders wenn man an dieser Wand immer den gleichen Punkt benutzt. Manchmal versucht man dies zu verhindern, indem man den Bereich der Wand, der regelmäßig für die Rückenmassage benutzt wird, durch eine Sperrholzplatte absichert. Um den Anblick der Sperrholzplatte zu kaschieren, können Sie sie beispielsweise hinter einer ohnehin ständig offenen Tür anbringen. Oder Sie verwenden eine Tischlerplatte mit Eichenfurnier und hängen sie wie ein ganz normales Schmuckobjekt auf und laden Besucher ein, einmal mit einem Lacrosseball daran eine Selbstmassage auszuprobieren, während Sie ihnen einen Vortrag über Triggerpunkte halten.

Lacrosse-Bälle finden Sie zu jeder Jahreszeit in Sportgeschäften und im Internet. In Ladengeschäften können Sie sie wahrscheinlich einzeln kaufen, im Internet muß man oft mindestens ein Dutzend nehmen; allerdings sind die Bälle nicht teuer. Die überzähligen Exemplare können Sie Freunden und Verwandten schenken und so dazu beitragen, die frohe Botschaft über die Triggerpunkte zu verbreiten, solange Sie noch Bälle überschüssig und interessierte Freunde haben.

Vielleicht kommen auch Sie irgendwann auf die Idee, sich auf dem Boden auf einen Ball zu legen, um Ihr volles Körpergewicht zu nutzen. Diesen Trick nutzen seit vielen Jahren alle, die die Druck-und-Halte-Technik bevorzugen. Sie können Ihr Körpergewicht aber auch einsetzen, wenn Sie den Ball mit dem Rücken gegen eine Wand drücken, nämlich indem Sie einfach Ihre Füße ein wenig von der Wand entfernen (Abb. 4.10). Bei der Arbeit an einer Wand haben Sie mehr Freiheit, sich umherzubewegen und die Technik der wiederholten Striche anzuwenden, als wenn Sie auf dem Boden liegen. Probieren Sie am besten beides aus, und entscheiden Sie dann selbst, was Ihnen als besser erscheint.

Ein Massagestrich für eine professionelle Behandlung

Bei der Massage einer anderen Person ist die Benutzung von Massagewerkzeugen nicht zu empfehlen. Um unabsichtliche Verletzungen zu vermeiden, müssen Sie mit dem Körper des Massierten sensibel umgehen, und das können Sie nur, wenn Sie mit den eigenen Händen und Fingern arbeiten. Das Grundprinzip bei der Nutzung der Hände für Massagezwecke ist, möglichst wenig Kraft, aber diese wenige gleichmäßig anzuwenden, um Überlastungen der eigenen Muskulatur zu vermeiden. Benutzen Sie bei der Behandlung von Triggerpunkten möglichst oft beide Hände zusammen, indem Sie die massierenden Finger mit der anderen Hand unterstützen (Abb. 4.12). Dadurch wird die Belastung auf beide Hände verteilt, und damit verringern sich auch Kraftaufwand und muskuläre Belastung. Dies ist eine ideale Möglichkeit, am ganzen Körper gefahrlos kurze, tiefreichende Massagestriche ergonomisch korrekt auszuführen.

Die auf Abbildung 4.12 dargestellte einzelne Hand veranschaulicht, wie man Handgelenk, Hand und Finger gerade ausgestreckt und gleichzeitig möglichst entspannt hält. In dieser Haltung bleiben die Muskeln der Hand und des Unterarms weitgehend ausgeschaltet, und die Kraft muß von den größeren Muskeln in Schulter, Brust und Oberrücken kommen. Wegen der unterschiedlichen Länge der Finger sollten Sie Ihren Druck auf zwei Finger konzentrieren. Das kann entweder die Kombination Zeigefinger und Mittelfinger oder die Kombination Mittelfinger und Ringfinger sein. Durch die Kombination zweier starker Finger erhält man ein sehr punktgenaues Werkzeug, das mit geringem Kraftaufwand in tiefere Muskelschichten einzudringen vermag. Beachten Sie auch, daß die unterstützende Hand die Nägel der als Werkzeug benutzten Hand völlig abdeckt. Die *ulnare* Seite (Innenfläche) der Hand sollte in dem Bereich des Körpers, an dem Sie arbeiten, zur Haut des Massierten in Kontakt stehen. Tatsächlich leistet die unterstützende Hand den größten Teil der Arbeit.

Um die größtmögliche mechanische Wirkung zu erzielen, sollten die Finger fast vertikal zur Körperoberfläche stehen (Abb. 4.13). Dies gibt Ihnen die Möglichkeit, die Kraft in gerader Linie vom Ellbogen abwärts durch den Unterarm, das Handgelenk und die Hand bis zu den Fingerspitzen zu leiten. Ein Beispiel für die richtige Nutzung der unterstützten Finger zeigt Abbildung 4.14.

Schon beim ersten Versuch werden Sie merken, daß selbst mäßig lange Fingernägel Sie davon abhalten, Ihre Hände auf die

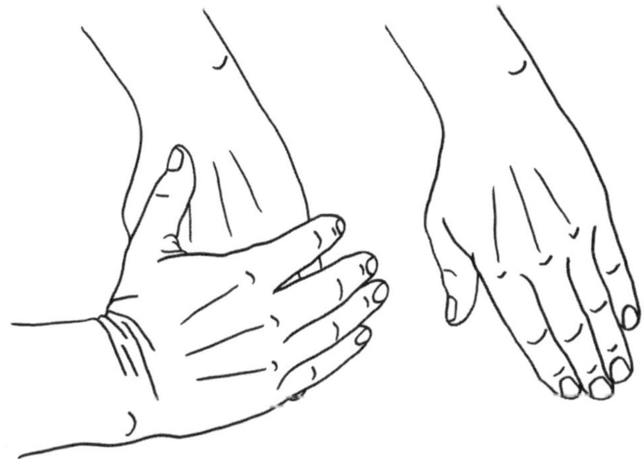

Abb. 4.12 Massage mit unterstützten Fingern. Achten Sie darauf, daß die Kante der unterstützenden Hand die Fingernägel der anderen Hand abdeckt.

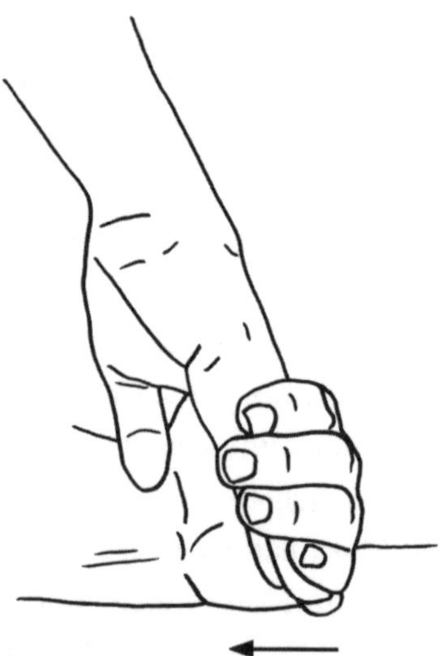

Abb. 4.13 Unterstützte Finger werden in fast vertikaler Stellung zur Haut eingesetzt, wobei man beide Hände auf sich selbst zuzieht.

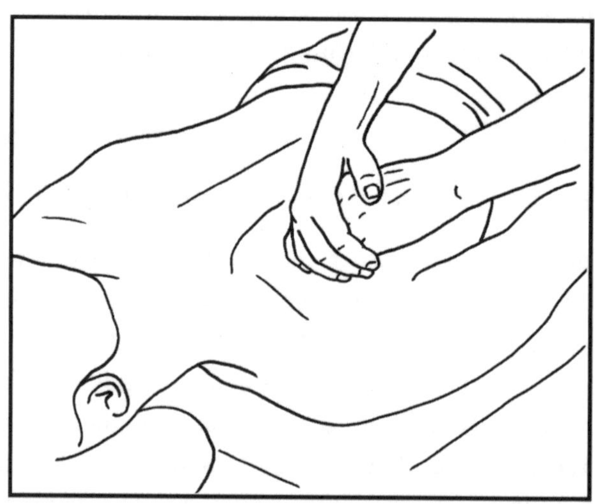

Abb. 4.14 Klinische Massage mit unterstützten Fingern

beschriebene Weise einzusetzen. Sie können dann nur die Flächen oder Kuppen Ihrer Finger benutzen. Doch eine Massage ausschließlich mit den Flächen der Finger ist ergonomisch so ungünstig, daß Ihre Hände und Finger ermüden werden, bevor Sie auch nur die geringste positive Wirkung erzielt haben. In manchen Berufen tragen die negativen Auswirkungen langer Fingernägel stark zur Entstehung von Triggerpunkten in den Unterarmen und Händen bei, weil die Muskeln wesentlich mehr Kraft mobilisieren müssen, um diese Behinderung durch lange Fingernägel zu kompensieren.

Wenn Sie auf eine bestimmte Länge der Fingernägel nicht verzichten zu können glauben, können Sie mit *unterstützten Knöcheln* (Abb. 4.15) arbeiten. In diesem Fall sind die »Türklopfknöchel« des Mittel- und Ringfingers das beste Werkzeug. Dabei bleiben das Handgelenk und die »Kampfknöchel« gerade ausgestreckt, damit die Kraft möglichst ungehindert von den Schultern übertragen wird. Die Handknöchel sind ein sehr wirksames Werkzeug, allerdings auch ein etwas grobes, im Gegensatz zu den Fingern, die man am besten für sehr präzise Einsätze benutzt, bei denen man tief in das Muskelgewebe vordringen muß.

Massagetherapeuten, die unter chronischen Schmerzen in Händen, Fingern und Daumen leiden, finden ausführliche Informationen über die Selbstbehandlung dieser Probleme im *Arbeitsbuch Triggerpunkt-Therapie* (Davies 2004/2008), das sich mit Myofaszialschmerzen im ganzen Körper befaßt.

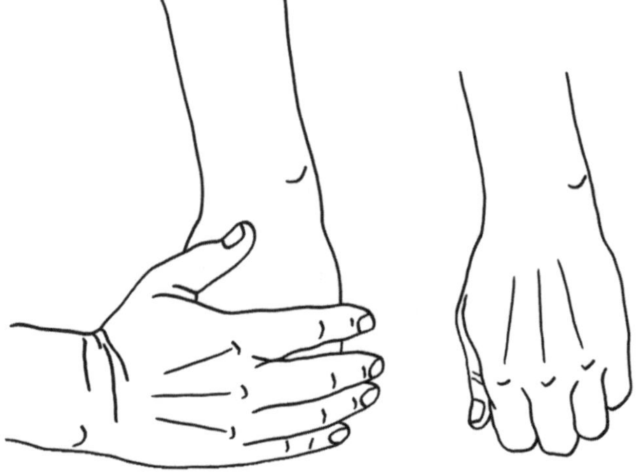

Abb. 4.15 Massage mit unterstützten Fingerknöcheln

Partnermassage

Manchmal hat bloßes Handauflegen eine fast magische Wirkung, auch wenn der Handaufleger kein besonderes Talent als Masseur und keine therapeutische Begabung hat. Jeder weiß, wie angenehm es sein kann, von einem anderen Menschen ein wenig den Nacken massiert zu bekommen. Menschliche Berührung kann ganz grundsätzlich sehr beruhigend wirken. Vorausgesetzt, die Grundregeln der Massage werden verstanden und richtig anwendet, kann fast jeder Mensch bei einem anderen Menschen Triggerpunkte behandeln, ganz gleich, ob es sich um Familienangehörige, Partner oder einfach gute Freunde handelt. Ein Arzt kann die gleichen Techniken auch zur Diagnose von Triggerpunkten benutzen. Die Illustrationen in diesem Abschnitt zeigen einen Vater mit seiner Tochter. Beide sind in diesem Fall professionelle Massagetherapeuten, aber Partner können sich auch ohne eine solche Vorbildung gegenseitig massieren. Zur effektiven Ausführung einer Triggerpunktmassage braucht man keine Ausbildung und kein offizielles Zertifikat.

In den nächsten drei Kapiteln, die sich detailliert mit der Behandlung von Schulterproblemen befassen, werden für jeden der 24 darin erläuterten Muskeln jeweils auch Techniken für die »Partnermassage« erklärt. Letztlich geht es darum, ob es jemandem gelingt, die Triggerpunkte zu finden, und ob der Betreffende sich bei deren Behandlung an den Massageregeln orientiert.

Obwohl die Benutzung des Pinzettengriffs – des Knetens eines Muskels zwischen Fingern und Daumen – bei der Selbstmassage nicht ratsam ist, kann man ihn, die gebotene Vorsicht vorausgesetzt, im Rahmen einer Partnermassage benutzen. Allerdings sollte man beide Hände einsetzen, um eine maximale Wirkung zu erzielen und das Risiko für die eigenen Hände zu minimieren, so wie es in Abbildung 4.16 dargestellt wird. Beachten Sie, daß in der dargestellten Situation die Massage von vorn gegeben wird. Dies mag Ihnen als ungewöhnlich erscheinen, es ist aber effektiver, weil Triggerpunkte im Trapezius oben auf der Schulter sich in der Regel an der Vorderseite des Muskels befinden. Die Technik kann man auch anwenden, wenn beide Beteiligten stehen, sofern der Größenunterschied zwischen ihnen nicht zu stark ist. Alternativ kann man den Ellbogen einsetzen, der sich für Behandlungen oben auf der Schulter sehr gut eignet (Abb. 4.17); allerdings sollte man in diesem Fall darauf achten, nicht zuviel Druck anzuwenden. Selbst im dicken Trapezius kann der Ellbogen bei falschem Einsatz Schaden anrichten. Die Knöchel einer locker geballten Faust eignen sich gut für alle Muskeln des Oberrückens (Abb. 4.18 und 4.19).

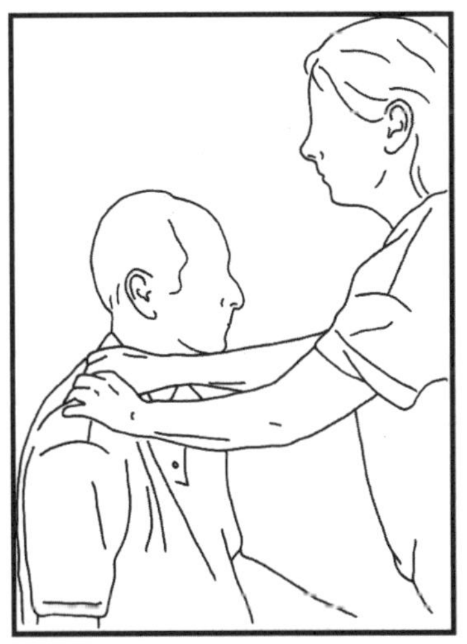

Abb. 4.16 Massage mit Fingern und Daumen beider Hände beim Pinzettengriff

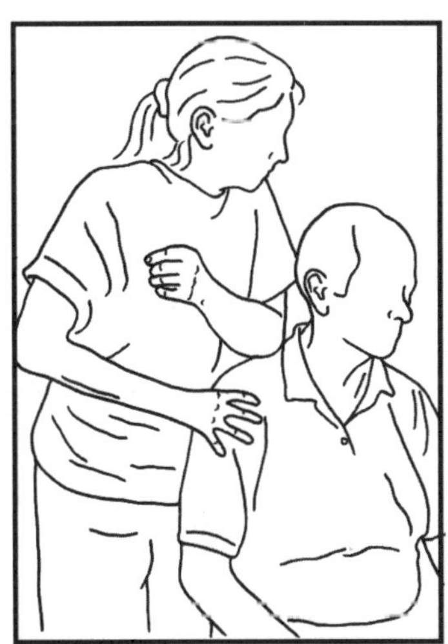

Abb. 4.17 Massage mit dem Ellbogen

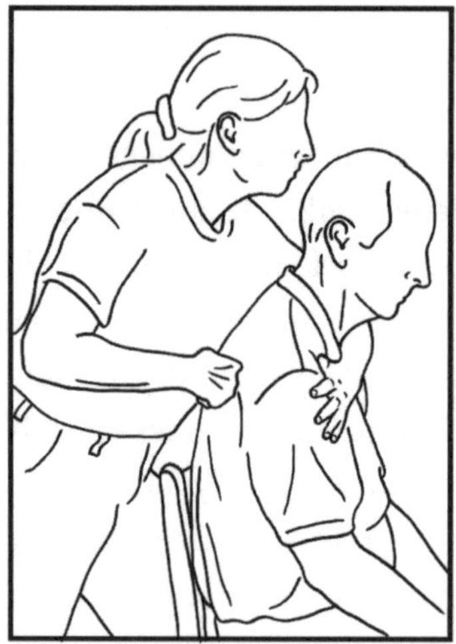

Abb. 4.18 Massage mit den Knöcheln einer locker geballten Faust

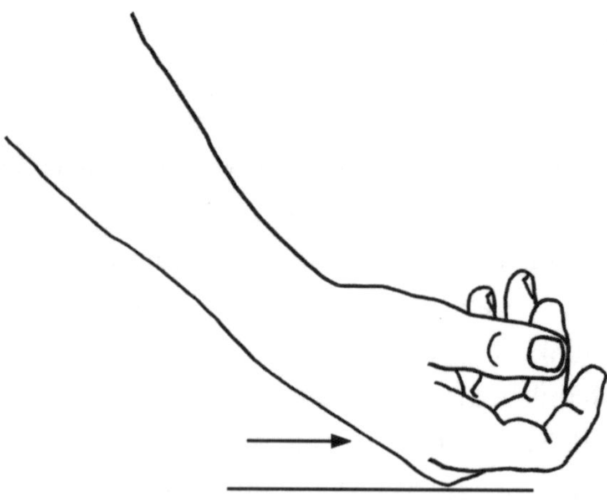

Abb. 4.19 Wenn Sie Ihre Finger schonen wollen, können Sie die Knöchel einer locker geballten Faust für die Massage benutzen.

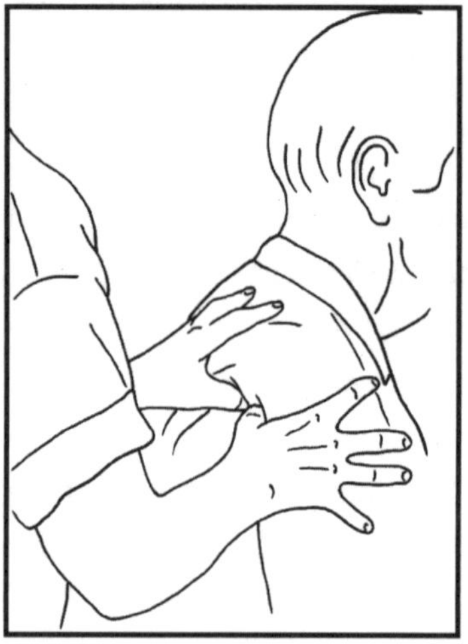

Abb. 4.20 Wenn Daumen nicht unterstützt werden, ermüden sie zu schnell.

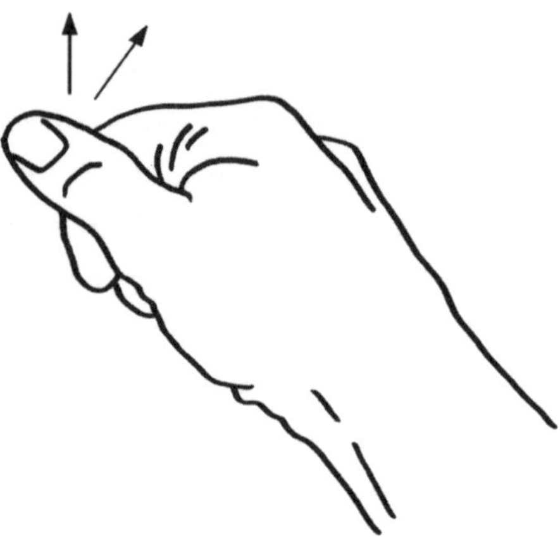

Abb. 4.21 Unterstützter Daumen – Daumen ruht auf dem Zeigefinger

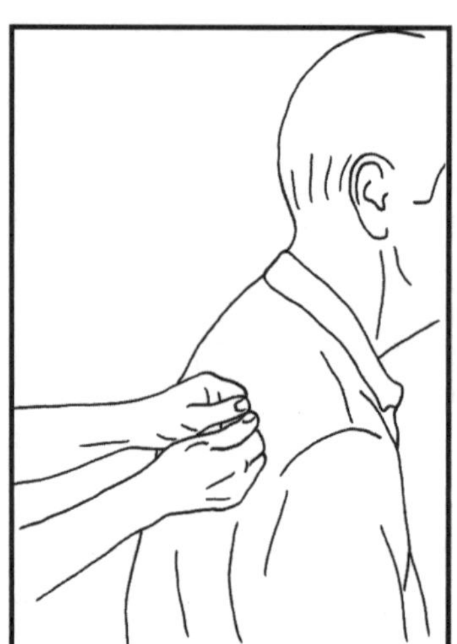

Abb. 4.22 Massage mit unterstützten Daumen ist weniger ermüdend.

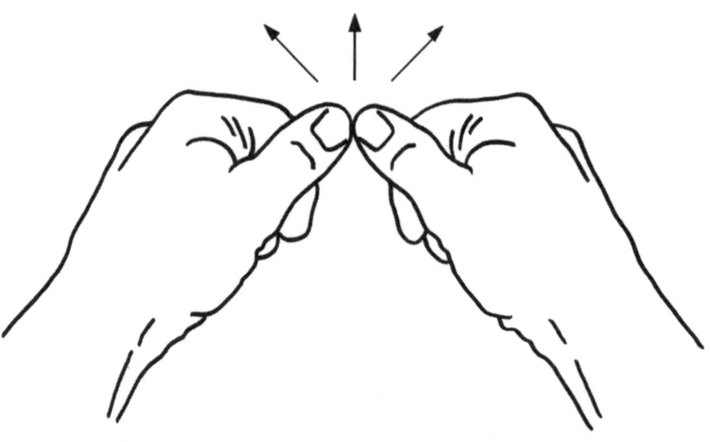

Abb. 4.23 Gepaarte unterstützte Daumen streichen von Ihnen weg oder zur Seite.

Vermeiden Sie es bei der Massage eines anderen Menschen, den Daumen ohne jede Unterstützung einzusetzen (Abb. 4.20), denn dadurch werden die Muskeln an der Daumenbasis überlastet. Falls Sie einen Daumen als Massagewerkzeug einsetzen müssen, sollten Sie in jedem Fall einen *unterstützten Daumen* benutzen, den Sie mit den Fingern stabilisieren (Abb. 4.21). Achten Sie auf die Richtung, in die Sie mit dem Daumen streichen; sie wird auf der Abbildung durch Pfeile angedeutet. Benutzen Sie die Daumen ebenso wie die Finger möglichst immer paarweise (Abb. 4.22 und 4.23).

Damit die Methode ihren Zweck erfüllt

Eine Triggerpunktmassage vermag Triggerpunkte und Übertragungsschmerz zwar sehr effektiv zu beseitigen, aber wundern Sie sich nicht, wenn Sie dabei auch mit Schwierigkeiten konfrontiert werden. Es verhält sich damit genauso wie mit dem Erlernen einer neuen Fertigkeit. Manchmal müssen Sie ein wenig Mühe aufwenden, um ein kleines Problem zu lösen und Ihre Techniken zu verfeinern.

Umgang mit Problemen

Eine tiefe Massage kann in besonders empfindlichen Bereichen Prellungen verursachen. Das ist eigentlich kein Grund zur Aufregung, aber man sollte deswegen ganz generell etwas weniger Druck anwenden. Blaue Flecken entstehen höchstwahrscheinlich, wenn Sie an der falschen Stelle arbeiten – was Sie daran erkennen, daß Sie viel Energie aufwenden und sich abmühen, ohne eine Besserung zu erzielen.

Triggerpunkte sprechen auf eine Massage sehr gut an, und meist läßt der Schmerz schon bald deutlich nach. Die Ursache der meisten Behandlungsmißerfolge ist, daß an der falschen Stelle gearbeitet wird, weil der Masseur den richtigen Punkt nie gefunden hat. Orientieren Sie sich immer wieder an der Triggerpunkt-Suchhilfe, die Sie am Anfang von Kapitel 5 (siehe Seite 134f.) und am Ende des Buches finden, um alle Möglichkeiten der Entstehung von Übertragungsschmerz in einem bestimmten Bereich zu berücksichtigen. Und denken Sie daran, daß Schmerzen in einigen Körperbereichen, so auch in der Schulter, durch Übertragungsschmerzeinflüsse aus mehreren Muskeln entstehen können.

Zu wenig Enthusiasmus und Engagement bei einer Massage kann den Erfolg einer Behandlung stark beeinträchtigen. Wenn Sie sich selbst behandeln, kommen Sie mit Halbherzigkeit nicht besonders weit. Sich nur ein- oder zweimal pro Woche selbst zu behandeln reicht einfach nicht aus. Wenn Sie nicht die Resultate erzielen, die Sie anstreben und für möglich halten, müssen Sie sich eventuell häufiger behandeln. Triggerpunkte, von denen eine besonders starke Wirkung ausgeht, müssen Sie eventuell dreimal am Tag behandeln; wenden Sie weniger Mühe auf, wird das Resultat Sie wahrscheinlich enttäuschen. Sie können sogar bis zu sechs Behandlungen täglich ausführen, wenn diese entsprechend kurz sind. Denken Sie deshalb daran, daß die Behandlung eines spezifischen Triggerpunkts nicht länger als 15 bis 20 Sekunden dauern sollte. Daraus ergibt sich ein ziemlich überschaubarer Zeitaufwand, der Ihre übrigen Aktivitäten im Tagesverlauf nicht allzusehr stört oder verzögert. Sechs bis zwölf Striche an jedem behandelten Triggerpunkt reichen pro Sitzung aus, um eine positive Wirkung zu erzielen.

Abgesehen von den mehrfachen Behandlungen im Laufe des Tages sollten Sie die problematischsten Triggerpunkte unmittelbar vor dem Zubettgehen und morgens beim Aufstehen massieren. Sollten Sie im Laufe der Nacht wegen Schmerzen aufwachen, stehen Sie am besten auf und geben sich eine Triggerpunktbehandlung. Ganz generell ist es besser, sich oft zu massieren, als sich lange und besonders kräftig zu massieren.

Manche bekommen bei dem Versuch, ihre Triggerpunkte zu massieren, einfach nicht »den Bogen heraus«. Vielleicht fällt es Ihnen schwer, sich die Muskeln vorzustellen oder die Triggerpunkte zu finden, oder Sie fühlen sich bei der Nutzung der Werkzeuge und der Anwendung verschiedener Techniken unbeholfen und unsicher. Machen Sie sich in dieser Hinsicht nichts vor. Sagen Sie sich einfach, daß Sie lernen wollen, Ihre eigenen Triggerpunkte zu massieren. Jeder Mensch sollte dies können.

Eine Triggerpunktmassage wirkt gerade bei Myofaszialschmerzen extrem gut. Wenn man die richtigen Triggerpunkte korrekt massiert, stellen sich in der Regel im Laufe einer Woche und oft sogar schon nach einem oder zwei Tagen deutliche Resultate ein. Vergessen Sie nicht, daß eine Erkrankung eines inneren Organs Triggerpunkte in der Skelettmuskulatur hervorrufen und perpetuieren kann. Häufig treten solche Effekte im Schulterbereich auf. Schmerzen, die nicht weichen wollen oder die immer wieder neu auftreten, haben eventuell eine organische oder systemische Ursache.

Wenn Ihr Schmerz nach einem Unfall oder Sturz einsetzte, leiden Sie möglicherweise unter einer unerkannten Knochen- oder Gewebeverletzung, die von einem Arzt korrekt diagnostiziert werden sollte. Wenn Sie am ganzen Körper Schmerzen haben und eine gute Massage Ihnen nicht hilft oder den Schmerz sogar zu verstärken scheint, haben Sie es möglicherweise mit einer Fibromyalgie oder einem anderen systemischen Problem zu tun und müssen sich deshalb um andere Behandlungsmöglichkeiten bemühen.

Andere Dinge, die Ihren Gesundheitszustand beeinflussen

Falls es Ihnen gelungen ist, Ihre Triggerpunkte zu deaktivieren, Sie aber trotzdem weiter immer wieder unter Schmerzen leiden, können auch Faktoren im Spiel sein, die Ihre Muskeln für die Entstehung und Aufrechterhaltung von Triggerpunkten prädisponieren. Solche Faktoren lassen sich oft beeinflussen, wenn Sie sich über ihre Existenz im klaren sind und Sie über geeignete Heilmittel verfügen. Überprüfen Sie beispielsweise, ob Sie unter Mangel an den Vitaminen der B-Gruppe, an Vitamin C, Kalzium, Magnesium, Eisen und Kalium leiden. Mangel an diesen Nährstoffen kann die Auflösung myofaszialer Triggerpunkte erschweren. Auch von Rauchen, übermäßigem Alkoholkonsum, Verhütungspillen und bestimmten anderen Medikamenten ist bekannt, daß sie die Vitamin-C- und -B-Vorräte des Körpers erschöpfen.

Falls Ihnen die Auflösung Ihrer Triggerpunkte nicht gelingt, kann auch eine Störung der Schilddrüsenfunktion vorliegen. Auch Hypoglykämie kann die Wirkung von Triggerpunkten verstärken, und das gleiche gilt für Hyperurikämie (einen erhöhten Harnsäurespiegel im Blut), die durch unzureichende Flüssigkeitsaufnahme oder Nierendysfunktion entsteht. Chronische Infektionen sowie Allergien können ebenso wie verschreibungspflichtige Medikamente Triggerpunkte dauerhaft machen. Falls Sie auf einem Beipackzettel den Hinweis finden, daß das betreffende Medikament Muskel- oder Gelenkschmerzen verursachen kann, sollten Sie auf der Hut sein.

Auch Nahrungsallergien können sowohl bei der Entstehung von Myofaszialschmerzen als auch bei Fibromyalgie eine wichtige Rolle spielen. Wenn Sie schon einmal mit Nahrungsmittelallergien zu tun hatten, wissen Sie wahrscheinlich, daß diese sich sehr unterschiedlich äußern können. Manchmal verschwinden sie plötzlich wieder, aber oft treten dann neue an ihre Stelle. Bedenken Sie in jedem Fall, daß Nahrungsallergien den Stoffwechsel in den Muskeln beeinflussen und daß sie bei schwierig zu behandelnden Triggerpunkten und anhaltenden Schulterschmerzen eine zentrale Rolle spielen können.

Denken Sie auch daran, daß Koffein schon in geringen Mengen eine heimtückische Wirkung auf Triggerpunkte haben kann. Da Koffein stark suchterzeugend ist, müssen Sie, wenn Sie sich den Kaffeekonsum abgewöhnen wollen, drei oder vier Tage lang mit unangenehmen Entzugssymptomen rechnen. Falls Sie mit Ihren Bemühungen, Ihre Triggerpunkte aufzulösen, völlig scheitern, können Sie versuchen, Koffein in jeder Form zu meiden, und schauen, was dann passiert. War das Koffein die Ursache des Problems, wird infolge der Koffeinabstinenz eine sofortige Besserung eintreten.

Wie Erwartungen wirken

Was können Sie von einer Triggerpunktmassage erwarten? Wie viele Behandlungssitzungen sind erforderlich, um Ihre Schulterprobleme endgültig zu lösen? Werden die Triggerpunkte später zurückkehren? Ist die Erwartung, keine Schmerzen mehr zu haben, realistisch? Die Antworten auf alle diese Fragen hängen völlig davon ab, wieviel Intelligenz und Engagement Sie auf Ihre Bemühungen verwenden. Entsprechende Hingabe vorausgesetzt, lernen die meisten Menschen, mit ihren Triggerpunkten gut fertig zu werden und die Triggerpunktmassage zu benutzen, um Schultersteife zu heilen.

Trotzdem sollten Sie sich vor unrealistischen Erwartungen hüten. Vielleicht gelingt Ihnen in manchen Fällen die ersehnte punktgenaue einmalige Triggerpunktbehandlung, die alles heilt, doch wäre es verfehlt, sich darauf zu verlassen. Schnelle Lösungen sind oft unmöglich, und manchmal beinhalten entsprechende Versuche nichts weiter, als daß das Problem »unter den Teppich gekehrt« wird. Beispielsweise passiert das, wenn Sie mit der Behandlung zu früh aufhören und aktive Triggerpunkte dadurch nur in latente Triggerpunkte verwandelt werden, die durch fast jede noch so geringe Belastung reaktiviert werden können.

In seltenen Fällen erweist sich der Erfolg einer einzigen Behandlung tatsächlich als dauerhaft. Unser Körper versteht es meisterhaft, sich selbst zu heilen, wenn er die richtige Stimulation erhält. Das glückt insbesondere bei neu auftretenden Schmerzen. Schon lange existierenden Triggerpunkten hingegen muß man eher viel Aufmerksamkeit schenken, und manchmal gelingt es erst nach einigen Wochen, sie aufzulösen. Dabei spielt es eine untergeordnete Rolle, ob Sie die Massage selbst ausführen oder sich an einen professionellen Masseur wenden. Als Massagetherapeut müssen Sie eventuell mit der Frustration Ihrer Klienten fertig werden, wenn Sie erklären müssen, daß bei ihnen eine längere und entsprechend teurere Behandlung erforderlich ist. Dies wird sich ändern, sobald Versicherungen die Kosten von Triggerpunktmassagen erstatten.

Viele Menschen geben zu schnell auf, und das gilt gleichermaßen für die Selbstbehandlung wie für die Behandlung durch einen Massagetherapeuten. Die Versuchung, eine Behandlung abzubrechen, ist groß, wenn eine Besserung eintritt. Bedenken Sie aber, daß Triggerpunkte, die noch druckempfindlich sind, nur in einen latenten Zustand versetzt worden sind. Sie müssen Ihr Massageprogramm so lange fortsetzen, bis die Druckempfindlichkeit verschwindet. Massage vermag bei Triggerpunkten und den Schmerzen, die sie verursachen, nur dann Wunder zu wirken, wenn sie korrekt und lange genug ausgeführt wird.

Der Lernprozeß

Sie werden staunen, wie schnell Sie selbst die nützlichsten Entdeckungen bezüglich der Myofaszialschmerzen wieder vergessen können. Führen Sie deshalb Tagebuch darüber, was Sie jeden Tag neu lernen, und machen Sie sich Notizen über die Tricks und Werkzeuge, mit denen Sie die besten Erfolge erzielen. Wenn dann ein bestimmtes Problem nochmals auftritt, können Sie in Ihrem Tagebuch nachschlagen, welches Verfahren beim ersten Mal die Lösung ermöglicht hat, und Sie brauchen nicht jedesmal »das Rad neu zu erfinden«.

Um von der Triggerpunktmassage zu profitieren, sollten Sie eine alte Regel beherzigen: Probieren Sie es einfach immer wieder, und hören Sie nicht damit auf. Sollten Sie mit schwierigen Problemen konfrontiert werden, empfehle ich Ihnen, die Passagen in diesem Buch erneut zu lesen, die für die betreffende Situation wichtig sein könnten. Unterstreichen Sie Passagen, die Ihnen als wichtig erscheinen, und machen Sie sich an den Seitenrändern Notizen. Nehmen Sie sich genügend Zeit, um über das Problem nachzudenken und sich damit zu beschäftigen. Die Beschreibungen der anatomischen Zusammenhänge und die spezifischen Informationen über Myofaszialschmerzen sind für Sie noch so neu, daß sie leicht verwirrend wirken können. Ich kann Ihnen versichern, daß es viel einfacher ist, Triggerpunkte zu behandeln, als es auf den ersten Blick scheinen mag. Irgendwann werden Sie »den Bogen raushaben«. Geben Sie nicht auf! Probieren Sie es immer wieder! So können Sie eine neue Fertigkeit erlernen, die Ihnen in Zukunft jederzeit helfen wird, Schmerzen zu lindern.

Wenn Sie alles, was in diesem Buch beschrieben wird, erlernen wollen, so wird das einige Zeit dauern; Sie können aber von Anfang an mit positiven Resultaten rechnen. Bei kontinuierlicher gründlicher Beschäftigung mit diesem Buch und unermüdlicher Suche nach Lösungen werden Sie täglich etwas Nützliches neu dazulernen. Lernen Sie die Muskeln und Knochen gut kennen. Für Ihr Vorhaben müssen Sie genau wissen, was sich unter Ihrer Haut befindet. Besonders wichtig sind dabei die markanten Punkte, die Sie unter der Haut spüren oder die mit bloßem Auge zu erkennen sind.

Zur Ergänzung der Informationen, die Sie in diesem Buch erhalten, können Sie sich Frank Netters *Atlas der Anatomie* beschaffen und die hervorragenden Illustrationen darin studieren. Aber beherzigen Sie ganz generell: Forschen und lernen Sie, wann, wie und wo immer Sie können. Was Sie dadurch erreichen können, übersteigt Ihre Vorstellungskraft.

Positive Wirkungen, die auf den ersten Blick nicht auffallen

Eine Massage von einem Massagetherapeuten kann sehr entspannend wirken. Eine gute Massage verringert nicht nur die Muskelverspannung, sondern senkt auch die Herzfrequenz, den Blutdruck und die Atemfrequenz. Vielleicht wäre es unrealistisch, von einer Selbstmassage eine ebenso umfassende Wirkung zu erwarten, aber die entspannende Wirkung einer Selbstmassage kann trotzdem sehr stark sein, wenn Sie sie sehr bewußt nutzen. Sie können in Ihren Selbstbehandlungssitzungen »herunterschalten« und sich beruhigen. Verstehen Sie diese Situationen wie eine Art Meditation. Konzentrieren Sie sich darauf, alle Muskeln, an denen Sie arbeiten, zu entspannen. Wenn Sie einen bestimmten Muskel entspannen können, wirkt sich das auch auf den ganzen übrigen Körper entspannend aus.

Durch das bewußte Entspannen Ihrer Muskeln wird auch der durch Triggerpunkte hervorgerufene Schmerz verringert. Wenn Sie die Technik der progressiven oder systematischen Entspannung gründlich erlernen, können Sie dadurch Schmerzen fast ebensogut reduzieren wie durch die Einnahme verschreibungspflichtiger Schmerzmedikamente. Die Muskelentspannung beseitigt Ihre Triggerpunkte zwar nicht, sie macht die Schmerzen aber erträglicher, solange die Triggerpunktmassage Ihre Wirkung noch nicht entfaltet hat.

Hinweise für Massagetherapeuten

Wenn eine Triggerpunktmassage bei einem Klienten nicht zu wirken scheint und der Schmerz für ihn weiterhin ein Problem bleibt, ist das nicht unbedingt Ihre Schuld. Beispielsweise könnte sich der Klient weiterhin einer Aktivität widmen, die ungewöhnlich stark belastet oder viele Wiederholungen einer bestimmten Bewegung erfordert. Falls das Problem durch eine solche Aktivität entstanden ist, ist die Annahme naheliegend, daß das Problem dadurch zwangsläufig immer wieder auftreten muß. Sprechen Sie mit dem Klienten über solche Faktoren, und stellen Sie fest, ob und welche Möglichkeiten es gibt, die Situation zu verändern. Beispielsweise könnten Sie dem Betreffenden helfen, Behandlungstechniken zu erlernen, die er selbst während besonders belastender Aktivitäten anwenden kann, um die immer wieder auftretenden Triggerpunkte zumindest teilweise aufzulösen.

Lassen Sie aber auch nicht die Möglichkeit außer Acht, daß Sie Ihre berufliche Kompetenz weiter verbessern müssen. Falls Ihre Arbeit bei einem bestimmten Klienten erfolglos bleibt, dann vergeuden Sie keine Zeit darauf, Ihr Vorgehen zu verteidigen oder zu rechtfertigen. Wenn der Klient sagt, daß die Behandlung nichts bringt, dann hat der Klient völlig recht. Es geht um seinen Körper und seinen Schmerz. Janet Travell hat immer wieder betont und fest daran geglaubt, daß unsere Patienten unsere besten Lehrer sind. Wenn sich die Dinge nicht im angestrebten Sinne entwickeln, dann sehen Sie dies als eine Chance, etwas Neues zu lernen. Forschen Sie dann so lange, bis Sie die richtige Antwort gefunden haben.

Über das Dehnen

Besondere Wachsamkeit ist geboten, wenn jemand sagt, seine Schmerzen seien durch Ihre Behandlung noch stärker geworden. Häufig spielt in solchen Fällen das Dehnen irgendeine Rolle. Häufig werden Schmerzprobleme durch Dehnen verstärkt. Vielfach ist Dehnen die falsche Maßnahme, und dies gilt in ganz besonderem Maße für den Schulterkomplex.

Muskeln und Sehnen der Rotatorenmanschette leiden extrem unter Verkürzungen und Versteifungen der Muskeln durch Triggerpunkte. Dehnübungen können, wenn den durch Triggerpunkte verursachten Einschränkungen keine besondere Aufmerksamkeit geschenkt wird, mehr Schaden anrichten, als den Befürwortern des Dehnens klar ist. Die meisten Therapeuten und insbesondere Physiotherapeuten gehen mit dem Dehnen zu sorglos um. Wenn ein Klient sagt, seine Schmerzen seien durch Ihre Behandlung noch stärker geworden, sollten Sie darüber nachdenken, ob Sie zu schnell oder zu aggressiv mit Dehnübungen gearbeitet haben. Auf der sicheren Seite sind Sie, wenn Sie mit dem Dehnen erst nach der Deaktivierung der Triggerpunkte beginnen. Aber selbst dann kann zu ehrgeiziges Dehnen die Triggerpunkte reaktivieren.

Begeisterte Befürworter des Dehnens werden vielleicht nicht glauben, daß eine richtig durchgeführte Triggerpunktmassage auch ohne Dehnen wirken kann. Bedenken Sie stets, daß auch bei Klienten, die das Dehnen gut vertragen und die gewöhnlich davon profitieren, Triggerpunkte die Muskeln dauerhaft verkürzen und versteifen. Nach der Auflösung der Triggerpunkte werden die betroffenen Muskeln von selbst wieder länger, und bei normaler Aktivität stellt sich die normale Bewegungsfähigkeit ein. Ist dieser Punkt erreicht, ist die Ausführung von Dehnübungen und anderen gymnastischen Übungen nicht mehr mit Gefahren verbunden.

Spezifische Behandlungen bei spezifischen Schmerzen

Massagetherapeuten sollten sich um einen deutlich objektiveren Umgang mit der Behandlung von Schmerzproblemen bemühen. Niemand bestreitet, daß die bekannte Schwedische Massage, eine Ganzkörpermassage, von einem sensiblen und kompetenten Massagetherapeuten ausgeführt, ein sehr angenehmes Erlebnis ist, das wohl jeder genießt. Allerdings legt in diesem Fall der Masseur den Behandlungsverlauf fest; die besonderen Bedürfnisse des Klienten werden also nicht unbedingt berücksichtigt, und nur selten eignet sich dieses Verfahren zur adäquaten Behandlung myofaszialer Triggerpunkte.

Die meisten Menschen kommen zur Massage, weil sie unter ganz bestimmten Schmerzen leiden. Masseure hingegen scheinen nur zu oft eher an der Durchführung ihrer einstündigen Standardmassage interessiert zu sein, als daß sie sich bemühen, auf spezifische Probleme in den schmerzenden Bereichen einzugehen. Eine klinische Massage sollte sich auf die Lösung der Probleme konzentrieren, derentwegen der Klient zur Behandlung kommt. Eine wirklich effektive klinische Massagebehandlung erfordert eine wesentlich größere Kompetenz in der Behandlung von Triggerpunkten, als sie zur Zeit in Massageschulen vermittelt wird.

Massagetherapieprogramme versuchen meist, eine große Zahl von Behandlungsansätzen »abzudecken«, wobei stets im Vordergrund steht, daß der Therapeut in der Lage sein soll, den Zeitrahmen einer einstündigen Massagesitzung mit der Anwendung einer bestimmten Methode auszufüllen. Die Triggerpunktmassage wird in solchen Zusammenhängen als eines von vielen gleichwertigen Behandlungssystemen präsentiert. Die Leiter solcher Schulen vertreten gewöhnlich die Auffassung, daß letztlich alles wirkt, und wenn dann jemand eine bestimmte Behandlungsmethode kritisiert, so wird solche Kritik ganz bewußt abgewiegelt. Dies deutet auf ein sehr oberflächliches Verständnis eines grundlegenden Aspekts von Myofaszialschmerz hin, nämlich der absoluten Notwendigkeit, die direkte Arbeit an Triggerpunkten zur ersten Priorität zu machen. Massageschulen scheinen sich durch eine Art »politischer Korrektheit« gezwungen zu fühlen, ihren Studierenden alle Waffen zur Verfügung zu stellen, in der naiven Hoffnung, daß irgend etwas das Ziel schon treffen wird.

Ein schärferer Fokus

Die Triggerpunktmassage ist ein sehr praxisorientierter und vielseitiger Ansatz der Schmerztherapie. Als eigenständige Methode kann man sie an jedem Ort anwenden, denn sie erfordert nicht unbedingt einen Massagetisch oder Massagestuhl. Der Klient braucht sich nicht einmal unbedingt zu entkleiden, und der Masseur kommt ohne Massageöl aus. Eine Triggerpunktmassage kann als eigenständige Therapiemethode angewendet, aber auch in Verbindung mit anderen Methoden eingesetzt werden, was sie erheblich effektiver machen kann. Als rein klinische Methode kann man eine Triggerpunktmassage auf spezifische Probleme und spezifische Muskeln beschränken; es braucht also nicht jedesmal eine Ganzkörpermassage damit verbunden zu sein. Sobald Ärzte und Krankenversicherungen das Potential dieser ungewöhnlich kosteneffizienten Schmerzbehandlungsmethode erkennen werden, wird der Bedarf an Massagetherapeuten, die die Triggerpunktmassage wirklich beherrschen, erheblich steigen.

Die Triggerpunkttherapie ist nicht nur eine weitere neue Spezialität der Alternativheilkunde. Man sollte sie nicht als Randerscheinung abtun. Triggerpunkte sind nicht nur eine der Hauptursachen für Schmerzen, sondern wahrscheinlich *die* häufigste Ursache von Schmerzen überhaupt, wie Janet Travell und David Simons meinen (Simons, Travell & Simons 1999/2002, S. 11f.). Deshalb ist zu hoffen, daß die Triggerpunktmassage nicht nur in Massageausbildungen zur wichtigsten gelehrten Methode wird, sondern auch angehende Ärzte und Pfleger sollten sie erlernen. Insbesondere die Selbstmassage ist zweifellos die beste Grundlage für das Verständnis des Phänomens der Triggerpunkte und für deren erfolgreiche Behandlung. Wenn Masseure bei sich selbst Triggerpunkte finden und erfolgreich behandeln können, werden sie sich besser in die Schmerzprobleme ihrer Klienten einfühlen und diese auch besser behandeln können.

5 Schulterbehandlung Teil A

In diesem und den beiden folgenden Kapiteln werden Sie lernen herauszufinden, welche Muskeln bei der Entstehung Ihrer speziellen Schulterschmerzen eine Rolle spielen und wie Sie die Triggerpunkte in diesen Muskeln finden können. Die Muskeln werden ungefähr in der Reihenfolge ihrer Bedeutung dargestellt, wobei diejenigen, die am häufigsten Probleme hervorrufen, in Kapitel 5 zusammengefaßt und die übrigen auf die Kapitel 6 und 7 verteilt sind, in denen die exakte Rangfolge der Bedeutung weniger genau beachtet wird. Falls es Ihnen schwerfällt, einen bestimmten Muskel in Ihrem Körper zu lokalisieren, empfehlen wir Ihnen, noch einmal im ersten Kapitel nachzuschauen, wo die für das Thema dieses Buches wichtigen anatomischen Zusammenhänge erläutert werden.

Jeder der in diesem und den nächsten beiden Kapiteln besprochenen Muskeln kann zur Entstehung von Schultersteife beitragen. Sie werden mehr über die Triggerpunkte in diesen Muskeln erfahren und darüber, wie die einzelnen Muskeln arbeiten, so daß Sie sich ein Bild davon machen können, welche Rolle sie bei der Entstehung des Problems gespielt haben könnten. Dadurch wird Ihnen klarer werden, welche Aktivitäten zum späteren erneuten Auftreten des Problems führen könnten.

Triggerpunkte machen sich oft nach einer Weile erneut bemerkbar, insbesondere wenn Sie sich achtlos wieder so verhalten wie vorher. Das Wiederauftauchen wird durch eine besondere Sensibilisierung des Zentralen Nervensystems (ZNS) bewirkt, denn chronische Schmerzen lassen eine große Zahl neuer Synapsen entstehen, jener elektrochemischen Schalter, die den Informationsfluß von einer Nervenzelle zur nächsten ermöglichen. Deshalb treten in Muskeln, in denen schon einmal Triggerpunkte bestanden, später mit erhöhter Wahrscheinlichkeit erneut Triggerpunkte auf. Und je länger Triggerpunkte unbehandelt bleiben, um so schneller werden sie unter Streß und starker Belastung reaktiviert. Die permanenten Veränderungen im ZNS, die durch chronische Triggerpunkte in vielen Muskeln entstehen, könnten sogar die Vorstufe zu einer Fibromyalgie-Erkrankung sein (Mense & Simons 2001, 158–174, 186f.).

In den Prozeß der Triggerpunktreaktivierung einzugreifen ist eine der nützlichsten Möglichkeiten, die Triggerpunkttherapie anzuwenden; sie dient nämlich nicht nur der Auflösung akuter Schmerzen, sondern kann auch dazu beitragen, das Wiederauftreten von Schmerzen zu verhindern. Entsteht das Schmerzproblem durch eine bestimmte Aktivität, können kurze Selbstmassagen der Schmerzen verursachenden Triggerpunkte vor und nach der Aktivität die Fortsetzung der Tätigkeit ermöglichen und die Gefahr, daß die Schmerzen erheblich stärker werden, verringern. Triggerpunkte brauchen nicht dazu zu führen, daß Sie Ihren Beruf aufgeben oder aufhören müssen, am Wochenende Volleyball zu spielen. Versuchen Sie deshalb herauszufinden, wie Sie bisher überlastete Muskeln in Zukunft nicht mehr überlasten können. Wenn ein gewisses Maß an Überlastung nicht zu vermeiden ist, müssen Sie die Triggerpunktmassage sehr gut erlernen, um sich effektiv selbst behandeln zu können.

Die Triggerpunkt-Suchhilfe auf den nächsten beiden Seiten hilft Ihnen, die Triggerpunkte, die bei Ihnen Schmerzen verursachen, zu finden und zu behandeln. Diese Hilfe ist am Ende des Buches noch einmal abgedruckt. Noch größeren Nutzen können Sie aus diesem Buch ziehen, wenn Sie es mit einer Spiralbindung versehen lassen; dann liegt jede Seite, die Sie aufschlagen, flach auf dem Tisch, und Sie haben für die Selbstbehandlung beide Hände frei.

Triggerpunkt-Suchhilfe: Schulterschmerzen

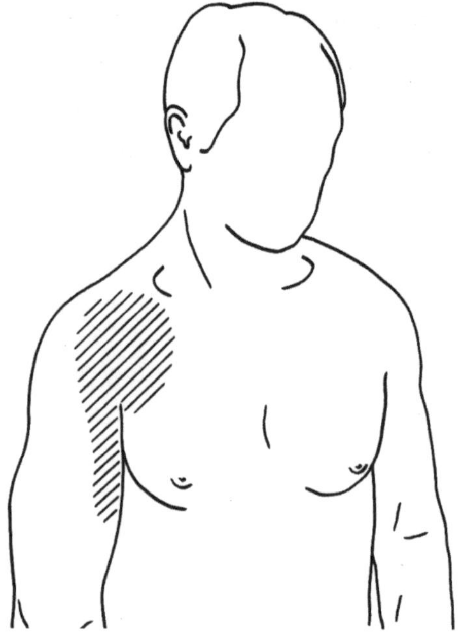

Schmerzen auf der Vorderseite der Schulter

1. Untergrätenmuskel *(M. infraspinatus)* (S. 167)
2. vorderer Teil des Deltamuskels *(M. deltoideus anterior)* (S. 184)
3. Rippenhalter *(Mm. scaleni)* (S. 143)
4. Obergrätenmuskel *(M. supraspinatus)* (S. 162)
5. großer Brustmuskel *(M. pectoralis major)* (S. 212)
6. kleiner Brustmuskel *(M. pectoralis minor)* (S. 220)
7. Unterschulterblattmuskel *(M. subscapularis)* (S. 153)
8. Bizeps *(M. biceps)* (S. 230)
9. breiter Rückenmuskel *(M. latissimus dorsi)* (S. 177)
10. Hakenarmmuskel *(M. coracobrachialis)* (S. 239)
11. Unterschlüsselbeinmuskel *(M. subclavius)* (S. 219)
12. Oberarmmuskel *(M. brachialis)* (S. 232)

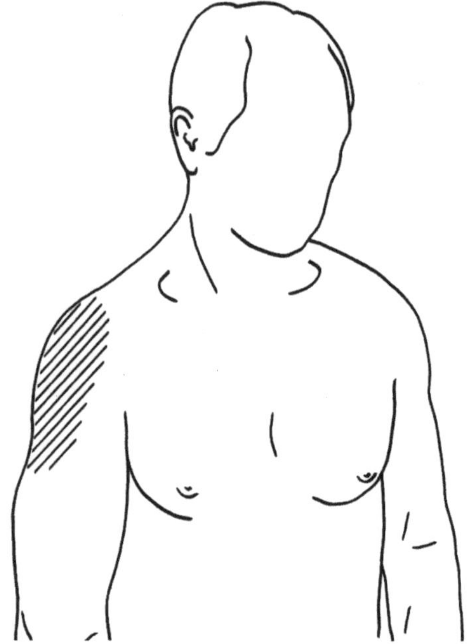

Schmerzen an der Seite der Schulter

1. Untergrätenmuskel *(M. infraspinatus)* (S. 167)
2. Rippenhalter *(Mm. scaleni)* (S. 143)
3. mittlerer Teil des Deltamuskels *(M. deltoideus lateralis)* (S. 184)
4. Obergrätenmuskel *(M. supraspinatus)* (S. 162)

Triggerpunkt-Suchhilfe: Schulterschmerzen

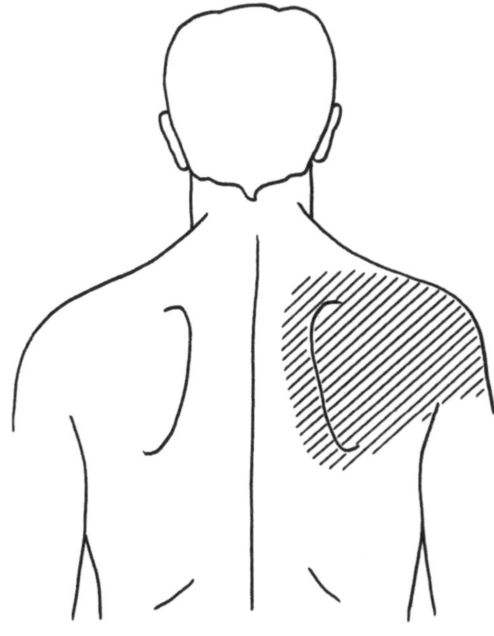

Schmerzen auf der Rückseite der Schulter

1. Rippenhalter *(Mm. scaleni)* (S. 143)
2. Unterschulterblattmuskel *(M. subscapularis)* (S. 153)
3. kleiner Rundmuskel *(M. teres minor)* (S. 173)
4. Trapezius *(M. trapecius)* (S. 188)
5. Schulterblattheber *(M. levator scapulae)* (S. 196)
6. hinterer Teil des Deltamuskels *(M. deltoideus posterior)* (S. 184)
7. Rautenmuskeln *(Mm. rhomboidei)* (S. 201)
8. hinterer oberer Sägemuskel *(M. serratus posterior superior)* (S. 204)
9. Obergrätenmuskel *(M. supraspinatus)* (S. 162)
10. großer Rundmuskel *(M. teres major)* (S. 181)
11. breiter Rückenmuskel *(M. latissimus dorsi)* (S. 177)
12. Trizeps *(M. triceps)* (S. 235)
13. Darmbein-Rippen-Muskel *(M. iliocostalis thoracis)* (S. 207)
14. vorderer Sägemuskel *(M. serratus anterior)* (S. 223)

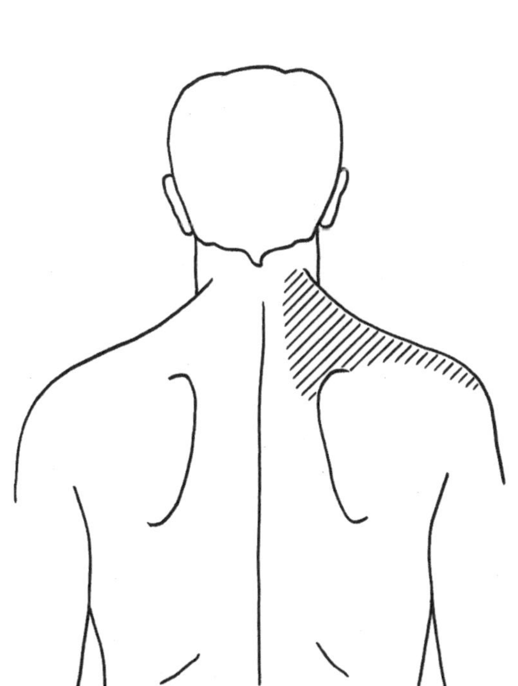

Schmerzen auf der Oberseite der Schulter

1. Trapezius *(M. trapecius)* (S. 188)
2. Schulterblattheber *(M. levator scapulae)* (S. 196)
3. Rippenhalter *(Mm. scaleni)* (S. 143)
4. Obergrätenmuskel *(M. supraspinatus)* (S. 162)
5. Zwerchfell *(Diaphragma)* (S. 227)

Die vorderen Halsmuskeln

Obwohl sich die Rippenhaltermuskeln auf der Vorderseite und Seite des Halses befinden, verursachen ihre Triggerpunkte erstaunlich starke Schmerzen im Oberrücken, in der Schulter und im Oberarm. Beachten Sie, daß die Rippenhalter *(M. scaleni)* auf allen vier Listen der Triggerpunkt-Suchhilfe ziemlich weit oben stehen. Triggerpunkte in den Rippenhaltern tragen auch erheblich zu Schmerzen, Taubheitsgefühlen, Kribbeln und Schwellungen im Unterarm und in der Hand bei. Die Rippenhalter sind so wichtig, daß man sich bei der Suche nach der Ursache von Schulterproblemen vorrangig mit ihnen beschäftigen sollte.

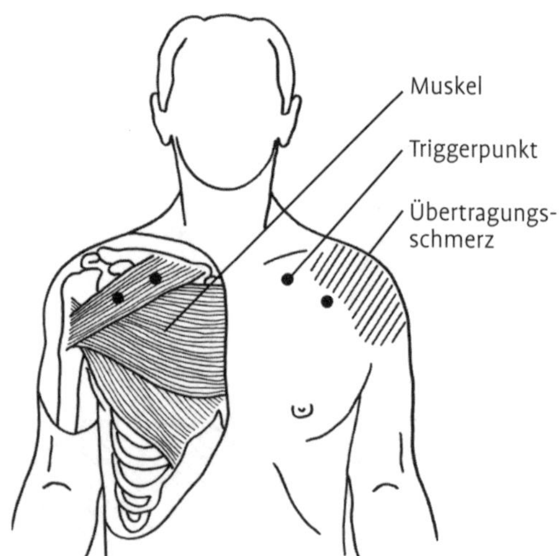

Abb. 5.1 Schlüssel zu den folgenden Abbildungen

Triggerpunkte in den Rippenhaltern sind manchmal die Vorläufer von Problemen, die in den Muskeln der Rotatorenmanschette entstehen. Der Grund ist, daß das Schmerzübertragungsmuster der Triggerpunkte in den Rippenhaltern fast die gesamte Schulter umfaßt und somit auch die Entstehung von Satellitentriggerpunkten in diesen gesamten Bereichen fördert. Untergrätenmuskel, kleiner Rundmuskel, Trizeps, Deltamuskel und die Brustmuskeln sind besonders anfällig hierfür.

Deshalb werden wir uns in diesem Kapitel zuerst mit den Rippenhaltern und den Kopfwendern *(Mm. sternocleidomastoidei)* befassen. Die Kopfwender übertragen zwar keine Schmerzen in die Schulter, aber sie können bei einem Schulterproblem eine sehr wichtige Rolle spielen, weil ihre Triggerpunkte oft Satellitentriggerpunkte in den Rippenhaltern erzeugen und deren Aufrechterhaltung fördern. Außerdem sollte man sich über die Struktur der Kopfwender im klaren sein, wenn man die darunter liegenden Rippenhalter finden und behandeln will.

Abbildung 5.1 zeigt, wie auf den folgenden Abbildungen Muskeln, Triggerpunkte und Übertragungsschmerzmuster dargestellt werden. Bereiche, in die Schmerzen übertragen werden, sind durch parallele Linien markiert, die diagonal von unten links nach oben rechts verlaufen. Auch Muskeln werden durch parallele Linien gekennzeichnet, aber sie verlaufen in diesem Fall jeweils in Richtung der Muskelfasern und sind außerdem durch einen Außenrand abgegrenzt. Ein schwarzer Punkt zeigt die ungefähre Lage eines Triggerpunkts an und kann auch für mehrere Triggerpunkte im betreffenden Muskel stehen. Der Übersichtlichkeit halber werden die Triggerpunkte manchmal nur auf einer Körperseite abgebildet, obwohl sie auf beiden Seiten auftreten können.

Der Kopfwender (M. sterocleidomastoideus)

Der Kopfwender befindet sich nicht unter den 24 in Kapitel 1 aufgeführten Muskeln, die in einer Verbindung zur Schulter stehen. Und da Triggerpunkte im Kopfwender nicht direkt Schulterschmerzen verursachen, taucht dieser Muskel auch nicht in der Triggerpunkt-Suchhilfe zu Beginn dieses Kapitels auf. Der Kopfwender, der auf beiden Seiten des Halses zu finden ist, ist mit drei Knochen verbunden (Abb. 5.2), aus deren Namen sich der lateinische Name des Muskels zusammensetzt. »Sterno« verweist auf das Brustbein *(Sternum)*, »cleido« auf das Schlüsselbein *(Claviculum)* und »mastoideus« auf den sogenannten Warzenfortsatz *(Processus mastoideus)*, einen Knochenvorsprung, der sich hinter dem Ohr befindet. Wenn man das Wort »sternocleidomastoideus« nicht kennt, wirkt es ein wenig beängstigend, aber wenn man weiß, daß es sich aus den oben genannten Komponenten zusammensetzt, wird es leichter, es sich zu merken und es auszusprechen. Ich empfehle Ihnen, sich mit Ihren Kopfwendern anzufreunden. Diese können Ihnen nämlich mehr Schwierigkeiten machen, als Sie vermuten werden.

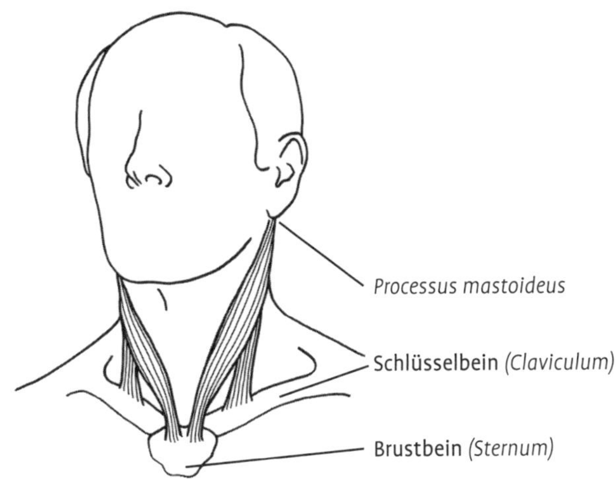

Abb. 5.2 Der Kopfwender *(M. sternocleidomastoideus)* und seine Befestigungen an Knochen

Obwohl die Kopfwender auf der Vorderseite des Halses gut zu erkennen sind, haben Sie ihnen vielleicht noch nie besondere Aufmerksamkeit geschenkt. Das ist deshalb so, weil man in diesem Bereich praktisch nie Schmerzen hat; diese treten eher im Nacken auf. Triggerpunkte in den Kopfwendern verursachen zwar unglaublich starke Schmerzen und auch andere Probleme, aber nicht dort, wo sie liegen, sondern weiter oben: in den Kiefern, im Kopf und im Gesicht. Die Kopfwender selbst schmerzen so gut wie nie, auch wenn sie anderswo noch so große Probleme verursachen (Simons, Travell & Simons 1999/2002, S. 327–330).

Die Geschichte der 53-jährigen Sally *zeigt, wie schwer es sein kann, die Ursache bestimmter Symptome zu finden, wenn man das Phänomen der Übertragungsschmerzen nicht kennt. Auf der Autobahn war ein Sattelschlepper auf Sallys Auto aufgefahren. Zwar war niemand getötet oder schwer verletzt worden, doch bei dem Unfall hatten alle Beteiligten ein paar Prellungen abbekommen und einen ziemlichen Schock erlitten.*

Doch am nächsten Tag waren bei Sally Anzeichen für ein Schleudertrauma zu erkennen. Sie hatte Schmerzen tief hinter beiden Augen und starke Kopfschmerzen über beiden Augenbrauen und im Hinterkopf. Ihr Arzt verschrieb ihr ein Schmerzmittel und einige Physiotherapiesitzungen. Das Medikament verringerte Sallys Schmerzen auf die Hälfte, sie blieben aber weiterhin spürbar. In der Physiotherapiepraxis wurden die Nackenmuskeln drei Wochen lang zweimal wöchentlich mit Elektrostimulation behandelt. Diese Behandlungen wirkten zwar, aber die Linderung hielt immer nur ein paar Stunden an. Als Sally nach der dreiwöchigen Behandlung immer noch Schmerztabletten brauchte, fürchtete sie, sie könnte davon abhängig werden. Sie hatte das Gefühl, auf diese Weise nicht weiterzukommen.

Weil Sie entschlossen war, so lange zu suchen, bis sie etwas gefunden hätte, das ihr wirklich half, machte sie je einen Termin bei einer Massagetherapeutin und einem Chiropraktiker. Weil die Massagetherapeutin ihr den früheren Termin anbot, suchte sie diese zuerst auf. Die Therapeutin erklärte

ihr, daß ein Schleudertrauma sich nicht nur auf den Nacken, sondern auch auf die Vorderseite des Halses auswirken könne. Bei einer anschließenden Untersuchung des Kopfwenders und des Trapezius fand sie einige sehr druckempfindliche Stellen. Durch festen Druck auf einige dieser Punkte konnte sie Sallys Schmerzen sofort reproduzieren. Die anschließende Triggerpunktbehandlung linderte Sallys Schmerzen so deutlich, wie sie es seit fast einem Monat nicht mehr erlebt hatte. Daraufhin vereinbarte sie noch einen zweiten Termin und sagte den Termin beim Chiropraktiker ab. Sally hatte Glück gehabt, denn oft entsteht durch relativ geringfügige Schleudertraumata Schultersteife.

Symptome

Triggerpunkte in den Kopfwendern verursachen zahlreiche Symptome, die erstaunlich unterschiedlich sein und in einem riesigen Bereich auftreten können. Diese Symptome lassen sich vier Kategorien zuordnen: Übertragungsschmerz, Gleichgewichtsstörungen, Sehstörungen und systemische Symptome. Außerdem entstehen durch die Triggerpunkte in den Kopfwendern häufig Satellitentriggerpunkte in anderen Muskeln, was ihre schädliche Wirkung erheblich verstärkt.

Übertragungsschmerz Triggerpunkte in den Kopfwendern erzeugen keine Schmerzen in diesen Muskeln selbst, aber sie können so druckempfindlich sein, daß sie manchmal mit angeschwollenen und empfindlichen Lymphknoten verwechselt (und gelegentlich irrigerweise »geschwollene Drüsen« genannt) werden. Sie können der Grund für eine schmerzlose Steifheit des Halses sein, die Ihren Kopf in seitlich gekippter Position hält. Beachten Sie, daß die Übertragungsschmerzmuster der beiden Zweige des Kopfwenders sich deutlich voneinander unterscheiden (Abb. 5.3). Charakteristisch für Triggerpunkte im Kopfwender sind Kopfschmerzen oben auf dem Kopf oder über einer Augenbraue.

Triggerpunkte im sternalen Zweig des Kopfwenders können Schmerzen tief hinter den Augen, Zungenschmerzen beim Schlucken und Kopfschmerzen im Bereich über den Augen, hinter dem Ohr und auf der Kopfoberfläche verursachen. Außerdem können sie zur Entstehung von Schmerzen im Kiefergelenk beitragen, weil ihr Übertragungsschmerzmuster Triggerpunkte in den Kiefermuskeln verstärkt und perpetuiert. Manchmal wird der Schmerz aus diesem Muskel auch in den Bereich des Nackens übertragen. Die einzige Schmerzübertragung nach unten betrifft in diesem Fall den obersten Punkt des Brustbeins. Auf Abbildung 5.3 fehlt das gelegentliche Übergreifen des Schmerzes auf die Seitenfläche des Gesichts, was den Eindruck einer Trigeminusneuralgie entstehen läßt, einer Störung, für die kurze, durch Reizung

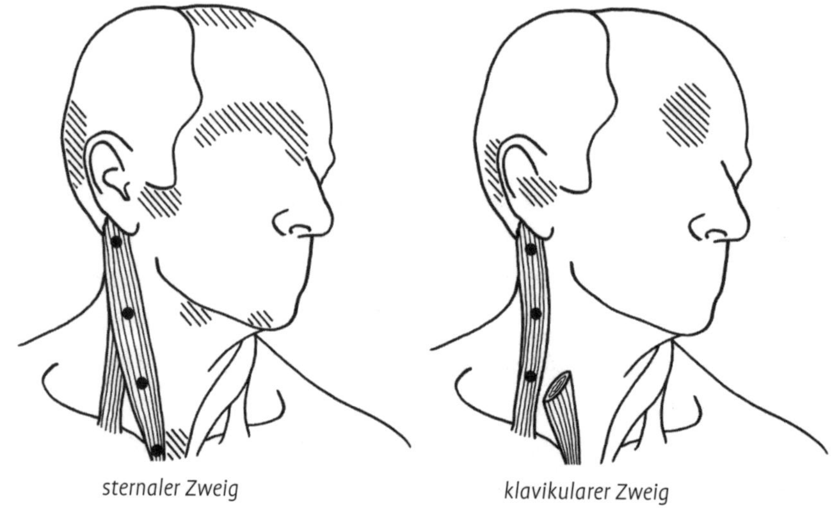

Abb. 5.3 Triggerpunkte im Kopfwender und zugehörige Übertragungsmuster

des Trigeminusnervs hervorgerufene Schmerzattacken typisch sind. Schmerzen im Bereich des Gesichts und über den Augenbrauen werden manchmal mit einer Nebenhöhlenentzündung verwechselt.

Triggerpunkte im klavikularen Zweig des Kopfwenders können Schmerzen tief im Ohr oder Zahnschmerzen im Bereich der hinteren Backenzähne verursachen. Ein ungewöhnliches Merkmal von Triggerpunkten im klavikularen Zweig des Kopfwenders ist, daß sie Stirnkopfschmerzen hervorrufen können, die auf die entgegengesetzte Stirnseite übertragen werden (Simons, Travell & Simons 1999/2002, S. 327–336).

Gleichgewichtsstörungen Ungewöhnlich ist auch, daß Triggerpunkte im klavikularen Zweig der Kopfwender den Gleichgewichtssinn beeinflussen können, was dazu führen kann, daß Sie unter Schwindelgefühlen und Übelkeit leiden und zum Torkeln und Fallen neigen. Sogar Ohnmachtsanfälle kommen vor, und die Benommenheit kann Minuten, Stunden oder Tage anhalten. Aufgrund dieser Symptome wird oft fälschlich *Vertigo* oder *Morbus Ménière* diagnostiziert. Bleiben die Triggerpunkte, die das Symptom verursachen, unentdeckt und unbehandelt, können die Symptome zu einem lebenslang wiederkehrenden Zustand werden, der jeder medizinischen Behandlung widersteht und sich allen medizinischen Erklärungsversuchen entzieht.

Chronischer Schwindel kann entstehen, weil vom klavikularen Zweig des Kopfwenders widersprüchliche Signale zum Gehirn gesendet werden. Die Spannungsveränderungen in diesem Teil des Muskels infolge alltäglicher Bewegungen helfen dem Innenohr, die jeweilige Haltung des Kopfes zu verfolgen. Wenn Triggerpunkte im klavikularen Zweig des Kopfwenders eine anomale Anspannung verursachen, werden dem für den Gleichgewichtssinn zuständigen Gehirnteil falsche Informationen übermittelt. Das führt dazu, daß die Betroffenen eine Art falscher Vertigo erleben, die nichts mit dem Innenohr zu tun hat. Janet Travell war der Auffassung, daß die Wahrnehmungsverzerrung, die Triggerpunkte im Kopfwender erzeugen, die verborgene Ursache für Stürze und Autounfälle sein könne.

Triggerpunkte im klavikularen Zweig des Kopfwenders können auf der durch Triggerpunkte beeinträchtigten Körperseite auch einen Gehörverlust hervorrufen. Als Ursache vermutet man Übertragungsanspannung in zwei winzigen Innenohrmuskeln, dem *M. stapedius* (Steigbügelmuskel) und dem *M. tensor tympani* (Trommelfellspanner), die mit sehr kleinen Knochen im Mittelohr verbunden sind. Sind diese kleinen Muskeln angespannt, kann dadurch die Schwingungsübertragung im Innenohr beeinträchtigt und die Klang- und Geräuschwahrnehmung gestört werden. Wenn Triggerpunkte in den genannten Muskeln die Ursache der Störung sind, kann eine Massage der Kopfwender und der Kiefermuskeln die normale Hörfähigkeit wiederherstellen (Simons, Travell & Simons 1999/2002, S. 327–333).

Sehstörungen Triggerpunkte im sternalen Zweig des Kopfwenders können eine abgedämpfte oder unscharfe Sicht oder Doppelsichtigkeit verursachen. Außerdem können die Augen gerötet sein und stark tränen, und die Nase kann laufen. Auch eine Lidhauterschlaffung (was zum Herabhängen des Augenlids führt) ist möglich, die auf einen durch Übertragung entstandenen Krampf im Augenringmuskel *(M. orbicularis oculi)* zurückzuführen ist. Die Übertragung von Effekten auf diesen Muskel kann auch in einem Zucken des Augenlids zum Ausdruck kommen, und es kann sein, daß Ihnen beim Lesen das Gedruckte auf einer Buch- oder Zeitungsseite vor den Augen »herumspringt«.

Systemische Symptome Zu einer vierten Gruppe von Symptomen, die durch die Kopfwender verursacht werden, zählen eine gestörte Gewichtswahrnehmung, kalter Schweiß auf der Stirn und eine übermäßig starke Schleimproduktion in der Nebenhöhlen, der Nasenhöhle und der Kehle. Diese Triggerpunkte könnten Verstopfungen der Nebenhöhlen, starken Flüssigkeitsaustritt aus den Nebenhöhlen, Verschleimung des Rachens, chronischen Husten und ständigen Heuschnupfen oder ständige Erkältungssymptome erklären. Seien Sie besonders mißtrauisch, wenn Medikamente nicht wirken. Ein permanenter trockener Husten läßt sich oft durch Massage des sternalen Zweigs des Kopfwenders in der Nähe seiner Verbindung zum Brustbein unterbinden (Simons, Travell & Simons 1999/2002, S. 327–330).

Ursachen

Eine der wichtigsten Aufgaben der Kopfwender ist es, den Kopf in die entgegengesetzte Richtung zu drehen. Sie helfen auch, die Kopfposition stabil zu halten, während der Körper sich bewegt. Triggerpunkte können deshalb durch bestimmte Kopfhaltungen und Aktivitäten entstehen, durch welche die Kopfwender in einem kontrahierten Zustand gehalten werden, weil sie den Kopf in einer bestimmten Position zu halten versuchen. Besonders schädlich ist es in diesem Zusammenhang, den Kopf zurückzuhalten, um über dem Kopf zu arbeiten, oder ihn lange zu einer Seite gedreht zu halten, denn beides strapaziert diese Muskeln sehr stark (Simons, Travell & Simons 1999/2002, S. 333–335).

Schon einmaliges Heben eines schweren Gegenstandes kann die Kopfwender überlasten. Stürze und Schleudertraumata verursachen eine starke Überdehnung und Überkontraktion aller Halsmuskeln einschließlich der Kopfwender. Myofasziale Symptome, die infolge eines Schleudertraumas in den Kopfwendern entstehen, können viele Jahre erhalten bleiben. Andere Ursachen für die Entstehung von Triggerpunkten in diesem Bereich sind ein enger Kragen, ein verkürztes Bein, eine abnorme Krümmung der Wirbelsäule, ein Emphysem, Asthma, chronischer Husten, Hyperventilation, starke emotionale Belastungen und habituelle Muskelverspannungen.

Eine Hilfsfunktion der Kopfwender ist, das Brustbein beim Einatmen anzuheben; deshalb können diese Muskeln durch Brustatmung überlastet werden. Lernen Sie, statt mit der Brust mit dem Zwerchfell zu atmen. Beim normalen Atmen sollte sich Ihr Bauch nach innen und außen bewegen; die Brust sollte dabei nicht besonders stark geweitet und zusammengezogen werden.

Um unnötige Belastungen der Kopfwender zu verhindern, sollten Sie nie lange mit zu einer Seite gewandtem Kopf sitzen, nicht im Bett lesen und nicht auf dem Bauch schlafen. Setzen Sie sich möglichst auch nicht zu schlaff hin, gewöhnen Sie sich nicht an, das Telefon mit der Schulter ans Ohr zu drücken, und vermeiden Sie auch, in kaltem Luftzug zu sitzen. Bei bestehenden Problemen mit den Kopfwendern sollten Sie auf Freistilschwimmen verzichten, denn dabei muß man den Kopf stark drehen, um einatmen zu können.

Selbstbehandlung

Die gute Nachricht angesichts der Vielfalt möglicher Symptome, die Triggerpunkte in den Kopfwendern verursachen können, ist, daß Sie diese sehr einfach selbst beheben können.

Wenn Sie den Kopfwender massieren wollen, nehmen Sie soviel weiches Gewebe wie möglich zwischen Finger und Daumen und kneten es kräftig (Abb. 5.4). Greifen Sie dazu mit der Hand, die die

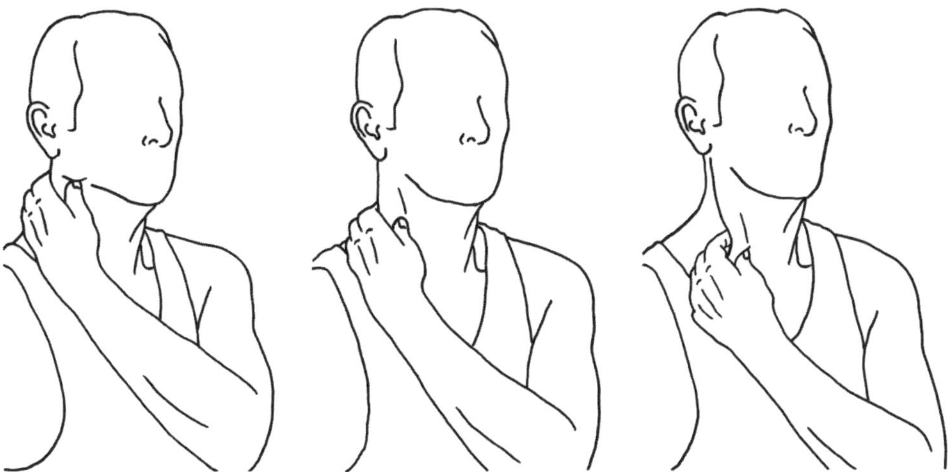

Abb. 5.4 Massage des Kopfwenders zwischen Fingern und Daumen. Dies ist einer der wenigen Fälle, in denen der Pinzettengriff sinnvoll ist.

Massage ausführen soll, auf die entgegengesetzte Körperseite, so wie es auf den Abbildungen dargestellt ist. Versuchen Sie, die beiden Zweige des Kopfwenders voneinander zu unterscheiden, wobei Sie den sternalen vor dem klavikularen Zweig finden. Stellen Sie sich an der Seite des Halses zwei lange, dicke Finger vor. Wenn Sie sehr aufmerksam sind, können Sie beide wahrscheinlich deutlich unterscheiden. Um den sehr tief liegenden klavikularen Zweig zu spüren, müssen Sie wirklich sehr viel Muskelmasse in die Hand nehmen. Suchen Sie in beiden Zweigen nach Triggerpunkten, indem Sie hinter Ihrem Ohrläppchen beginnen und sich dann allmählich zum Brustbein vorarbeiten.

Falls Ihre Kopfwender auf den Druck mit Schmerzen reagieren, sind mit Sicherheit Triggerpunkte der Grund für Ihre chronischen Kopfschmerzen oder für andere Probleme im Kopf-, Gesichts- oder Kieferbereich. Bei besonders üblen Triggerpunkten in den Kopfwendern können Sie durch leichten Druck Stirnkopfschmerzen reproduzieren, eine überzeugende Demonstration von Übertragungsschmerz.

Haben Sie keine Angst vor den Kopfwendern. Sie zu massieren kann vor allem am Anfang sehr schmerzhaft sein; aber Sie können damit keinen Schaden anrichten. Diese Muskeln reagieren besonders positiv auf Massage, und manchmal verschwinden die Symptome daraufhin in kürzester Zeit. Arbeiten Sie aber trotzdem immer wieder geduldig an den Triggerpunkten, bis Sie die vorher schmerzhafte Stelle nicht mehr finden.

Eine Massage des Kopfwenders kann Kopfschmerzen im Stirnbereich fast sofort positiv beeinflussen. Das gleiche gilt für Schwindelgefühle und viele andere durch die Kopfwender hervorgerufene Symptome. Bedenken Sie aber, daß zu intensives Arbeiten an diesen Muskeln die Triggerpunkte reizen und die Symptome eine Zeitlang noch verschlimmern kann.

Ärzte warnen oft vor Massagen der Vorderseite des Halses, weil diese insbesondere bei älteren Menschen in den Karotisarterien Ablagerungen lösen und einen Schlaganfall verursachen könnten. Wenn Sie wissen, wo die Karotisarterie liegt und wenn Sie sie einfach vermeiden, können Sie diese Warnung getrost vergessen. Die Karotisarterie liegt dort, wo man ihren Puls spürt, nämlich direkt unter dem Kinn und an der Luftröhre. Bei richtiger Anwendung der hier beschriebenen Techniken können Sie die Karotisarterie eigentlich nicht gefährden, solange Sie sich von der Stelle fern halten, wo Sie den Puls spüren. In der Nähe der Karotis zu massieren ist unproblematisch; vermeiden Sie nur, direkt darauf zu massieren.

Partnerbehandlung

Evelyn, *59 Jahre alt, litt eines Abends, als sie bei ihrer Nachbarin auf der Veranda saß, unter einem beängstigenden Anfall von Schwindelgefühlen. Der Schwindel hielt lange an, und die Nachbarin mußte ihr schließlich helfen, nach Hause zurückzukehren. Am nächsten Tag fühlte sie sich immer noch sehr unsicher. Eine Freundin, die sich mit Triggerpunkten beschäftigt hatte, sagte, sie glaube zu wissen, was das Problem sei. Sie bat Evelyn um Erlaubnis, ihren Hals zu behandeln. Evelyn war zwar skeptisch und ein wenig ängstlich, willigte aber schließlich ein.*

Die Freundin fand in den Kopfwendern, den Rippenhaltern und dem oberen Teil des Trapezius sehr schmerzempfindliche Punkte. Evelyn erhielt eine improvisierte Behandlung, und die Freundin erklärte ihr, wie sie einige der behandelten Stellen selbst weiterbehandeln könnte. Als die Freundin sich verabschiedete, war Evelyns Schwindelgefühl verschwunden.

Evelyn hatte gefürchtet, sie habe einen Schlaganfall erlitten, und in ihrem Alter war das tatsächlich ein Grund zur Sorge. Aber Schwindelanfälle kommen wesentlich häufiger vor als Schlaganfälle, und das in jedem Alter. Die plötzlichen Schwindelgefühle waren bei Evelyn aufgetreten, weil sie zwei Stunden lang der Nachbarin den Kopf zugewendet und in dieser Haltung mit ihr geredet hatte. Die ungewohnte Belastung hatte latente Triggerpunkte in den Kopfwendern aktiviert.

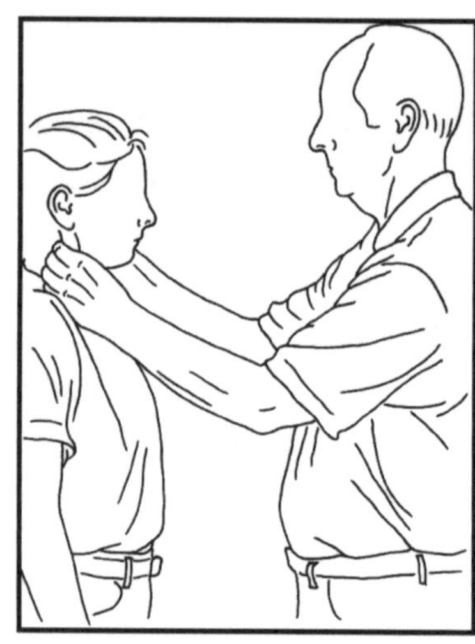

Abb. 5.5 Partnermassage des Kopfwenders, wobei Kopf und Hals mit der nicht massierenden Hand abgestützt werden

Wenn Sie bei einem Freund, Partner oder Familienmitglied die Kopfwender behandeln wollen, stellen Sie sich dem Betreffenden am besten direkt gegenüber und massieren die Muskeln so, wie Sie es bei sich selbst tun würden (Abb. 5.5). Weil Sie nicht spüren können, wie starke Schmerzen die andere Person hat, sollten Sie diese unbedingt bitten, die Stärke ihrer Schmerzen auf einer von 1 bis 10 reichenden Skala zu beurteilen, damit Sie ihr nicht noch zusätzlich unnötige Schmerzen zufügen. Falls sich die andere Person Ihren Bemühungen entzieht, übertreiben Sie es mit dem Kraftaufwand. Wenn jemand Sie schlägt oder Ihnen eins auf die Nase gibt, können Sie ziemlich sicher sein, daß der Behandelte mit Ihrer Arbeit unzufrieden ist.

Klinische Behandlung

Falls Sie Massagetherapeut sind, behandeln Sie Triggerpunkte im Kopfwender wahrscheinlich, während der Klient in Rückenlage auf dem Massagetisch liegt. Lassen Sie jeweils den Muskel einer Seite zwischen Ihren Fingern und dem Daumen hin- und herrollen (Abb. 5.6). Sie können den sternalen und den klavikularen Zweig voneinander unterscheiden, indem Sie die kleine Vertiefung zwischen beiden ertasten. Der klavikulare Zweig liegt tief unter dem sternalen Zweig.

Um sicher zu sein, daß Sie tatsächlich den klavikularen Zweig behandeln, müssen Sie das gesamte weiche Gewebe auf der Halsseite mit der Hand bearbeiten. Beginnen Sie unter dem Ohr, und tasten Sie den Muskel von dort aus in seiner ganzen Länge ab; behandeln Sie die identifizierten Triggerpunkte in beiden Muskelzweigen. Weil dies nicht sehr viel Druck erfordert, können Sie statt der Fingerspitzen die flachen Muskelkissen der Finger und des Daumens benutzen. Die Massagestriche sollten dabei dem wiederholten Rollen einer Erbse zwischen Fingern und Daumen gleichen.

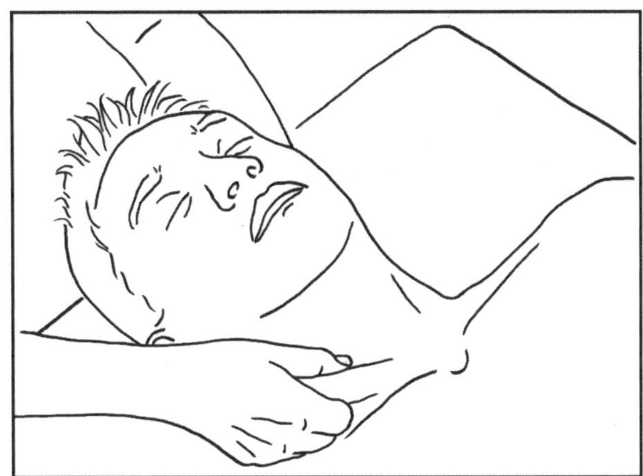

Abb. 5.6 Massage des Kopfwenders durch Kneten der Muskelmasse zwischen Fingern und Daumen; die linke Hand stützt den Nacken ab.

Ist der Kopfwender aufgrund von Anspannung erstarrt, kann es sehr schwierig sein, den klavikularen Zweig auf die beschriebene Weise zu ergreifen; dies gilt besonders unten am Hals, wo die beiden Muskelzweige sich trennen. Sie können die Massage des Kopfwenders besser steuern, wenn Sie ohne Massageöl arbeiten. Um einen besonders angespannten Kopfwender besser behandeln zu können, sollten Sie ihn lösen, indem Sie den Hals des Klienten leicht zur betreffenden Körperseite neigen. Sofern der Muskel nicht verletzt ist, ist jeder durch die Massage verursachte Schmerz ein Anzeichen für die Existenz von Triggerpunkten. Druck auf einen gesunden Kopfwender kann keine Schmerzen erzeugen.

Die Gefahr einer versehentlichen falschen Behandlung der Karotisarterie ist relativ gering, wenn Sie Kopfwender und Rippenhalter auf die in diesem Buch beschriebene Weise behandeln. Trotzdem sollte man die Lage der beiden Karotisadern genau kennen. Sie ermöglichen es, unmittelbar über dem Adamsapfel beiderseits der Luftröhre den Puls abzulesen. Die Karotiden befinden sich in diesem Bereich unmittelbar neben den Kopfwendern, doch Ihr Druck auf die Muskeln ist in die entgegengesetzte Richtung, von den Karotiden weg, gerichtet. Wenn Sie an einem der hinteren Halsmuskeln arbeiten, sollten Sie sich von der betreffenden Stelle entfernen, sobald Sie in Ihren Fingern ein Pulsieren spüren.

Daß so vielen Therapeuten beigebracht wird, sich von der Vorderseite des Halses fernzuhalten, ist deshalb bedauerlich, weil dieses Verbot zur Folge hat, daß die Betreffenden Schleudertraumata, das Karpaltunnelsyndrom und andere durch Triggerpunkte in diesem Bereich verursachte Probleme nicht behandeln können. Ihrem Verständnis der Kopfwender wird es sehr zugute kommen, wenn Sie die Selbstbehandlung dieser Muskeln erlernen.

Die Rippenhalter (Mm. scaleni)

Die Rippenhalter sind eine Gruppe von drei und bei einigen Menschen vier kleinen Muskeln zu beiden Seiten des Halses. Das Wort *scaleni* leitet sich von einem griechischen Wort mit der Bedeutung

»ungleich« her. Jeder dieser Muskeln ist mit mehreren Wirbeln verbunden, was zur Entstehung von Muskelfasern ungleicher Länge führt. Weil Triggerpunkte in der Regel in der Mitte von Muskelfasern entstehen, können die Rippenhalter viele Triggerpunkte an vielen verschiedenen Stellen aufweisen. Die folgenden Fallgeschichten vermitteln einen Eindruck von der Vielfalt der Probleme, die durch Triggerpunkte in den Rippenhaltern entstehen können. In allen geschilderten Fällen gelang es durch eine Triggerpunkt-Selbstmassage, das Problem zu lösen, nachdem zunächst ein Massagetherapeut eine Behandlung durchgeführt und dem Patienten erklärt hatte, wie er sich selbst weiterbehandeln könnte. In allen beschriebenen Fällen hätte letztlich ein Schulterproblem entstehen können.

Betsy, *32 Jahre alt, hatte bis zur passiven Verwicklung in einem Auffahrunfall bei der Post gearbeitet. Obwohl der Unfall eigentlich relativ harmlos gewesen war, litt sie seither unter sehr unangenehmen Krämpfen auf der rechten Halsseite. Diese konnten durch fast jede Belastung hervorgerufen werden. Gewöhnlich dauerte es mehrere Tage, bis sich das Problem wieder legte, und in dieser Zeit konnte sie nicht arbeiten.*

Hong Sun, *ein 31-jähriger Ballett-Tänzer, klagte über ständige Oberrückenschmerzen im Bereich zwischen der Wirbelsäule und dem linken Schulterblatt. Wenn er über seine Schulter griff und den schmerzenden Bereich mit den Fingern massierte, fühlte sich dies zwar angenehm an, linderte aber die Schmerzen nicht. Er litt schon seit einigen Jahren unter ihnen und vermied es deshalb, den Arm dieser Körperseite zu heben. Er dachte darüber nach, seinen Beruf zu wechseln und sich eine weniger anstrengende Tätigkeit zu suchen.*

Amy, *17 Jahre alt, hatte sehr engagiert das Cellospiel studiert, mußte aber aufhören, dieses Instrument zu spielen, weil sie unter Schwächesymptomen und Taubheitsempfindungen in Schultern, Armen und Händen litt. Ihre Eltern glaubten, das Problem könne durch einen Tauchunfall entstanden sein, bei dem sie mit dem Kopf auf den Grund eines Schwimmbeckens aufgeschlagen war. Doch trotz vieler kostspieliger medizinischer Untersuchungen hatte man keine physische Ursache feststellen können.*

Gerhardt, *56 Jahre alt, litt immer wieder unter stechenden Schmerzen in der linken Schulter und im linken Oberarm, seit er vor anderthalb Jahren auf den Nacken gefallen war. Der Schmerz wurde stärker, wenn er etwas trug oder etwas zu heben versuchte. Behandlungen eines Chiropraktikers und Physiotherapieübungen verschlimmerten die Schmerzen. Wegen der Taubheitsempfindungen in den Fingern hielt sein Arzt eine operative Behandlung des Karpaltunnels für erforderlich.*

Connie, *eine 49-jährige Töpferin, hatte Schmerzen in der rechten Schulter, die bis in den Arm ausstrahlten. Morgens waren die Schmerzen jeweils stärker, und oft wurde sie nachts dadurch wach. Im rechten Unterarm und in der Hand hatte sie die meiste Zeit leichte Taubheitsempfindungen, und die Hand war oft angeschwollen. Sie machte sich Sorgen, in Zukunft ihren Beruf nicht mehr ausüben und somit nicht mehr für ihren Lebensunterhalt sorgen zu können, wenn die Schmerzen noch stärker werden würden.*

Symptome

Triggerpunkte in den Rippenhaltern zählen zu den häufigsten Ursachen für Schmerzen im Bereich der Schulter und des Oberrückens. Leider werden diese Muskeln oft ignoriert und vernachlässigt, weil es schwierig ist, sich ihre Lage vorzustellen, und weil sie fast vollständig hinter den Kopfwendern verborgen liegen (Abb. 5.7). Da sich die Aufgaben der Kopfwender und Rippenhalter überschneiden, rufen Probleme in den einen häufig Probleme in den anderen hervor.

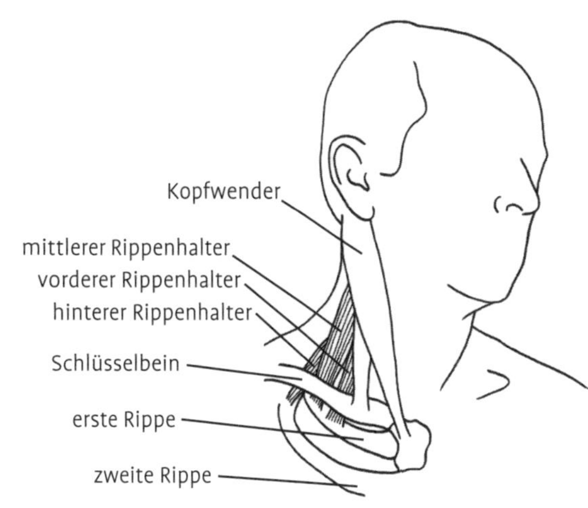

Abb. 5.7 Lage der Rippenhalter hinter dem Kopfwender

In den Rippenhaltern selbst spürt man so gut wie nie Schmerzen, aber ihre Triggerpunkte können die primäre Ursache für Schmerzen in ihren Übertragungsbereichen sein. Weil sie in diesen sehr oft Satellitentriggerpunkte erzeugen, sind sie vielfach die Ursache von Schmerzen, Taubheitsempfindungen und anderen abnormen Empfindungen in den Bereichen der Brust, des Oberrückens, der Schulter, des Arms und der Hand. Unbeachtete Triggerpunkte in den Rippenhaltern sind in vielen Fällen entscheidend für das Fehlschlagen konventioneller Therapien bei Problemen wie Schultersteife, Schultergürtel-Kompressionssyndrom (TOC) und Karpaltunnelsyndrom (Simons, Travell & Simons 1999/2002, S. 535–537; Hawley 1996, 254–256).

Wenn man bedenkt, wie klein die Rippenhalter sind, ist es erstaunlich, wie groß der Bereich ist, in dem sie Schmerzen verursachen können (Abb. 5.8, 5.9 und 5.10). Jeder Triggerpunkt in diesen Muskeln kann Symptome in jedem Teil der Übertragungsbereiche hervorrufen, wobei sich bestimmte Triggerpunkte vorzugsweise in bestimmten Bereichen bemerkbar machen. Beispielsweise sind Triggerpunkte in den unteren Teilen der mittleren und hinteren Rippenhalter die Ursache für Schmerzen im Brustbereich. Und Triggerpunkte in den mittleren und vorderen Rippenhaltern verursachen Schmerzen im Oberarm und in der Schulter.

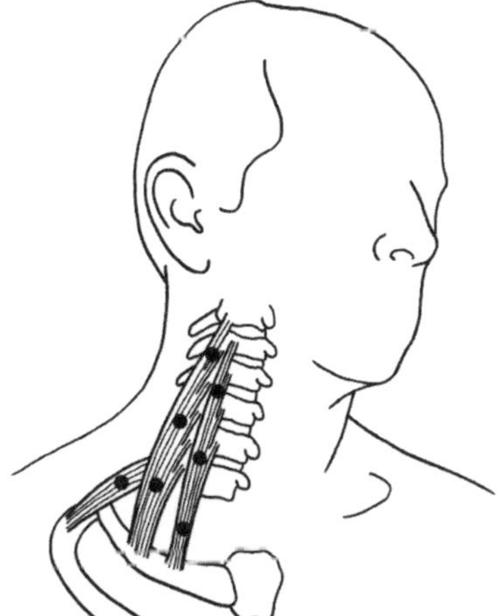

Abb. 5.8 Triggerpunkte in den Rippenhaltern

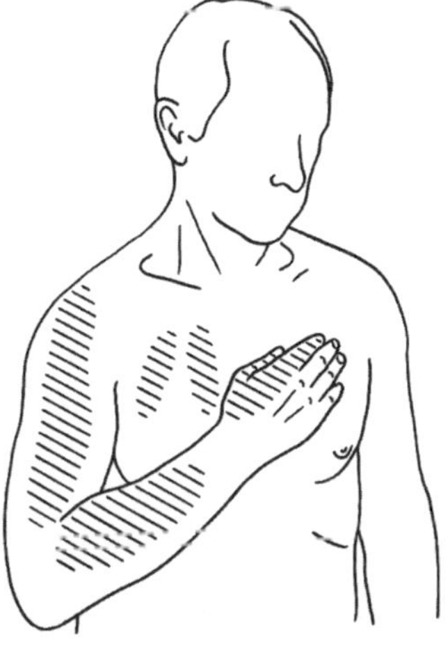

Abb. 5.9 Übertragungsmuster für die Rippenhalter, Vorderansicht

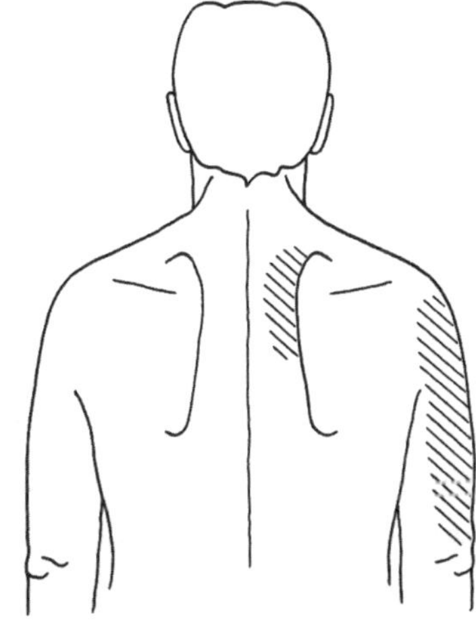

Abb. 5.10 Übertragungsmuster für die Rippenhalter, Rückansicht

Durch die Rippenhalter verursachte Symptome werden häufig falsch diagnostiziert. Schmerzen im Oberrücken aufgrund von Triggerpunkten in diesen Muskeln werden irrigerweise fast immer den Rautenmuskeln *(Mm. rhomboidei)* oder einem verschobenen Wirbel zugeschrieben. Rastlosigkeit im Hals- oder Schulterbereich, ein klassisches Anzeichen für Triggerpunkte in den Rippenhaltern, wird oft als nervöser Tic abgetan. Von den Rippenhaltern zur Brust übertragener Schmerz kann besonderes starkes Unbehagen verursachen, weil er leicht mit *Angina pectoris* verwechselt wird. Und Übertragungsschmerzen, die sich im Schulterbereich manifestieren, werden fast immer als Bursitis (Schleimbeutelentzündung) oder Tendinitis (Sehnenentzündung) fehldiagnostiziert. Übertragungsschmerzen auf der Vorder- und Rückseite des Oberarms können für Muskelzerrungen gehalten werden.

Das Muster der Übertragungsschmerzen, die von den Rippenhaltern ausgehen und Schulter, Arm und Hand betreffen, können einen Arzt glauben lassen, ein Bandscheibenvorfall drücke auf eine Nervenwurzel. Manchmal trifft dies tatsächlich zu, aber wahrscheinlicher verursachen Triggerpunkte in den Rippenhaltern die Symptome, weshalb man in solchen Fällen eine entsprechende Untersuchung durchführen sollte, bevor man den Patienten auffordert, viele teure und unnötige Tests über sich ergehen zu lassen (Simons, Travell & Simons, 1999/2002, S. 540–542; Long 1956, 22–28).

Wenn die Rippenhalter durch Triggerpunkte verkürzt werden, ziehen sie in der Regel die erste Rippe zum Schlüsselbein hoch, wodurch Blutgefäße, Lymphgänge und Nerven (zusammenfassend neurovaskuläres Bündel genannt), die diesen Bereich auf dem Weg zum Arm passieren, abgequetscht werden (Abb. 5.11). Der Engpaß behindert den Blutfluß und stört die Übermittlung von Nervenimpulsen, was Schmerzen, Schwellungen, Taubheitsempfindungen, Kribbeln und Brennen im Arm und in der Hand verursachen kann. Wenn Ihre Hände häufig unangenehm aufgedunsen sind und sich Ringe, die Sie an einem Finger tragen, ziemlich eng anfühlen, sollten Sie nach Triggerpunkten in den Rippenhaltern, und zwar speziell in den vorderen suchen.

Die in diesem Bereich durch Einengung der Nerven und Blutgefäße verursachten Symptome werden im Englischen zusammenfassend sehr treffend *Thoracic Outlet Syndrome* (TOC) und im Deutschen *Schultergürtel-Kompressionssyndrom* genannt, aber in der klinischen Praxis oft falsch als Karpaltunnelsyndrom diagnostiziert. Travell und Simons weisen ausdrücklich darauf hin, daß beide Syndrome generell viel zu häufig diagnostiziert werden, was eine viel zu große Zahl chirurgischer Operationen zur Folge hat (Simons, Travell & Simons 1999/2002, S. 549–557; Sherman 1980, 232–244).

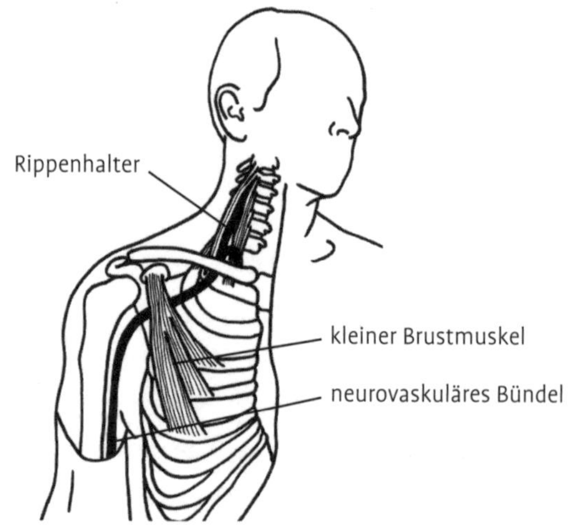

Abb. 5.11 Das neurovaskuläre Bündel umfaßt Nerven, Blutgefäße und Lymphgänge, die den Arm und die Hand versorgen.

Schwächen in den Unterarmen und Händen, die durch die Rippenhalter verursacht werden, können das unerwartete Fallenlassen von Gegenständen bewirken. Dies wird häufig irrigerweise auf eine neurologische Störung zurückgeführt. Das mysteriöse Phänomen der Phantomschmerzen, die aus einem amputierten Körperglied, beispielsweise einem Arm oder einer Hand, zu stammen scheinen, läßt sich ebenfalls durch Massage der Triggerpunkte in den Rippenhaltern behandeln (Simons, Travell & Simons, 1999/2002, S. 535–537).

Wenn es mit Hilfe konventioneller Behandlungsmethoden nicht gelingt, durch Triggerpunkte in den Rippenhaltern verursachte Symptome aufzulösen, bekommen Patienten nicht selten zu hören, sie würden sich ihre Probleme nur einbilden. Das passiert insbesondere dann oft, wenn das Unbehagen, das die Rippenhalter unablässig hervorrufen, bei Ihnen Schlafstörungen, Reizbarkeit und Depressivität verursacht. Weil die von diesen Triggerpunkten verursachten Beschwerden so weit entfernt von ihrem Ursprungsort auftreten, ist es nicht verwunderlich, daß sie falsch gedeutet werden. Wenn einem jedoch klar ist, daß sie alle von den Rippenhaltern verursacht werden können, läßt sich das Problem relativ leicht und schnell lösen (Simons, Travell & Simons 1999/2002, S. 535–559).

Ursachen

Die Rippenhaltermuskeln sind beidseitig an den Halswirbeln und an den oberen beiden Rippen befestigt. Obwohl sie den Hals stabilisieren und beugen, haben sie hauptsächlich die Aufgabe, die oberen beiden Rippen auf beiden Körperseiten zu heben, damit Sie tiefer einatmen können. Die Rippenhalter sind in einem gewissen Maße bei jedem Einatmen aktiv, und wenn Sie aufgrund von anstrengenden Aktivitäten kräftig atmen müssen, werden sie extrem stark belastet.

Gewohnheitsmäßige Brustatmung anstelle von Zwerchfellatmung führt zu einer Überlastung der Rippenhalter. Nervöses Hyperventilieren bewirkt das gleiche. Menschen, die leicht unter emotionale Anspannung geraten, sollten damit rechnen, daß sie in ihren Rippenhaltern sehr schmerzhafte Triggerpunkte finden. Wenn Asthmatiker oder Patienten mit einem Emphysem um Atem ringen, kann dies Triggerpunkte in den Rippenhaltern verstärken, und das gleiche können Husten infolge einer Lungenentzündung, Bronchitis, eine Allergie oder eine simple Erkältung bewirken. Auch das Spielen eines Musikinstruments kann Probleme fördern, die von den Rippenhaltern ausgehen (Simons, Travell & Simons 1999/2002, S. 541f.).

Viele völlig normale Aktivitäten können, wenn man sie übertreibt, Probleme in den Rippenhaltern verursachen. Langes Arbeiten mit vor dem Körper ausgestreckten Armen kann für die Rippenhalter eine große Belastung sein. Auch das Ziehen, Heben und Tragen schwerer Gegenstände kann eine nachteilige Wirkung haben. Das Tragen eines schweren Rucksacks ist für die Rippenhalter eine besonders starke Belastung, und dies gilt auch für einige andere Muskeln, die durch das Tragen schwerer Lasten überbeansprucht werden; beispielsweise gilt das für den Trapezius, den kleinen Brustmuskel und den Kopfwender. Die Rippenhalter zählen zu den Muskeln, die bei Aktivitäten wie Laufen und Schwimmen am stärksten überlastet werden, weil diese Tätigkeiten sehr kräftiges und somit anstrengendes Atmen erfordern. Triggerpunkte in diesem Bereich verursachen und perpetuieren häufig Satellitentriggerpunkte in anderen Muskeln (Simons, Travell & Simons 1999/2002, S. 541f.).

Sie können davon ausgehen, daß eine plötzliche heftige Kopfbewegung bei einem Sturz oder während eines Autounfalls Triggerpunkte in den Rippenhaltern erzeugt. Sowohl diese Muskeln als auch die Kopfwender werden bei einem Schleudertrauma sehr stark belastet, und beide werden bei der Behandlung von Schmerzen, die durch Verletzungen dieser Art entstehen, oft übersehen. Scheinbar neurologische Symptome im Oberrücken sowie in Schultern, Armen und Händen, die nach einem Autounfall unerklärlicherweise bestehen bleiben, lassen sich oft auf Probleme in den Rippenhaltern zurückführen. Im Rahmen einer Studie wurden bei 81 Prozent der teilnehmenden Patienten mit Schleudertrauma Triggerpunkte in den Kopfwendern gefunden (Simons, Travell & Simons 1999/2002, S. 542–544).

Die Rippenhalter helfen, das Gewicht des Kopfes zu tragen, und alles, was diesbezüglich stört, ist für sie eine zusätzliche Belastung. Deshalb sollten Sie feststellen, in welchen Haltungen sich Ihr Kopf nicht in einem Zustand der Balance befindet. Eine krumme Haltung und gewohnheitsmäßiges Vorstrecken des Kopfes bewirken, daß die Triggerpunkte in allen mit dem Nacken verbundenen Muskeln verstärkt werden (Simons, Travell & Simons 1999/2002, S. 541f.).

Selbstbehandlung

Ob es Ihnen gelingt, die Rippenhalter zu finden und richtig zu behandeln, hängt davon ab, ob Sie die Beziehung dieser Muskeln zum Kopfwender verstehen, so wie sie in Abbildung 5.7 dargestellt wird. Der vordere Rippenhalter liegt zwischen dem Kopfwender und dem Halswirbel und ist fast vollständig verborgen. Man muß den Kopfwender ein wenig zur Seite bewegen, um zum vorderen Rippenhalter zu gelangen.

Der mittlere Rippenhalter befindet sich hinter dem vorderen Rippenhalter, etwas mehr zur Halsseite hin, und die untere Hälfte dieses Muskels wird nicht vom Kopfwender verdeckt. Der hintere Rippenhalter schließlich liegt fast horizontal hinter dem mittleren in der weichen dreieckigen Vertiefung unmittelbar über dem Schlüsselbein und unter dem vorderen Rand des Trapezius, der dicken Muskelrolle oben auf der Schulter. Ein vierter Rippenhaltermuskel, der vertikal orientierte *M. scalenus minimus*, liegt hinter dem vorderen Rippenhalter (nicht abgebildet). Aber diesen Muskel haben nicht alle Menschen; es handelt sich dabei um eine normale anatomische Variante.

Die Rippenhalter liegen eng am Hals und fühlen sich wesentlich fester an als die eher weichen Kopfwender. Beim Massieren der Rippenhalter drückt man gegen die darunter liegenden Wirbelknochen.

Eine Massage der Rippenhalter verursacht keine Schmerzen, wenn man nicht auf einen Triggerpunkt trifft, was dann allerdings sehr schmerzhaft sein kann. Druck auf einen Triggerpunkt in einem dieser Muskeln ruft einen unheimlich wirkenden Schmerz hervor, der die Betroffenen zusammenzucken und erschaudern läßt. Es kann sich so anfühlen, als ob auf einen Nerv gedrückt würde. Gleichzeitig kann der Eindruck entstehen, daß Übertragungsschmerz oder andere Symptome im Oberrücken, in der Schulter oder in der Brust reproduziert oder verstärkt werden. Das Phänomen insgesamt demonstriert sehr überzeugend, daß Myofaszialschmerzen eine Realität sind. Wenn Ihre Rippenhalter sehr stark mit Triggerpunkten belastet sind, empfiehlt es sich, zunächst nur sehr leichten Druck auf sie auszuüben.

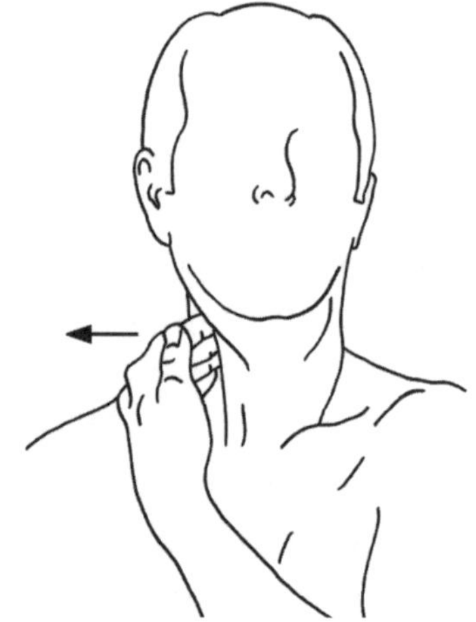

Abb. 5.12 Massage des vorderen Rippenhalters. Ziehen Sie vor jedem Massagestrich den Kopfwender in Richtung Luftröhre zur Seite, und streichen Sie dann zurück über den Rippenhalter, wie der Pfeil es andeutet.

Gewöhnlich ist der vordere Rippenhalter der größte Übeltäter. Um ihn zu massieren, müssen Sie Ihre Finger hinter dem Kopfwender ansetzen oder diesen zur Seite drücken. Doch zuvor sollten Sie sich zunächst orientieren, indem Sie den Kopfwender mit Fingern und Daumen ergreifen, als wollten Sie ihn massieren. Lassen Sie den Daumen anschließend los, und ziehen Sie den Kopfwender mit den Fingern in Richtung Luftröhre. Ziehen Sie kräftig. Die Fingerspitzen sollen so weit wie möglich um die Vorderseite der Wirbelsäule herumgeführt und der Kopfwender gleichzeitig aus dem Weg gehalten werden. Sobald Ihnen dies gelungen ist, können Sie den vorderen Rippenhalter mit den Fingerspitzen gegen die Wirbelsäule drücken. Beachten Sie, daß Sie bei jedem Massagestrich den Kopfwender erneut zur Seite drücken müssen (Abb. 5.12). Der Mittelfinger leistet den größten Teil der Arbeit, und er wird dabei vom Ringfinger unterstützt.

Führen Sie den Massagestrich aus, indem Sie mit den Fingerspitzen Druck ausüben, während Sie über den Muskel in Richtung Halsseite massieren. Dabei sollte sich die Haut des Halses mit den Fingern bewegen. Am Ende des nur ca. 3 cm langen Strichs lösen Sie den Druck allmählich, bewegen die Finger wieder in die Ausgangsposition und wiederholen den Vorgang mehrmals auf diese Weise. So sollte man am gesamten hinteren Rand des Kopfwenders verfahren, also von dem Bereich direkt unter dem Ohr bis zum Schlüsselbein. Einige der übelsten Triggerpunkte in den Rippenhaltern finden Sie hinter dem Kopfwender, wo dieser mit dem Schlüsselbein verbunden ist (Abb. 5.13). Manchmal gibt es dort in der Tiefe hinter dem Schlüsselbein sogar einen Triggerpunkt.

Massieren Sie den mittleren Rippenhalter mit dem gleichen Strich an der Halsseite. Sechs Striche für jeden Triggerpunkt in diesem Muskel reichen in einer Sitzung aus. Dies sollten Sie drei- bis sechsmal täglich wiederholen. Sie könnten in den Rippenhaltern bis zu fünf besonders druckempfindliche Triggerpunkte finden.

Wenn Sie den hinteren Rippenhalter massieren wollen, drücken Sie den Mittelfinger unter den vorderen Rand des Trapezius in der Nähe seines Ansatzes am Schlüsselbein (Abb. 5.14). Drücken Sie abwärts, und ziehen Sie den Finger in Richtung Kehle, also parallel zum Schlüsselbein. Auch dabei sollte der ca. 3 cm lange Massagestrich die Haut mitbewegen. Der Knochen, den Sie dabei unter Ihrem Finger spüren, ist die Oberkante der ersten Rippe. Vergessen Sie nie den hinteren Rippenhalter. In ihm können selbst dann Triggerpunkte bestehen, wenn Sie in den übrigen Rippenhaltern keine finden.

Um die Rippenhalter effektiv und ohne Schädigungen der Haut zu massieren, müssen Ihre Fingernägel kurz geschnitten und glatt gefeilt sein. Wahrscheinlich spielen die Rippenhalter bei allen Myofaszialschmerzen im Oberkörper eine Rolle, mit Sicherheit jedoch bei Schultersteife.

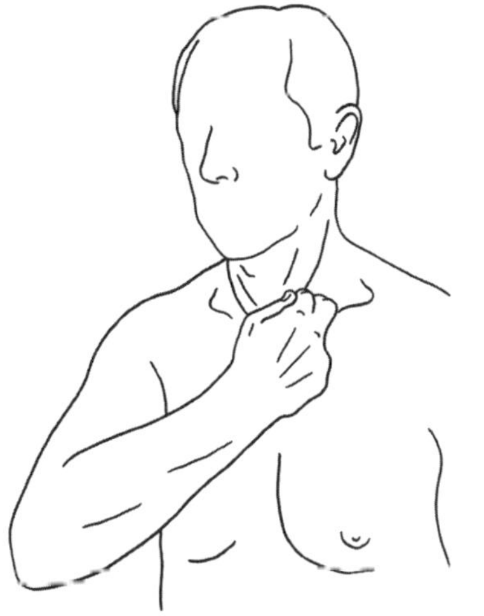

Abb. 5.13 Massage des Rippenhalters hinter dem Ansatz des Kopfwenders am Schlüsselbein

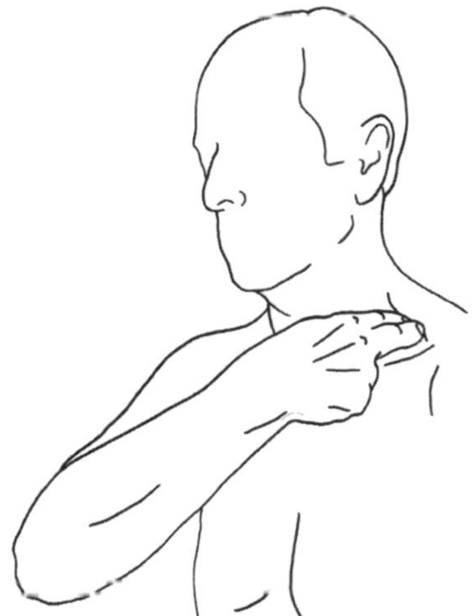

Abb. 5.14 Massage des hinteren Rippenhalters vor dem Ansatz des Trapezius am Schlüsselbein

Partnerbehandlung

Sie können die Rippenhalter Ihres Partners massieren, während Sie ihm frontal gegenüberstehen (Abb. 5.15). Drücken Sie entweder mit dem Daumen oder mit Zeige- und Mittelfinger zusammen gegen die Wirbel. Führen Sie die gleichen kurzen wiederholten Massagestriche wie vorher von der Luftröhre weg aus. Sechs Striche für jeden gefundenen Triggerpunkt reichen aus. Vergessen Sie nicht die hinteren Rippenhalter. Suchen und behandeln Sie sie mit zwei Fingern gleichzeitig. Beginnen Sie mit sehr geringer Kraft. Schon eine sehr sanfte Massage der Rippenhalter kann sehr unangenehm sein. Deshalb sei jedem, der andere massieren will, empfohlen, zunächst die eigenen Rippenhalter zu behandeln, damit er erkennt, welche Gefahr mit einer zu starken Massage dieser Muskeln bei anderen Menschen verbunden ist.

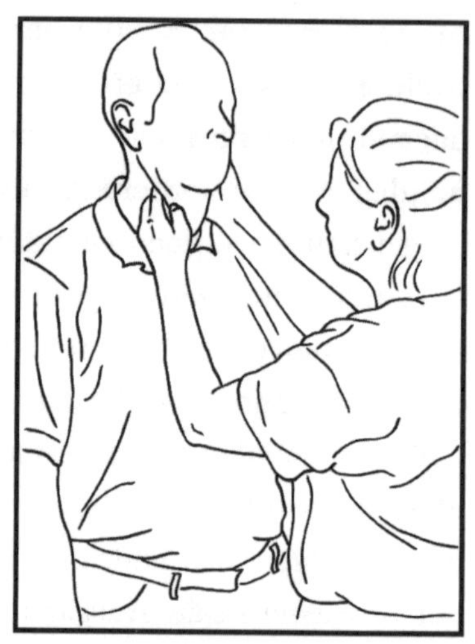

Abb. 5.15 Partnermassage des vorderen und mittleren Rippenhalters

Klinische Behandlung

Um die Rippenhalter wirksam behandeln zu können, müssen Sie eine klare Vorstellung von ihrer Lage im Verhältnis zum Kopfwender haben. Die vorderen Rippenhalter zu behandeln ist oft am schwierigsten, weil sie völlig hinter dem Kopfwender verborgen liegen. Wenn die Kopfwender aufgrund von Triggerpunkten besonders stark angespannt sind, ist es noch schwieriger, die vorderen Rippenhalter zu erreichen. Behandeln Sie den vorderen Rippenhalter, indem Sie den Kopfwender mit den Rückseiten des Zeige- und Mittelfingers kräftig in Richtung der Luftröhre schieben (Abb. 5.16). Befinden sich die Finger in der richtigen Stellung, werden sie teilweise vom Kopfwender verdeckt.

Drücken Sie den vorderen Rippenhalter nach unten in Richtung des Massagetischs und gegen die Wirbel, und untersuchen Sie ihn in seiner ganzen Länge, bis zu seinem Ansatz am Schlüsselbein. Behandeln Sie jeden Triggerpunkt wie gewohnt mit wiederholten kurzen Strichen, wobei sich die Finger über die Fasern hinweg und von der Luftröhre weg bewegen. Drücken Sie den Kopfwender vor jedem

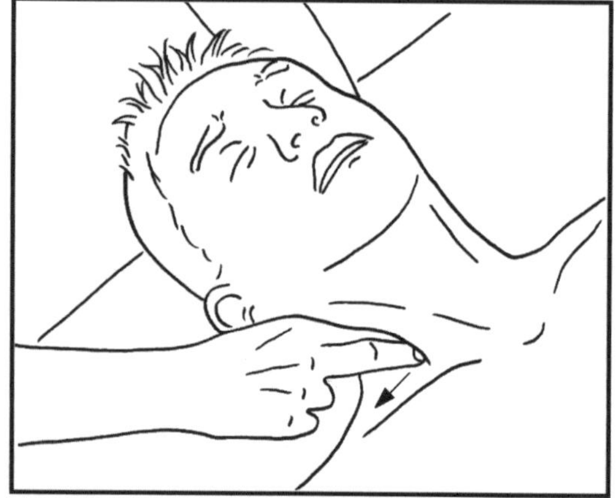

Abb. 5.16 Massage des vorderen Rippenhalters. Drücken Sie zu Beginn jedes Massagestrichs den Kopfwender in Richtung Luftröhre, und führen Sie dann den Strich in Pfeilrichtung aus.

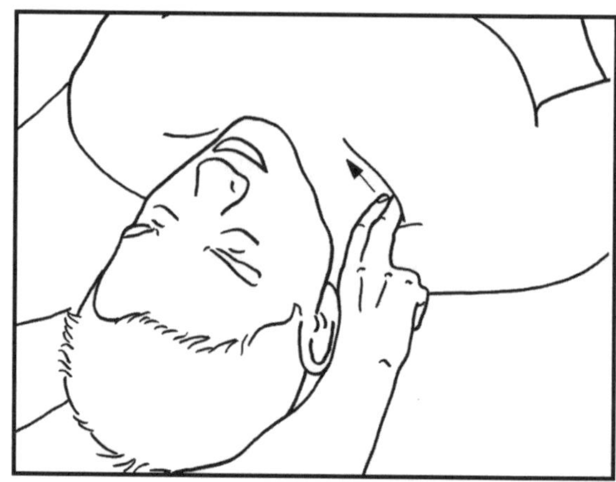

Abb. 5.17 Massage des hinteren Rippenhalters unmittelbar über dem Schlüsselbein mit dem Mittelfinger in Form kurzer, tiefer Striche in Pfeilrichtung

Massagestrich beiseite. Bei einer Massage der Rippenhalter wird häufig das spezifische Schmerz- und Taubheitsmuster des Klienten reaktiviert. Und Druck auf Triggerpunkte in den Rippenhaltern kann auch ein unangenehmes Gefühl der »Elektrisierung« hervorrufen, als ob Sie auf einen Nerv drücken würden. Nach der Deaktivierung der Triggerpunkte passiert dies nicht mehr.

Der mittlere Rippenhalter bedeckt die Halsseite unmittelbar hinter dem Kopfwender. Streichen Sie wiederholt mit zwei Fingern oder mit dem Daumen entweder an den Fasern entlang oder über den Muskel hinweg, bis hinab zum Schlüsselbein. Der hintere Rippenhalter läßt sich unmittelbar über dem Schlüsselbein lokalisieren, in dem Winkel, den er mit der dicken Rolle des Trapezius oben auf der Schulter bildet. Der für den Massagestrich erforderliche Druck sollte in Richtung der Füße des Klienten ausgeübt werden, aber führen Sie den Strich in Richtung der Kehle mit dem Mittelfinger (unterstützt vom Zeigefinger) entlang dem oberen Rand des Schlüsselbeins (Abb. 5.17) aus. Wenn der Klient tief atmet, können Sie die Kontraktion des hinteren Rippenhalters manchmal spüren; die erste Rippe bewegt sich dann in Richtung Ihrer Finger aufwärts. Kümmern Sie sich nicht um den *M. scalenus minimus*, den vierten Rippenhaltermuskel, der nicht bei allen Menschen vorhanden ist. Der Druck, der bei einer Massage des vorderen Rippenhalters ausgeübt wird, wirkt auch auf Triggerpunkte in diesem kleinen Muskel.

Wenn Sie sich nicht sicher sind, wo die einzelnen Rippenhalter liegen, können Sie danach tasten und den Klienten wiederholt durch die Nase schniefen lassen, während er in die Brust (also bewußt nicht in den Bauch!) atmet. Das führt zu einer stärkeren Kontraktion der Rippenhalter, was es leichter macht, sie zu ertasten.

Die Muskeln der Rotatorenmanschette

JEANIE, *45 Jahre alt, litt unter chronischen Schmerzen in beiden Schultern, seit sie sich an ihrem Arbeitsplatz bei einem Sturz auf einer Treppe abzufangen versucht hatte. Die Ärzte hatten ihr nur zwei Behandlungsmöglichkeiten angeboten: Kortisonspritzen oder eine exploratorische chirurgische Operation. Beides hatte sie abgelehnt. Nach zwei Serien Physiotherapie, die sich als wirkungslos erwiesen, entschloß sie sich, einmal im Monat einen Massagetherapeuten aufzusuchen. Die »Wohlfühl«-Massage wirkte entspannend, linderte aber die Schulterschmerzen so gut wie nicht. Während der nächsten fünfzehn Jahre litt sie unter Schulterproblemen.*

In einem Kurs über die Selbstbehandlung von Schmerzen wurden bei Jeanie in sämtlichen Muskeln der Rotatorenmanschette Triggerpunkte entdeckt. Sie berichtete, die Massagetechniken, die sie am ersten Abend des Kurses erlernt habe, hätten ihre Schulterschmerzen besser gelindert als alle vorherigen Behandlungen. Sie hatte Tausende von Dollar für Therapien ausgegeben und fünfzehn Jahre lang unnötig gelitten.

Die häufigste Ursache für Schulterschmerzen, Einschränkungen der Bewegungsfähigkeit des Oberarms und Klick- oder Knackgeräusche im Schultergelenk sind Triggerpunkte in den vier Muskeln der Rotatorenmanschette: im Unterschulterblattmuskel *(M. subscapularis)*, im Obergrätenmuskel *(M. supraspinatus)*, im Untergrätenmuskel *(M. infraspinatus)* und im kleinen Rundmuskel *(M. teres minor)*.

Wenn Sie Triggerpunkte in diesen Muskeln selbst behandeln können, können Sie sich Manipulationen der Schulter unter Anästhesie, Steroidinjektionen und schmerzhafte physiotherapeutische Maßnahmen ersparen. Die ungefährlichste, direkteste und effektivste Therapie bei Schulterschmerzen ist eine Triggerpunktmassage der Rotatorenmuskeln. Selbst wenn tatsächlich eine chirurgische Operation erforderlich ist, sollte man den Triggerpunkten in den Muskeln der Rotatorenmanschette Beachtung schenken, um sicherzustellen, daß nach dem Eingriff keine unnötigen Schmerzen bestehen bleiben (Simons, Travell & Simons 1999/2002, S. 147f., 579f., 590, 638); Danneskiold-Samoe *et al.* 1983, 17–20).

Um die Schultermuskeln richtig zu lokalisieren und erfolgreich zu behandeln, muß man die Knochenstruktur des Schulterblatts genau kennen. Wenn Sie die sieben wichtigen Orientierungspunkte des Schulterblatts nicht finden können, haben Sie wahrscheinlich auch mit der Suche nach den Muskeln nicht viel Glück. Lesen Sie deshalb jetzt noch einmal die Abschnitte über das Schulterblatt in Kapitel 1, und schauen Sie sich die dortigen Abbildungen 1.1 bis 1.9 an. Die sieben Bestandteile des Schulterblatts, die Sie erkennen können sollten, sind der obere Schulterblattwinkel, der mediale (innere) Rand des Schulterblatts, der laterale (äußere) Rand, der untere Schulterblattwinkel, die Schulterhöhe (Akromion), der Rabenschnabelfortsatz und die Schulterblattgräte.

Die vier Muskeln der Rotatorenmanschette verbinden das Schulterblatt mit dem Kopf des Oberarmmuskels (Humeruskopf). Diese wichtigen Muskeln ermöglichen unabhängig voneinander die Drehung des Arms, und zusammen halten Sie das Kugelgelenk in der richtigen Position. Triggerpunkte in diesen Muskeln verursachen einen großen Teil der Schulterschmerzen, und außerdem führen sie zu Mobilitätsverlusten und erzeugen unangenehme Knack- und Mahlgeräusche im Gelenk. Weiterhin scheinen sie viele Arten von Beeinträchtigungen des Schultergelenks selbst zu verursachen, beispielsweise Entzündungen, arthritische Gewebeveränderungen und Verwachsungen jeder Art. Triggerpunkte, die Schultermuskeln in verkürztem Zustand halten, prädisponieren die Schulter auch zu schweren körperlichen Verletzungen, beispielsweise Zerrungen der Rotatorenmanschette, Muskelzerrungen, Sehnenzerrungen und Gelenkzerrungen (Simons, Travell & Simons 1999/2002, S. 571–606, 635–647).

Triggerpunkte im Obergrätenmuskel und im Unterschulterblattmuskel sind die wichtigsten Ursachen für die Entstehung der Schultersteife. Diese setzt ein, wenn durch Triggerpunkte verursachte Muskelversteifungen die Ansätze der Muskeln am Knochen und ihre Schleimbeutel reizen, was entzündliche Prozesse fördert. Das Überwuchern von Bindegewebe, das durch derartige Entzündungen verursacht wird, kann man verhindern, indem man früh mit der Behandlung der ursächlichen Triggerpunkte beginnt, insbesondere derjenigen in den Muskeln der Rotatorenmanschette.

Triggerpunkte im Obergrätenmuskel verursachen *Sehnenansatzentzündungen (Enthesitis)* am Humeruskopf, was diesen Bereich sehr berührungsempfindlich macht. Bei Entzündungen dieser Art ist die Gefahr einer *Fibrose* (einer krankhaften Vermehrung des Bindegewebes), von Kalkablagerungen und der Entstehung arthritischer Sporne sehr groß. Deshalb könnten Triggerpunkte im Obergrätenmuskel in stärkerem Maße echte Schultersteife (adhäsive Kapsulitis) verursachen als Triggerpunkte in den übrigen Muskeln der Rotatorenmanschette. Das *Impingement-Syndrom*, eine Störung, bei welcher der Humeruskopf kräftig in Richtung Schulterhöhe gezogen wird, soll ebenfalls auf die Verkürzung des Obergrätenmuskels durch Triggerpunkte zurückzuführen sein.

Probleme im Obergrätenmuskel sind besonders gravierend, weil dieser Muskel bei der Schultersteife von Anfang an eine wichtige Rolle spielt. Zwar müssen auch alle anderen Muskeln behandelt werden, deren Triggerpunkte zu den empfundenen Schmerzen beitragen, doch bleibt das Problem der Schultersteife in jedem Fall bestehen, bis die Triggerpunkte im Unterschulterblattmuskel behandelt sind (Simons, Travell & Simons 1999/2002, S. 642–645; Lewit 1991, 204f.).

Weil Triggerpunkte in den Rotatorenmuskeln die Schulter versteifen und unbeweglich machen, entsteht der Eindruck einer echten adhäsiven Kapsulitis. Doch im allgemeinen ist es möglich, beide Zustände voneinander zu unterscheiden, denn Triggerpunkte erzeugen Schmerzen, wohingegen eine echte adhäsive Kapsulitis eine mehr oder weniger schmerzlose Erstarrung hervorruft. Es ist also nicht unbedingt ein gutes Zeichen, wenn Ihre Schulter nach einem Jahr zwar nicht mehr schmerzt, Ihre Beweglichkeit aber weiterhin stark eingeschränkt ist (Simons, Travell & Simons 1999/2002, S. 516, 730f.).

Die beiden übrigen Rotatorenmuskeln, der Untergrätenmuskel und der kleine Rundmuskel, tragen zur Versteifung der Schulter bei, wenn Triggerpunkte sie hindern, sich zu strecken. Außerdem fördern sie Probleme im Unterschulterblattmuskel, weil sie ihn veranlassen, sich mehr anzustrengen, um die Einschränkung zu überwinden. Zu beachten ist, daß der Untergrätenmuskel und der Unterschulterblattmuskel entgegengesetzte Funktionen erfüllen. Beide müssen sich entspannen und strecken können, damit der Gegenspieler sich ungehindert und leicht kontrahieren kann. Diese reziproken Aktivitäten ungehindert ausführen zu können ist für die gesunde Funktionsfähigkeit der Schulter unverzichtbar. Wenn einer der beiden Muskeln daran gehindert wird, seine Funktion zu erfüllen, wird die Feinkoordination sämtlicher Armbewegungen gestört. Und das ist der Anfang von Schultersteife.

Der Unterschulterblattmuskel (M. subscapularis)

Der Unterschulterblattmuskel ist ein sehr starker Muskel, der die Vorderseite des Schulterblatts bedeckt (Abb. 5.18). Versuchen Sie sich vorzustellen, daß er zwischen Schulterblatt und Rippen liegt. (In der Abbildung wurden die vor dem Schulterblatt liegenden Rippen entfernt, so daß man direkt auf den Muskel schaut.) Weil er mit dem Humeruskopf verbunden ist, kann er den Arm nach innen drehen. Außerdem trägt er dazu bei, das Schultergelenk zusammenzuhalten und den Humeruskopf in der Gelenkpfanne zentriert zu halten. Ist der Unterschulterblattmuskel durch Triggerpunkte geschwächt, kann der Obergrätenmuskel den Humeruskopf gegen die Schulterhöhe ziehen, was eine Behinderung der Sehne und des Schleimbeutels dieses Muskels zur Folge hat.

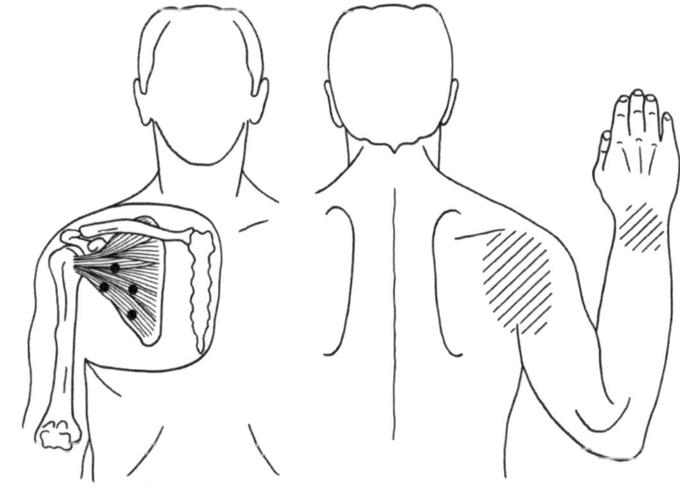

Abb. 5.18 Triggerpunkte im Unterschulterblattmuskel und zugehöriges Übertragungsschmerzmuster. Die Rippen wurden auf dieser Abbildung entfernt, um den Muskel auf der Vorderseite des Schulterblatts sichtbar zu machen.

Man könnte meinen, dieser Muskel sei unerreichbar und deshalb unbehandelbar, weil er zwischen Schulterblatt und Brustkorb liegt. Tatsächlich ist es erstaunlich leicht, ihn zu erreichen, wenn man die richtige Methode kennt. Insbesondere bei Schultersteife ist eine relativ rasche Genesung möglich, wenn man weiß, wie Triggerpunkte im Unterschulterblattmuskel zu behandeln sind (Simons, Travell & Simons 1999/2002, S. 638f., 642–645); Cantu & Grodin 1992, 154f.).

Bernie, *48 Jahre alt, litt seit einigen Monaten unter Schmerzen in der linken Schulter. Das Problem war entstanden, als er sich beim Aufheben abgebrochener Äste nach einem Sturm den Arm verstaucht hatte. Seine Schulter schmerzte ständig und ließ ihn jede Nacht mehrmals aufwachen. Er versuchte nicht einmal mehr, den Arm zu heben, und es fiel ihm schwer, morgens das Hemd anzuziehen. Er wollte möglichst nicht zu einem Arzt gehen, aber das Problem verschwand nicht von selbst.*

Bernie erhielt von seiner Frau einen Geschenkgutschein für eine Massage, und sie war ziemlich erstaunt, als er diesen tatsächlich einlöste. Der Massagetherapeut arbeitete an einem besonders schmerzhaften Punkt unter seinem Arm und erklärte Bernie dann, wie er die betreffende Stelle selbst massieren könnte. Der Zustand der Schulter besserte sich sofort, und dies ermutigte ihn, selbständig weiterzuarbeiten. Als er drei Monate später gefragt wurde, wie es seiner Schulter gehe, wurde ihm klar, daß er schon seit einiger Zeit keine Schmerzen mehr hatte. Um dies zu prüfen, erhob er den Arm senkrecht empor. Er sagte: »Ich hatte die ganze Sache völlig vergessen. Ich denke nicht einmal mehr daran.«

Ruths *Schulterprobleme waren völlig anders entstanden. Sie hatte sich im Alter von 67 Jahren entschlossen, ihren langjährigen Traum zu verwirklichen und das Banjospiel zu erlernen. Doch schon bald nach den ersten Unterrichtsstunden bekam sie jedesmal, wenn sie zu üben anfangen wollte, Schmerzen hinter der linken Schulter. Schon wenn sie den Arm ausstreckte, um den Hals des Instruments zu halten, traten die Schmerzen auf. Glücklicherweise kannte ihr Banjolehrer sich ein wenig mit Triggerpunkten aus, weil er selbst Probleme damit hatte.*

Er erklärte Ruth, daß die Position der linken Hand beim Spielen eines Banjos, einer Gitarre und sogar einer Geige eine maximale Außenrotation des linken Arms erfordert. Um dies möglich zu machen, muß sich der Unterschulterblattmuskel vollständig strecken, was sehr belastend sein kann, wenn man zu lange übt und der Muskel nicht stark und regenerationsfähig genug ist. »Und dann bekommt man Triggerpunkte«, erklärte ihr der Musiklehrer. Nachdem er Ruth gezeigt hatte, wie sie den Muskel selbst massieren konnte, konnte sie Banjo spielen, ohne Schmerzen zu bekommen, sofern sie nicht zu lange spielte.

Symptome

Das Hauptsymptom, das auf Triggerpunkte im Unterschulterblattmuskel hindeutet, sind starke Schmerzen tief in der Rückseite der Schulter (Abb. 5.18). Fast ist auch ein Schmerz auf der Rückseite des Handgelenks damit verbunden, den man als sicheres Anzeichen für das Bestehen von Triggerpunkten in diesem Muskel ansehen kann. Manchmal erstrecken sich die Schulterschmerzen bis in die Rückseite des Oberarms (nicht abgebildet). Außerdem treten extrem schmerzempfindliche Punkte auf der Vorderseite der Schulter auf, wo der beeinträchtigte Unterschulterblattmuskel permanent an seinem Ansatz am Humerus zerrt (Simons, Travell & Simons 1999/2002, S. 590, 638f.).

Ein knackendes oder klatschendes Geräusch beim Bewegen der Schulter deutet darauf hin, daß im Unterschulterblattmuskel oder im Obergrätenmuskel oder in beiden Triggerpunkte bestehen. Die Geräusche zeigen an, daß das Gelenk nicht korrekt funktioniert, und dies ist ein Hinweis auf erhöhte Gefahr von Zerrungen im Bereich der Rotatorenmanschette und von chronischer Instabilität der Schulter (Simons, Travell & Simons 1999/2002, S. 577–579, 638).

Triggerpunkte im Unterschulterblattmuskel machen es dem Muskel auch unmöglich, sich zu strekken, was den Bewegungsradius und die Rotationsfähigkeit des Arms in alle Richtungen einschränkt. Wenn Sie nach vorn greifen, können Sie die Hand nicht vollständig umdrehen, so daß die Handflächen nach oben weisen. Die starken Schmerzen und die durch Triggerpunkte in diesem Muskel verursachte Steifheit werden häufig fälschlich einer Bursitis, Arthritis, Sehnenentzündung, Rotatorenmanschettenverletzung oder adhäsiven Kapsulitis zugeschrieben. Ein von Triggerpunkten befallener Unterschulterblattmuskel fördert die Entstehung von Triggerpunkten in anderen wichtigen Muskeln, unter anderem im großen Brustmuskel *(M. pectoralis major)*, im großen Rundmuskel *(M. teres major)*, im großen Rückenmuskel *(M. latissimus dorsi)*, im Trizeps und im vorderen Teil des Deltamuskels *(M. deltoideus anterior)* (Simons, Travell & Simons 1999/2002, S. 635–647).

Ursachen

Eine plötzliche Überlastung der Schultermuskulatur, zu der es kommen kann, wenn man sich bei einem Sturz abzufangen versucht, erzeugt mit ziemlicher Sicherheit Probleme im Unterschulterblattmuskel. Besonders gefährdet sind Ihre Schultern bei solchen Unfällen, wenn Sie älter sind, Übergewicht haben oder einfach untrainiert sind. Eine weitere häufige Ursache für die Entstehung von Triggerpunkten in diesem Muskel ist eine längere Immobilisierung der Schulter, um einen Knochenbruch im Arm ausheilen zu lassen. Auch Menschen, die einen Schlaganfall erlitten haben und einen Arm nicht mehr benutzen können, entwickeln infolge dieser Inaktivität häufig Triggerpunkte im Unterschulterblattmuskel. Ebenso können bei operativen Öffnungen des Brustkorbs, bei Gürtelrose oder beim Bestehen von Triggerpunkten in den Zwischenrippenmuskeln, welche die Bewegungsfähigkeit des Arms einschränken, Triggerpunkte im Unterschulterblattmuskel entstehen (Simons, Travell & Simons 1999/2002, S. 933f.).

Triggerpunkte bilden sich in der Regel dann im Unterschulterblattmuskel, wenn man sich beim Körpertraining oder Sport ohne entsprechende Vorbereitung zu stark verausgabt. Fitneßenthusiasten, Schwimmer, Tennisspieler und alle, die im Rahmen ihres Sports Bälle werfen, laufen ganz besonders Gefahr, diesen Muskel zu überstrapazieren. Pitcher (Baseball), die ihr Spiel wegen »Pitcher-Arm« vorzeitig beenden müssen, hätten vielleicht weiterspielen können, wenn ihr Unterschulterblattmuskel und ihre übrigen Rotatorenmuskeln eine adäquate Triggerpunkttherapie erhalten hätten.

Selbstbehandlung

Zum Glück treten die meisten unangenehmen Triggerpunkte in diesem Bereich am leichter zugänglichen Außenrand des Muskels auf. Man kann sie gut erreichen, wenn man den Arm so positioniert, daß sich das Schulterblatt vorwärts und um die Körperseite herum bewegt. Die Abbildungen 5.19 und 5.20 zeigen, wie man die Finger oder den Daumen in den Bereich zwischen Schulterblatt und Brustkorb führen sollte. Auf den beiden Zeichnungen ist der Arm erhoben, um klar zu machen, wie

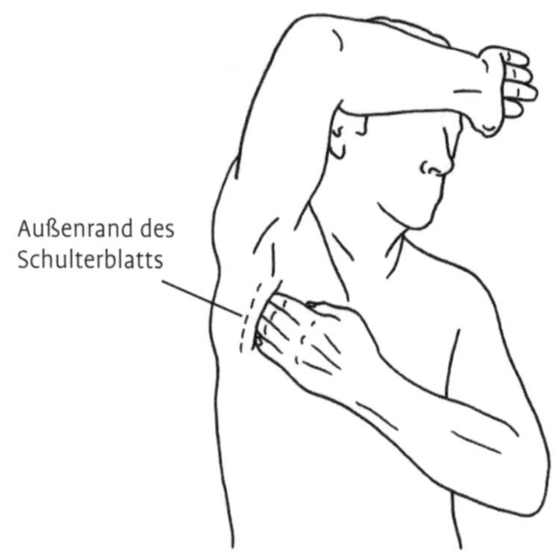

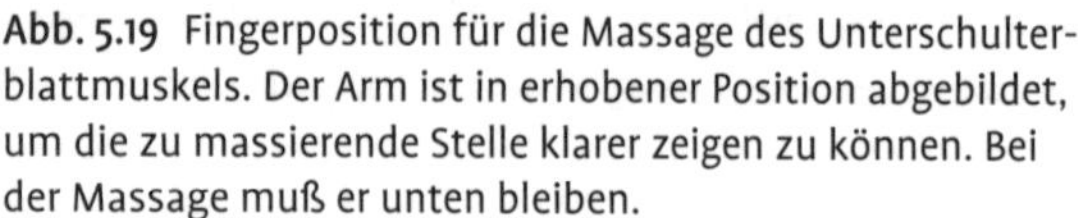
Abb. 5.19 Fingerposition für die Massage des Unterschulterblattmuskels. Der Arm ist in erhobener Position abgebildet, um die zu massierende Stelle klarer zeigen zu können. Bei der Massage muß er unten bleiben.

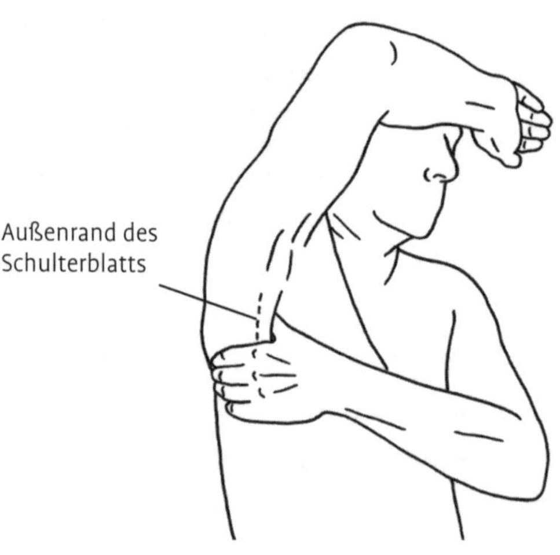

Abb. 5.20 Position des Daumens bei der Massage des Unterschulterblattmuskels. Der Arm ist in erhobener Position abgebildet, um die zu massierende Stelle klarer zeigen zu können. Bei der Massage muß er unten bleiben.

man den Muskel erreicht. Arbeitet man dort tatsächlich mit dem Daumen oder den Fingern, muß sich der Ellbogen unten befinden. Legen Sie die Hand möglichst auf die Schulter der anderen Körperseite (Abb. 5.21). Dadurch wird das Schulterblatt um den Körper gezogen, und ein größerer Teil seiner Vorderseite wird zugänglich.

Abbildung 5.22 zeigt die Position des Daumens, wenn er zum Muskel in Kontakt tritt. Falls Sie sich nicht so recht vorstellen können, in welcher Position zum Körper dieses Bild des Schulterblatts zu verstehen ist, sollten Sie sich noch einmal Abbildung 5.18 anschauen. Wenn Ihr Daumen an der richtigen Stelle steht, müßten Sie mit der Hand das Schulterblatt umgreifen und es auf der Rückseite mit den Fingern berühren können. Abbildung 5.23 zeigt, wie die Finger den Unterschulterblattmuskel berühren. Die Fingerkuppen müßten kräftig gegen die Rippen drücken, wobei die Fingerspitzen sehr tief in die Rückwand der Achselhöhle eindringen.

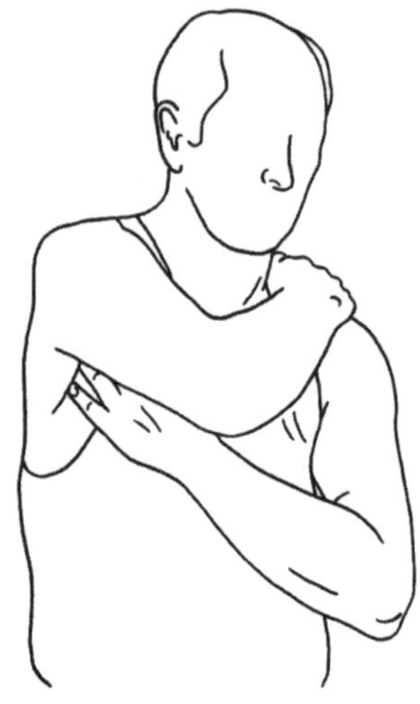
Abb. 5.21 Position der Arme bei der Massage des Unterschulterblattmuskels. Führen Sie die Massagestriche von den Rippen weg und zum äußeren Rand des Schulterblatts hin aus.

Wenn der Arm, unter dem behandelt werden soll, über den Oberkörper hinwegreicht, können Sie den Unterschulterblattmuskel im Sitzen und Stehen oder in Rückenlage massieren. Sie werden schnell merken, daß lange Fingernägel eine effektive Selbstbehandlung dieses Muskels unmöglich machen. Weil es sein kann, daß Sie sogar sehr kurze Nägel spüren, wird Ihre Haut es Ihnen wahrscheinlich danken, wenn Sie diesen Muskel durch eine dünne Stoffschicht massieren. Trotzdem werden die Massagetechniken hier auf der nackten Haut dargestellt – nicht nur, um die Schönheit des Modells zur Geltung zu bringen, son-

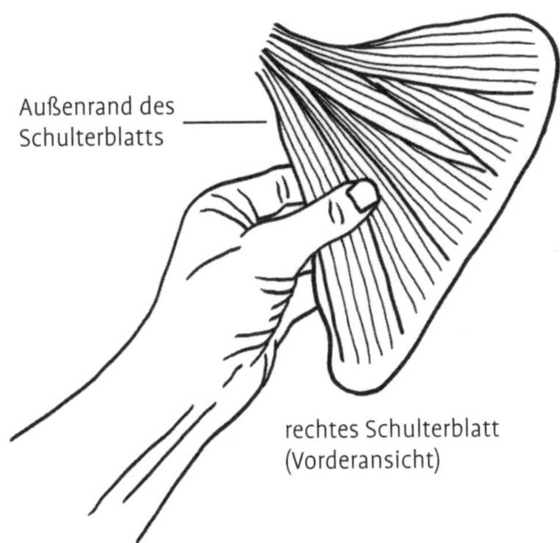

Abb. 5.22 Richtige Haltung des Daumens für die Selbstmassage des Unterschulterblattmuskels; Massagestriche in Richtung des Außenrandes.

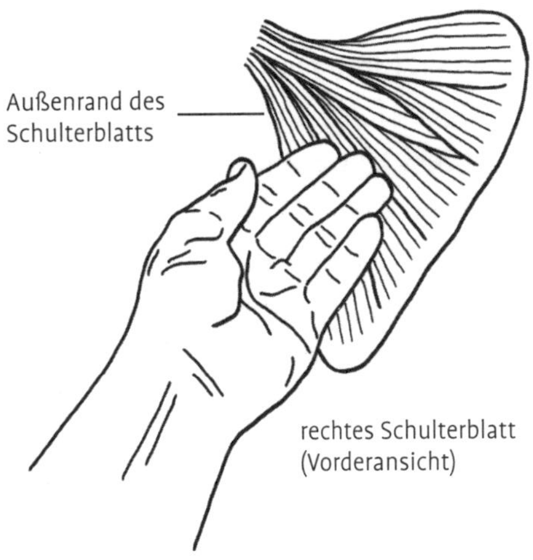

Abb. 5.23 Richtige Haltung der Finger für die Selbstmassage des Unterschulterblattmuskels; Massagestriche in Richtung des Außenrandes.

dern auch, um die Behandlungsmethode klarer darstellen zu können. Falls Sie die Probleme mit den Fingernägeln nicht in den Griff bekommen und Ihre Hände aufgrund von Überlastung bei der Selbstmassage zu stark schmerzen, können Sie einen Versuch mit den Shemala-Werkzeugen machen (siehe Abb. 4.8).

Denken Sie daran, daß die Finger nicht in die Achselhöhlen eindringen, sondern auf deren hinterem Rand ansetzen sollen. Vermeiden Sie auch, das dicke Muskelgewebe zu massieren, das sich an der Rückwand der Achselhöhle befindet. Um den Unterschulterblattmuskel zu finden, müssen Ihre Finger (oder muß Ihr Daumen) sich zwischen diese Muskelmasse und die Rippen schieben, und zwar so nah wie eben möglich an den Rippen. Sie müssen den Außenrand des Schulterblatts spüren und sich vorstellen können. Denken Sie daran, daß dieser Muskel die Vorderseite des Schulterblatts zwischen dem äußeren und dem inneren Rand bedeckt. Der Unterschulterblattmuskel liegt zwischen dem Außenrand des Schulterblatts und den Rippen. Wenn sich Ihre Finger an einer anderen Stelle befinden, verfehlen Sie Ihr Ziel.

Die bei weitem beste Technik für einen optimalen Zugang zum Unterschulterblattmuskel setzt voraus, daß Sie sitzen und der betroffene Arm zwischen Ihren Beinen herabhängt (Abb. 5.24). In dieser Haltung können sich die Schultermuskeln entspannen, und das Gewicht des Arms ermöglicht, einen noch größeren Teil des Schulterblatts um den Körper her-

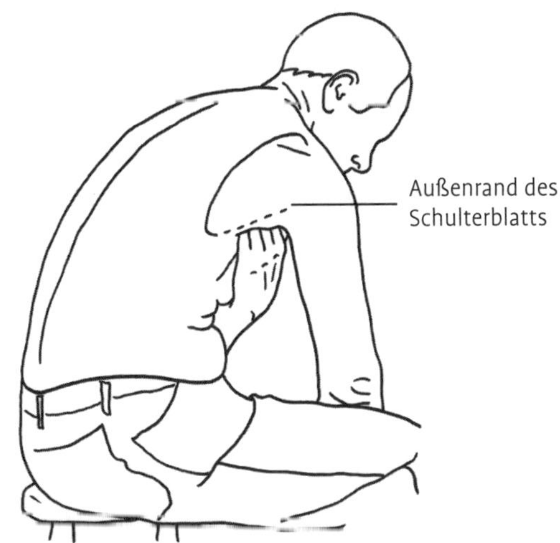

Abb. 5.24 Massage des Unterschulterblattmuskels mit zwischen den Beinen hängendem Arm; Massagestriche in Richtung des Außenrandes.

umzubewegen. Drücken Sie mit den Fingerkuppen kräftig gegen die Rippen und tief in die Tasche zwischen den Rippen und der Muskelrolle auf der Rückseite der Achselhöhle.

Wenn Ihre Hand und Ihre Finger kräftig gegen die Rippen drücken, stoßen Ihre Fingerspitzen direkt auf den Unterschulterblattmuskel, sofern Sie tief genug in den Muskel eindringen. Mit dem Daumen kann man dies ebenfalls erreichen. Diese Technik war für den Autor die wichtigste, als er bei sich selbst Schultersteife behandelte, so wie es in der Einleitung dieses Buches beschrieben wird. Zwar spielten bei dieser Behandlung auch noch einige andere Muskeln eine Rolle, aber der Unterschulterblattmuskel war definitiv der größte Übeltäter.

Wenn das Massieren in dieser Haltung Ihren Hals zu sehr anstrengt, können Sie die Stirn auf einem Tisch ruhen lassen und dabei ein gefaltetes Handtuch als Kissen benutzen. Falls Sie nicht sicher sind, ob es tatsächlich der Unterschulterblattmuskel ist, den Sie berühren, können Sie dies durch kräftiges Drehen des Arms nach innen feststellen. Bei der Innenrotation wird der Ellbogen nach außen gedreht.

Suchen Sie nach besonders druckempfindlichen Punkten am gesamten Innenrand des Schulterblatts. Die obersten Triggerpunkte finden Sie sehr hoch an der Rückwand der Achselhöhle und in unmittelbarer Nähe des Kugelgelenks. Übersehen Sie aber auch die Triggerpunkte im unteren Teil des Unterschulterblattmuskels nicht, die in der Nähe des unteren Schulterblattwinkels liegen. Falls Sie dort einen Triggerpunkt finden, behandeln Sie ihn mit langsamen, etwa 3 cm langen Strichen von den Rippen aus nach außen. Halten Sie dabei Hand und Finger steif wie ein Brett. Bewegungen erfolgen aus dem Handgelenk heraus. Bearbeiten Sie Triggerpunkte im Unterschulterblattmuskel mehrmals täglich mit sechs bis zwölf Massagestrichen. Wenn der Schmerz Sie nachts aufweckt, sollten Sie aufstehen und den Muskel erneut massieren. Dadurch können Sie die Schmerzen so weit lindern, daß Sie wieder einschlafen können.

Fahren Sie mit den regelmäßigen täglichen Massagen so lange fort, bis Sie die Triggerpunkte nicht mehr finden. Eine deutliche Linderung tritt praktisch sofort ein; aber eine völlige Deaktivierung der Triggerpunkte erfordert manchmal bis zu sechs Wochen. Mit Triggerpunkten, die seit Monaten oder Jahren bestehen, muß man sich intensiv beschäftigen. Im Unterschulterblattmuskel können sie sehr schmerzhaft sein; aber das sollte Sie nicht entmutigen. Sie können den Druck so weit verringern, daß Sie den Schmerz ertragen können, und Sie können die Intensität der Massage verringern; aber hören Sie vor allem nicht damit auf. Wenn es Ihnen nicht gelingt, den Unterschulterblattmuskel erfolgreich zu behandeln, werden Ihre Probleme wahrscheinlich bestehen bleiben.

Partnerbehandlung

Ein sanfter und gewissenhafter Partner ist für jemanden, der sich wegen starker Schmerzen nicht selbst massieren kann oder der das Prinzip dieser Art von Körperarbeit nicht versteht, oft eine große Hilfe. Pfleger, Arzthelfer und Ergotherapeuten, die sich mit der Triggerpunktmassage auskennen, können älteren Menschen und Schlaganfallpatienten durch eine solche Massage sehr helfen. Auch Familienangehörige können lernen, Familienmitgliedern, die sich nicht selbst um ihr Wohl kümmern können, eine Triggerpunktmassage zu geben.

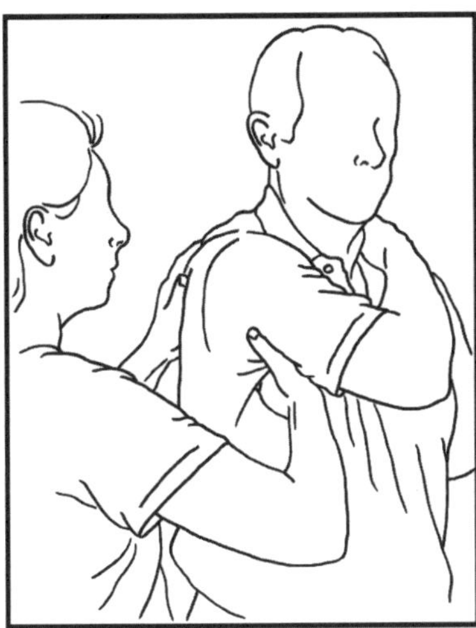

Abb. 5.25 Partnermassage des Unterschulterblattmuskels. Die Fingerspitzen befinden sich direkt am Außenrand des Schulterblatts.

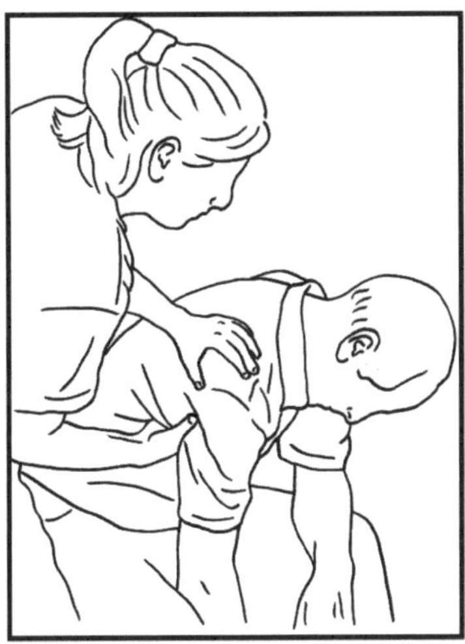

Abb. 5.26 Partnermassage des Unterschulterblattmuskels mit zwischen den Beinen herabhängendem Arm.

Bevor Sie die Unterschulterblattmuskeln eines anderen Menschen behandeln, sollten Sie diese Technik an sich selbst erproben. Wenn Sie sich die dazu erforderliche Zeit nicht nehmen, kann es sein, daß die Person, die Sie behandeln wollen, etwas sehr Unangenehmes erlebt. An kaum einem anderen Bereich des Körpers (vielleicht mit Ausnahme des Bauches) muß man mit soviel Umsicht, Vorsicht und Intelligenz arbeiten wie an diesem Muskel. Probieren Sie die Technik zunächst an sich selbst aus, und stellen Sie dadurch sicher, daß Sie wirklich wissen, was Sie tun.

Sie können den Unterschulterblattmuskel eines Partners massieren, indem Sie seitlich zu dessen Körper stehen (Abb. 5.25). In diesem Fall sollte man den Innenrand des Schulterblatts mit der nicht massierenden Hand ziehen, um die Vorderseite und damit den Unterschulterblattmuskel zu exponieren. Allerdings ist die Position, in welcher der Arm des Empfängers zwischen den Beinen herabhängt, möglicherweise noch besser geeignet (Abb. 5.26). Abbildung 5.27 zeigt die Position der Finger des massierenden Partners auf dem Muskel selbst. Es ist schwierig, genau darzustellen, was vor sich geht, aber wenn Sie diesen Muskel schon einmal bei sich selbst massiert haben, wissen Sie, worum es geht.

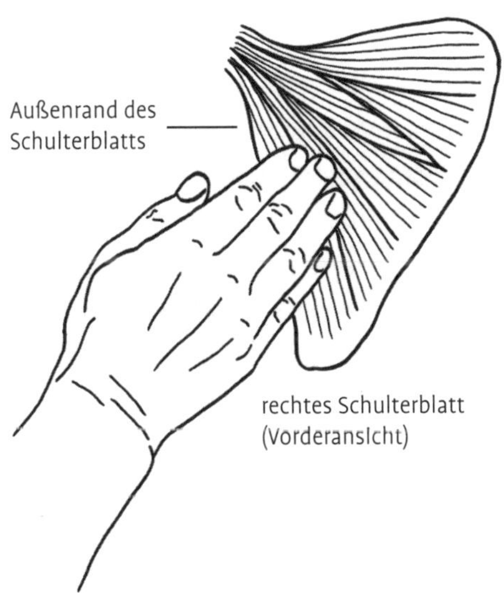

Abb. 5.27 Massage des Unterschulterblattmuskels. Finger in Massageposition; Striche zum Außenrand des Schulterblatts hin.

Klinische Behandlung

JESSICA, 58 Jahre alt, litt schon seit fast zehn Jahren unter Schmerzen in der rechten Schulter. Irgendwann hatte man ihr unter Narkose Adhäsionen entfernt, was noch zusätzlich Schmerzen verursacht hatte. Sie hatte mehrmals Physiotherapie erhalten, diese aber nie als besonders wirksam empfunden.

Im vergangenen Jahr war sie einmal bei einem Chiropraktiker gewesen, und sie hatte sich Magneten gekauft, die sie auf der schmerzenden Schulter befestigen sollte. Auch mit Ibuprophen hatte sie es versucht und den Schmerz nachts zeitweise mit Eispackungen bekämpft. Trotz all dieser Bemühungen konnte sie seit langem den Arm nicht mehr hinter den Rücken führen, um einen Reißverschluß zu öffnen. Deshalb trug sie nun keine Kleider mehr, die man auf dem Rücken schließen und öffnen mußte, und sie benutzte nur Büstenhalter, die sie vorn verschließen konnte.

Die Triggerpunktmassage war für Jessica eine Offenbarung. Nach der ersten Behandlung sagte sie: »An dieser Sache muß etwas dran sein. Ich fühle mich wirklich viel besser.« Eine Woche danach bestätigte ihr der Therapeut, daß sie wesentlich besser aussehe – glücklicher und hoffnungsvoller. Nach einer weiteren Woche berichtete Jessica, sie können nun nachts wieder durchschlafen. Nach zwei Monaten und einem halben Dutzend Behandlungssitzungen waren ihre Schmerzen völlig verschwunden.

Zur Behandlung des Unterschulterblattmuskels legen Sie die obere Hand des Klienten auf die nicht zu behandelnde Schulter, um das Schulterblatt um den Körper herum nach vorn zu bewegen (Abb. 5.28). Der Klient sollte mit der anderen Hand den Ellbogen sanft nach unten gegen die Brust drücken. Das gibt der behandelnden Hand mehr Raum. Ein Klient, der tatsächlich unter Schultersteife leidet, ist möglicherweise nicht in der Lage, zur nicht betroffenen Schulter zu greifen; seien Sie deshalb sehr vorsichtig. Die Situation wird sich im Laufe der Behandlung bessern. Benutzen Sie in der Achselhöhle des Klienten ausreichend Massageöl, und schneiden Sie sich die Fingernägel sehr kurz, um die Haut des Klienten nicht aufzuschürfen. Spürt der Klient Ihre Nägel trotzdem, können Sie ihn durch eine Stoffschicht hindurch massieren.

Greifen Sie mit einer Hand unter die Schulter des Klienten, greifen Sie mit den Fingerspitzen um den inneren Rand des Schulterblatts, und ziehen Sie es sanft zu sich hin. Setzen Sie die andere Hand etwa drei Zentimeter unter die Achselhöhle, wobei die Handfläche Ihnen zugewandt ist. Wenn Ihre Finger sich in der korrekten Position befinden, liegen sie in der Vertiefung zwischen Schulterblatt und Brustkorb, und die Fingerspitzen berühren den Unterschulterblattmuskel. Dabei drücken die Flächen Ihrer Fingernägel kräftig gegen die Rippen des Klienten. Richten Sie den Druck abwärts in Richtung der unter dem Schulterblatt liegenden Hand (Abb. 5.29). Gehen Sie langsam und vorsichtig vor. Schon leichter Druck auf aktive Triggerpunkte im Unterschulterblattmuskel kann ziemlich unerträgliche Schmerzen verursachen. Bitten Sie den Klienten, die Stärke seiner Schmerzen mit Hilfe einer Zahlenskala einzuschätzen. Fordern Sie ihn auf, sich darauf zu konzentrieren, sich in dem Bereich, an dem Sie arbeiten, zu entspannen, denn dadurch kann er den Schmerz verringern.

Den Massagestrich kann man in zwei Richtungen ausführen. Man kann in Richtung der Muskelfasern am Schulterblattrand entlang massieren. Sie können aber auch in sehr kurzen Strichen quer zu den Fasern in einer Schaufelbewegung in Richtung Ihres Körpers massieren. Die zweite Möglichkeit

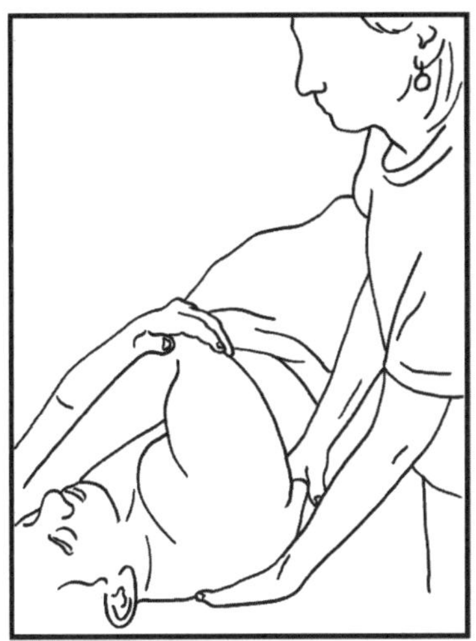

Abb. 5.28 Massage des Unterschulterblattmuskels, wobei die Flächen der Fingernägel zunächst kräftig gegen die Rippen gedrückt und Striche in Richtung des Therapeuten ausgeführt werden

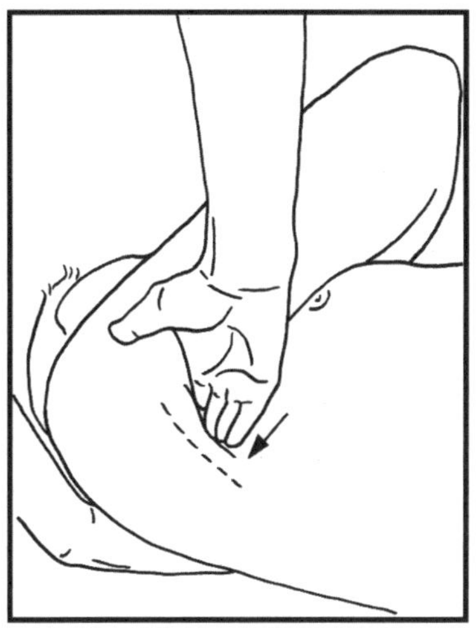

Abb. 5.29 Massage des Unterschulterblattmuskels, wobei die Finger sich in der Lücke zwischen Schulterblatt und Rippen befinden

wird in Abbildung 5.29 dargestellt; wenn Sie sie nutzen, spüren Sie die Angespanntheit des Muskels. Arbeiten Sie sich auf diese Weise auf den Humeruskopf zu, wo der Muskel am Knochen befestigt ist, und von dort weiter zum unteren Schulterblattwinkel. Manchmal sind die Triggerpunkte, die sich in diesem unteren Teil des Muskels befinden, die schlimmeren.

Zwar gilt generell, daß eine Behandlung für jeden Triggerpunkt sechs bis zwölf Massagestriche umfassen sollte, doch sollte man es beim Unterschulterblattmuskel mit weniger Strichen versuchen, und es empfiehlt sich, die Behandlung insbesondere in den ersten Sitzungen stark einzuschränken. Bedenken Sie, daß Sie in dieser Position mit den Fingern unabsichtlich auf den vorderen Sägemuskel *(M. serratus anterior)* drücken können. Dadurch können aufgrund von aktiven Triggerpunkten im vorderen Sägezahnmuskel Schmerzen hervorgerufen werden, die leicht mit einem Problem verwechselt werden können, das den Unterschulterblattmuskel betrifft.

Einige Massagetherapeuten haben gelernt, man behandle den Unterschulterblattmuskel richtig, indem man unter den Innenrand des Schulterblatts greife (Abb. 5.30). Das mag eine nützliche Hilfstechnik für adhäsive Triggerpunkte des Unterschulterblattmuskels sein, aber ein vollwertiger Ersatz für die Arbeit am Außenrand des Schulterblatts ist es nicht. Druckempfindlichkeit unter dem Innenrand kann ebensogut durch Triggerpunkte im Trapezius, in den Rautenmuskeln oder im vorderen Sägemuskel verursacht werden, denn man muß an dieser Stelle durch

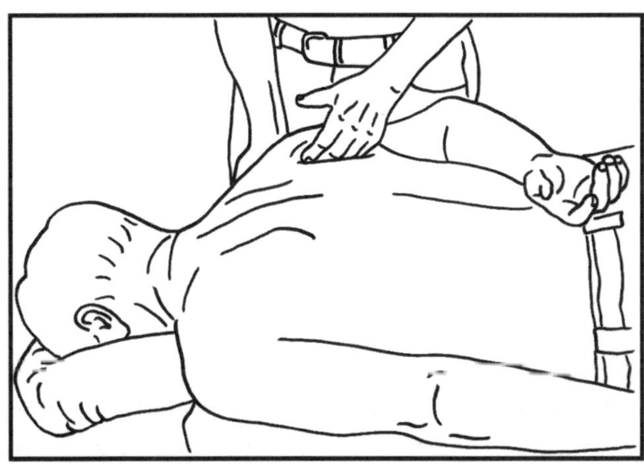

Abb. 5.30 Massage des Unterschulterblattmuskels unter dem Innenrand des Schulterblatts

die genannten Muskeln hindurch arbeiten, um zum Unterschulterblattmuskel zu gelangen. Wenn man unter das Schulterblatt vordringen will, muß dieses aus dem Rücken vorragen, was Sie erreichen, indem Sie die Hand des Klienten auf das Kreuz legen. Bei besonders angespannten Rautenmuskeln ist dies manchmal nicht möglich.

Der Obergrätenmuskel (M. supraspinatus)

Der Obergrätenmuskel liegt in einer Vertiefung auf dem Schulterblatt über der Schulterblattgräte *(Spina scapula)* verborgen (Abb. 5.31). An seinem nach außen gewandten Ende verläuft er unter der Schulterhöhe und zur Außenseite des Humeruskopfes. Aufgrund dieser Verbindung mit dem Oberarmknochen kann der Muskel eine starke Hebelwirkung entfalten, die es den übrigen Rotatoren ermöglicht, das Kugelgelenk an seinem Platz zu halten.

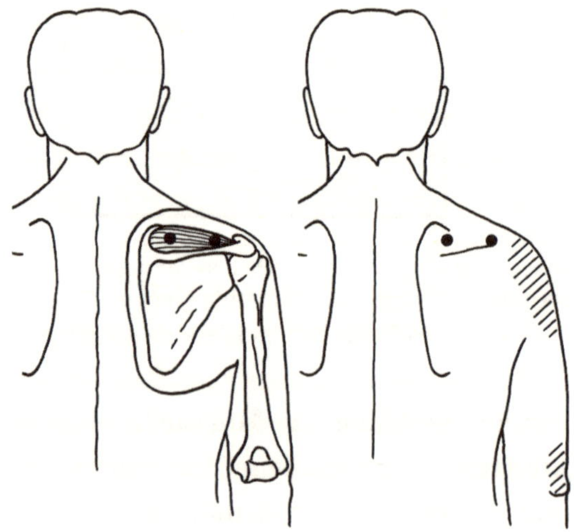

Abb. 5.31 Triggerpunkte im Obergrätenmuskel und zugehöriges Übertragungsschmerzmuster

Der Obergrätenmuskel ist nicht gerade leicht zu finden, und ihn zu massieren ist auch nicht besonders leicht. Viele Massagetherapeuten – und das gilt auch für die guten – versuchen dies gar nicht erst. Trotzdem spielt dieser Muskel bei weit verbreiteten Schulterproblemen eine so wichtige Rolle, daß man ihn nicht einfach ignorieren kann. Und mit der richtigen Technik ist es auch nicht schwierig, ihn zu behandeln. Sogar eine Selbstbehandlung ist möglich, wenn Sie gut genug darüber Bescheid wissen und wenn Sie sich vorgenommen haben, es zu schaffen. Das ist deshalb wichtig, weil Triggerpunkte im Obergrätenmuskel die Ursache ansonsten unerklärbarer Schulterprobleme sein können.

Erik, *55 Jahre alt, war beim Skifahren übel gestürzt. 18 Monate später spürte er an der Außenseite seiner linken Schulter und im linken Ellbogen immer noch die Nachwirkungen dieses Sturzes. Er konnte seinen Arm nicht heben, ohne daß starke Schmerzen auftraten, und manchmal war es sogar schmerzhaft, wenn er nur die Arme am Körper herabhängen ließ und so durch einen Raum ging. Er hatte viele Jahre lang an den Wochenenden Klavier gespielt, um sein Einkommen aufzubessern, aber auch das war für ihn sehr unangenehm geworden. Der Arzt glaubte, bei Erik befinde sich ein Dorn in der Rotatorenmanschette; doch ein MRI hatte kein Problem dieser Art entdecken können.*

Wenn man auf einen extrem empfindlichen Punkt in Eriks linkem Obergrätenmuskel drückte, wurden die Schmerzen in seinem Ellbogen und in der Schulter stärker. Er lernte, den Muskel selbst mit Hilfe eines Backnobbers zu massieren. Nach anderthalb Jahren, in denen er unter sehr unangenehmen Schmerzen gelitten hatte, waren die Schmerzen nun innerhalb von drei Wochen und aufgrund seiner eigenen Bemühungen verschwunden.

Symptome

Schmerzen, die vom Obergrätenmuskel ausgehen, treten hauptsächlich sehr tief im mittleren Teil des Deltamuskels an der Außenseite der Schulter auf (Abb. 5.31). Im Schultergelenk ist der Schmerz anders als bei Vorliegen von Triggerpunkten im Untergrätenmuskel nicht zu spüren. Auch die Außenseite des Ellbogens schmerzt sehr häufig, und die Schmerzen breiten sich manchmal bis zur Außenseite des Oberarms, des Unterarms und des Handgelenks (nicht abgebildet) aus.

Die Schmerzen treten sowohl im Ruhezustand als auch bei allen Bewegungen auf, bei denen der Arm gehoben wird. Weil Triggerpunkte einen Muskel hindern können, sich vollständig zu strecken – was der Obergrätenmuskel tun muß, wenn man nach hinten oder hinter den Rücken greift –, können diese Bewegungen auch Schmerz verursachen. Das Haar zu waschen, zu kämmen oder zu frisieren wird zum Problem, und Männer bekommen Schwierigkeiten mit dem Rasieren. Tennis zu spielen oder eine Decke zu weißen ist völlig unmöglich. Diese Schwierigkeiten und der dadurch erzeugte Schmerz werden häufig irrtümlich als *Bursitis subdeltoidea* oder *subacromialis* diagnostiziert (Simons, Travell & Simons 1999/2002, S. 579; Bonica & Sola 1990, 947–958).

Weitere häufige Fehldiagnosen sind Sehnenentzündung des Obergrätenmuskels, *Neuritis brachialis*, Läsion der Rotatorenmanschette und Impingement-Syndrom. Verletzungen der Rotatorenmanschette kommen tatsächlich vor, aber in der Regel treten in diesem Fall nur bei einem bestimmten Teil der Aufwärtsbewegung des Arms Schmerzen auf. Triggerpunkte hingegen verursachen während der gesamten Aufwärtsbewegung des Arms Schmerzen (Simons, Travell & Simons 1999/2002, S. 574).

Schädigungen der Rotatorenmanschette müssen selbst dann, wenn sie durch ein MRI bestätigt werden, nicht immer chirurgisch behandelt werden. Eine Triggerpunktmassage fördert sogar die Heilung kleinerer Verletzungen, weil sie den ständigen Zug, den der Muskel auf die Sehne ausübt, verringert. Außerdem können durch Triggerpunkte entstandene muskuläre Verspannungen die Verletzung sogar hervorgerufen haben. Wird ein Problem in Zusammenhang mit der Rotatorenmanschette vermutet, sollte man keinesfalls mit Dehnübungen arbeiten (Simons, Travell & Simons 1999/2002, S. 575f.).

Anspannung, die durch Triggerpunkte hervorgerufen wird, kann auch zur Entstehung von Kalziumablagerungen in der Rotatorenmanschette führen, und zwar dort, wo der Obergrätenmuskel am Humeruskopf befestigt ist. Interessant ist, daß diese Ablagerungen nach einer Triggerpunkttherapie offenbar verschwinden, und zwar offenbar weil die Anspannung nachläßt (Simons, Travell & Simons 1999/2002, S. 574–577).

Triggerpunkte im Obergrätenmuskel sind der Grund für Klick- und Knallgeräusche, die manchmal im Schultergelenk zu hören sind. Sie treten deshalb auf, weil der Muskel so fest ist, daß der Kopf des Oberschenkelmuskels (Humerus) nicht ungehindert in seiner Pfanne gleiten kann. Die Knallgeräusche hören auf, nachdem die Triggerpunkte im Obergrätenmuskel deaktiviert worden sind. Die Spannungsbalance in den Rotatorenmuskeln muß sehr fein abgestimmt sein, damit der Humeruskopf in der Gelenkpfanne in der korrekten Position bleibt. Jedes Schnappgeräusch im Gelenk ist wahrscheinlich auf ein Ungleichgewicht der Muskelstärke infolge der Wirkung von Triggerpunkten zurückzuführen (Simons, Travell & Simons 1999/2002, S. 574–579).

Der Obergrätenmuskel ist auch eine der vielen Ursachen des Schmerzes an der Außenseite des Ellbogens, der unter dem Namen »Tennisarm« bekannt ist. Zwar werden in solchen Fällen in der

Regel so unspezifische Diagnosen wie Arthritis, Bursitis, Tendinitis oder einfach entzündlicher Prozeß gestellt, doch ist die Ursache der Beschwerden oft nichts anderes als durch myofasziale Triggerpunkte verursachter Übertragungsschmerz, der sehr effektiv durch Massage behandelt werden kann. Triggerpunkte im Unterarm und Trizeps sind die häufigste Ursache für den Tennisarm, aber auch Triggerpunkte im Obergrätenmuskel können das Problem hervorrufen. Sie werden jedoch häufig als mögliche Ursache dieses weit verbreiteten Schmerzphänomens übersehen (Simons, Travell & Simons 1999/2002, S. 571–579).

Ursachen

Der Obergrätenmuskel kann durch einmalige extreme Anstrengung leicht überlastet werden, beispielsweise durch Verschieben einer großen Couch oder durch Tragen schwerer Gegenstände wie Kisten und Koffer. Viele Menschen ziehen sich Triggerpunkte in diesem Muskel zu, indem sie schwere Koffer durch ein Flughafenterminal schleppen. Die Obergrätenmuskeln müssen sehr schwer arbeiten, um zu verhindern, daß das Schultergelenk gezerrt wird, und das gilt insbesondere für das Tragen schwerer Gegenstände mit gerade herabhängendem Arm.

Wiederholte Belastungen wie das Ausführen von Arbeiten, bei denen die Arme lange Zeit über dem Kopf gehalten werden, oder das Tippen auf einer Computertastatur ohne Unterstützung des Ellbogens können den Obergrätenmuskel ebenfalls überlasten. Und simples Schwingenlassen der Arme beim Gehen kann für den Muskel ungeheuer belastend sein, wenn er sowieso schon überstrapaziert ist. Und wenn Sie versuchen, einen Sturz abzufangen, können ebenfalls Triggerpunkte im Obergrätenmuskel entstehen. Das gleiche kann passieren, wenn es Ihnen nicht gelingt, einen großen, starken und ungeduldigen Hund davon abzubringen, ständig an der Leine zu zerren (Simons, Travell & Simons 1999/2002, S. 574f.; Hagberg 1981, 111–121).

Selbstbehandlung

Sie finden den Obergrätenmuskel oben auf dem Schulterblatt, unmittelbar hinter der dicken Muskelrolle des Trapezius, die oben auf der Schulter liegt. Plazieren Sie die Finger zwischen die Schulterblattgräte und den oberen Schulterblattwinkel (Abb. 5.32 zeigt, wie Sie letzteren finden). Wenn sich Ihre Hand an der richtigen Stelle befindet, haben Ihre Fingerspitzen Kontakt zum oberen Rand der Schulterblattgräte, und der Handballen ruht auf dem Schlüsselbein. Um mittels isolierter Kontraktion festzustellen, ob Sie tatsächlich den Obergrätenmuskel berühren, erheben Sie den Arm nach vorn und ein wenig zur Seite. Sobald der Arm sich bewegt, müßten Sie die Kontraktion des Muskels und sein Anschwellen unter Ihren Fingern spüren.

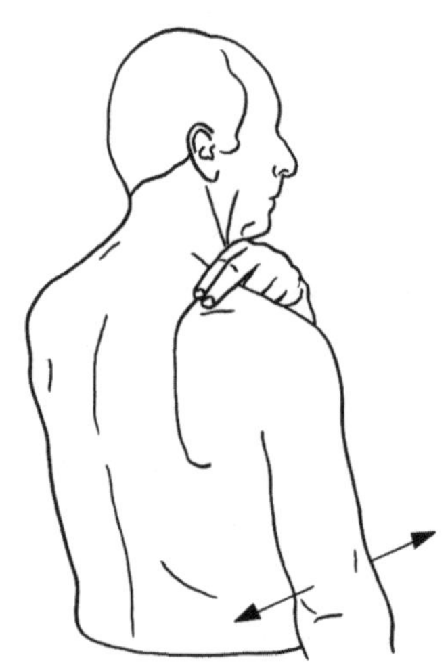

Abb. 5.32 Lassen Sie den Arm vor und zurück schwingen, um den oberen Schulterblattwinkel unter Ihren Fingern zu bewegen.

Triggerpunkte können im Obergrätenmuskel an zwei Stellen auftreten (Abb. 5.31): im Muskelbauch, direkt unter dem oberen Schulterblattwinkel, und drei bis fünf Zentimeter weiter nach außen in der Nähe der Stelle, wo der Muskel unter der Schulterhöhe verschwindet. Dieser Triggerpunkt liegt direkt in dem V-förmigen Winkel, den Schulterblattgräte und Schlüsselbein bilden, die an diesem Punkt zusammentreffen. Außerdem gibt es einen Insertionstriggerpunkt in der Sehne des Obergrätenmuskels, der unter dem äußeren Rand der Schulterhöhe auf dem Humeruskopf liegt. Dieser manchmal sehr druckempfindliche Punkt veranlaßt Ärzte häufig dazu, eine Bursitis oder ein Impingement-Syndrom zu diagnostizieren; doch man kann davon ausgehen, daß er sich ohne Behandlung von selbst auflöst, nachdem man die beiden primären Triggerpunkte in diesem Muskel aufgelöst hat.

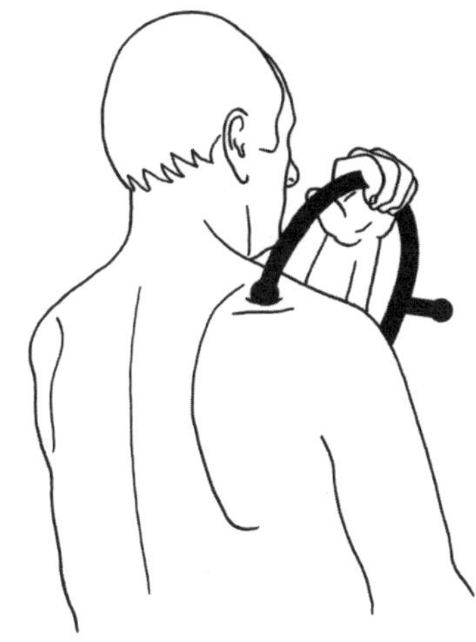

Abb. 5.33 Massage des Obergrätenmuskels mit dem Thera-Cane (Hand des anderen Arms hält den Bogen des Massagewerkzeugs)

Sensibilität der Finger ist bei der Lokalisierung von Triggerpunkten im Obergrätenmuskel von Nutzen, doch diese länger mit den Fingern zu massieren, ist sehr schwierig. Das hängt nicht zuletzt damit zusammen, daß man sehr starken Druck anwenden muß, um tief genug in den Muskel einzudringen, denn dieser kann nicht nur sehr dick sein, sondern ist außerdem von einem dicken Teil des Trapezius bedeckt. Deshalb empfiehlt es sich hier, einen Thera-Cane oder Backnobber zu benutzen und die eigenen Finger zu schonen (Abb. 5.33). Dabei muß man zunächst mit den Fingern den Punkt ertasten, an dem der obere Schulterblattwinkel und die Schulterblattgräte aufeinandertreffen, und dann den kleineren Knauf des Werkzeugs mit den Fingern an diese Stelle führen. Indem Sie mit der Hand des anderen Arms in den Bogen des Werkzeugs greifen, können Sie die größte Hebelwirkung für Druck auf den tief liegenden Muskel entfalten. Arbeiten Sie wie immer mit kurzen Strichen.

Der Obergrätenmuskel erzeugt Satellitentriggerpunkte im mittleren Teil des Deltamuskels. Auch sie müssen behandelt werden; aber lassen Sie sich nicht irreführen. Schmerzen im mittleren Teil des Deltamuskels können Sie dazu verleiten, Ihre Energie ganz auf die Massage dieses Bereichs zu verwenden. Diesen Muskel zu massieren ist leicht, man fühlt sich danach großartig, und vielleicht bewirkt es sogar etwas Gutes; aber Ihre Schulterschmerzen werden dadurch definitiv nicht verschwinden, wenn das Problem in Wahrheit vom Obergrätenmuskel ausgeht.

Partnerbehandlung

Sie können den Obergrätenmuskel bei einem anderen Menschen durch ein nicht zu dickes Kleidungsstück massieren (Abb. 5.34). Dabei muß die massierte Person sitzen, während Sie hinter ihr stehen, damit Sie genügend Druck entwickeln können, um zu den Triggerpunkten durchzudringen. Wenn Sie eine besonders schlanke Person behandeln, deren Obergrätenmuskel sehr druckempfindlich ist, sollten Sie die Finger einer Hand benutzen, so wie es auf der Abbildung zu sehen ist. Bei schwereren Menschen können Sie mit unterstützten Fingern arbeiten.

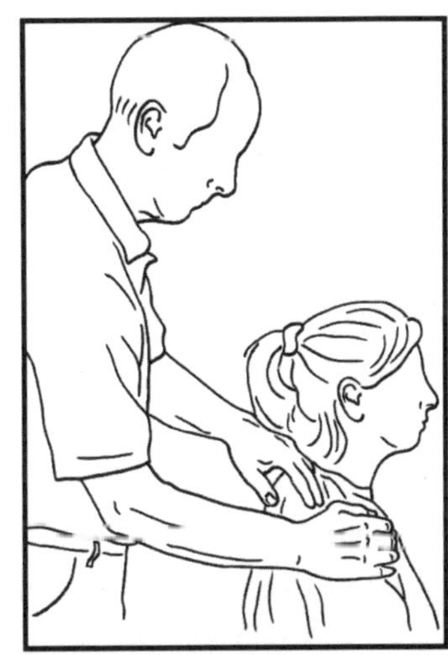

Abb. 5.34 Partnermassage mit zwei Fingern einer Hand

Klinische Behandlung

Jack, 65 Jahre alt, hatte das Gefühl, er sei bei Arbeiten im Haus durch die Schwächung seines Oberkörpers behindert. Wenn er im Garten arbeitete, fühlte er sich wie ein alter Mann. Er konnte nicht hinter seinen Rücken greifen, um sich zu kratzen, ohne daß seine Schultern schmerzten. Er berichtete, er habe im Alter von 19 Jahren einen Fahrradunfall gehabt, bei dem seine linke Schulter gebrochen sei, weshalb er wochenlang in einem Gipskorsett habe liegen müssen. Seither habe er immer bevorzugt seine linke Körperseite benutzt, um ein erneutes Auftreten der Schmerzen, die er nach jenem Unfall gehabt hatte, zu verhindern. Doch wie sich herausstellte, bestand zwischen dem damaligen Fahrradunfall und seinen aktuellen Schmerzen in Wahrheit kein Zusammenhang.

Der Therapeut fand sehr empfindliche Punkte in Jacks linkem Obergrätenmuskel sowie in den Rippenhaltern. Nach drei Behandlungen innerhalb von zwei Wochen waren die Schmerzen verschwunden. Später rief er den Therapeuten an und berichtete, er könne nun wieder völlig unbehelligt im Garten arbeiten. Er erklärte, er fühle sich stark und im Vollbesitz seiner Kräfte und sei beeindruckt davon, wie einfach es gewesen sei, sein Problem zu lösen.

Ein Massagetherapeut sollte Triggerpunkte im Obergrätenmuskel mit gepaarten unterstützten Daumen von der Kopfseite des Massagetischs aus behandeln (Abb. 5.35). Die Daumen sollten einander so gegenüberstehen, daß die Nägel einander berühren. So können sie sehr große Kraft entfalten und sind in der Lage, zum Trapezius durchzudringen, der an der Stelle, wo er über dem Obergrätenmuskel liegt, sehr dick sein kann. Halten Sie die Handgelenke und Ellbogen gerade ausgestreckt, und lassen Sie dann allmählich das gesamte Gewicht auf den Punkt einwirken.

Wenn Sie diese Technik so anwenden, wie sie hier beschrieben wird, werden Sie feststellen, daß dies nicht besonders anstrengend und trotzdem sehr effektiv ist. Konzentrieren Sie sich auf den kleinen dreieckigen Bereich zwischen dem oberen Schulterblattwinkel und der Schulterblattgräte. Führen Sie zur Behandlung dieses tief liegenden zentralen Triggerpunkts sechs bis zwölf kurze Massagestriche in Richtung der Außenseite der Schulter aus, und bewegen Sie die Finger anschließend ein kleines Stück weiter nach außen, an den Punkt, wo der Muskel unter der Schulterhöhe verschwindet. Falls auch dort ein Triggerpunkt existiert, ist die Stelle sehr druckempfindlich. Behandeln Sie diesen dünnen Teil des Muskels sehr sanft. Der Obergrätenmuskel ist einer der wichtigsten bei Schulterproblemen. Deshalb sollten Sie alles daransetzen, ihn zu heilen.

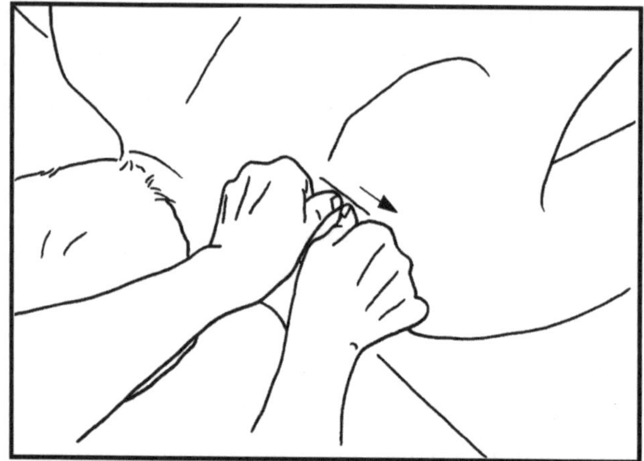

Abb. 5.35 Massage des Obergrätenmuskels direkt über der Schulterblattgräte mit gepaarten unterstützten Daumen

Der Untergrätenmuskel (M. infraspinatus)

Der Untergrätenmuskel bedeckt praktisch das gesamte Schulterblatt unter der Schulterblattgräte (Abb. 5.36). Er ist mit der Rückseite des Humeruskopfes verbunden, was ihm ermöglicht, den Arm nach außen zu drehen (siehe die Abb. 1.41 und 1.42). Diese Bewegung führt man aus, wenn man einen Ball werfen oder mit einem Tennisschläger einen Vorhandschlag ausführen will. Ohne die Außenrotation könnte man den Arm nicht über Schulterhöhe erheben. Der Untergrätenmuskel ist außerdem wichtig, um den Humeruskopf in der Gelenkpfanne zu halten.

Unter den vier Muskeln der Rotatorenmanschette ist der Untergrätenmuskel gewöhnlich der erste, in dem Triggerpunkte entstehen. Er ist sogar einer der am häufigsten von Triggerpunkten befallenen Muskeln überhaupt im Körper. Triggerpunkte in diesem Muskel, die wiederkehrende Schmerzen verursachen und den Muskel steif halten und schwächen, können die Karriere eines Sportlers gefährden.

KIM war 32 Jahre alt und arbeitete als professioneller Tennis-Coach. Sie litt unter Schmerzen in beiden Schultern, seit sie als Kind angefangen hatte, Tennis zu spielen. Sie hatte schon viele Steroidinjektionen erhalten und bekam fast jede Woche physiotherapeutische Behandlungen. Trotz all dieser Bemühungen konnte sie die meiste Zeit über wegen Schmerzen nicht spielen. Was ihr zusätzlich Sorgen machte, war, daß sich bei einigen der jungen Tennisspieler, die sie betreute, bereits ähnliche Schulterschmerzen anbahnten, wie sie selbst sie hatte. »Ich lasse sie dann trotz der Schmerzen weiterspielen, genauso wie man es mir in ihrem Alter geraten hat«, erklärte sie, »aber ich fürchte, daß sie genauso wie ich als Tenniskrüppel enden werden. Ich weiß nicht, was ich tun soll. Sie wollen doch unbedingt spielen!«

Nachdem ein Massagetherapeut Kim erklärt hatte, wie sie ihre Schulter durch Drücken eines Tennisballs gegen eine Wand selbst behandeln konnte, verschwanden die Schulterschmerzen das erste Mal, seit sie 15 Jahre alt gewesen war. Das Beste an der neuen Therapie war für sie, daß sie diese Behandlungsmöglichkeit auch ihren Tennisschülern beibringen konnte.

Die zwölfjährige HEATHER, eine von Kims Tennisschülerinnen, schien mehr Hilfe zu benötigen als die übrigen. Sie war für ihr Alter noch ziemlich klein, und bei ihr waren starke Schmerzen auf der Vorderseite der rechten Schulter sowie entlang der Außenseite des Arms aufgetreten, nachdem sie zu Weihnachten einen Tennisschläger in normaler Größe geschenkt bekommen hatte. Der Schmerz wurde deutlich stärker, wenn sie den Schläger zurückschwang, um einen Vorhandschlag auszuführen, und dann noch einmal, wenn der Schläger auf den Ball auftraf.

Ein auf Sportlerprobleme spezialisierter Orthopäde hatte bei ihr eine Tendinitis an der Rotatorenmanschette diagnostiziert und ihr Gymnastik, Dehnübungen und ein Steroidpflaster für die Schulter verschrieben. Doch Heather hatte sich bei ihrer Mutter darüber beklagt, daß das Dehnen und die gymnastischen Übungen die Schmerzen noch verstärkt hätten, und sich geweigert, sie weiter auszuführen. Sie sagte, das Drücken des Tennisballs gegen eine Wand sei das einzige, was ihr geholfen habe. Doch sie hatte das Gefühl, daß noch etwas anderes nicht in Ordnung war. Sie fragte: »Gibt es denn nicht noch mehr Muskeln als diesen?«

Auf Kims Rat hin brachte ihre Mutter sie zu Kims Massagetherapeuten, der Triggerpunkte in einigen anderen Muskeln entdeckte und behandelte. Alle vier Muskeln der Rotatorenmanschette waren von dem Problem betroffen und außerdem die Rippenhalter und die meisten Unterarmmuskeln. Der Therapeut erklärte Heather, wie sie ihre Schulter und ihren Arm selbst behandeln konnte, und außerdem empfahl er ihr, noch ein paar Jahre auf den neuen Tennisschläger mit dem normal langen Stiel zu verzichten.

Symptome

Vielleicht erinnern Sie sich aus Kapitel 2 noch daran, daß auch Janet Travell durch Triggerpunkte im Untergrätenmuskel daran gehindert wurde, Tennis zu spielen. Dieses Problem hatte sie überhaupt erst auf das Phänomen der Übertragungsschmerzen aufmerksam gemacht. Sie war damals völlig verblüfft gewesen über die Merkwürdigkeit, daß Triggerpunkte im Untergrätenmuskel Schmerzen auf der Vorderseite ihrer Schulter verursachen konnten, obwohl der Muskel selbst sich auf der Rückseite der Schulter befand (Abb. 5.36 und 5.37).

Schmerzen im Untergrätenmuskel fühlen sich gewöhnlich so an, als träten sie tief im Gelenk auf; deshalb diagnostizieren Ärzte dann oft irrtümlich eine Arthritis oder eine Verletzung der Rotatorenmanschette. Triggerpunkte im Untergrätenmuskel können eine echte Arthritis tatsächlich sehr gut nachahmen. Manchmal treten die Schmerzen, die sie verursachen, auch etwas weiter unten im Bizeps auf und breiten sich an der Außenseite der Schulter aus. Schmerzempfindlichkeit im vorderen Teil des Deltamuskels und in der *Sulcus intertubercularis* genannten Furche im Humeruskopf kann zur Fehldiagnose einer »Entzündung der Bizepssehne« führen.

Manchmal wird auch Schmerz zum Nacken, zur inneren Grenze des Schulterblatts, bis in den Ober- und Unterarm sowie in die dem Daumen zugewandte Seite der Hand (nicht abgebildet) übertragen. Wenn im Unterarm Übertragungsschmerz auftritt, fördert er oft die Entstehung von Satellitentriggerpunkten in den Extensoren, wodurch Schmerzen und andere Symptome in der Hand

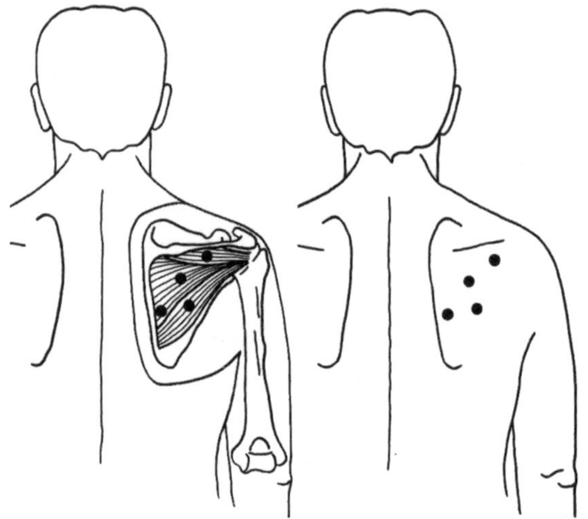

Abb. 5.36 Triggerpunkte im Untergrätenmuskel

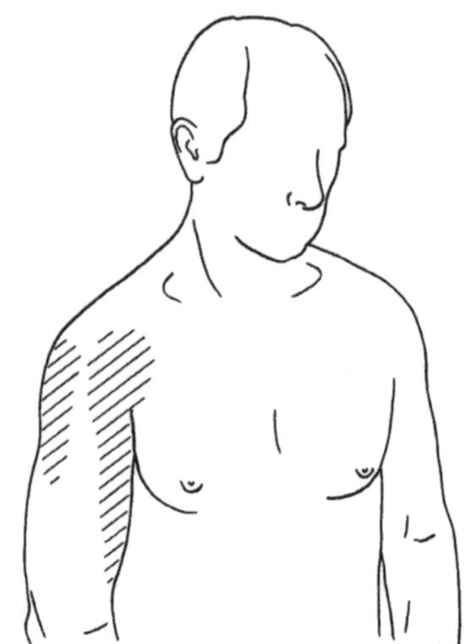

Abb. 5.37 Übertragungsschmerzmuster der Triggerpunkte im Untergrätenmuskel

hervorgerufen und verstärkt werden. Man kann viele Stunden damit vergeuden, diese Bereiche zu massieren, wenn einem nicht klar ist, daß der Ursprung des Problems im Untergrätenmuskel zu suchen ist (Simons, Travell & Simons 1999/2002, S. 586–589).

Weitere Symptome für das Bestehen von Triggerpunkten im Untergrätenmuskel sind Schwäche und Steifheit der Schulter und des Arms, die dazu führen können, daß Schulter und Arm schnell ermüden. Sowohl die Innen- als auch die Außenrotation des Arms ist eingeschränkt, und Bewegungen des Arms in alle Richtungen sind beeinträchtigt. Es wird unmöglich, hinter den Rücken zu greifen. Deshalb hat man sogar beim An- und Ausziehen einer Jacke Schwierigkeiten. Auf der betroffenen Schulter zu liegen ist ebenfalls schmerzhaft, aber wenn man auf der anderen Seite liegt, hat man ebenfalls Schmerzen, weil das Gewicht des Arms am Untergrätenmuskel zieht. Schlimmstenfalls können Sie in diesem Zustand nur in einem Sessel oder im Bett auf einem Haufen Kissen schlafen (Simons, Travell & Simons 1999/2002, S. 589f.; Sola & Williams 1956, 91–95).

Eine Dysfunktion des Untergrätenmuskels bewirkt in der Regel, daß auch andere Rotatorenmuskeln unter Anspannung geraten, um den Ausfall zu kompensieren; und wenn das eintritt, können Sie Ihren Arm bald überhaupt nicht mehr bewegen. Diese allgemeine Versteifung kann Ihren Arzt auf den Gedanken bringen, daß im Gelenk Adhäsionen (Verklebungen) bestehen, was ihn dazu veranlassen könnte, eine manuelle Behandlung unter Narkose (MUA) durchführen zu lassen. Doch lassen sich solche Bewegungseinschränkungen meist sehr gut durch eine Triggerpunktmassage der Rotatorenmuskeln behandeln (Simons, Travell & Simons 1999/2002, S. 586–592).

Ursachen

Jede Art von Arbeit, die es erforderlich macht, die Arme lange Zeit über dem Kopf oder vor dem Körper zu halten, überlastet die Untergrätenmuskeln, weil diese kontrahiert bleiben müssen, um die Arme in der gewünschten Position zu halten. Auch wiederholtes Ausstrecken der Arme nach hinten kann die Untergrätenmuskeln in starke Kontraktion versetzen, wodurch zahlreiche Triggerpunkte entstehen. Weiterhin können Unfälle, Stürze und viele Sportarten den Muskel überlasten. Besonders belastend sind dabei Ballwürfe und Sportarten, bei denen ein Schläger benutzt wird.

Wenn Sie sich angewöhnt haben, beim Autofahren beide Hände oben auf das Lenkrad zu legen, setzen Sie sowohl den Ober- als auch den Untergrätenmuskel einer ständigen Belastung aus, denn beide ermöglichen es gemeinsam, die Arme in dieser erhobenen Position zu halten. Aus dem gleichen Grund wird der Muskel durch die Arbeit an einer Computertastatur ohne Unterstützung der Ellbogen überlastet. Auch das permanente Festhalten der Maus mit einer Hand kann die Ursache für chronische Schulterschmerzen an der betreffenden Körperseite sein, denn diese Haltung erfordert eine fast maximale Außenrotation des Arms und die ständige Kontraktion des Untergrätenmuskels.

Untersuchen Sie Ihre Aktivitäten, um herauszufinden, ob dieser Muskel bei Ihnen in Zusammenhang mit seiner Funktion, den Arm nach außen zu drehen, bei einer anderen Aktivität überlastet wird. Beispielsweise könnte es sich für Sie lohnen zu lernen, die Maus mit der linken Hand zu bedienen. Weil sich auf der rechten Seite der Computertastatur so viele Zusatztasten befinden, ist die Hand bei Bedienung der Maus links von der Tastatur näher der Mittelposition und erfordert deshalb eine geringere Außenrotation des Arms.

Selbstbehandlung

Weil der Untergrätenmuskel an der Außenseite des Schulterblatts vollständig zugänglich ist, kann man ihn leicht durch Selbstmassage behandeln. Identifizieren Sie seine Position, indem Sie spüren, wie er kontrahiert und sich aufwölbt, während Sie mit dem Arm eine Drehung nach außen ausführen (Abb. 5.38). Der Thera-Cane eignet sich für die Massage dieses Muskels (Abb. 5.39 und 5.40) ebenso gut wie der Backnobber. Vielleicht gefällt es Ihnen sogar noch besser, einfach mit einem Ball gegen eine Wand zu drücken (Abb. 5.41). Wie die Zeichnung zeigt, sollten Sie nicht mit dem Rücken parallel zur Wand, sondern in einem Winkel von ca. 45 Grad stehen.

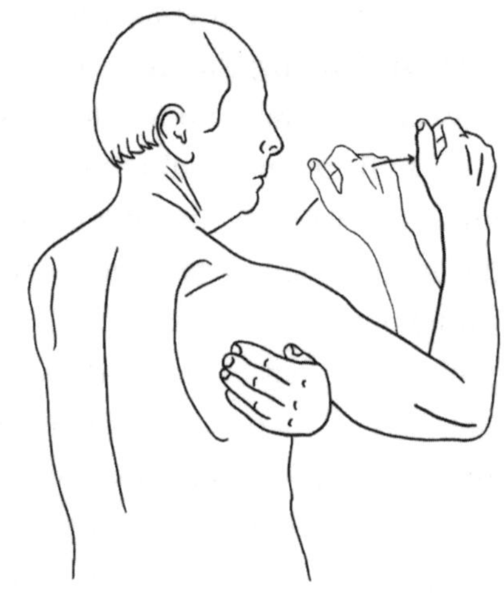

Abb. 5.38 Der Pfeil deutet die Außenrotation an, die erforderlich ist, um den Untergrätenmuskel durch isolierte Kontraktion zu finden.

Wenn Sie auf Triggerpunkte im Untergrätenmuskel Druck ausüben, stellt sich die Schmerzreaktion erst nach einer Weile ein. Ziehen Sie also nicht voreilig den Schluß, daß Sie in diesem Bereich keine Probleme haben. Es kann einige Massagestriche dauern, bis Sie die für diesen Bereich typische besondere Empfindlichkeit spüren. Sechs bis zwölf Massagestriche reichen für eine Behandlung aus, aber diese sollten mehrmals am Tag wiederholt werden.

Der Untergrätenmuskel ist besonders heimtückisch. Man hat nur selten in ihm selbst Schmerzen. Wenn Sie die Vorderseite oder Außenseite Ihrer Schulter zu massieren versuchen, ist Ihnen wahrscheinlich nicht klar, daß fast immer Triggerpunkte im Untergrätenmuskel für Schmerzen, die in diesen Bereichen auftreten, verantwortlich sind. Daß er der Übeltäter ist, merken Sie erst, wenn Sie auf ihn drücken.

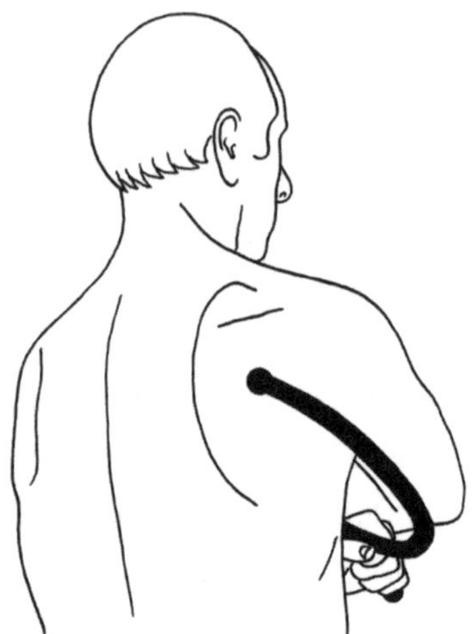

Abb. 5.39 Massage des Untergrätenmuskels mit einem Thera-Cane

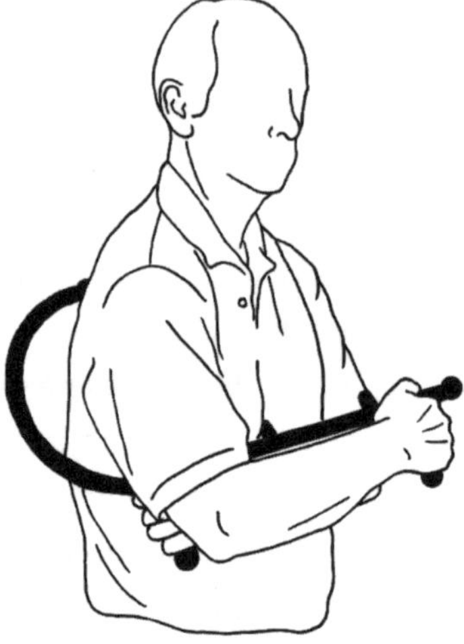

Abb. 5.40 Massage mit dem Thera-Cane durch eine Stoffschicht

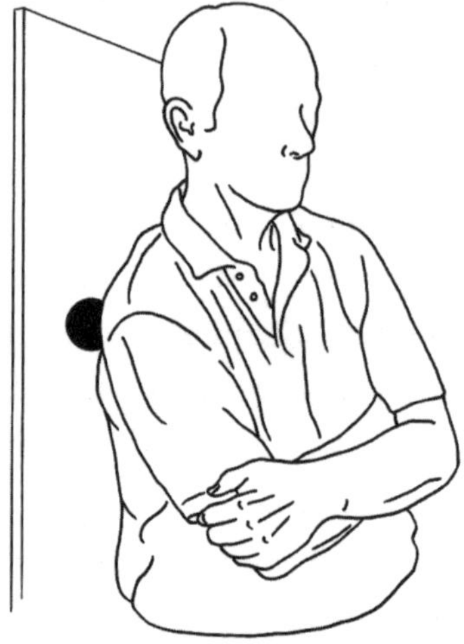

Abb. 5.41 Massage des Untergrätenmuskels mit einem Lacrosse-Ball, der gegen eine Wand gedrückt wird

Hüten Sie sich, den Untergrätenmuskel zu dehnen oder gymnastische Übungen damit auszuführen, bevor Sie seine Triggerpunkte behandelt haben. Da sie besonders empfindlich sind, wäre es kontraproduktiv, den Muskel mit therapeutischer Absicht zu dehnen. Ein Physiotherapeut wird vielleicht die Meinung vertreten, es sei notwendig, die Schulter zu trainieren, doch die Schwäche und Steifheit, die oberflächlich als das Problem erscheinen, sind in Wahrheit ein Bestandteil jenes Schutzes, den die Triggerpunkte zu geben versuchen. Die Muskelstärke stellt sich nach der Deaktivierung der Triggerpunkte rasch wieder ein; erst danach können gymnastische Übungen und Dehnübungen dazu beitragen, die volle Beweglichkeit wiederzuerlangen. Denken Sie stets daran, daß Dehnen genau das Falsche ist, wenn auch nur die geringste Möglichkeit besteht, daß ein Muskel oder eine Sehne gezerrt ist.

Partnerbehandlung

Es ist nicht schwer, den Untergrätenmuskel bei einem anderen Menschen zu behandeln, wenn man sich ein wenig über dem Muskel befindet, so daß man das eigene Körpergewicht nutzen kann, um Druck anzuwenden. Benutzen Sie dazu eine locker geballte Faust, während Sie hinter dem sitzenden Empfänger der Behandlung stehen (Abb. 5.42). Sie können aber auch mit gepaarten unterstützten Daumen arbeiten, sofern Sie selbst und der Empfänger der Massage stehen und Sie sich hinter der anderen Person befinden (Abb. 5.43); doch dies kann anstrengender sein, insbesondere wenn die andere Person größer ist als Sie selbst.

Bei der Arbeit am Untergrätenmuskel wird häufig der Fehler gemacht, daß man sich vom Schulterblatt entfernt und statt dessen im Bereich der Rautenmuskeln zwischen Schulterblatt und Wirbelsäule arbeitet. Das mag sich noch so gut anfühlen und als genau das Richtige erscheinen, aber es ist keine Behandlung des Untergrätenmuskels und löst deshalb auch keines der durch ihn verursachten Probleme. Wenn Sie einen besonders wohlgenährten oder muskulösen Menschen behandeln, ist es

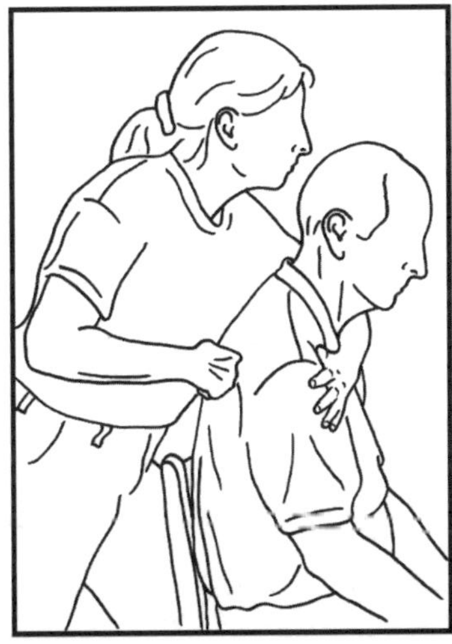

Abb. 5.42 Partnermassage des Untergrätenmuskels und des kleinen Rundmuskels mit den Knöcheln einer locker gehaltenen Faust

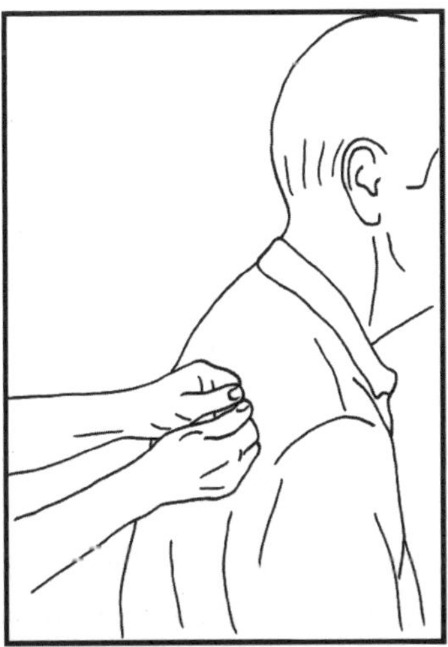

Abb. 5.43 Partnermassage des Untergrätenmuskels mit unterstützten Daumen

manchmal schwierig, die üblichen Orientierungspunkte an seinen Knochen zu finden, aber Sie können zumindest versuchen, sie sich vorzustellen.

Suchen Sie nach der fast horizontal über dem Muskel verlaufenden Schulterblattgräte und nach dem inneren und äußeren Rand des Schulterblatts zu beiden Seiten. Diese drei Orientierungspunkte bilden ungefähr ein Dreieck. Das Schulterblatt liegt nicht mittig auf dem Rücken, sondern etwas seitlich. Nutzen Sie die Gelegenheit, die Behandlung an einer schlanken Person zu üben, um eine klare Vorstellung davon zu entwickeln, wo die Knochenränder liegen und wie sie sich unter Ihren Fingern anfühlen. Bei wirklich dünnen Menschen kann man die Umrisse der Schulterblätter häufig sogar durch eine Lage Stoff sehen.

Der aktivste Triggerpunkt des Untergrätenmuskels befindet sich in der Regel im dicksten Teil dieses Muskels. Normalerweise findet man diesen Punkt leicht, wenn man an der richtigen Stelle sucht. Im Zweifelsfall können Sie die andere Person bitten, den Muskel ein paarmal zu kontrahieren, wobei sich ihr Arm im Zustand der Außenrotation befindet. Behandeln Sie auch diese Triggerpunkte mit sechs bis zwölf Massagestrichen.

Klinische Behandlung

Benutzen Sie zur Behandlung der Triggerpunkte im Untergrätenmuskel unterstützte Finger (Abb. 5.44). Die Triggerpunkte können sich an mehreren Stellen unter der Schulterblattgräte zwischen dem inneren und äußeren Rand des Schulterblatts befinden. Häufig sind bei diesem Muskel einige tiefe Massagestriche erforderlich, bevor die Triggerpunkte das Ihnen aus anderen Körperbereichen bekannte Gefühl besonderer Empfindlichkeit hervorrufen. Manchmal dauert es zehn bis fünfzehn Sekunden, bis der Klient über einen Schmerz berichtet, der so stark ist, daß eine Behandlung gerechtfertigt ist. Für Sie als Behandler ist dies eine gute Gelegenheit, bei Ihrer Arbeit sehr bewußt Hals und Wirbelsäule aufzurichten und mit dem Gewicht Ihres ganzen Körpers zu arbeiten, statt durch Muskelaktivität Druck aufzubauen.

Der Untergrätenmuskel bietet auch eine gute Gelegenheit, die Technik der Arbeit mit unterstützten Fingern zu erlernen, falls Sie sie bisher noch nicht angewendet haben. Halten Sie die Finger der massierenden Hand ausgestreckt und fast vertikal zum Körper des Klienten. In dieser Position berührt keiner der vier Finger den Körper. Konzentrieren Sie sich darauf, den Mittel- und Ringfinger die Arbeit tun zu lassen. Der kleine Finger und der Zeigefinger haben keine andere Aufgabe als die der »moralischen Unterstützung«. Die Massagestriche sollten so kurz sein, daß Sie die Haut mit den Fingern bewegen. Das hilft Ihnen, sich auf den Triggerpunkt zu konzentrieren, wo die Arbeit getan werden muß. Abgesehen von ein paar Strichen zum Aufwärmen und nach der Behandlung der Triggerpunkte ist es nicht erforderlich, den ganzen Muskel zu massieren.

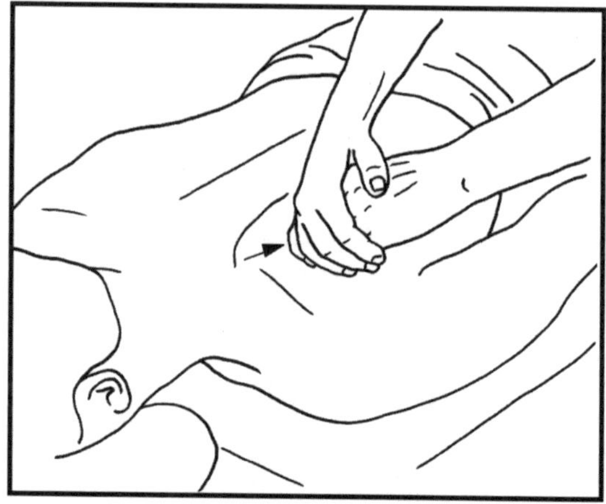

Abb. 5.44 Massage des Untergrätenmuskels, wobei die Kante der rechten Hand die Fingerspitzen der linken Hand zum Therapeuten hinzieht

Der kleine Rundmuskel (M. teres minor)

Der kleine Rundmuskel liegt direkt unter dem Untergrätenmuskel, wo dieser den äußeren Rand des Schulterblatts überkreuzt, und er ist auch ähnlich wie letzterer an der Rückseite des Humeruskopfes befestigt (Abb. 5.45). Der kleine Rundmuskel hilft dem Untergrätenmuskel, den Arm nach außen zu drehen. Man könnte die beiden Muskeln als Köpfe ein und desselben Muskels ansehen, die allerdings von verschiedenen Nerven versorgt werden. Der *Nervus suprascapularis* versorgt den Untergrätenmuskel, der Achselnerv den kleinen Rundmuskel.

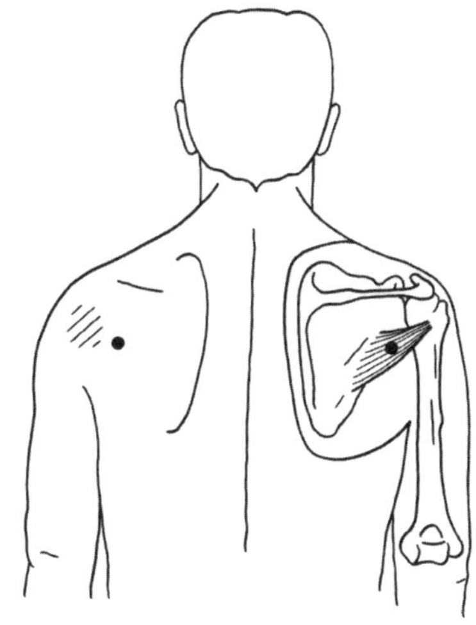

Abb. 5.45 Triggerpunkte im kleinen Rundmuskel und zugehöriges Übertragungsschmerzmuster

Symptome

Druck auf den Achselnerv, der den kleinen Rundmuskel versorgt, kann das *Syndrom der lateralen Achsellücke* hervorrufen, für das Schulterschmerzen und eine Atrophie des kleinen Rundmuskels charakteristisch sind. Diese Kompression entsteht entweder durch Triggerpunkte oder durch eine anatomische Abnormität. Glücklicherweise kommt dies nur sehr selten vor (Simons, Travell & Simons 1999/2002, S. 602–604).

Das Übertragungsschmerzmuster des kleinen Rundmuskels unterscheidet sich stark von dem des Untergrätenmuskels. Der Schmerz wird in diesem Fall hauptsächlich in einen sehr begrenzten Bereich auf der Rückseite der Schulter übertragen, und zwar dorthin, wo der Muskel mit dem Humerus verbunden ist. Schmerzen, die durch Triggerpunkte im kleinen Rundmuskel hervorgerufen werden, werden manchmal erst wahrgenommen, wenn gravierendere Probleme, die durch andere Schultermuskeln hervorgerufen werden, behandelt worden sind. Ebenso wie für alle anderen Muskeln der Rotatorenmanschette gilt auch für den kleinen Rundmuskel, daß wahrscheinlich auch alle anderen Muskeln dieser Gruppe betroffen sind, wenn Probleme bei ihm auftreten (Simons, Travell & Simons 1999/2002, S. 599–604).

Myofaszialknoten im kleinen Rundmuskel können sich wie ein Klumpen von der Größe einer Pflaume anfühlen, der sich auf der Rückseite der Schulter befindet. Dies kann zu der unzutreffenden Auffassung führen, unter dem Deltamuskel bestehe eine Bursitis, was schon allein deshalb unwahrscheinlich ist, weil es in der Nähe oder unter dem kleinen Rundmuskel keinen Schleimbeutel gibt.

Triggerpunkte im kleinen Rundmuskel können auch die Ursache einer *Dysästhesie* (Empfindungsstörung) sein, was in diesem Fall eine Taubheitsempfindung oder ein Kribbeln im vierten und fünften Finger wäre. Dies kommt fast so häufig vor wie der Schmerz auf der Rückseite der Schulter und wird leicht als Ulnarnervenerkrankung mißverstanden oder als Beweis dafür, daß im Nacken ein Nerv eingeklemmt ist. Man beachte, daß ein ähnliches Muster von Fingertaubheit auch durch Triggerpunkte im kleinen Brustmuskel *(M. pectoralis minor)* entstehen kann. Hingegen ist Schmerz – im Gegensatz zu Taubheitsempfindungen – in diesen beiden Fingern ein Anzeichen für Triggerpunkte im breiten Rückenmuskel *(M. latissimus dorsi)* (Simons, Travell & Simons 1999/2002, S. 599f., 608).

Ursachen

Die gleichen Arten von falschem Gebrauch und Überlastung, die sich negativ auf den Untergrätenmuskel auswirken, können auch den kleinen Rundmuskel in Gefahr bringen, Triggerpunkte zu entwickeln. Wenn Sie wiederholt mit nach außen gedrehtem Arm hinter Ihren Körper greifen, kann Ihnen das ganz besonders schaden. Tennis ist eine der Sportarten, die den kleinen Rundmuskel überlasten können. Interessant ist, daß auch Volleyball den Muskel überbeanspruchen kann, weil der Ball bei diesem Spiel mit den Handballen geschlagen wird, was beide Arme in eine extreme Außenrotation versetzt.

Selbstbehandlung

Ebenso wie andere Muskeln der Rotatorenmanschette sollte man auch den kleinen Rundmuskel nicht dehnen, bis die Triggerpunkte deaktiviert worden sind. Falls der Muskel oder seine Sehnenansätze am Humeruskopf auch nur geringe Zerrungen aufweisen, kann Dehnen diese verschlimmern (Simons, Travell & Simons 1999/2002, S. 602f.).

Triggerpunkte im kleinen Rundmuskel treten oben am äußeren Rand des Schulterblatts auf. Spüren Sie, wie sich der Muskel an diesem Punkt verdickt, wenn Sie den Arm nach außen drehen, so wie Sie es auch beim Untergrätenmuskel getan haben (siehe Abb. 5.38). Triggerpunkte im kleinen Rundmuskel liegen nur etwa 2–3 cm von denjenigen im Untergrätenmuskel entfernt, und man kann sie gleichzeitig und mit den gleichen Techniken massieren. Ein Tennisball oder Lacrosse-Ball eignet sich perfekt, um den kleinen Rundmuskel wiederholt an einer Mauer durch Rollen zu massieren (Abb. 5.46). Achten Sie darauf, daß der Körper in der Zeichnung in einem Winkel zur Wand steht. Untersuchen Sie auch den rückwärtigen Teil des Deltamuskels und den Trizeps auf Satellitentriggerpunkte, die durch den kleinen Rundmuskel, in dessen Übertragungszone diese Muskeln liegen, entstehen. Alle diese Triggerpunkte liegen nur jeweils 3–5 cm voneinander entfernt.

Partnerbehandlung

Wenn Menschen zum erstenmal erleben, daß sie durch eine Triggerpunkt-Selbstmassage Schmerzen lindern können, empfinden sie oft das Bedürfnis, die gute Nachricht zu verbreiten, und dann nervt das oft ihre Freunde und Verwandten. Leider werden Sie feststellen müssen, daß selbst die Menschen, die Ihnen am nächsten stehen, gegenüber Ihren überschwenglichen Äußerungen bezüglich der wohltuenden Wirkung der Triggerpunkttherapie skeptisch bleiben. Wahrscheinlich haben sie noch nie davon gehört und sind deshalb sofort auf der Hut vor einem möglichen Schwindel.

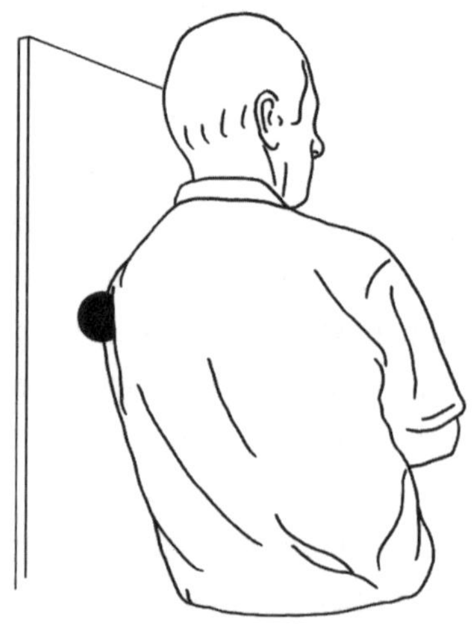

Abb. 5.46 Massage des kleinen Rundmuskels mit einem Lacrosse-Ball, der gegen eine Wand gedrückt wird.

Statt Ihre Begeisterung übersprudeln zu lassen (dadurch verletzen Sie sich nur selbst), warten Sie besser geduldig auf Gelegenheiten, Ihre Hilfe anzubieten. Warten Sie auf Situationen, in denen jemand eine bestimmte Art von Schmerzen hat, die Sie schon einmal erfolgreich bei sich selbst behandelt haben. Das ermöglicht Ihnen, jemandem zu helfen, auch zu erleben, was Sie schon erlebt haben; und das wirkt wesentlich überzeugender, als wenn Sie nur in den höchsten Tönen von Ihrer eigenen positiven Erfahrung schwärmen. Werden Sie aber nur aktiv, wenn Sie die Erlaubnis dazu erhalten, und versprechen Sie nicht vorab außergewöhnliche Resultate. Wenn Sie einen bestimmten Triggerpunkt bei sich selbst finden können, müßten sie diesen auch ohne allzu große Schwierigkeiten bei jemand anderem identifizieren können. Wenn jemand das erste Mal erlebt, daß durch Druck auf einen ihm bisher unbekannten Triggerpunkt eine sehr schmerzhafte Reaktion hervorgerufen wird, reicht das meist, um bei dem Betreffenden das Bedürfnis zu wecken, mehr über diese Sache herauszufinden.

THERESA, *20 Jahre alt, litt unter chronischen Schmerzen auf der Vorderseite der rechten Schulter. Sie studierte im Hauptfach Flöte, und ihre Schmerzen wurden beim Üben und Spielen des Instruments jedesmal stärker. Es sah ganz so aus, als ob sie ihr Musikstudium aufgeben und sich einen anderen Beruf suchen müßte.*

Das Problem war ihre Armhaltung beim Flötenspiel. Ihr rechter Arm mußte eine so weit zurückgezogene Haltung einnehmen, daß die Muskeln hinter ihrer Schulter sich beim Spielen ständig im Zustand der Kontraktion befanden. Theresa hatte das Glück, mit einer Studentin das Zimmer zu teilen, die sich für Triggerpunkte interessierte. Durch gemeinsame Bemühungen entdeckten beide höllisch schmerzhafte Punkte in Theresas Untergrätenmuskel und kleinem Rundmuskel. Ihre Mitbewohnerin behandelte ihre Muskeln mehrmals und erklärte ihr auch, wie sie sich selbst durch Druck gegen eine Wand behandeln könnte.

Durch die Massage wurden die Schmerzen erstaunlich gelindert. Um sich für das Flötenspiel fit zu halten, machte Theresa es sich zur Gewohnheit, vor und nach jeder Probe und jeder Aufführung an ihren Schultermuskeln zu arbeiten.

Klinische Behandlung

Bei der Behandlung des kleinen Rundmuskels sollte ein Therapeut unterstützte Finger benutzen und über der Falte der Achselhöhle die Schulterblattgräte nach Triggerpunkten absuchen (Abb. 5.47). Man kann auch mit gepaarten unterstützten Daumen arbeiten. Dieser Muskel ist ungefähr so groß und dick wie ein Zeigefinger. Ist er angespannt, kann er sich zu einem Knoten verfestigen, der sich wie eine kleine Pflaume anfühlt. Triggerpunkte im kleinen Rundmuskel sprechen gut auf Massage an, sofern man sie findet. Wenn Sie sich nicht sicher sind, wo genau sich der Muskel befindet, können Sie sich vorstellen, daß Sie den Außenrand des Schulterblatts in Richtung seiner Befestigung an der Rückseite des Hume-

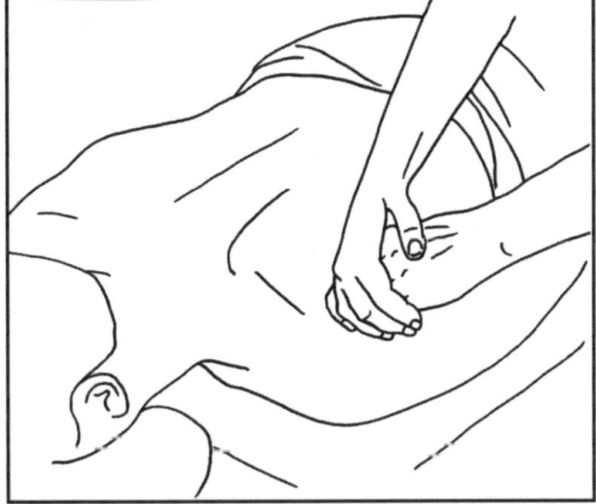

Abb. 5.47 Massage des kleinen Rundmuskels an der Stelle, wo der Muskel den Außenrand des Schulterblatts überquert

ruskopfes überqueren. Behandeln Sie den Punkt wie gewöhnlich mit mehreren kurzen Strichen. Bitten Sie Ihren Klienten stets, die Stärke seiner Schmerzempfindungen anhand einer Skala anzugeben, damit Sie mit der Stärke seiner Schmerzen in Kontakt bleiben.

6 *Schulterbehandlung Teil B*

Mit der Schulter verbundene Rückenmuskeln

Alle Muskeln, die in diesem Kapitel beschrieben werden, befinden sich hauptsächlich oder vollständig auf dem Rücken. Der Deltamuskel ist dabei ein Grenzfall, denn es spricht einiges dafür, ihn den im nächsten Kapitel behandelten Armmuskeln zuzurechnen. Aber der Deltamuskel spielt bei Schulterschmerzen und Dysfunktion der Schulter eine zu wichtige Rolle, als daß man ihn erst in der nächsten Gruppe darstellen könnte. Außer ihm werden in diesem Kapitel der breite Rückenmuskel *(M. latissimus dorsi)*, der große Rundmuskel *(M. teres major)*, der Trapezius, der Schulterblattheber *(M. levator scapulae)*, die Rautenmuskeln *(Mm. rhomboidei)*, der hintere obere Sägemuskel *(M. serratus posterior superior)* und der Darmbein-Rippen-Muskel *(M. Iliocostalis thoracis)* dargestellt.

Die genannten Muskeln haben alle spezifische Funktionen, doch ihnen allen ist gemeinsam, daß sie, wenn sie von Triggerpunkten befallen sind, direkt oder indirekt zur Entstehung von Schulterproblemen beitragen können. Obwohl sie in einer Gruppe zusammengefaßt sind, die gegenüber den Muskeln der Rotatorenmanschette als zweitrangig angesehen wird, kann jeder dieser Muskeln die Hauptursache für Schulterschmerzen sein. Es wäre falsch, einen von ihnen für unwichtig zu halten.

Wenn es Ihnen nicht gelingen sollte, einen dieser Muskeln richtig zu lokalisieren, oder wenn Sie sich nicht darüber im klaren sind, wie einer von ihnen normalerweise seine Funktion erfüllt, sollten Sie sich die Informationen über Anatomie und Kinesiologie des betreffenden Muskels in Kapitel 1 noch einmal genau anschauen.

Der breite Rückenmuskel (M. latissimus dorsi)

Der breite Rückenmuskel bedeckt den größten Teil des mittleren und unteren Rückenteils (Abb. 6.1). Er ist mit der Wirbelsäule von deren Mitte bis zu ihrem untersten Teil und mit dem oberen Rand des Hüftbeins verbunden. Teile von ihm sind an vier oder fünf der unteren Rippen und am unteren Schulterblattwinkel befestigt. Das obere Ende des breiten Rückenmuskels vereinigt sich auf der Rückseite der Achselhöhle mit dem großen Rundmuskel, und ihre gemeinsame Sehne umrundet den Humerus und ist an der Vorderseite des Humeruskopfs befestigt. Die wichtigste Aufgabe beider Muskeln ist, den Arm abwärts und in Richtung Brust zu bewegen. Zusammen mit dem hinteren Teil des Deltamuskels ermöglichen sie auch die Streckung des Arms nach hinten.

Stuart, ein 37-jähriger Anästhesist, verletzte sich beim Training an den Gymnastikringen die rechte Schulter. Weil er Arzt war, sorgte er sich, er könnte sich eine Verletzung an der Rotatorenmanschette zugezogen oder das Akromioklavikulargelenk gezerrt haben. Ein befreundeter Orthopäde empfahl ihm ein MRI, auf dem aber keine Gewebeverletzung festzustellen war. Der Kollege sagte: »Du hast dir nur die Muskeln ein wenig gezerrt. Ich würde auf das Training mit den Ringen eine Weile verzichten; aber höre auf keinen Fall völlig auf, den Arm zu benutzen. Schultersteife ist ganz bestimmt das Letzte, was du brauchen kannst.«

Im Laufe der nächsten Wochen benutzte Stuart ganz bewußt seinen Arm. Trotzdem wurden die Schulterschmerzen stärker, und allmählich litt auch seine Bewegungsfähigkeit, bis er den Arm kaum noch bewegen konnte. Widerwillig meldete er sich zur Physiotherapie an, obwohl ihm das wegen der Schmerzen, die damit verbunden sind, überhaupt nicht gefiel. Der Therapeut erklärte ihm: »Natürlich tut das weh, aber Sie kommen nicht darum herum.« Es dauerte zwar mehrere Monate, aber schließlich gewann er die volle Beweglichkeit zurück, und auch der Schmerz verschwand allmählich. Doch Jahre später schmerzte seine Schulter bei bestimmten Bewegungen immer noch. Außerdem hatte er auf der gleichen Körperseite chronische Schmerzen tief im mittleren Teil des Rückens.

Mit Hilfe eines Buches, das einer seiner Patienten ihm gegeben hatte, entdeckte Stuart sehr schmerzhafte Triggerpunkte in seinem breiten Rückenmuskel und im großen Rundmuskel. Ihm fiel auf, daß diese beiden Muskeln zu denjenigen gehörten, die beim Training an den Ringen besonders stark trainiert wurden. Waren diese Triggerpunkte etwa die ganze Zeit über dort gewesen? Mit Hilfe von Techniken, die in dem Buch beschrieben wurden, gelang es Stuart, sich in weniger als einer Woche von den restlichen Schmerzen in der Schulter und im mittleren Rücken zu befreien.

Symptome

Obwohl der breite Rückenmuskel den mittleren und unteren Teil des Rückens bedeckt, wird er hier unter den Schultermuskeln aufgeführt, weil seine Triggerpunkte am unteren Ende des Schulterblatts einen permanenten Schmerz hervorrufen können (Abb. 6.1). Wenn ein Arzt über Myofaszialschmerzen nicht informiert ist, diagnostiziert er diesen Übertragungsschmerz wahrscheinlich als intrathorakale Erkrankung unbekannten Ursprungs und ordnet deshalb eine CT, eine Bronchoskopie oder ein Angiogramm an (Simons, Travell & Simons 1999/2002, S. 608f.).

Der Schmerz kann sich über das gesamte Schulterblatt und hinab bis zum Trizeps ausbreiten. Sind die Triggerpunkte im breiten Rükkenmuskel besonders aktiv, kann sich der Schmerz auf der Innenseite des Arms sogar bis zur Ellenseite der Hand und in den vierten und fünften Finger hinein (nicht abgebildet) erstrecken. Die unteren Triggerpunkte verursachen manchmal Schmerzen auf der Vorderseite der Schulter und ziemlich tief seitlich am Bauch (Abb. 6.1 und 6.2). Der Schmerz auf der Vorderseite der Schulter wird manchmal fälschlich als Entzündung der Bizepssehne diagnostiziert (Simons, Travell & Simons 1999/2002, S. 616).

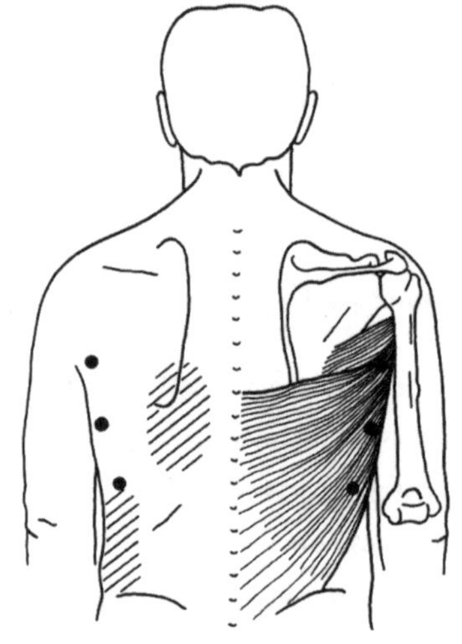

Abb. 6.1 Triggerpunkte im breiten Rückenmuskel und zugehöriges Übertragungsschmerzmuster

Triggerpunkte im breiten Rückenmuskel oder im großen Rundmuskel können die volle Streckung unmöglich machen, die man ausführen können muß, um den Arm aufwärts und vorwärts zu strecken oder ihn in die höchstmögliche Position zu erheben. Außerdem können diese Triggerpunkte Ihre Schmerzen verstärken, wenn Sie sich auf den Lehnen eines Sessels abstützen, um sich in den Stand zu erheben.

Triggerpunkte im breiten Rückenmuskel schränken die Bewegungsfähigkeit des Arms nur minimal ein, können aber zur Entstehung von Schultersteife beitragen, indem sie die Entstehung von Satellitentriggerpunkten im Unterschulterblattmuskel fördern. Außerdem können im unteren Teil des Trapezius, im Darmbein-Rippen-Muskel *(M. iliocostalis thoracis)* und im Trizeps Satellitentriggerpunkte entstehen. Triggerpunkte im breiten Rückenmuskel selbst können Satellitentriggerpunkte sein, die durch Triggerpunkte im hinteren oberen Sägemuskel entstanden sind. In jedem Fall sollte man den breiten Rückenmuskel nicht ignorieren.

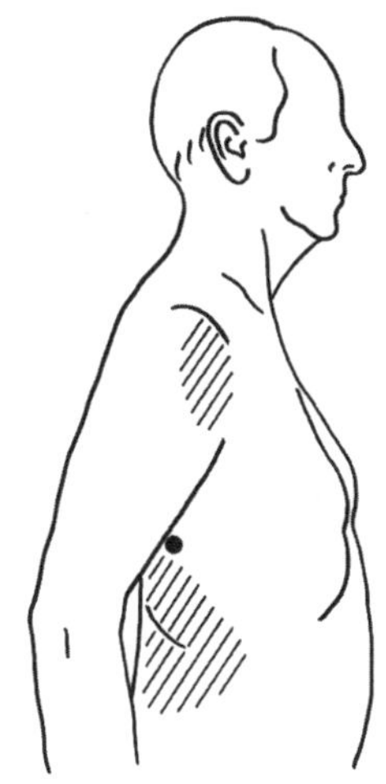

Abb. 6.2 Triggerpunkt im breiten Rückenmuskel und zugehöriges Übertragungsschmerzmuster

Ursachen

Wenn man bedenkt, wie wichtig der breite Rückenmuskel und der große Rundmuskel für die Abwärtsbewegung des Arms sind, kann man sich gut vorstellen, daß beide leicht überlastet werden können. Ursachen für solche Überlastungen können Aktivitäten wie Skifahren, Gymnastik, Tennis, Schwimmen, Rudern, Holzhacken, Pitchen (beim Baseball) oder Ballwerfen sein. Seien Sie generell sehr vorsichtig mit Übungen, bei denen Sie sich emporziehen (Klimmzüge) oder sich auf die Arme stützen müssen (Training auf dem Seitpferd). Auch auf Krücken gestütztes Gehen kann den breiten Rückenmuskel überlasten. Das Tragen eines engen Büstenhalters beeinträchtigt die Zirkulation in diesen Muskeln und fördert so die Entstehung von Triggerpunkten (Simons, Travell & Simons 1999/2002, S. 613f.).

Seien Sie vorsichtig bei jeder Tätigkeit, die Sie dazu verführt, diese Muskeln zu überdehnen oder wiederholt zu überanstrengen, indem Sie die Arme aufwärts und vorwärts strecken oder über den Kopf erheben. Eine Aktivität am Arbeitsplatz, die wiederholtes Herunterziehen eines Hebels erforderlich macht, überanstrengt mit ziemlicher Sicherheit den breiten Rückenmuskel und den großen Rundmuskel. Travell und Simons berichten über eine Frau, die genau dies tat, indem sie sechs Stunden lang ununterbrochen an Glücksspielautomaten spielte. Aufgrund ihres Übertragungsschmerzes vermutete ihr Arzt, sie müsse Probleme mit der Gallenblase haben, bis sie ihm mitteilte, daß ihre Gallenblase schon entfernt worden sei (Simons, Travell & Simons 1999/2002, S. 608–610).

Selbstbehandlung

Die Muskelmasse hinter der Achselhöhle zwischen Fingern und Daumen zu greifen ist sehr effektiv, wenn man Triggerpunkte im breiten Rückenmuskel und im großen Rundmuskel lokalisieren will, doch Versuche, sie auf diese Weise zu massieren (Abb. 6.3), können rasch die Hand ermüden lassen. Glücklicherweise kann man diese Triggerpunkte fast ohne jede Mühe mit Hilfe des Thera-Cane oder des Backnobber sowie auch mit einem Lacrosse-Ball an einer Wand (Abb. 6.4) massieren. Bearbeiten

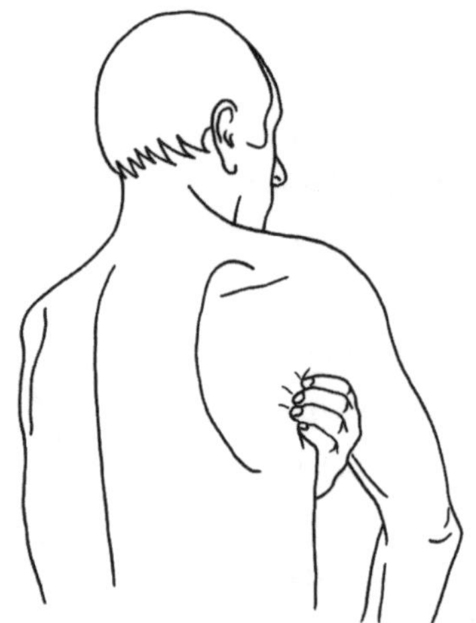

Abb. 6.3 Massage des breiten Rückenmuskels und des großen Rundmuskels zwischen Fingern und Daumen

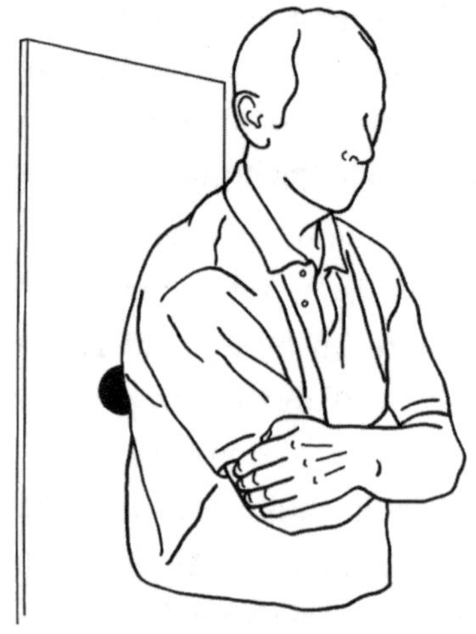

Abb. 6.4 Massage des breiten Rückenmuskels mit einem Lacrosse-Ball, der gegen eine Wand gedrückt wird

Sie jeden Triggerpunkt mit je sechs bis zwölf Strichen. Wenn Sie den breiten Rückenmuskel auf Triggerpunkte untersuchen wollen, dann erforschen Sie den Rand Ihres Rückens von der untersten Rippe bis zur Rückseite der Achselhöhle. Eventuell stoßen Sie auf einen extrem empfindlichen Bereich auf den Rippen unter dem Arm, der sich unmittelbar vor dem Rand des breiten Rückenmuskels befindet. Dies ist ein Triggerpunkt des vorderen Sägemuskels, der entsetzliche Schmerzen an der Seite des Rumpfes erzeugen kann.

Partnerbehandlung

Bei einem anderen Menschen am breiten Rückenmuskel zu arbeiten kann problematisch sein, wenn der andere kitzlig ist. Zum Glück können die meisten Menschen selbst für diesen Bereich sorgen, indem sie einen Ball gegen eine Wand drücken. Falls Sie gebeten werden, einem Kranken oder einem älteren Menschen dabei zu helfen, können Sie mit unterstütztem Daumen auf dem breiten Teil

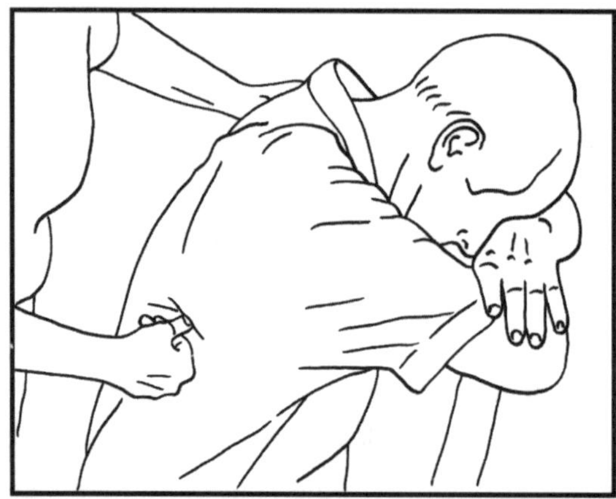

Abb. 6.5 Partnermassage des breiten Rückenmuskels mit unterstütztem Daumen

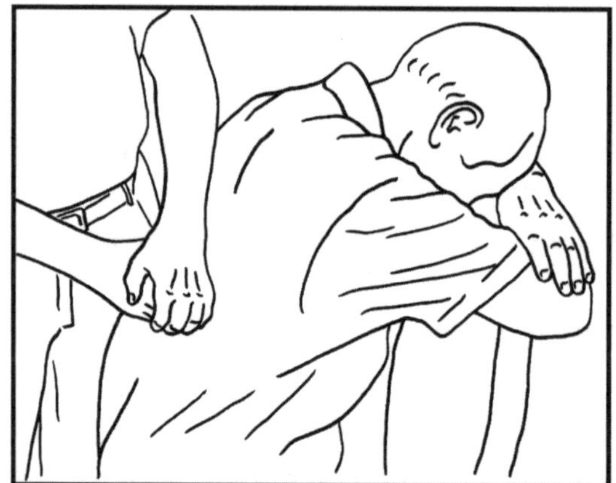

Abb. 6.6 Partnermassage des breiten Rückenmuskels mit unterstützten Fingern

des Muskels (Abb. 6.5) zu arbeiten versuchen. Auch unterstützte Finger sind sehr wirksam, wenn Sie von der entgegengesetzten Körperseite aus arbeiten (Abb. 6.6). Bei der Suche nach Triggerpunkten im Muskelgewebe hinter der Achselhöhle können Sie eine Kitzelreaktion manchmal vermeiden, indem Sie eine lockere Faust benutzen und sich seitlich zu der behandelten Person stellen.

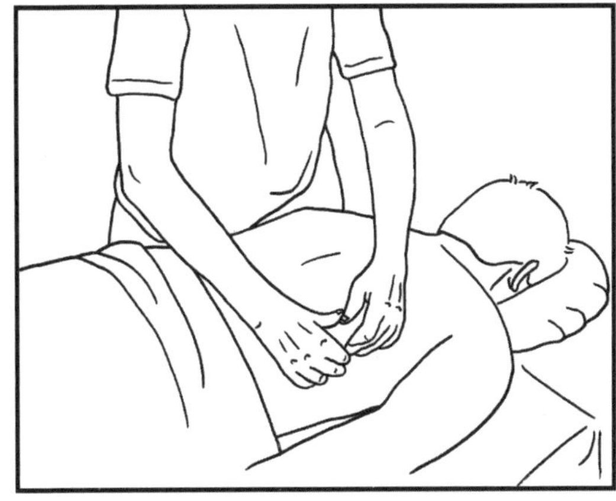

Abb. 6.7 Massage des breiten Rückenmuskels durch Kneten des Muskelgewebes mit den Fingern und Daumen beider Hände

Klinische Behandlung

Bedenken Sie, daß Schmerzen im mittleren Teil des Rückens, die durch Triggerpunkte im breiten Rückenmuskel verursacht werden, Sie auf die irrige Idee bringen können, nicht die Triggerpunkte zu behandeln, die eher am Rand des Muskels liegen, sondern einfach den mittleren Teil des Rückens zu massieren. Man kann den breiten Rückenmuskel mit den Fingern und Daumen beider Hände massieren (Abb. 6.7). Außerdem kann man unterstützte Finger einsetzen. Um Ihre Hände auf die bestmögliche Art zu gebrauchen, sollten Sie sich auf die Suche und Behandlung spezifischer Triggerpunkte konzentrieren, statt generell den gesamten Bereich zu massieren. Weil der breite Rückenmuskel und der große Rundmuskel zusammenwirken, sind sie oft beide an der Verursachung von Myofaszialschmerzen beteiligt. Deshalb sollten Sie darüber nachdenken, beide auch gleichzeitig zu behandeln.

Der große Rundmuskel (M. teres major)

Der große Rundmuskel ist in der Nähe des unteren Schulterblattwinkels (Abb. 6.8) an der Rückseite des Schulterblatts befestigt. An seinem oberen Ende vereinigt er sich mit dem breiten Rückenmuskel und verläuft dann mit diesem zusammen um den Humerus, mit dessen Kopf beide auf der Vorderseite verbunden sind. Der große Rundmuskel ermöglicht es zusammen mit dem breiten Rückenmuskel, den Arm nach unten und hinten und zum Körper hin zu ziehen. Die beiden Muskeln bilden an der Rückwand der Achselhöhle eine dicke Muskelschicht. Wenn Sie die beiden Muskeln separat zu finden versuchen, sollten Sie nach einer Art Vertiefung zwischen ihnen suchen. Der große Rundmuskel ist derjenige von beiden, der tiefer liegt, unmittelbar neben dem unteren Rand des Schulterblatts.

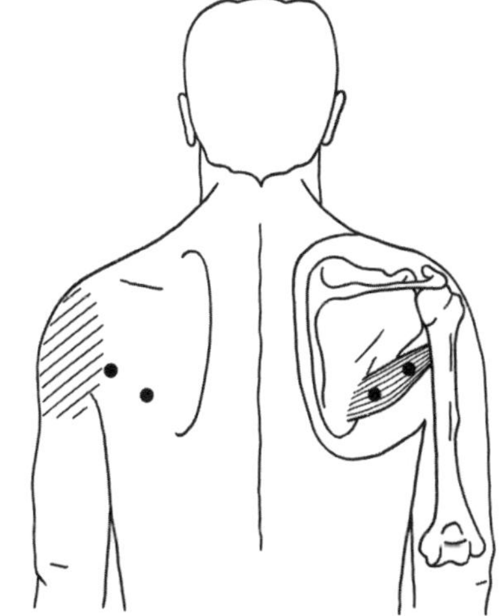

Abb. 6.8 Triggerpunkte im großen Rundmuskel und zugehöriges Übertragungsschmerzmuster

Symptome

Triggerpunkte im großen Rundmuskel rufen einen tiefen Schmerz im rückwärtigen Teil des Deltamuskels hervor, der sich manchmal abwärts über den gesamten Trizeps ausbreitet.

Wenn Sie die Ellbogen auf einem Tisch ruhen lassen oder sich nach oben und nach vorne strecken, um etwas aus einem Regal zu nehmen, können diese Triggerpunkte einen scharfen Schmerz auf der Rückseite der Schulter erzeugen. Auch über den Rücken zu greifen oder etwas nach unten zu ziehen kann den Schmerz verstärken. Die Schmerzübertragung wird besonders deutlich, wenn Sie beim Gehen oder Laufen die Arme schwingen lassen. Wenn Sie die Arme hochstrecken, um beim Tennis einen Ball abzufangen, kann das einen scharfen Schmerz auf der Rückseite der Schulter erzeugen (Simons, Travell & Simons 1999/2002, S. 625–627).

Triggerpunkte im großen Rundmuskel verursachen oft die Entstehung von Satellitentriggerpunkten im hinteren Teil des Deltamuskels, im kleinen Rundmuskel und im Unterschulterblattmuskel. Anspannung im großen Rundmuskel zieht das Schulterblatt von der Wirbelsäule weg und setzt die Rautenmuskeln unter Druck. Solange Sie nicht versucht haben, die Triggerpunkte in Ihrem großen Rundmuskel zu behandeln, sollten Sie sich von niemandem einreden lassen, der Schmerz, den Sie spüren, werde durch eine Schleimbeutelentzündung oder Sehnenentzündung verursacht. Wenn es Ihnen gelingt, diesen Muskel zu lokalisieren, läßt er sich sehr leicht behandeln, unabhängig davon, ob Sie dies selbst tun oder es jemand anderem überlassen.

Ursachen

Triggerpunkte im großen Rundmuskel entstehen, wenn Sie den Muskel bei einer normalen Aktivität überlasten. Gegen einen Widerstand abwärts und rückwärts zu ziehen ist für ihn eine große Belastung. Das ist beispielsweise beim Drehen des Lenkrads eines großen Lastwagens oder eines Wohnmobils ohne Servolenkung der Fall. Aber man kann den Muskel auch bei viel weniger kraftaufwendigen Bewegungen überanstrengen. Musiker, die Streichinstrumente spielen, leiden besonders häufig unter Schäden infolge einer Dauerüberlastung des großen Rundmuskels und des breiten Rückenmuskels.

Holly, *eine 26-jährige Musikstudentin, die Geigerin werden wollte, freute sich darauf, ihr Leben der Musik zu widmen. Allerdings sah sie sich seit einigen Monaten gezwungen, wegen starker Schmerzen auf der Rückseite der rechten Schulter, die bis zur Wirbelsäule verliefen, mit dem Geigespielen immer wieder zeitweilig auszusetzen. Sie hatte es schon mit Ultraschallbehandlungen und anderen Verfahren der physikalischen Therapie versucht, aber ohne Erfolg; mittlerweile konnte sie an Konzerten nur noch teilnehmen, wenn sie vorher ein verschreibungspflichtiges Schmerzmittel einnahm. Auch drei Massagetherapeuten hatte sie schon aufgesucht, aber deren Behandlungen hatten keine nennenswerte Besserung erzielt.*

Triggerpunkte wurden bei ihr in den Rippenhaltern, in allen vier Muskeln der Rotatorenmanschette sowie im großen Rundmuskel und im breiten Rückenmuskel gefunden. Die Triggerpunkte existierten auf beiden Seiten, waren aber auf der linken Seite, auf der sie so starke Schmerzen hatte, ausgeprägter. Der Therapeut vermutete, daß das Problem mit übermäßiger Muskelanspannung begonnen habe. Holly sagte: »Ich wußte immer, daß ich zu angespannt war, aber ich hätte nicht gedacht, daß das solche Folgen haben könnte.«

Wie sich herausstellte, hielt Holly ihren linken Arm in einer extremen lateralen Rotation und blockierte alle Muskeln der linken Schulter, um ihre Greifhand in die korrekte Haltung zu versetzen. Nach drei Behandlungen waren ihre Schmerzen verschwunden. Sechs Wochen später berichtete sie,

sie habe keine Schmerzen mehr gehabt außer in einer Situation, in der sie zwei Stunden ununterbrochen gespielt habe. Mit ihrem Lehrer arbeitete sie daran, eine Technik zu erlernen, die es ihr ermöglichte, beim Geigespielen entspannter zu bleiben.

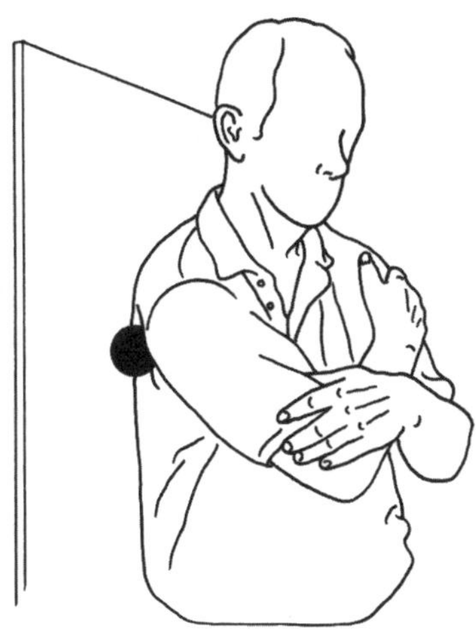

Abb. 6.9 Massage des großen Rundmuskels und des breiten Rückenmuskels durch Drücken eines Balls gegen eine Wand

Selbstbehandlung

Wenn Sie den großen Rundmuskel behandeln wollen, indem Sie einen Ball gegen eine Wand drücken, sollten Sie den Ball hinter die Achselhöhle legen (Abb. 6.9). Dadurch wird der Muskel vor dem Rand des Schulterblatts massiert. An dieser Stelle können sich Triggerpunkte befinden, die sowohl im großen Rundmuskel als auch im breiten Rückenmuskel liegen. Halten Sie den Arm ein wenig hoch, damit Sie die Stelle besser erreichen können, so wie die Abbildung es zeigt. Sie können die Muskelmasse an dieser Stelle auch mit der Hand kneten; aber arbeiten Sie möglichst effizient, um die Finger nicht zu überlasten.

Partnerbehandlung

Wenn Sie bei jemand anderem den großen Rundmuskel behandeln wollen, müssen Sie riskieren, durch den Pinzettengriff (Abb. 6.10) Kitzeln zu verursachen. Versuchen Sie nicht, den ganzen Muskel zu massieren, denn dieser kann sehr dick sein. Konzentrieren Sie sich auf die Suche nach Triggerpunkten, und denken Sie daran, daß ein paar Massagestriche für eine Behandlung völlig ausreichen.

Klinische Behandlung

Um den breiten Rückenmuskel und den großen Rundmuskel voneinander zu unterscheiden, müssen Sie nach der kleinen Vertiefung zwischen ihnen tasten. Der große Rundmuskel ist der tiefer liegende Muskel. Um zu ihm vorzudringen, müssen Sie ziemlich viel Muskelmasse in die Hand nehmen

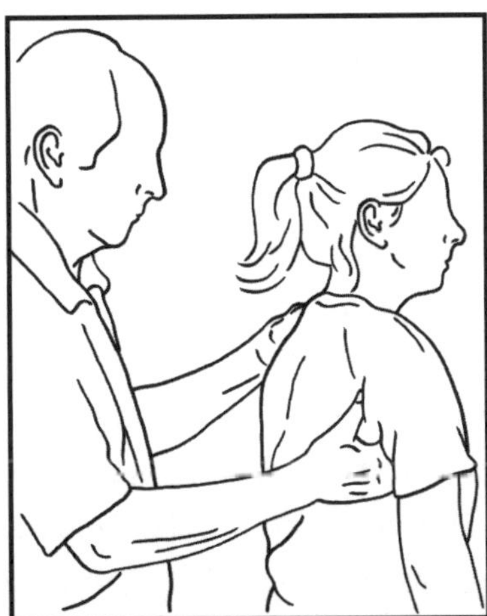

Abb. 6.10 Partnermassage des großen Rundmuskels mit dem Pinzettengriff

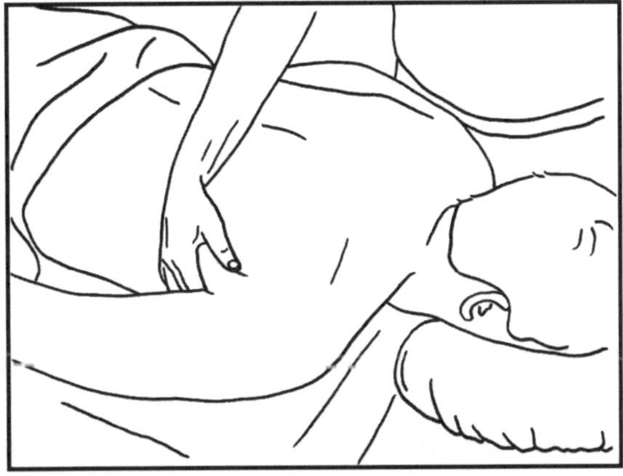

Abb. 6.11 Massage des breiten Rückenmuskels und des großen Rundmuskels zwischen Fingern und Daumen

(Abb. 6.11). Sie können aber auch mit unterstützten Fingern in der Mitte des äußeren Schulterblattrandes den großen Rundmuskel gegen den Knochen drücken. Das können Sie entweder mit abwärtsgerichteten Handflächen oder von der gleichen Seite mit nach oben gerichteten Handflächen.

Der dreieckige Schultermuskel oder Deltamuskel (M. deltoideus)

Wenn man den Deltamuskel flach ausbreiten würde, wäre er dem griechischen Buchstaben Delta ähnlich, der die Form eines Dreiecks hat. Am Körper umgibt er die gesamte Schulter wie eine Kappe. Obwohl es sich um einen einzigen Muskel handelt, lassen sich drei Teile desselben klar unterscheiden, nämlich der vordere, hintere und mittlere Teil, wobei sich der mittere Teil an der Außenseite der Schulter befindet.

Der Deltamuskel ist verbunden mit dem Schlüsselbein, der Wirbelsäule, dem Schulterblatt und der Schulterhöhe (Akromion), dem am höchsten emporragenden Teil der Schulter. Mit seinem unteren Ende ist der Muskel am Armhöcker *(Tuberositas deltoidea)* befestigt, einer kleinen Erhebung, die sich ungefähr in der Mitte des Humerus an dessen Außenseite befindet. Der Deltamuskel hat die Aufgabe, in Verbindung mit dem Obergrätenmuskel den Arm in alle Richtungen zu erheben – nach vorn, zurück und zur Seite. Der vordere Teil des Muskels beugt den Arm und hebt ihn nach vorne. Der hintere Teil des Muskels streckt den Arm und erhebt ihn rückwärts. Der mittlere Teil des Muskels ermöglicht in Verbindung mit dem vorderen und hinteren Teil die Abduktion des Arms und das seitliche Erheben desselben. Gewöhnlich ist der mittlere Teil des Deltamuskel der stärkste und der mit der größten Ausdauer.

Ohne eine Gegenkraft würden der Obergrätenmuskel und der mittlere Teil des Deltamuskels das Schultergelenk beim Erheben des Arms auseinanderziehen. Doch das wird durch mehrere andere Muskeln verhindert, zu denen der Unterschulterblattmuskel, der Untergrätenmuskel, der kleine Rundmuskel sowie der vordere und hintere Teil des Deltamuskels zählen. Die Schwächung eines Teils dieser Muskeln durch Triggerpunkte kann zur Folge haben, daß der Obergrätenmuskel und der mittlere Teil des Deltamuskels den Humeruskopf gegen die Schulterhöhe ziehen, wodurch der unter der Schulterhöhe liegende Schleimbeutel und die Sehne des Obergrätenmuskels abgedrückt werden, was sehr schmerzhaft ist. Es wird angenommen, daß dies die Ursache des Impingement-Syndroms ist (Simons, Travell & Simons 1999/2002, S. 664–673).

Sarah, *28 Jahre alt, klagte über einen unangenehmen Schmerz an der Vorder- und Außenseite ihrer rechten Schulter, der sie bei der Arbeit störte. Sie war Sekretärin für medizinischen Schriftverkehr und saß den ganzen Tag am Computer. Sie erklärte: »Jedesmal wenn ich nach der Maus greife, spüre ich einen stechenden Schmerz. Manchmal kann ich kaum den Arm heben. Ich habe meine Schulter schon so oft massiert, daß ich davon allmählich Schmerzen in der Hand bekomme.« Sie sagte, sie habe verschiedene rezeptfreie Schmerzmittel ausprobiert, aber keines habe ihr nennenswert geholfen.*

Durch das Massieren der Schulter hatte Sarah intuitiv die Triggerpunkte im Deltamuskel behandelt. Doch diese Bemühungen waren größtenteils vergeblich gewesen, weil die Triggerpunkte im Deltamuskel durch Triggerpunkte im Untergrätenmuskel aufrechterhalten wurden. Es stellte sich heraus, daß beide Muskeln extrem aktive und schmerzhafte Triggerpunkte aufwiesen, die daraufhin behandelt wurden. Nach dieser Behandlung berichtete Sarah, daß sich ihre Schulter wesentlich besser anfühle.

Sarah hatte ihren Deltamuskel und ihren Untergrätenmuskel unter starke Anspannung versetzt, indem sie immer wieder nach der Computermaus gegriffen hatte, die sich rechts neben der Tastatur befand. Weil sie die Maus fast ständig benutzte, befanden sich ihre Muskeln den ganzen Tag über fast permanent im Zustand der Kontraktion, ohne die geringste Chance, sich ausruhen und erholen zu können. Sie konnte das Problem beheben, indem Sie die Maus auf die andere Seite der Tastatur positionierte und lernte, sie mit der linken Hand zu bedienen.

Symptome

Ungewöhnlich an Schmerz, der durch Triggerpunkte im Deltamuskel entsteht, ist, daß er nicht in einen entfernten Bereich des Körpers übertragen wird, sondern in unmittelbarer Nachbarschaft der Triggerpunkte zu spüren ist (Abb. 6.12, 6.13, 6.14 und 6.15). Schmerz, der durch den Deltamuskel hervorgerufen wird, tritt hauptsächlich dann auf, wenn Sie den Arm bewegen, hingegen seltener, wenn der Arm sich im Ruhezustand befindet. Hingegen ist Schmerz, der in den Deltamuskel übertragen wird, entweder ständig oder bei Aktivwerden anderer Muskeln zu spüren. Ein permanenter dumpfer Schmerz in der Schulter wird eher durch die Rotatorenmuskeln als durch den Deltamuskel hervorgerufen. Zwar sind im Deltamuskel sehr häufig Triggerpunkte zu finden, aber wenn Sie nur diesen Muskel massieren und die Rotatoren vergessen, können Sie Ihr Schulterproblem nicht lösen (Simons, Travell & Simons 1999/2002, S. 668f.).

Triggerpunkte in allen drei Teilen des Deltamuskels schwächen die Schulter und behindern ihre Anstrengungen, den Arm zu erheben. Dies kann die Leistungsfähigkeit im Sport und im Beruf stark verringern. Wenn Sie beim Kämmen Ihrer Haare oder beim Berühren Ihres Gesichts mit einer Hand Schmerzen haben, sollten Sie nach Triggerpunkten im vorderen Teil des Deltamuskels

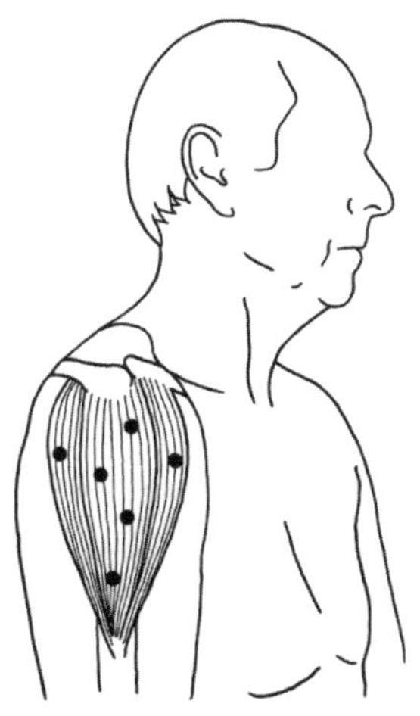

Abb. 6.12 Triggerpunkte im Deltamuskel

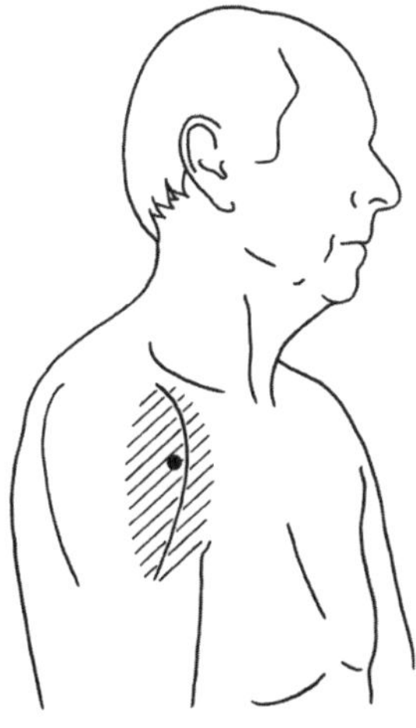

Abb. 6.13 Triggerpunkt im vorderen Teil des Deltamuskels und zugehöriges Übertragungsschmerzmuster

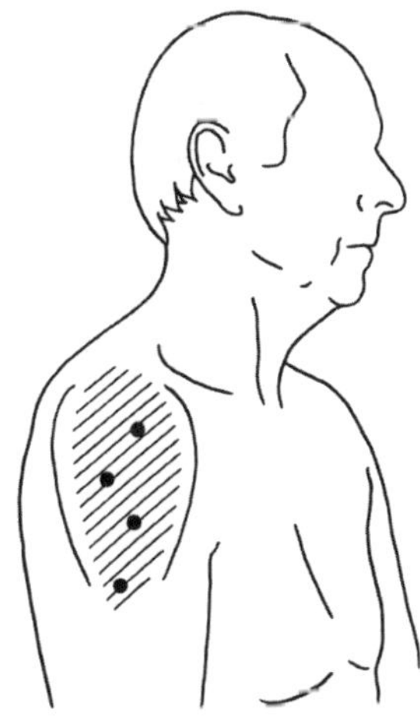

Abb. 6.14 Triggerpunkte im mittleren Teil des Deltamuskels und zugehöriges Übertragungsschmerzmuster

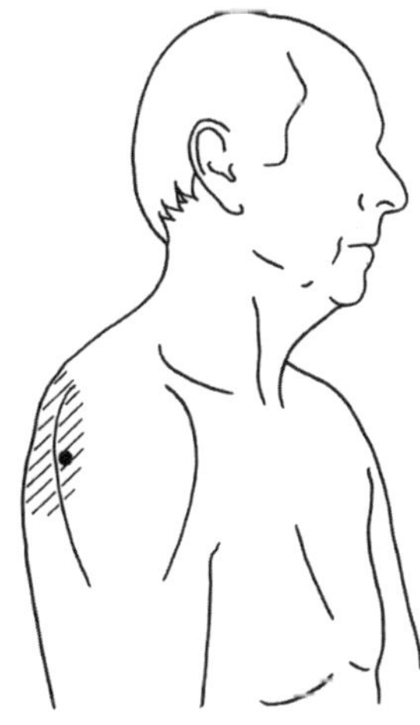

Abb. 6.15 Triggerpunkt im hinteren Teil des Deltamuskels und zugehöriges Übertragungsschmerzmuster

Ausschau halten. Und wenn es für Sie schmerzhaft ist, die Hand in die Gesäßtasche zu stecken, sollten Sie nach Triggerpunkten im hinteren Teil des Deltamuskels suchen. Außerdem erschweren Triggerpunkte im vorderen und mittleren Teil des Deltamuskels, sich selbst auf dem Rücken zu kratzen.

Wenn ein Arzt oder Helfer über die myofaszialen Ursachen von Schmerz nicht informiert ist, kann er Schmerz, der durch Triggerpunkte in den Deltamuskeln verursacht wird, für Arthritis, Bursitis, Impingement-Syndrom, Kompression des Halsnervs oder Sehnenentzündung an der Rotatorenmanschette halten. Alle diese Erkrankungen kommen tatsächlich manchmal vor, aber daß Triggerpunkte die Ursache für diese Störungen sind, ist wesentlich wahrscheinlicher (Simons, Travell & Simons 1999/2002, S. 669–673; Reynolds 111–114).

Ursachen

Triggerpunkte im Deltamuskel existieren nur selten isoliert und sind so gut wie nie die primäre Ursache für Schulterschmerzen. Häufig entstehen sie als Satelliten von Triggerpunkten in den Rippenhaltern, im großen Brustmuskel oder in den Muskeln der Rotatorenmanschette, die alle Schmerzen in den Bereich des Deltamuskels übertragen – in die Vorder- und Rückseite sowie in den seitlichen Teil der Schulter. Doch der Deltamuskel kann auch unabhängig von der Wirkung anderer Muskeln durch Überlastung leiden.

Der Deltamuskel wird oft beim Sport überlastet, nämlich dann, wenn eine kräftige Flexion der Schulter erforderlich ist, insbesondere beim Schwimmen, Skifahren, Gewichtheben und bei Ballwürfen. In beruflichen Situationen wird der Deltamuskel häufig überlastet, wenn Menschen schwere Werkzeuge halten müssen oder wenn sie einen Arm immer wieder nach oben, zur Seite oder zurück strecken, Stunde für Stunde. Auch durch Tragen eines Babys oder Kleinkindes auf dem Arm werden der Deltamuskel und andere Muskeln sehr häufig überlastet (Simons, Travell & Simons 1999/2002, S. 668f.; Jonsson & Hagberg 1974, 26–32).

Um eine repetitive Überlastung des Deltamuskels zu vermeiden, können Sie versuchen, bei Ihrer Arbeit die Ellbogen dicht an den Körperseiten zu lassen. Schreiben auf einer Computertastatur belastet die Deltamuskeln, wenn die Tastatur zu hoch steht. Gute Ergonomie erfordert, die Ellbogen nah am Körper zu halten und die Tastatur so zu positionieren, daß die Arme waagerecht aufliegen. Stützen Sie die Ellbogen ab, wann immer es möglich ist, und vermeiden Sie, auf Stühlen ohne Armlehnen zu sitzen. Im Sport entstehen muskuläre Probleme, wenn man den Sport zu lange und zu intensiv ausübt und wenn man nicht auf die Kondition der Muskeln achtet. Jeder Sportler, ob Amateur oder Profi, sollte lernen, Triggerpunkte selbst zu behandeln, und dies dann auch tun und zu einer täglichen Routine machen.

Bedenken Sie, daß die drei Teile des Deltamuskels sich sehr anstrengen müssen, um zu verhindern, daß der Arm beim Tragen oder Heben schwerer Gegenstände aus der Gelenkpfanne gezogen wird. Außerdem leiden sie wahrscheinlich unter jedem Unfall oder Sturz, der die Arme verrenkt, verkantet oder zerrt. Eine Aufprallverletzung, die durch eine Kollision mit einem anderen Auto oder beim Sport entstanden ist, erzeugt mit ziemlicher Sicherheit Triggerpunkte im Deltamuskel. Andere Aufpralltraumata entstehen durch das wiederholte Einwirken des Rückstoßes eines Gewehrs oder einer Flinte oder dann, wenn der Deltamuskel bei einem Sturz mit großer Wucht aufschlägt oder wenn ein Tennisball oder Baseball ihn trifft (Simons, Travell & Simons 1999/2002, S. 668f.).

Selbstbehandlung

Beachten Sie, daß im vorderen und hinteren Teil des Deltamuskels Triggerpunkte nur in der Mitte des Muskels auftreten. Weil der mittlere Teil dieses Muskels eine Doppelfiederung aufweist, können in ihm die Triggerpunkte überall entstehen, vom äußersten Punkt der Schulter bis zur Befestigung des Muskels in der Mitte des Oberarms (Abb. 6.12). Die meisten Triggerpunkte im Deltamuskel sind immer in seinem mittleren Teil zu finden, weil er der größte ist und weil er die meiste Arbeit leisten muß.

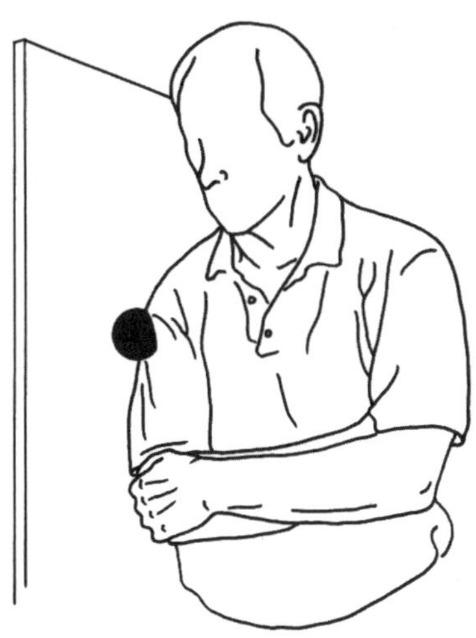

Abb. 6.16 Massage des Deltamuskels durch Drücken eines Balls gegen eine Wand

Die komplexe Struktur des mittleren Teils des Deltamuskels läßt sich nur schwer veranschaulichen, und sie ist in Abbildung 6.12 nicht gut zu erkennen. Er besteht nämlich aus mehr als einem Dutzend kleinerer, einander überschneidender Muskelköpfe, die einzeln aussehen, wie in Abbildung 2.19 veranschaulicht (siehe Buchstabe C). Die Anordnung der Muskelfasern macht diesen Teil zu einem erheblich stärkeren Muskel, als es der vordere und hintere Teil des Deltamuskels mit ihrem einfacheren Faserverlauf sind.

Triggerpunkte im Deltamuskel sind leicht zu finden. Aber versuchen Sie nicht, den Muskel länger mit der Hand zu massieren. Drücken Sie den Muskel besser mit einem Tennis- oder Lacrosse-Ball gegen eine Wand. Wenn Sie dabei in einem Winkel (von ca. 45 Grad) zur Wand stehen, und zwar unabhängig davon, ob es um die Vorder- oder Rückseite der Schulter geht, können Sie den Ball gezielt über jeden der drei Teile des Muskels rollen lassen. Lehnen Sie sich in den Ball hinein, und lassen Sie ihn von oben nach unten und wieder zurück rollen, und überprüfen Sie dabei jeden Zentimeter Muskelfläche (Abb. 6.16). Sobald Sie auf einen empfindlichen Punkt stoßen, behandeln Sie diesen mit sechs bis zwölf kurzen Massagestrichen und gehen anschließend zum nächsten Triggerpunkt über. Denken Sie daran, daß es nicht darum geht, den Triggerpunkt zu »töten«. Es reicht, ihn ein wenig zu regenerieren, um ihn zur Heilung anzuregen, und ihn dann einige Stunden in Ruhe zu lassen, um dem Körper die Möglichkeit zu geben, seine Arbeit zu tun.

Partnerbehandlung

Den Deltamuskel bei einem anderen Menschen zu behandeln ist nicht schwer, wenn man sich dabei in einer Position befindet, in der man genügend Druck anwenden kann. Das geht am besten, wenn die andere Person sitzt und Sie selbst stehen und zum Behandeln eine lockere Faust benutzen (Abb. 6.17). Der Behandelte kann Ihre Arbeit unterstützen, indem er sich Ihnen ein wenig entgegenlehnt, um während Ihrer Arbeit Gegendruck zu erzeugen. Suchen Sie in allen drei Teilen des Muskels nach Triggerpunkten. Gewöhnlich ist ein Triggerpunkt stärker als die ande-

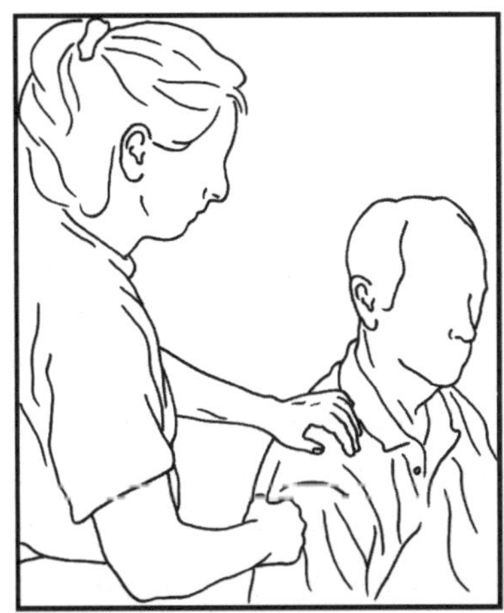

Abb. 6.17 Partnermassage des mittleren Teils des Deltamuskels mit lockerer Faust

ren, und auf diesen sollten Sie sich konzentrieren. Sofern der Behandelte dazu in der Lage ist, sollten Sie ihn auffordern, sich selbst durch Drücken eines Balls gegen eine Wand zu behandeln. Beim Deltamuskel läßt sich diese Art von Selbstbehandlung wahrscheinlich am leichtesten durchführen.

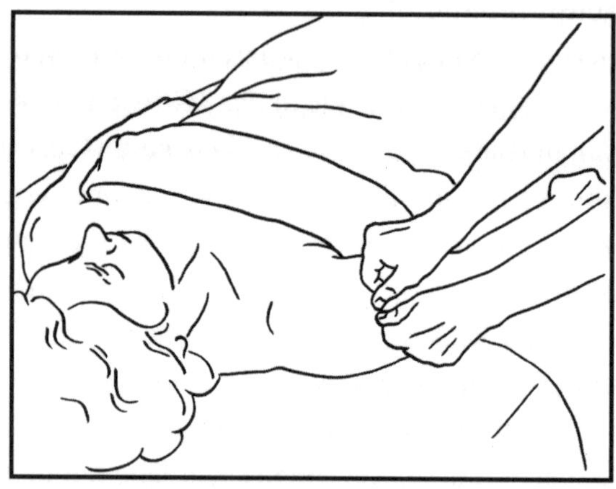

Abb. 6.18 Klinische Massage des Deltamuskels mit gepaarten unterstützten Daumen

Klinische Behandlung

Wenn der Klient auf einem Massagetisch liegt, so ist das für eine Massagebehandlung dieses Muskels nicht unbedingt die günstigste Position. Die Lösung ist in diesem Fall, die drei Teile des Deltamuskels zu behandeln, als seien sie eigenständige Muskeln. Sie können den hinteren und vorderen Teil des Muskels mit unterstützten Fingern behandeln, wobei der Klient mit dem Gesicht nach oben bzw. nach unten liegt. Den mittleren Teil des Muskels hingegen behandeln Sie am besten mit gepaarten Daumen (Abb. 6.18). Sie können auch eine lockere Faust benutzen und Ihren Ellbogen an Ihrer Hüfte abstützen, um Anspannung von Ihrer eigenen Schulter fernzuhalten.

Der Trapezius

Der Trapezius bedeckt Oberrücken und Nacken und besteht aus drei Teilen, die aufgrund der unterschiedlichen Orientierung ihrer Muskelfasern verschiedenartige Wirkungen produzieren. Der obere Teil des Trapezius hebt die Schulter und hilft, den Kopf zu drehen; der mittlere Teil zieht die Schultern zurück; und der untere Teil hilft, das Schulterblatt zu positionieren und zu stabilisieren, so daß der Arm verschiedene Bewegungen ausführen kann.

Alison, *dreißig Jahre alt, hatte sich ein Hantel-Set gekauft, um Oberkörper und Arme zu stärken. Am Morgen nach dem ersten Training wachte sie mit den schrecklichsten Kopfschmerzen auf, die sie jemals gehabt hatte. Am stärksten waren die Schmerzen in der rechten Schläfe sowie im Nacken an der Schädelbasis. Mit den Kopfschmerzen waren starke Schmerzen hinter dem rechten Auge verbunden. Außerdem war ihr schwindelig und übel, und sie hatte sich während der Nacht übergeben müssen. Zu allem Überfluß hatte sie in den Schultern so starken Muskelkater, daß sie kaum die Arme heben konnte.*

Wie sich herausstellte, befanden sich in Alisons Kopfwender und im Trapezius sowie in den Nackenmuskeln Triggerpunkte. Bei Druck auf einen Triggerpunkt im rechten oberen Trapezius wurde der Schmerz in der Schläfe und hinter dem Auge stärker. Mehrmalige Selbstmassage im Laufe eines Tages vermochte alle Symptome zu beheben. Nach einigen weiteren Tagen waren auch ihre Schulterschmerzen verschwunden, und ihre Arme hatten die volle Bewegungsfähigkeit zurückerlangt. Ihr Therapeut erklärte ihr, gegen ihr Hanteltraining sei nichts einzuwenden, sofern sie auch die Triggerpunktmassagen fortsetze.

Symptome

Von allen Muskeln des menschlichen Körpers ist der Trapezius der am häufigsten von Triggerpunkten befallene. Zwar tragen Triggerpunkte im Trapezius häufig zur Entstehung von Schulterschmerzen bei, aber in der Regel sind sie nicht diejenigen, die die Bewegungsfähigkeit der Arme einschränken. Vielleicht wird es Sie wundern zu hören, daß die Triggerpunkte im Trapezius bei den meisten Kopfschmerzen eine Rolle spielen und manchmal sogar deren alleinige Ursache sind.

Der erste Trapezius-Triggerpunkt, *Trapezius 1*, liegt in den obersten Fasern der Muskelrolle auf der Schulter. Aber suchen Sie nicht im dicksten Teil dieses Muskels nach ihm. Sie finden ihn nur, wenn Sie in unmittelbarer Nähe zum Nacken (wo Schulter und Nacken aufeinandertreffen) eine winzige Hautrolle im Pinzettengriff halten. Das straffe Band, in dem sich der Triggerpunkt befindet, fühlt sich an, als hielten Sie eine Stricknadel zwischen den Fingern.

Trapezius 1 ist die Hauptursache für Schläfenkopfschmerzen, aber der Punkt kann auch Schmerzen zum Kaumuskel *(M. masseter)*, an der Seite des Nackens abwärts bis hinter das Ohr und tief hinter das Auge übertragen (Abb. 6.19 und 6.20). Die Auswirkungen werden in den meisten Fällen als Spannungskopfschmerzen wahrgenommen. Wissenschaftler haben festgestellt, daß dieser Triggerpunkt der am häufigsten auftretende überhaupt ist. Fast jeder Mensch hat irgendwann im Leben durch den Triggerpunkt *Trapezius 1* verursachte Probleme (Simons, Travell & Simons 1999/2002, S. 295–306).

Trapezius 1 ist häufig auch eine Ursache von Schwindelgefühlen, die sich nicht von denjenigen unterscheiden lassen, die durch einen Triggerpunkt im klavikularen Zweig des Kopfwenders verursacht werden. Außerdem kann *Trapezius 1* Triggerpunkte in Muskeln im Bereich der Schläfe und des Kiefers hervorrufen, was ihn zu einer indirekten Ursache für Dysfunktion des Kiefergelenks (TMJ), Kieferschmerzen, Ohrenschmerzen und Schmerzen in den unteren Backenzählen macht (Simons, Travell & Simons 1999/2002, S. 295ff.).

Triggerpunkt *Trapezius 2* sind im Grunde zwei Triggerpunkte, die 2 bis 5 cm voneinander entfernt und sehr tief in der Muskelrolle auf der Schulter verborgen liegen. Sie sind eine der Hauptursachen für Schmerzen an der Schädelbasis, die sich wie Kopfschmerzen oder Nackenschmerzen anfühlen können (Abb. 6.21). Dieser Übertragungsschmerz erzeugt häufig Satellitentriggerpunkte in den Nackenmuskeln. Wenn sich eine Massage in diesem Bereich zwar gut anfühlt, aber die Schmerzen nicht beseitigt, ist das Problem wahrscheinlich im Trapezius zu suchen, nicht in den Rücken- oder Nackenmuskeln.

Trapezius 3 besteht aus einer Gruppe von Triggerpunkten, die den Rand des unteren Trapeziusteils säumen, welcher den inneren Rand des Schulterblatts etwa

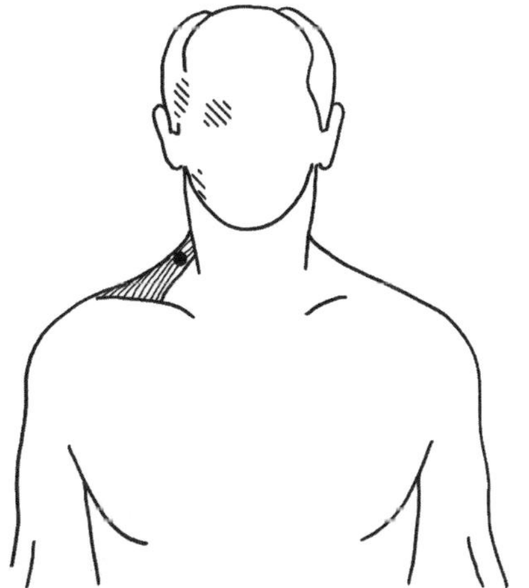

Abb. 6.19 Triggerpunkt *Trapezius 1* und zugehöriges Übertragungsschmerzmuster, Vorderansicht

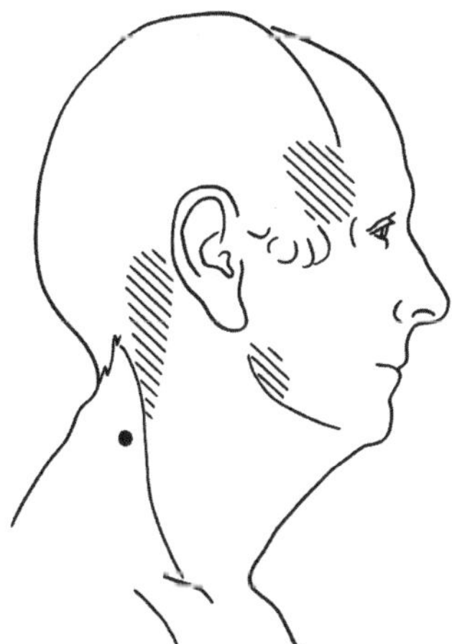

Abb. 6.20 Triggerpunkt *Trapezius 1* und Übertragungsschmerzmuster, Seitenansicht

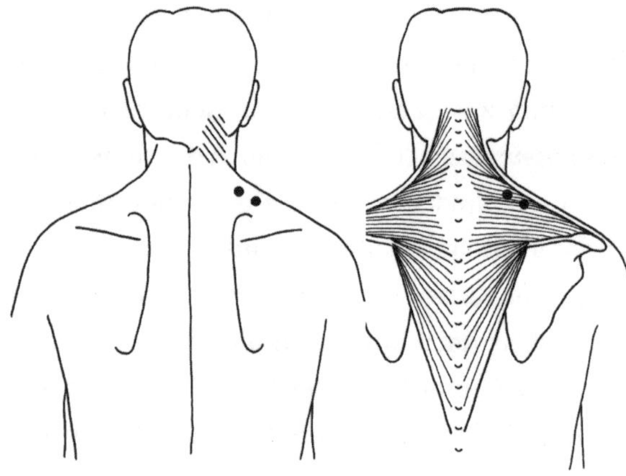

Abb. 6.21 Triggerpunkte *Trapezius 2* und zugehöriges Übertragungsschmerzmuster

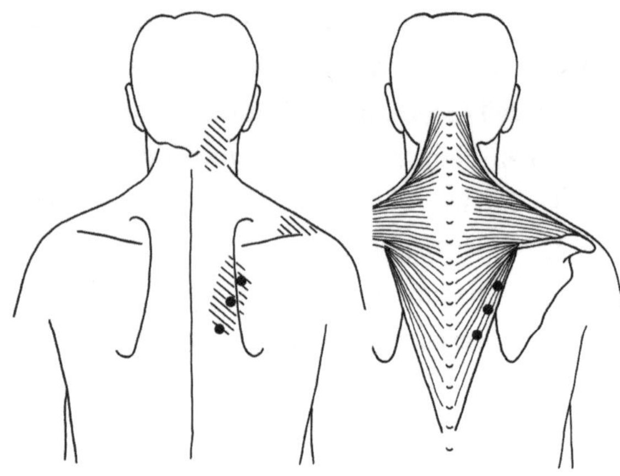

Abb. 6.22 Triggerpunkte *Trapezius 3* und zugehöriges Übertragungsschmerzmuster

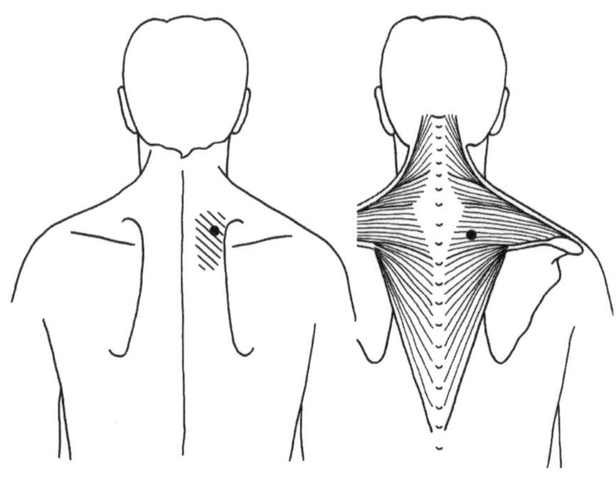

Abb. 6.23 Triggerpunkt *Trapezius 4* und zugehöriges Übertragungsschmerzmuster

auf halber Höhe kreuzt (Abb. 6.22). Diese extrem häufig vorkommenden, aber leicht übersehenen Triggerpunkte übertragen ebenso wie *Trapezius 2* Schmerz zur Schädelbasis und können auch Schmerz in den oberen Trapeziusteil selbst übertragen.

Satellitentriggerpunkte, die auf der Schulter und im Nacken entstehen, können verschiedene Arten von Kopfschmerzen erzeugen. Unter anderem wegen dieses Kaskaden- oder Dominoeffekts der myofaszialen Triggerpunkte ist es oft so schwierig, Kopfschmerzen richtig zu deuten und wirksam zu behandeln. *Trapezius 3* kann das Unheil, das er anrichtet, noch vergrößern, indem er Satellitentriggerpunkte im Obergrätenmuskel und im Darmbein-Rippen-Muskel erzeugt und so möglicherweise zu einer wichtigen indirekten Ursache für Schulterschmerzen wird.

Trapezius 3 ist ebenfalls für einen drückenden oder brennenden Schmerz im mittleren Teil des Rückens verantwortlich, wie er nach einer langen Computersitzung ohne Ellbogenunterstützung auftreten kann. Unter Rückenschmerzen in diesem Bereich leiden auch Pianisten oft, die ihre Arme ebenfalls lange ohne Unterstützung vor dem Körper ausgestreckt halten. Obwohl *Trapezius 3* weit vom Hals entfernt liegt, ist er einer der vielen Ursachen für Steifheit des Hals- und Nackenbereichs. Wenn Triggerpunkte den unteren Teil des Trapezius schwächen, können sie zur Entstehung der »Flügelschultern« beitragen (Simons, Travell & Simons 1999/2002, S. 297).

Trapezius 4 ist am Innenrand des Schulterblatts im breiten mittleren Teil des Trapezius (Abb. 6.23) zu finden. Er verursacht in der Nähe, entlang der Wirbelsäule, einen brennenden Schmerz. Oberflächliche Triggerpunkte in diesem Bereich können Gänsehaut auf der Rückseite des Oberarms und erstaunlicherweise manchmal auch an den Oberschenkeln verursachen (Simons, Travell & Simons 1999/2002, S. 297f.).

Die durch Triggerpunkte im Trapezius verursachten Symptome werden oft falsch gedeutet, und auf diese Weise ist ein ganzer Katalog von Fehldiagnosen und Fehlbehandlungen entstanden. Travell und Simons führen eine lange Liste an: Wirbelkompression, Verengung des Wirbelkanals, subakromiale Bursitis, chronischer, nicht definierbarer gutartiger Schmerz der Hals- und/oder Nackenregion, Okzipitalneuralgie, Skapulokostalsyndrom und atypische Gesichtsneuralgie. Kopfschmerzen, die durch Trapezius-Triggerpunkte verursacht werden, werden als zervikogene, vaskuläre, Cluster- oder Migräne-Kopfschmerzen bezeichnet, obgleich ihre wahre Ursache unverstanden bleibt. Zwar gibt es tatsächlich manchmal medizinische Gründe für das Auftreten von Kopfschmerzen, doch ein Arzt sollte es in jedem Fall zu einer seiner höchsten Prioritäten machen, zunächst die eventuelle Rolle von Triggerpunkten zu untersuchen. Eine Triggerpunktmassage ist bei Kopfschmerzen, Schmerzen im Oberrücken und Schulterschmerzen wesentlich ungefährlicher und wirksamer als die meisten anderen heutigen Heilmittel der Schulmedizin (Simons, Travell & Simons 1999/2002, S. 310f.).

Ursachen

Der Trapezius bedeckt den größten Teil der oberen Rückenhälfte und erstreckt sich aufwärts über den zentralen Teil des Nackens. Dieser oberste Teil des Trapezius gibt Rücken und Nacken Form. Der Muskel ist mit der Schädelbasis, der Wirbelsäule und beidseitig mit dem Schlüsselbein und dem Schulterblatt verbunden. Der Trapezius stützt das Gewicht der Schultern ab und muß stark kontrahieren, um das Schulterblatt bei jedem Erheben des Arms zu drehen. Eine weitere wichtige Funktion des Trapezius ist, das Schulterblatt zuverlässig an Ort und Stelle zu halten, damit es die notwendige Stabilität für feinere Aktivitäten des Arms und der Hand schaffen kann.

Der oberste Teil des Trapezius unterstützt die Muskeln, die beim Beugen des Kopfes nach vorn oder zur Seite das Gewicht von Kopf und Hals tragen, wenn man den Kopf vorbeugt oder zur Seite neigt. Eine schlechte Haltung, beispielsweise das Zusammensinken des Oberkörpers im Sitzen und das gewohnheitsmäßige Vorstrecken des Kopfes, setzt den Trapezius einer unnötigen Belastung aus. Durch Triggerpunkte verkürzte Brustmuskeln, die an einer Rundung des Rückens zu erkennen sind, üben permanent einen Zug auf die Schultern aus, dem der Trapezius ständig entgegenwirken muß.

Eine weitere häufige Ursache für die Entstehung von Triggerpunkten im Trapezius sind emotionale Anspannungen, die dazu führen, daß Sie die Schultern ständig nach oben ziehen. Jede Arbeit oder körperliche Aktivität, die die Schultern im erhobenen Zustand verharren läßt, kann auch Triggerpunkte im Trapezius hervorrufen. Diese entstehen in allen Trapeziusteilen, wenn Sie längere Zeit mit vor dem Körper ausgestreckten Armen arbeiten. Der Trapezius wird ständiger Anspannung ausgesetzt, wenn Sie länger ohne Ellbogenunterstützung sitzen; deshalb sollte man bei der Computerarbeit und bei anderen Schreibtischarbeiten einen Stuhl mit Armlehnen benutzen.

Frauen mit schweren Brüsten sind oft besonders dazu prädestiniert, die für Triggerpunkte im Trapezius typischen Symptome zu entwickeln. Die Anspannung, die durch die Notwendigkeit, schwere Brüste zu tragen, entsteht, kann Trapezius Triggerpunkte zu einem permanenten Problem machen – was ein sehr gutes Argument dafür ist, die Triggerpunkt-Selbstmassage möglichst perfekt zu erlernen. Das Tragen eines schweren Rucksacks oder einer schweren Handtasche, die an einem Gurt über der Schulter hängt, kann die simple Erklärung für eine chronische »Migräne« oder für permanente Nackensteifheit sein. Vielleicht ist es an der Zeit, daß Sie sich einmal fragen, ob es wirklich so wichtig ist, den ganzen Tag über soviel »Kram« von einem Ort zum anderen zu schleppen (Simons, Travell & Simons 1999/2002, S. 304f.).

Travell und Simons empfehlen, den Telefonhörer nicht mit der Schulter gegen das Ohr zu drükken. Wenn Sie die Hände frei haben wollen, können Sie entweder eine Freisprecheinrichtung oder ein Headset benutzen. Wenn Ihr Trapezius chronisch Probleme hat, können Sie ihn entlasten, indem Sie die Hände im Stehen und sogar beim Gehen in den Taschen »ablegen« (Simons, Travell & Simons 1999/2002, S. 320).

Tom, *66 Jahre alt, hatte eine Autowerkstatt geleitet. Als er sich zur Ruhe setzte, beschloß er, das Klavierspielen zu erlernen, denn das hatte er sein Leben lang tun wollen.*

Doch sobald er sich ans Klavier setzte, stellten sich dumpfe Schmerzen in der linken Schulter, im mittleren Teil des Rückens und an der Schädelbasis ein. Das Problem war, daß er beim Spielen die Arme vor dem Körper ausgestreckt halten mußte, eine ihm völlig ungewohnte Haltung. Das Problem entmutigte ihn sehr, weil sich der Schmerz so schnell einstellte, und außerdem ärgerte er sich nachträglich darüber, daß er mit der Verwirklichung seines Wunsches so lange gewartet hatte, es also nicht schon zu einem Zeitpunkt versucht hatte, als er noch stärker und in besserer körperlicher Verfassung gewesen war.

Glücklicherweise hatte Tom, seit er sich im Ruhestand befand, auch angefangen, sich mit Triggerpunkten zu beschäftigen. So fand er schließlich einen Triggerpunkt im unteren Teil seines Trapezius, der offensichtlich die Ursache seiner Probleme war. Eine Selbstmassage des Punktes mit einem Tennisball an einer Wand linderte den dumpfen Schmerz im Rücken, an der Schädelbasis und in der Nähe der äußersten Schulterspitze auf der Stelle. Deshalb machte Tom es sich zur Gewohnheit, vor und nach dem Klavierspiel den gefundenen Triggerpunkt zu massieren. Nach einigen Wochen stellte er fest, daß die Schmerzen, die vorher durch das Klavierspiel ausgelöst worden waren, völlig verschwunden waren.

Selbstbehandlung

Beim Trapezius sind auf beiden Seiten vier Bereiche besonders dazu prädestiniert, Triggerpunkte zu entwickeln. *Trapezius 1* befindet sich im oberen Teil des Trapezius, direkt unter der Haut am Übergang zum Hals. Man braucht nicht sehr tief in den Muskel zu greifen, um den Triggerpunkt zu erwischen (Abb. 6.24). Suchen Sie nach einem sehr festen Faserstrang, nicht dicker als ein Bleistift oder eine Tintenpatrone für einen Füllfederhalter. Bei größeren Menschen kann der Strang so dick sein wie eine Stricknadel. Suchen Sie in diesem Faserstrang nach einer druckempfindlichen Stelle, und massieren Sie diese, indem Sie sie zwischen dem Daumen sowie dem Mittel- und Zeigefinger hin- und herrollen.

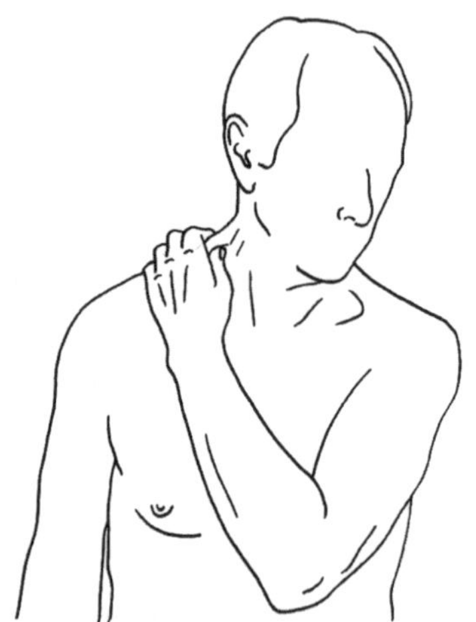

Abb. 6.24 Massage von *Trapezius 1* mit dem Pinzettengriff

Wenn man *Trapezius 1* kräftig drückt, werden dadurch oft Kopfschmerzen im Schläfenbereich reproduziert, womit deren Ursache geklärt wird. Falls Ihre Schulter besonders angespannt oder mit viel

Muskelmasse oder Fett bepackt ist, ist es eventuell schwierig, die kleine Hautrolle zu packen, in der sich der Triggerpunkt befindet. Um den Faserstrang leichter zu erreichen, können Sie den Trapezius ein wenig lockern, indem Sie die Hände in die Hosentaschen stecken. Falls eine Massage mit Fingern und Daumen für Ihre Hand zu anstrengend ist, können Sie auch versuchen, den Punkt *Trapezius 1* gegen einen Ball an einer Wand zu drücken, wobei Sie zur Stabilisierung einen unterstützten Daumen einsetzen (Abb. 6.25). Weil dieser Triggerpunkt bei fast jedem Menschen existiert und weil er sehr oft Schmerzen verursacht, ist es wichtig, seine Behandlung zu beherrschen.

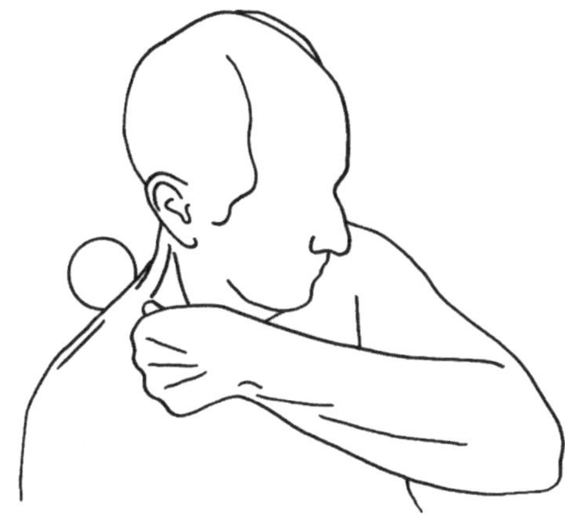

Abb. 6.25 Massage von *Trapezius 1* durch Drükken eines Balls gegen eine Wand mit unterstütztem Daumen

Massieren Sie den Punkt *Trapezius 2* mit dem Thera-Cane oder Backnobber. Dies ist eine der besten Verwendungsmöglichkeiten für das letztgenannte Gerät. Mit dem kleineren Knopf kann man sehr gut tief in den oberen Teil des Trapezius eindringen, der sogar bei relativ kleinen Menschen gewöhnlich ein starker, dicker Muskel ist. Den größten Druck und die beste Kontrolle erzielen Sie, wenn Sie das Werkzeug mit der Hand der anderen Körperseite in der Biegung halten. Nutzen Sie das Gewicht Ihres Arms, um über die Muskelfasern zu massieren, und verringern Sie den Druck zwischen den Massagestrichen. Wenn Sie mit konstantem Druck vorwärts und rückwärts reiben, kann das Blut nicht in das Gewebe hinein- und wieder daraus herausfließen. Denken Sie daran, daß es in diesem Bereich des oberen Trapezius-Teils zwei Triggerpunkte gibt, unter denen der näher am äußeren Ende der Schulter in einem dünnen Muskelteil liegende sehr bösartig sein kann.

Auch den Punkt *Trapezius 3* kann man mit dem Thera-Cane behandeln (siehe Abb. 6.27). Indem Sie mit verschränkten Armen arbeiten, können Sie mehr Kraft entfalten und diese besser steuern; außerdem können Sie auch die Muskeln, an denen Sie arbeiten, besser entspannen. In Abbildung 6.27 übt

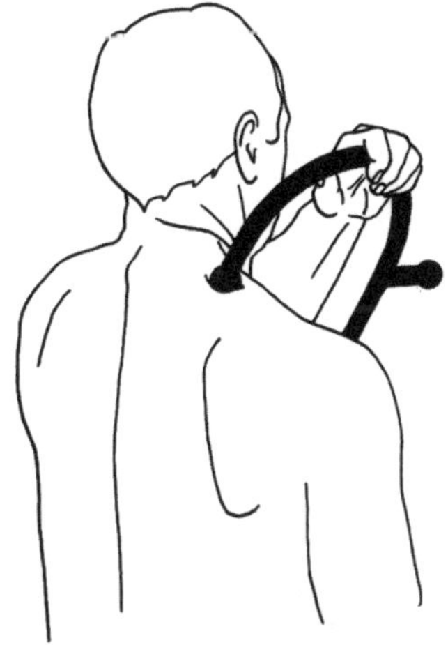

Abb. 6.26 Massage von *Trapezius 2* mit dem Thera-Cane

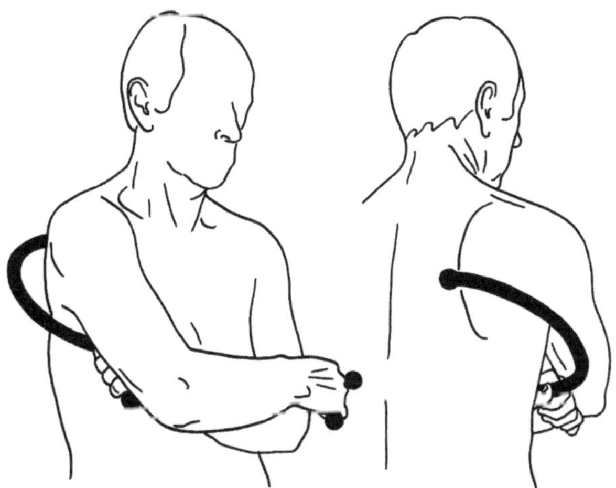

Abb. 6.27 Massage von *Trapezius 3* mit dem Thera-Cane

die rechte Hand Druck aus, und der Knopf massiert abwärts über den Triggerpunkt. Suchen Sie den Punkt ca. 7–10 cm entlang der diagonal verlaufenden unteren Grenze des Muskels. Wahrscheinlich finden Sie dort mehr als einen druckempfindlichen Punkt.

Die Arbeit mit einem Ball an einer Wand ist im Falle von *Trapezius 3* besonders wirksam (Abb. 6.28 und 6.29). Wenn Sie am Rand des Schulterblatts entlang aufwärts massieren, finden Sie dort eine Art »Bremsschwelle«, wo der Ball über die diagonal orientierte Grenze des Muskels rollt. Wahrscheinlich befinden sich in diesem Bereich mehrere Triggerpunkte, und zwar jeweils einer auf beiden Seiten des Schulterblattrandes und eventuell außerdem einer näher an der Wirbelsäule. Falls diese Triggerpunkte besonders druckempfindlich sind, sollten Sie den weicheren Tennisball benutzen. Ein Lacrosse-Ball eignet sich besser, wenn Sie eine dicke Gewebeschicht durchdringen müssen. Sie werden sofort merken, daß diese Technik am ganzen Rücken und am Gesäß sehr gut wirkt.

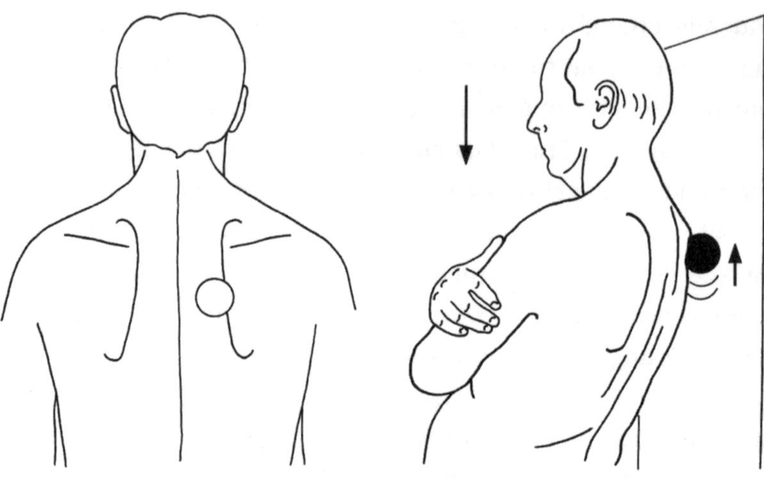

Abb. 6.28 Massage von *Trapezius 3* mit einem Ball an einer Wand

Abb. 6.29 Massage von *Trapezius 3* mit einem Ball an einer Wand

Massieren Sie *Trapezius 4*, indem Sie mit einem Thera-Cane oder Backnobber die Schulter auf der anderen Körperseite erreichen (Abb. 6.30). Auch hierbei ist es sinnvoll, die Arme vor dem Körper zu verschränken, um mehr Hebelkraft entwickeln und einen gezielteren Einfluß ausüben zu können. Die obere Hand führt das Massagewerkzeug, während die untere Hand nach unten gerichteten Druck ausübt. Um den Vorgang auf der Abbildung so deutlich wie möglich zu zeigen, wird die Benutzung des Thera-Canes hier auf dem bloßen Oberkörper dargestellt; tatsächlich empfiehlt es sich, bei einer Behandlung mit dem Thera-Cane durch ein Kleidungsstück hindurch zu arbeiten.

Die Triggerpunkte sollten drei- bis sechsmal täglich jeweils mit sechs bis zwölf Massagestrichen behandelt werden. Versuchen Sie nicht, die Triggerpunkte mit Gewalt zu beseitigen; lassen Sie die natürlichen Heilkräfte Ihres Körpers wirken.

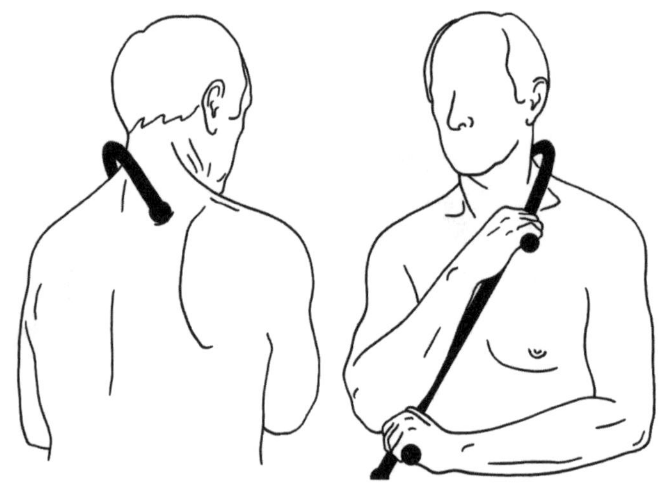

Abb. 6.30 Massage von *Trapezius 4* mit dem Thera-Cane über die Schulter der anderen Körperseite

Partnerbehandlung

Wenn Sie jemand anderen am Trapezius behandeln, können Sie den Muskel kneten; aber denken Sie daran, nur mit gepaarten Händen zu arbeiten, damit die Massage Ihre Hände nicht überanstrengt. Sie können bei der Trapeziusmassage hinter oder vor der Person, die Sie behandeln, stehen (Abb. 6.31 und 6.32). Sitzt der Empfänger der Massage, während Sie selbst stehen, können Sie mit unterstützten Fingern arbeiten und mit Ihrem Körpergewicht Druck ausüben.

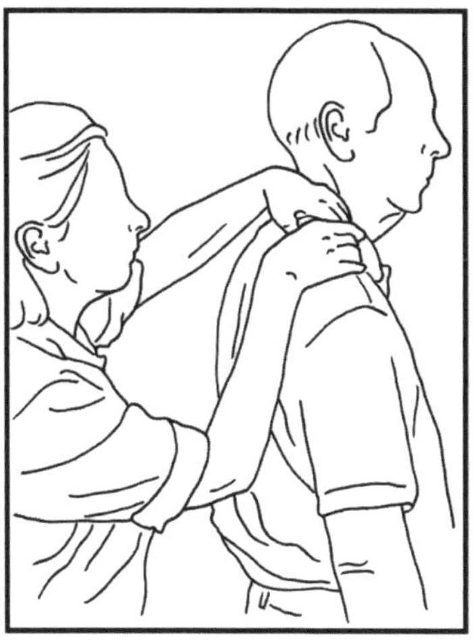

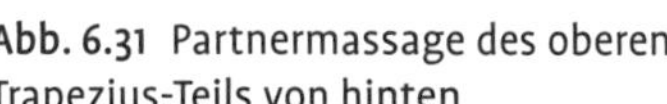

Abb. 6.31 Partnermassage des oberen Trapezius-Teils von hinten

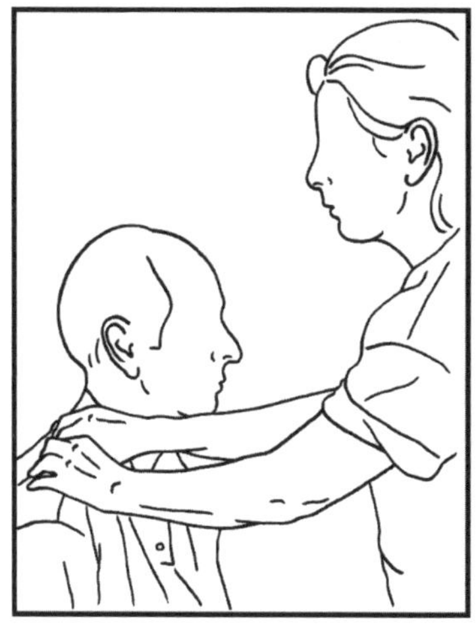

Abb. 6.32 Partnermassage des oberen Trapezius-Teils von vorn

Jeder Mensch hat Probleme mit dem oberen Trapeziusteil, und eine angenehme Massage wird wohl niemand ablehnen. Leider ist dieser Teil des Trapezius einer der am schwierigsten zu behandelnden Muskeln, und dies gilt sowohl für die Selbstmassage als auch für die Partnermassage. Triggerpunkte im oberen Teil des Trapezius liegen gewöhnlich näher an der Vorderseite des Muskels als an der Rückseite. Konzentrieren Sie Ihre Bemühungen also auf die Vorderseite des Muskels, statt auf seine Rückseite. Wenn Sie bei der Arbeit hinter dem Empfänger der Massage stehen, so wie Abbildung 6.31 es zeigt, graben sich Ihre Finger in den Muskel hinein. Stehen Sie hingegen vor dem Empfänger, wie auf Abbildung 6.32 dargestellt, sollten Sie den Druck mit den Daumen ausüben. Massieren Sie wie immer mit kurzen Strichen; wenden Sie also keinen statischen Druck an.

Klinische Behandlung

Behandeln Sie den Triggerpunkt *Trapezius 1*, indem Sie den Punkt mit einer Hand zwischen dem Daumen und zwei Fingern kneten (Abb. 6.33). Arbeiten Sie an *Trapezius 2* mit den Fingern und Daumen beider Hände (Abb. 6.34). Konzentrieren Sie Ihre Bemühungen auf die Vorderseite des Muskels. Falls Sie mit unterstützten Fingern arbeiten, was in diesem Fall auch sehr nützlich ist, sollten Sie zum Außenrand der Schulter streichen. Möglicherweise ist Ihnen schon aufgefallen, daß sich bei vielen Klienten im oberen Teil des Trapezius eine Art Bremsschwelle befindet, die Sie spüren, wenn Sie mit unterstützten Fingern in diesem Bereich arbeiten. Es handelt sich um den Schulterblattheber *(M. levator scapulae)*, dessen Fasern in einem Winkel von ca. 90 Grad zu denjenigen des Trapezius verlaufen. Sollten Sie diese Erhebung spüren, so zeigt dies, daß Sie auch am Schulterblattheber arbeiten müssen.

Trapezius 3 kann man sehr präzise mit einem unterstützten Daumen behandeln, wie Abbildung 6.35 zeigt, wo der rechte Daumen in Faserrichtung an der diagonalen unteren Grenze des Muskels entlang massiert. Führen Sie kurze Striche in Pfeilrichtung aus. Der linke Daumen bleibt in einer festen Position und verhindert so, daß der Rand des Muskels unter dem rechten Daumen heraus-

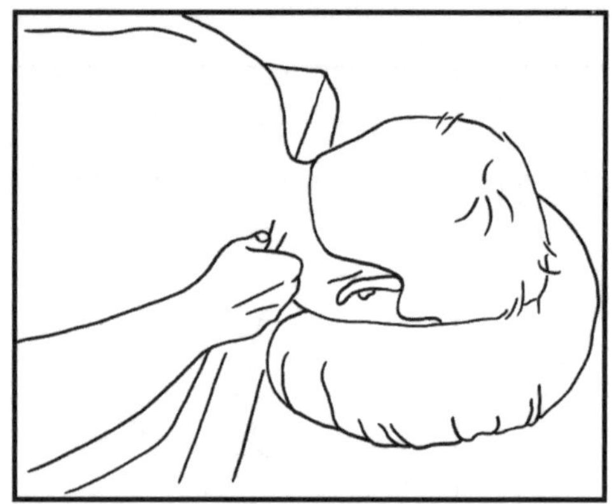

Abb. 6.33 Kneten von *Trapezius 1* zwischen Fingern und Daumen

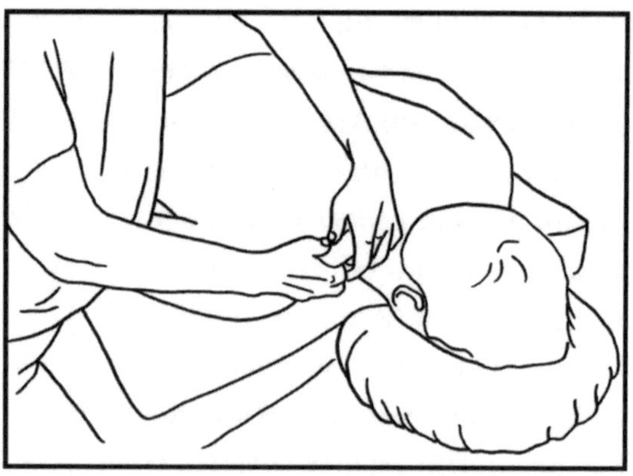

Abb. 6.34 Massage von *Trapezius 2* mit gepaarten Händen, wobei die Daumen in Richtung Außenrand der Schulter streichen

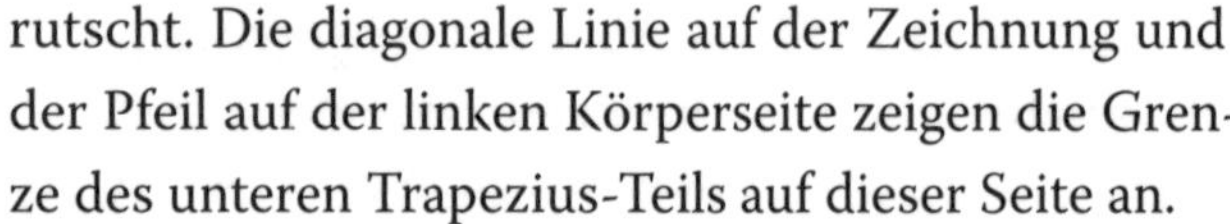

rutscht. Die diagonale Linie auf der Zeichnung und der Pfeil auf der linken Körperseite zeigen die Grenze des unteren Trapezius-Teils auf dieser Seite an.

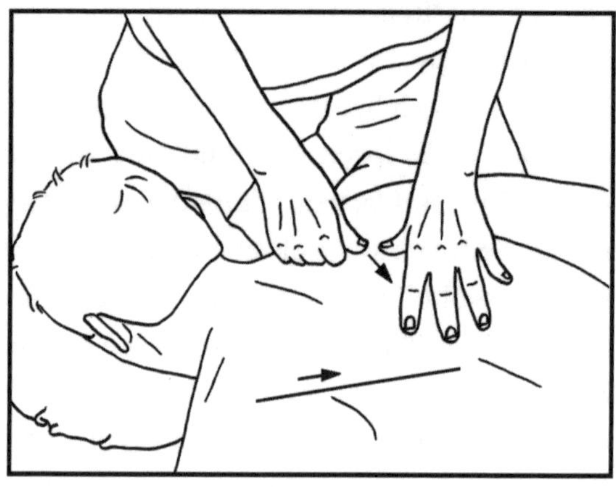

Abb. 6.35 Massage von *Trapezius 3* mit unterstütztem Daumen. Der Daumen der anderen Hand verhindert, daß sich der untere Rand des Muskels bewegt.

Benutzen Sie zur Behandlung von *Trapezius 4* unterstützte Finger. Diesen Bereich bezeichnen Massagetherapeuten gewöhnlich als den der Rautenmuskeln. Tatsächlich liegen hier vier verschiedene Muskeln übereinander. Oben befindet sich der mittlere Teil des Trapezius, darunter liegen die Rautenmuskeln, unter denen der Darmbein-Rippen-Muskel *(M. iliocostalis thoracis)* und schließlich als letzte Schicht, unmittelbar auf dem Brustkorb, der hintere obere Sägemuskel *(M. serratus posterior superior)* liegt. Der Schulterblattheber ist nur 3–5 cm entfernt.

Wie Sie wissen werden, erfordert der große Bereich zwischen Schulterblatt und Wirbelsäule immer sehr viel Arbeit. Sie können effektiver an diesem Bereich arbeiten, indem Sie sich die genaue Lage jedes Muskels einprägen und sie mit bestimmten Arten von Schmerz in Verbindung bringen. Eine zu ungezielte Massage vermag Schmerzprobleme oft nicht zu beheben, weil sie nie auf spezifische Triggerpunkte zielt. Solche Probleme zu lösen wird Ihnen besser gelingen, wenn Sie analytisch vorgehen und sich ganz genau merken, wo welcher Muskel liegt.

Der Schulterblattheber (M. levator scapulae)

Der Schulterblattheber hebt, wie sein Name verrät, das Schulterblatt. Der deutsche Name ist eine exakte Übersetzung des lateinischen Namens. Triggerpunkte kommen im Schulterblattheber fast so häufig vor wie im Trapezius. Sie sind die primäre Ursache für Nackensteifheit, die das Drehen des Kopfes verhindert. Travell und Simons nennen den Schulterblattheber auch den »Steifer-Nacken-Muskel«.

TONI, 33 Jahre alt, hatte die für Triggerpunkte im Schulterblattheber typischen Probleme: ständige Schmerzen und Steifheit auf der rechten Seite des Halses. Die Beschwerden waren vor drei Monaten entstanden, als er einen Autounfall mit Blechschaden miterlebt hatte. Er konnte seinen Kopf nicht mehr nach rechts drehen. Seine Krankenversicherung bezahlte für ihn die Physiotherapie, aber die Dehnübungen verschlimmerten seine Schmerzen eher noch. Elektrostimulation half ihm zwar, doch die erzielte Linderung erwies sich als nicht dauerhaft.

Eine Massage des Schulterblatthebers unterbrach den Schmerz sofort, und er empfand danach zum ersten Mal eine anhaltende Linderung. Man erklärte ihm verschiedene Möglichkeiten, diese Massage selbst durchzuführen, und empfahl ihm, dies mehrmals täglich zu tun. Nach einer Woche war der Schmerz völlig verschwunden. Nach insgesamt drei Wochen hatte sein Kopf die volle Bewegungsfähigkeit wiedererlangt.

Symptome

Triggerpunkte im Schulterblattheber verursachen Schmerzen und Steifheit im Hals-Schulter-Winkel (Abb. 6.36). Sind diese Triggerpunkte sehr aktiv, übertragen sie Schmerz auch an den Innenrand des Schulterblatts und bis in die Rückseite der Schulter hinein (nicht abgebildet). Der Schmerz, der in den Bereich hinter der Schulter ausstrahlt, kann die Entstehung von Satellitentriggerpunkten im Deltamuskel fördern. Der zentrale schmerzende Bereich im Hals-Schulter-Winkel fördert die Entstehung von Satellitentriggerpunkten im Trapezius und im mittleren Teil des Rippenhalters. Somit können Triggerpunkte im Schulterblattheber letztlich die Ursache aller Symptome sein, die diese beiden Muskeln hervorrufen, unter anderem Kopfschmerzen und Schulterschmerzen.

Triggerpunkte im Schulterblattheber verhindern, daß Sie Ihren Kopf drehen und hinter sich schauen können, wenn Sie mit dem Auto rückwärts fahren wollen. Einigen ist es völlig unmöglich, den Kopf zu der Seite hin zu drehen, auf der sich die Triggerpunkte befinden (Simons, Travell & Simons 1999/2002, S. 521–523). Die Schmerzen treten in der Regel nur dann auf, wenn Sie den Kopf zu drehen versuchen; wenn die Triggerpunkte allerdings besonders stark sind, kann auch ein permanenter dumpfer Schmerz im Halsbereich auftreten, ohne daß Sie den Kopf bewegen. Triggerpunkte im Schulterblattheber sind nicht die Ursache des »Schiefhals« genannten Symdroms, bei dem der Kopf ständig nach einer Seite gezogen wird. Dieses Problem entsteht vielmehr durch Triggerpunkte im Kopfwender *(M. sternocleidomastoideus).*

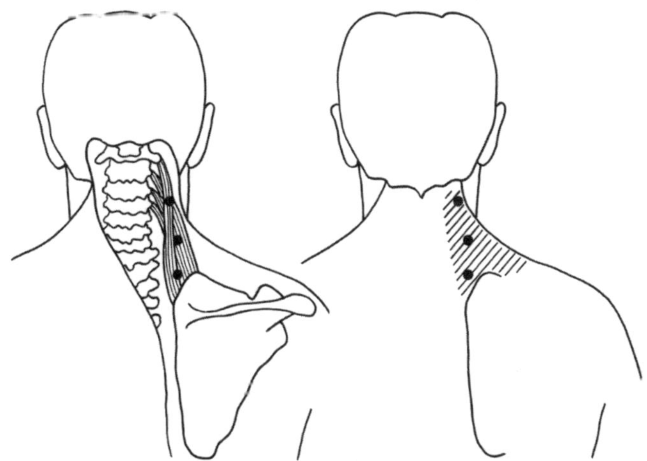

Abb. 6.36 Triggerpunkte im Schulterblattheber und zugehöriges Übertragungsschmerzmuster

Schmerzen im Oberrücken, im Halsbereich und zwischen den Schulterblättern werden häufig medizinisch als »skapulokostales Syndrom« bezeichnet. Ärzte, die nicht über myofasziale Triggerpunkte informiert sind, haben eine Vielzahl von Erklärungen und Behandlungsverfahren für dieses Problem entwickelt, unter anderem

Steroidinjektionen und eine Haltungskorrektur unter Verwendung von Hilfsmitteln. Tatsächlich begünstigt eine schlechte Haltung die Entstehung von Problemen mit dem Schulterblattheber, aber die eigentliche Ursache solcher Probleme sind meist Triggerpunkte, und eine Triggerpunkttherapie kann diese Schmerzen beseitigen (Simons, Travell & Simons 1999/2002, S. 527f.; Cailliet 1991, 253–257).

Da es im Umfeld des oberen Schulterblattwinkels eine Anzahl kleiner Schleimbeutel gibt, werden Triggerpunkte im Schulterblattheber manchmal irrtümlich für eine *skapulothorakische Bursitis* gehalten. Sehr gerne führen Ärzte in solchen Fällen eine *skapulothorakische Bursektomie* durch, was bedeutet, daß der mutmaßliche Übeltäter, der Schleimbeutel, und ein Teil des Schulterblatts entfernt werden (Lehtinen *et al.* 2004, 99–105). Es trifft zwar zu, daß ein Schleimbeutel manchmal gereizt ist und dann anschwellen kann, aber in der Regel lassen sich solche Probleme auf die Existenz von Triggerpunkten in Muskeln in der Umgebung zurückführen. Ein adäquates Vorgehen besteht darin, die Triggerpunkte zu behandeln und den Schleimbeutel von selbst heilen zu lassen, was er in der Regel tut, nachdem die myofasziale Ursache der Reizung beseitigt ist.

Ursachen

Das untere Ende des Schulterblatthebers ist mit dem oberen Schulterblattwinkel, das obere Ende mit den Querfortsätzen der vier obersten Halswirbel verbunden. Dies ermöglicht es dem Schulterblattheber, das Anheben des Schulterblatts und damit der ganzen Schulter zu unterstützen. Natürlich bringt genau diese Funktion den Muskel auch gelegentlich in Schwierigkeiten, und zwar meist durch simple Überlastung. Wenn Sie wegen Streß und schlechter Haltungsangewohnheiten Ihre Schultern ständig hochziehen, werden die Schulterblattheber mit Sicherheit unnötig belastet.

Aufgrund seiner beidseitigen Verbindung zur Halswirbelsäule unterstützt der Schulterblattheber auch die seitliche Drehung des Kopfes. Wenn Triggerpunkte Teile des Muskels außer Funktion setzen, ist er in seiner Kontraktion behindert und kann diese Funktion deshalb nicht immer erfüllen. Außerdem widersetzt er sich dann der Streckung, was Sie möglicherweise daran hindert, den Kopf auch in die andere Richtung zu drehen (Simons, Travell & Simons 1999/2002, S. 523–525).

Viele Dinge können sich ungünstig auf den Schulterblattheber auswirken, unter anderem Schlafen in Seitenlage ohne ausreichende Unterstützung des Kopfes, Schreiben auf einer Tastatur, während der Kopf auf die seitlich liegende Vorlage schaut, und Einklemmen eines Telefonhörers zwischen Kopf und Schulter. Rucksäcke und Schultertaschen sind für den Schulterblattheber ebenso ungünstig wie für den Trapezius. Beide Muskeln müssen in starker Kontraktion verharren, um dem Zug der Tasche nach unten entgegenzuwirken. Sie werden feststellen, daß eine Frau, die ihre Tasche an einem Schultergurt trägt, die Schulter hochziehen muß, um das Hinunterrutschen der Tasche zu verhindern.

Die Schulterblattheber werden auch durch übermäßiges Körpertraining, durch emotionale Anspannung und durch zu hohe oder zu niedrige Armstützen belastet. Außerdem ist der Schulterblattheber einer der vielen Muskeln, die im Falle eines Schleudertraumas betroffen sind. Triggerpunkte, die durch einen Autounfall oder einen Sturz entstehen, können jahrelang unentdeckt bestehen bleiben und unerkannt chronische Schmerzen und Beeinträchtigungen verursachen (Simons, Travell & Simons 1999/2002, S. 524f.).

Zusammen erfüllen die beiden Schulterblattheber die Funktion, den Kopf zu halten, wenn er nach vorn hängt. Folglich werden sie stark überlastet, wenn der Kopf die meiste Zeit über vorgestreckt ist.

Schulterblattheber und Trapezius können über die Maßen belastet werden, wenn man ständig Bücher oder Papiere liest, die flach auf dem Tisch liegen, denn alle Muskeln des Halses und des Oberrückens bleiben ständig kontrahiert, wenn der Kopf in dieser Haltung nach vorn hängt. Versuchen Sie deshalb, Ihr Buch in einem Winkel zur Tischplatte aufzustützen, damit der Kopf in einer aufrechteren Position verharren kann. Es gibt heute die verschiedenartigsten Haltevorrichtungen für ergonomisch korrekte Lesehaltungen.

Selbstbehandlung

Bei der Behandlung des Schulterblatthebers geht es um drei Triggerpunkte. *Levator scapulae 1* ist sehr leicht zu finden; er liegt unmittelbar über der Stelle, wo der Muskel am oberen Schulterblattwinkel befestigt ist. Leider handelt es sich hier um einen Insertionstriggerpunkt, also nicht um denjenigen, auf den es am meisten ankommt. Es fühlt sich gut an, an diesem Punkt zu arbeiten, und hilft auch ein wenig, aber dadurch werden Sie Ihre Schmerzen und Steifheitsempfindungen im Halsbereich nicht los.

Levator scapulae 2 ist ein zentraler Triggerpunkt und derjenige, auf den es tatsächlich ankommt. Da er unter dem dicken oberen Teil des Trapezius verborgen liegt, müssen Sie starken Druck anwenden, um zu ihm vorzudringen. Benutzen Sie zur Behandlung der beiden unteren Triggerpunkte einen Ball, den Sie an eine Wand drücken (Abb. 6.37 und 6.38). Ein Thera-Cane oder Backnobber leistet ebenfalls gute Dienste, wenn Sie die Technik anwenden, die in Zusammenhang mit dem mittleren Teil des Trapezius erläutert wurde (siehe Abb. 6.30).

Vernachlässigen Sie nicht den Triggerpunkt *Levator scapulae 3*, der weit oben an der Seite des Halses liegt, unmittelbar hinter der Obergrenze des Kopfwenders. Arbeiten Sie daran mit unterstütztem Daumen oder mit unterstützten Fingern (Abb. 6.39). Um die Lage des Muskels durch isolierte Kontraktion festzustellen, müssen Sie Ihre Finger an Ort und Stelle halten und gleichzeitig wiederholt die Schulter heben und senken.

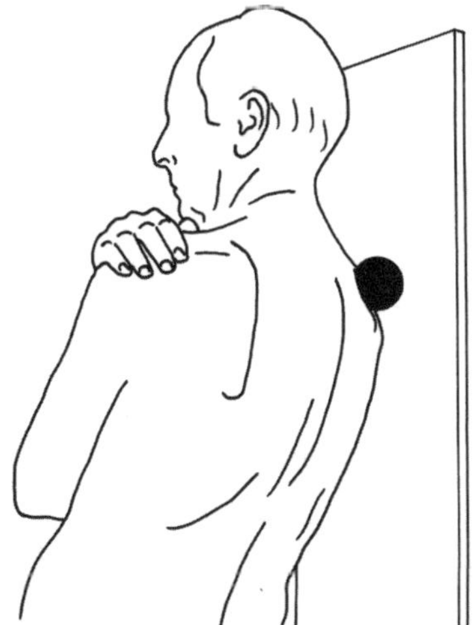

Abb. 6.37 Massage von *Levator scapulae 1* mit einem Ball, der gegen eine Wand gedrückt wird

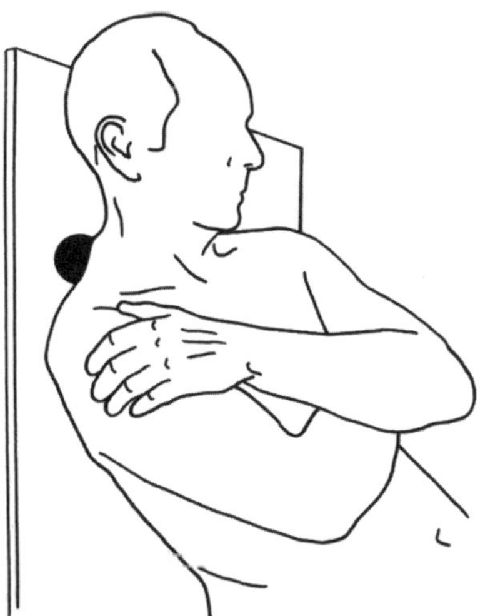

Abb. 6.38 Massage von *Levator scapulae 2* mit einem Ball, der gegen eine Wand gedrückt wird

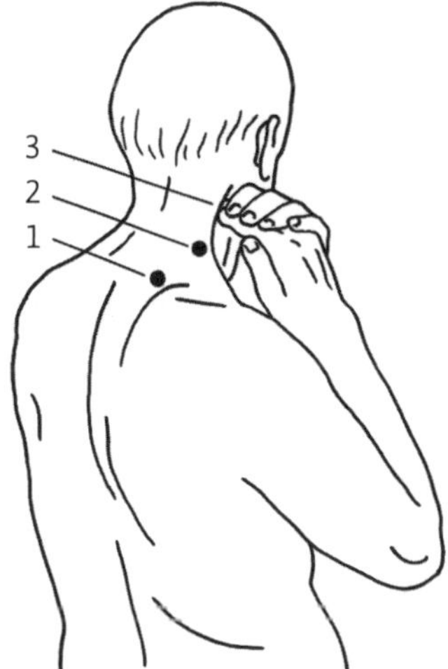

Abb. 6.39 Massage von *Levator scapulae 3* mit unterstützten Fingern

Manchmal fühlt sich das Gewebe im Oberrücken bei einer Massage »grobkörnig« oder »kiesig« an. Dieses Phänomen wird *palpierbare Krepitation* genannt, und man nimmt an, daß es sich um verkalkte Knötchen handelt, die mit Sehnen verbunden sind. Diese Ablagerungen sind ein Beleg für eine permanente Muskelüberlastung. Massage hilft dem Körper, diese Knötchen aufzulösen und abzutransportieren (Simons, Travell & Simons 1999/2002, S. 526f.).

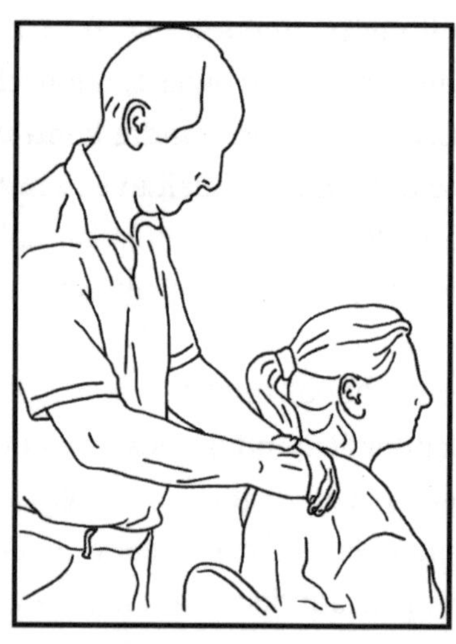

Abb. 6.40 Partnermassage des Schulterblatthebers mit unterstützten Fingern

Partnerbehandlung

Die beiden unteren Triggerpunkte im Schulterblattheber kann man mit unterstützten Fingern wirksam massieren (Abb. 6.40). Lassen Sie die andere Person ihre Schulter erheben und senken, damit Sie den oberen Schulterblattwinkel besser erkennen können. Außerdem können Sie den Schulterblattheber selbst spüren, wenn er unter dem oberen Teil des Trapezius wiederholt kontrahiert wird. Beachten Sie, daß die Fasern der beiden Muskeln im rechten Winkel zueinander verlaufen. *Levator scapulae 3* auf der Seite des Halses kann man mit unterstütztem Daumen oder mit zwei Fingern sanft massieren. Dabei empfiehlt es sich, die andere Seite des Halses mit der anderen Hand abzustützen.

Klinische Behandlung

Wenn der obere Teil des Trapezius bei einem Klienten locker genug ist, können Sie dessen vorderen Rand zurückdrücken und darunter den Triggerpunkt *Levator scapulae 1* massieren (Abb. 6.41). Andernfalls können Sie mit unterstützten Fingern in den Trapezius eindringen. Stellen Sie sich den Schulterblattheber vor, der im Winkel von 90 Grad unter dem Trapezius verläuft. Wenn Sie den Schulterblattheber quer zu seinem Faserverlauf massieren, spüren Sie den angespannten Muskel sehr deutlich wie eine Art Bremsschwelle.

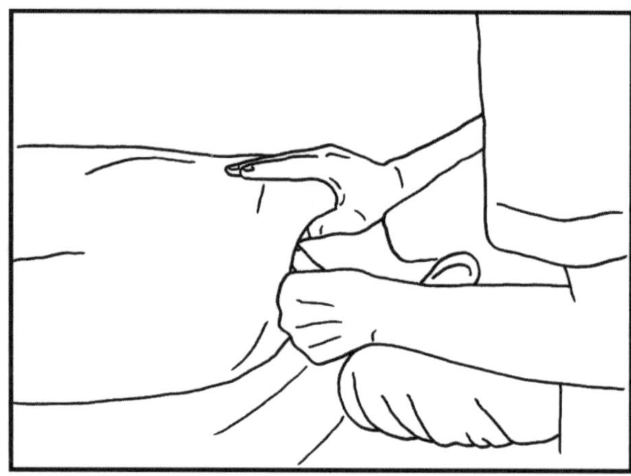

Abb. 6.41 Massage des Triggerpunkts *Levator scapulae 1*, der unter dem vorderen Rand des oberen Trapezius-Teils erreichbar ist

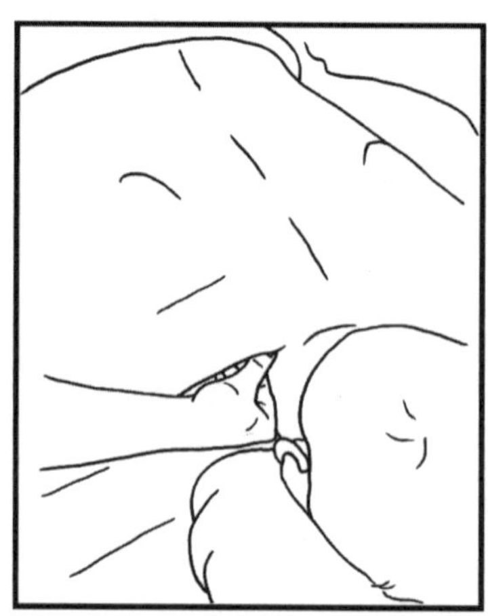

Abb. 6.42 Massage von *Levator scapulae 2* mit unterstütztem Daumen

Den Triggerpunkt *Levator scapulae* 2 finden Sie dort, wo der Muskel auf dem Weg zum Hals hinauf unter dem Trapezius hervortritt. Drücken Sie mit einem unterstützten Daumen gegen die Querfortsätze der Wirbel, während Sie wiederholte Massagestriche ausführen (Abb. 6.42). Triggerpunkt *Levator scapulae* 3, der sich seitlich am Hals befindet, kann mit zwei Fingern gleichzeitig behandelt werden.

Wenn Sie in einem Bereich vom Durchmesser eines Baseballs (ca. 7,4 cm) um die beiden unteren Triggerpunkte des Schulterblatthebers suchen, finden Sie möglicherweise weitere stark druckempfindliche Punkte. Wahrscheinlich sind dies Satellitentriggerpunkte des Riemenmuskels der Halswirbelsäule *(M. splenius cervicis)* und des *M. iliocostalis cervicis.* Sie tragen zur Entstehung von Schmerzen im Hals- und Nackenbereich bei, und im Rahmen der Behandlung muß auch an ihnen gearbeitet werden.

Die Rautenmuskeln (Mm. rhomboidei)

Die Rautenmuskeln sind mit mehreren Wirbeln des Oberrückens und mit dem Innenrand des Schulterblatts verbunden. Der kleine Rautenmuskel *(M. rhomboideus minor)* liegt höher und vom großen Rautenmuskel *(M. rhomboideus major)* ein wenig getrennt, doch beide lassen sich durch Tasten nicht voneinander unterscheiden. Der Rautenmuskel hat die Aufgabe, das Schulterblatt in Richtung Wirbelsäule zu bewegen, es anzuheben und es nötigenfalls ruhig zu halten, um als solide Basis für die Aktivitäten des Arms und der Hand zu fungieren.

PATTI, 29 *Jahre alt, kam wegen Angespanntheit und Schmerzen im Oberrücken und Nacken zur Wochenendambulanz einer großen Massageschule. Am Tag, nachdem sie ihren Truck eingewachst hatte, war sie morgens mit diesem Problem aufgewacht. Dem Massagetherapeuten fiel auf, daß Patti ihre Schultern nach vorn zog und daß ihre Schulterblätter unter ihrem Hemd vortraten. Sie erklärte: »Ich habe meistens Schmerzen zwischen den Schulterblättern. Aber so stark wie jetzt waren sie noch nie.«*

Extrem druckempfindliche Triggerpunkte wurden in Pattis Trapezius, Schulterblattheber, Rautenmuskeln, Brustmuskeln und Nackenmuskeln gefunden. Durch die anfängliche Behandlung wurden die Schmerzen deutlich verringert, und die Stimmung der Klientin hellte sich auf. Dann erklärte der Therapeut ihr, wie sie ihren Oberrücken mit Hilfe eines Tennisballs selbst behandeln könnte. Außerdem empfahl er ihr, bei ihrem nächsten Besuch in der Ambulanz darauf hinzuweisen, daß auch an ihren Brustmuskeln gearbeitet werden müsse. Diese waren Mitverursacher der chronischen Rückenschmerzen, weil sie die Rautenmuskeln zwischen den Schulterblättern zu intensiverer Aktivität zwangen. Durch das Einwachsen ihres Trucks, eine ungewohnte Tätigkeit, hatte Patti beide Muskelgruppen stark überlastet.

Symptome

Triggerpunkte in den Rautenmuskeln übertragen Schmerz am Innenrand des Schulterblatts entlang (Abb. 6.43). Es handelt sich um einen »reißenden« Schmerz, der noch deutlicher wird, wenn man still sitzt. Wichtige Verursacher von Schmerz in diesem Bereich sind auch der hintere obere Sägemuskel *(M. serratus posterior superior)* und der Darmbein-Rippen-Muskel *(M. iliocostalis thoracis)*, die unmittelbar neben den Rautenmuskeln liegen, sowie der mittlere Teil des Trapezius, der die Rautenmuskeln bedeckt. Wahrscheinlich existieren in solchen Fällen Triggerpunkte in allen vier Muskelschichten. Weitere Verursacher von Übertragungsschmerz im Bereich zwischen den Schulterblättern sind die Rippenhalter, der Untergrätenmuskel, der breite Rückenmuskel, der vordere Sägemuskel und der Schulterblattheber.

Man sollte in jedem Fall die Rippenhalter auf Triggerpunkte hin überprüfen, bevor man die genannten anderen Muskeln behandelt. Erstaunlicherweise zählen die Rippenhalter zu den häufigsten Verursachern von Oberrückenschmerzen. Wenn man nicht zuerst die Rippenhalter behandelt, kann eine Massage der Rautenmuskeln oder anderer soeben aufgeführter Muskeln nicht zu einer dauerhaften Linderung führen, auch wenn sich die Massage noch so gut anfühlen mag. Permanente Schmerzen, die durch Triggerpunkte in den Rautenmuskeln verursacht werden, können zu der irrigen und völlig nutzlosen Diagnose »skapulokostales Syndrom« führen, was nichts weiter bedeutet, als daß Sie chronische Schmerzen im Oberrücken haben. Leider sind viele Ärzte nach wie vor der Meinung, die Ursache solcher Schmerzen sei unbekannt (Simons, Travell & Simons 1999/2002, S. 657f.).

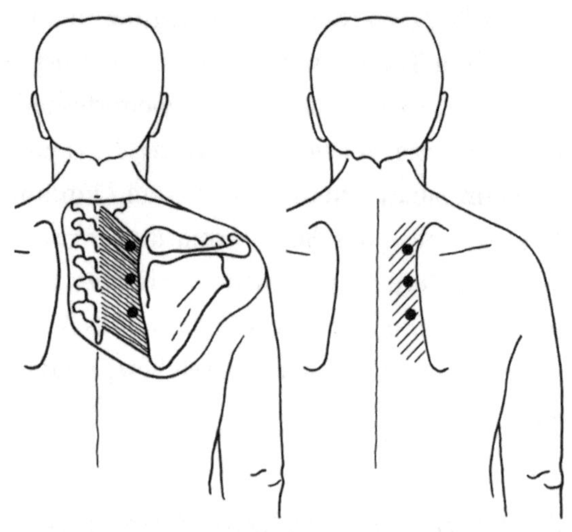

Abb. 6.43 Triggerpunkte im Rautenmuskel und zugehöriges Übertragungsschmerzmuster

Ein Symptom, das helfen kann, die Beteiligung der Rautenmuskeln an der Entstehung von Schmerzen im Oberrücken zu erhärten, ist die sogenannte *Krepitation*, ein schnappendes oder knirschendes Geräusch in den Rautenmuskeln bei Bewegungen der Schulter, verursacht durch Kalziumablagerungen in den Sehnen infolge ständiger Anspannung, die sich auf die verkürzende und versteifende Wirkung von Triggerpunkten in den Muskeln zurückführen läßt (Simons, Travell & Simons 1999/2002, S. 656). Massage kann dem Körper helfen, diese Ablagerungen zu beseitigen.

Eine Verkürzung der Rautenmuskeln schränkt die Beweglichkeit des Arms beim Vorstrecken oder Erheben über den Kopf ein. Der Schmerz kann stärker werden, wenn Sie sich bücken, um etwas vom Boden aufzuheben (Simons, Travell & Simons 1999/2002, S. 655). Jede Einschränkung der Beweglichkeit wirkt sich auf die Funktionsfähigkeit des gesamten Schulterkomplexes aus und prädisponiert für die Entstehung von Schultersteife.

Ursachen

Wenn Sie Überlastungen der Rautenmuskeln vermeiden wollen, sollten Sie Aktivitäten, die ein ständiges oder wiederholtes Erheben der Schultern oder Ziehen mit den Armen erfordern, nur in Maßen ausführen. Wenn die Schultern in einer unnatürlichen militärischen Haltung zurückgezogen werden, bleiben die Rautenmuskeln permanent kontrahiert. Auch ein Ballwurf und Rudern können die Rautenmuskeln überstrapazieren. Durch permanente Anspannung, die dazu führt, daß die Schultern dauerhaft hochgezogen bleiben, wird die Entstehung von Triggerpunkten in vielen Muskeln, unter anderem auch in den Rautenmuskeln, gefördert.

Eine der Ursachen für die Rautenmuskeln betreffende Probleme, auf die Sie wahrscheinlich nie kommen würden, sind angespannte Brustmuskeln. Wenn diese aufgrund der Wirkung von Triggerpunkten in einem verkürzten Zustand verharren, ziehen sie das Schulterblatt nach vorn. In Reaktion darauf entsteht eine Anspannung der Rautenmuskeln, die dazu dient, das Schulterblatt an seinem Platz zu halten. Die Rautenmuskeln können leicht überdehnt werden, wenn sie durch Kontraktion dem Zug der Brustmuskeln entgegenwirken. Diese sehr erschöpfend wirkende Muskelaktivität, bei der garantiert Triggerpunkte entstehen, wird *exzentrische Kontraktion* genannt (Simons, Travell & Simons 1999/2002, S. 653ff.).

Der Zug der angespannten Brustmuskeln läßt die Schulterblätter aus dem Rücken vorragen und führt zur Entstehung eines Rundrücken und eines flachen Brustkorbs. Diese Haltung zu korrigieren oder an der Anspannung der Rautenmuskeln zu arbeiten ist sehr schwierig, wenn nicht vorher die Triggerpunkte in den Brustmuskeln deaktiviert worden sind. Versuche, die Rautenmuskeln aus therapeutischen Gründen zu dehnen, obwohl sie durch die Brustmuskeln ohnehin schon in einem gelängten Zustand gehalten werden, können zu einer noch stärkeren Überdehnung führen, die Triggerpunkte reizen und noch stärkere Schmerzen hervorrufen. Warten Sie mit dem Dehnen, bis alle Triggerpunkte gelöst sind (Simons, Travell & Simons 1999/2002, S. 658–660; Kendal, McCreary & Provance 1993, 282f.).

Selbstbehandlung

Eine Massage der Rautenmuskeln läßt sich leicht und effektiv mit dem Thera-Cane oder Backnobber ausführen, wobei die Arbeit mit einem Tennisball an einer Wand sicher angenehmer ist (Abb. 6.44). Wenn Sie mehr Druck ausüben und die Bewegungen des Balls genauer kontrollieren wollen, können Sie einen Lacrosse-Ball benutzen. Wenn in den Rautenmuskeln seit langem Knoten bestehen, bewegt sich der Ball »holprig«. Wenn Sie den Ball ständig bei sich tragen oder ihn an Ihrem Arbeitsplatz aufbewahren, können Sie im Laufe des Tages Gelegenheiten nutzen, um ein paar Minuten mit dem Ball an den Rautenmuskeln zu arbeiten.

Partnerbehandlung

Bei einem anderen Menschen die Rautenmuskeln zu behandeln ist leichter, wenn der andere sitzt und Sie hinter ihm stehen (Abb. 6.45). Ein unterstützter Daumen eignet sich zur Behandlung dieses Bereichs; allerdings können Sie mit unterstützten Fingern mehr Druck aufbauen, wie die Abbildung zeigt. Wohl jeder empfindet es als angenehm, eine Massage in diesem Bereich zu bekommen, und die meisten haben auch das Gefühl, daß eine solche Massage genau das Richtige ist, um den Schmerz zu behandeln, der hier so häufig auftritt. Zu bedenken ist allerdings, daß auch die Rippenhalter Schmerz bevorzugt in diesen Bereich übertragen. Falls Sie die Rippenhalter ignorieren, können Sie das Problem möglicherweise nicht lösen.

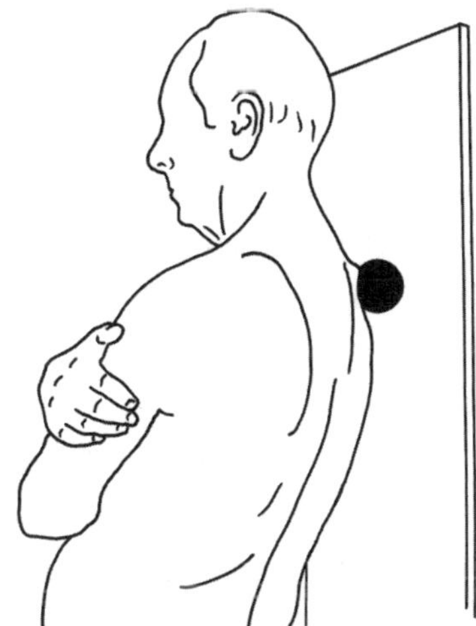

Abb. 6.44 Massage der Rautenmuskeln mit einem Ball an einer Wand

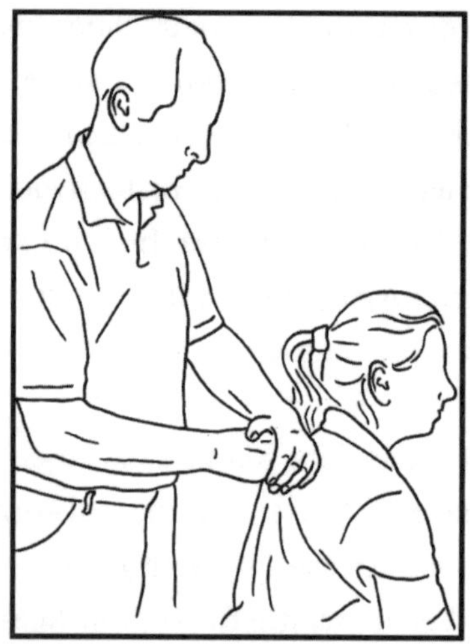

Abb. 6.45 Partnermassage der Rautenmuskeln mit unterstützten Fingern

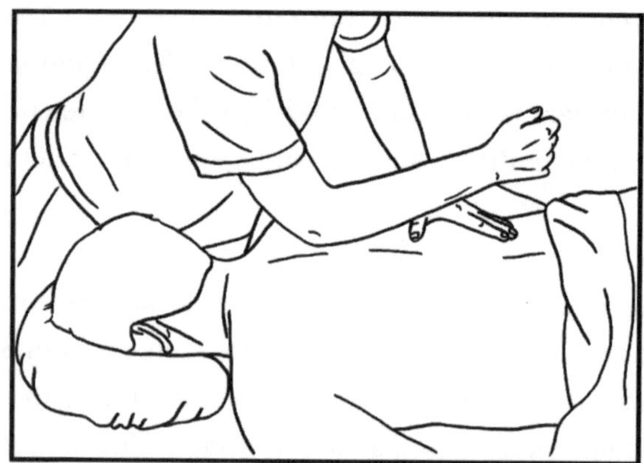

Abb. 6.46 Massage des Rautenmuskels mit dem Ellbogen, wobei der Daumen der anderen Hand der Orientierung dient

Klinische Behandlung

Manche Massagetherapeuten ziehen es vor, die Rautenmuskeln zu behandeln, während ihr Klient auf dem Rücken liegt. Der Vorteil bei dieser Lage ist, daß man das Körpergewicht des Klienten nutzen kann, um Druck auszuüben; der Nachteil ist, daß eine Massage in dieser Position die Finger des Massierenden stark belastet. Falls Sie Ihre Hände und Finger schonen wollen, sollten Sie den Klienten in Bauchlage mit einem Ellbogen massieren (Abb. 6.46). Dabei können Sie mit dem Gewicht Ihres eigenen Körpers Druck ausüben, und die Hände spielen überhaupt keine Rolle. Wenn Sie meinen, daß Ihr Ellbogen zu spitz ist und deshalb zu aggressiv wirkt, können Sie auch den Unterarm benutzen. Die Elle ist insbesondere bei einem mageren Klienten ein ziemlich hartes Werkzeug. Auch mit unterstützten Fingern erzielt man in diesem Bereich gute Ergebnisse, ohne die Finger zu überlasten.

Der hintere obere Sägemuskel (M. serratus posterior superior)

Obwohl der hintere obere Sägemuskel ebenso wie die Rautenmuskeln mit der Wirbelsäule verbunden ist und in die gleiche Richtung wie die Rautenmuskeln verläuft, hat er keine Verbindung zum Schulterblatt und erstreckt sich unter dem Schulterblatt bis zu den oberen Rippen, mit denen er verbunden ist (Abb. 6.47). Der Muskel hat die Aufgabe, beim Einatmen die Rippen zu heben, um die Lunge mit Luft zu füllen.

Elaine, *44 Jahre alt, litt ständig unter Schmerzen im Oberrücken, die sich so anfühlten, als liege ihr Ursprung tief unter einem Schulterblatt. Der Zustand machte ihr Sorgen, und ihr Arzt hatte eine Röntgenaufnahme angeordnet, um festzustellen, ob eine Lungenerkrankung vorlag. Dies war glücklicherweise nicht der Fall. Elaine erklärte, ihre Arbeit sei sehr belastend. Sie war in der Schulverwaltung tätig und fuhr den ganzen Tag von einer Schule zur anderen. »Nicht die Probleme in den Schulen machen mich fertig, sondern der Straßenverkehr, den ich jeden Tag erlebe. Ich kann mich nie entspannen. Wenn ich an einer Ampel stehe, merke ich immer wieder, daß ich die Luft anhalte.«*

Wie zu erwarten, waren alle Muskeln in Elaines Oberrücken sehr stark angespannt. Während der Behandlung seufzte sie erleichtert. Interessant war für den Therapeuten, daß während der Massage des hinteren oberen Sägemuskels Elaines kleiner Finger kribbelte – ein bekanntes Zeichen dafür, daß dieser Muskel bei dem Problem eine Rolle spielt. Nach zwei weiteren Behandlungen waren die Schmerzen unter Elaines Schulterblatt verschwunden, und der Therapeut erklärte ihr, wie sie sich selbst behandeln konnte, um die Wiederkehr des Problems zu verhindern.

Symptome

Das Übertragungsschmerzmuster des hinteren oberen Sägemuskels ist sehr weitläufig (Abb. 6.48) und überschneidet sich mit den entsprechenden Mustern verschiedener anderer Muskeln. Ein Schmerz tief unter dem Schulterblatt ist das typischste Symptom. Schmerzen können auch auf der Rückseite der Schulter, an der Ellbogenspitze und auf der Innenseite der Hand und des Handgelenks auftreten. Schmerzen im kleinen Finger sind sozusagen ein Markenzeichen von Triggerpunkten im hinteren oberen Sägemuskel. Im Übertragungsbereich der Hand treten manchmal Taubheitsempfindungen auf. Gelegentlich schmerzt auch der gesamte Trizepsbereich bis hinab zur Ellenseite des Unterarms oder sogar bis in den Brustbereich (nicht abgebildet). Der Übertragungsschmerz tief unter dem Schulterblatt kann Satellitentriggerpunkte im Unterschulterblattmuskel erzeugen, dort, wo sich Schultersteife oft zu entwickeln beginnt. Triggerpunkte im hinteren oberen Sägemuskel können selbst durch die Rippenhalter verursachte Satellitentriggerpunkte sein – was ebenfalls darauf hindeutet, daß die Rippenhalter, wenn man sie ignoriert, der entfernt gelegene Ursprung von Schultersteife sein können (Simons, Tavell & Simons 1999/2002, S. 957–962).

Die Triggerpunkte im hinteren oberen Sägemuskel zählen zu den ersten, die Janet Travell entdeckte. In einer ihrer frühesten Studien fand sie heraus, daß sie bei 98 Prozent ihrer unter Schulterschmerzen leidenden Patienten vorlagen (Travell, Rinzler & Herman 1942, 417–422). Obwohl diese Triggerpunkte und ihre Wirkungen seit über 60 Jahren bekannt sind, diagnostizieren Ärzte sie immer noch falsch. Verwirrung stiften die Taubheitsempfindungen, die diese Triggerpunkte in den Händen und Fingern hervorrufen können, weil sie stark den Folgen einer durch einen Bandscheibenvorfall im Bereich der Halswirbelsäule verursachten Nervenkompression ähneln. Die Taubheitsempfindungen können auch als periphere Neuropathie, eine Erkrankung der Sinnesnerven, mißverstanden werden. Und der Schmerz im Ellbogenbereich wird manchmal fälschlich als Olekranon-Bursitis diagnostiziert (Simons, Travell & Simons 1999/2002, S. 962).

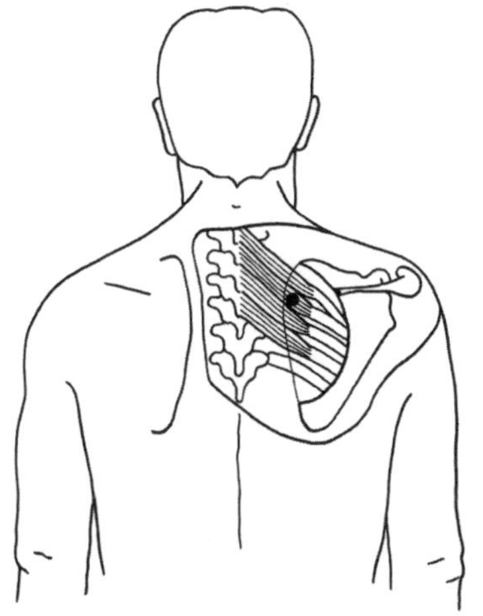

Abb. 6.47 Triggerpunkt im hinteren oberen Sägemuskel

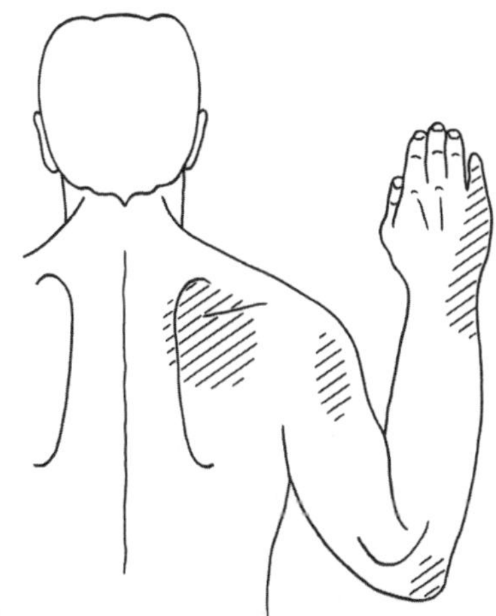

Abb. 6.48 Übertragungsschmerzmuster des hinteren oberen Sägemuskels

Der hintere obere Sägemuskel wird häufig als Ursache des skapulokostalen Syndroms genannt, eines Schmerzes, der hauptsächlich den hinteren Bereich der Schulter befällt (Simons, Travell & Simons 1999/2002, S. 962; Ormandy 1994, 105–108). Einige Chirurgen halten eine Serratotomie (die Durchtrennung des hinteren oberen Sägemuskels) für die beste Lösung des Problems (Fouri 1991, 721–724). Doch wenn Sie lernen, Ihre Triggerpunkte selbst zu behandeln, können Sie Ihre Muskeln wahrscheinlich erhalten.

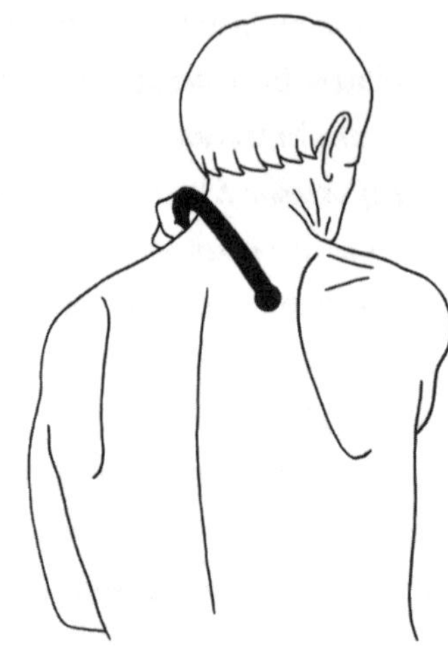

Abb. 6.49 Massage des hinteren oberen Sägemuskels und der Rautenmuskeln mit Hilfe eines Thera-Cane oder Backnobber

Ursachen

Durch angestrengtes Atmen während starker körperlicher Anstrengung können Triggerpunkte im hinteren oberen Sägemuskel entstehen. Nervös bedingte Hyperventilation und gewohnheitsmäßige Brustatmung anstelle von Zwerchfellatmung können ebenfalls zu einer Überlastung dieses Muskels führen. Besonders anstrengend ist das »Luftschnappen«, das für Atemwegserkrankungen wie Asthma, Bronchitis, Lungenentzündung, Emphysem und Raucherhusten typisch ist (Simons, Travell & Simons 1999/2002, S. 957f.).

Selbstbehandlung

Weil der größte Teil dieses Muskels unter dem Schulterblatt verborgen liegt, können Sie seine Triggerpunkte mit dem eigenen Arm nicht erreichen. (Dies veranschaulicht der große Einblick in den Bereich unter dem Schulterblatt in Abbildung 6.47.) Zum Glück kann man das Schulterblatt umgehen, indem man die Hand während der Massage auf die andere Schulter führt. Arbeiten Sie mit dem Thera-Cane oder Backnobber über die nicht betroffene Schulter, wobei Sie den oberen Bogen des Werkzeugs mit der Hand festhalten (Abb. 6.49). Auch das Drücken eines Balls gegen eine Wand kann hier gute Dienste leisten, wenn der Arm der betroffenen Körperseite über den Rumpf zur anderen Schulter geführt wird, um das Schulterblatt zur Seite zu bewegen.
Benutzen Sie hierbei die gleiche Technik wie bei den Rautenmuskeln (Abb. 6.44).

Partnerbehandlung

Eine Selbstbehandlung mit einem Ball ist sinnvoll, wenn es Ihnen gelingt, das Schulterblatt aus dem Weg zu halten, und wenn Sie den Ball an der richtigen Stelle plazieren. Doch wenn ein Problem so akut ist, daß Ihnen nach Selbstfürsorgemaßnahmen nicht der Sinn steht, wünschen Sie sich wahrscheinlich, daß ein Ihnen wohlgesonnener Mensch Ihnen etwas Gutes tut. Bei einer Partnermassage des hinteren oberen Sägemuskels wird die gleiche Behandlung durchgeführt wie bei den Rautenmuskeln und dem Schulterblattheber *(M. levator scapulae)*. Auf Abbildung 6.50 arbeitet nur eine Hand am Triggerpunkt, weil veranschaulicht werden soll, wo genau

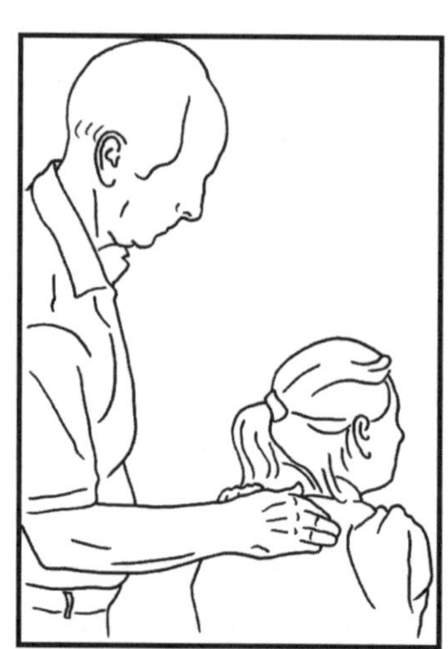

Abb. 6.50 Partnermassage des hinteren oberen Sägemuskels

Sie Ihre Finger bezogen auf den oberen Schulterblattwinkel positionieren sollen. Die richtige Position befindet sich kurz über derjenigen der Triggerpunkte im Rautenmuskel und ein wenig unterhalb des Punktes *Levator scapulae 1*. Benutzen Sie bei der therapeutischen Massage unterstützte Finger.

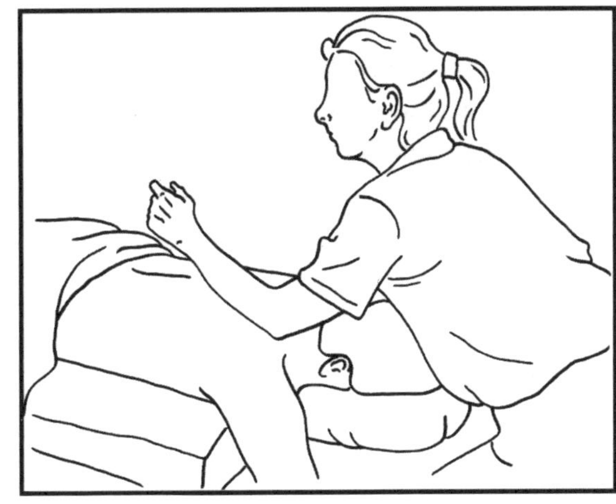

Abb. 6.51 Massage des hinteren oberen Sägemuskels mit der Elle

Klinische Behandlung

Behandeln Sie den Klienten mit der gleichen Technik wie bei den Rautenmuskeln, aber üben Sie mit der Elle, nicht mit dem Ellbogen Druck aus (Abb. 6.51). Weil die Hautschicht in diesem Bereich so dünn ist, verträgt der Muskel nur wenig Druck, und zudem liegt er direkt über den Rippen, was seine Triggerpunkte besonders druckempfindlich macht. Der Arm des Klienten sollte von der Schulter herabhängen, damit das Schulterblatt sich zur Seite bewegt.

In diesem Fall ist es besonders wichtig, die Behandlung nicht zu übertreiben. Lassen Sie nach sechs bis zwölf Massagestrichen die natürlichen Heilungsprozesse wirken. Sie brauchen die Auflösung der Triggerpunkte nicht zu erzwingen. Das wäre der schlimmste Fehler, den Sie machen können. Bei manchen Klienten mag das keinen Schaden anrichten, andere jedoch lassen sich danach möglicherweise nie mehr auf eine Triggerpunktmassage ein und verfluchen Sie außerdem.

Der Darmbein-Rippen-Muskel (M. iliocostalis thoracis)

Zwischen Schulterblättern und Wirbelsäule befinden sich drei lange Rückenmuskeln. Diese werden unter der Bezeichnung *M. erector spinae* zusammengefaßt und insgesamt auch *oberflächliche Rückenmuskeln* genannt. Es handelt sich um den *Dornfortsatzmuskel (M. spinalis)*, der unmittelbar neben der Wirbelsäule liegt, weiterhin um den »längsten Muskel des Brustkorbs« *(M. longissimus thoracis)*, der ca. 3 cm weiter außen liegt, und den Darmbein-Rippen-Muskel *(M. iliocostalis thoracis)*, der am weitesten von der Wirbelsäule entfernt ist, wobei der Abstand nicht mehr als ca. 5 cm zu betragen braucht. Der Muskel liegt direkt am Innenrand des Schulterblatts und manchmal unter diesem, wenn der Arm sich in paralleler Haltung zum Körper befindet (Abb. 6.52).

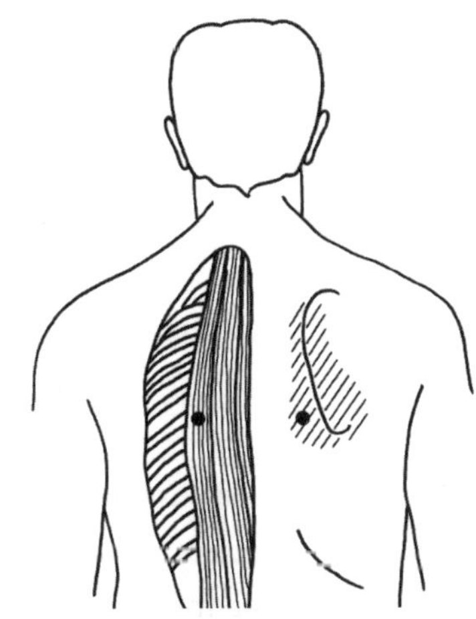

Abb. 6.52 Triggerpunkte im Darmbein-Rippen-Muskel und zugehöriges Übertragungsschmerzmuster

Diese drei langen Muskeln können auf ihrer ganzen Länge Triggerpunkte aufweisen, die an verschiedenen Stellen Rückenschmerzen verursachen können; doch nur der Darmbein-Rippen-Muskel *(M. iliocostalis thoracis)* spielt bei Schulterschmerzen eine Rolle.

Der Triggerpunkt im Darmbein-Rippen-Muskel liegt etwa 3 cm unter dem unteren Rand des unteren Trapeziusteils, in der Nähe des unteren Schulterblattwinkels (Abb. 6.52). Entweder befindet sich dieser Triggerpunkt unmittelbar unter dem unteren Schulterblattwinkel, oder er ist unter diesem verborgen. Die Lage des Darmbein-Rippen-Muskels variiert von Mensch zu Mensch. Um den Triggerpunkt zu finden, müssen Sie das Schulterblatt umgehen, indem Sie die Hand auf die andere Schulter legen.

Symptome

Triggerpunkte in den langen Rückenmuskeln erzeugen nicht nur Schmerzen, sondern erzeugen in diesen Muskeln auch in ihrer vollen Länge Anspannungen. Das kann bewirken, daß sie sich im stark kontrahierten Zustand vorwölben, was den Eindruck hervorruft, in einer ganzen Rückenseite bestehe ein Problem; tatsächlich jedoch ist ein einziger Triggerpunkt der Übeltäter. Zwar wird dieser Zustand häufig »Rückenspasmus« genannt, doch handelt es sich nicht um einen echten Spasmus, der auf eine Wärmebehandlung und auf Dehnen ansprechen würde. Hingegen löst sich eine Kontraktion, die durch Triggerpunkte aufrechterhalten wird, erst, wenn man die Triggerpunkte identifiziert und deaktiviert hat (Simons, Travell & Simons 1999/2002, S. 979, 985). Ricks Geschichte veranschaulicht, wie irreführend Triggerpunktsymptome sein können.

RICK, *34 Jahre alt, war ein muskulöser Leitungsmonteur eines Elektrizitätsunternehmens. Er litt im ganzen Rücken unter Schmerzen und muskulärer Anspannung, vom Steißbein bis zur Schädelbasis. Sogar im Schlaf wurde er von Rücken- und Schulterschmerzen verfolgt. Seine Krankenversicherung hatte ihm schon CT-Scans, MRI-Scans, Röntgenaufnahmen und viele Behandlungen bei mehreren Chiropraktikern bezahlt, aber es war weder eine Besserung eingetreten, noch hatte er eine eindeutige Diagnose erhalten. Ein Termin für einen explorativen chirurgischen Eingriff war festgelegt worden, und für die Zeit bis dahin hatte man Rick bestimmte Gymnastik- und Dehnübungen empfohlen. Er erklärte: »Ich führe die Dehnübungen aus, aber sie bewirken nie etwas Gutes. Mein Rücken ist so steif wie der eines alten Mannes.«*

Ricks Rückenmuskeln fühlten sich wie Drahtseile an, und daß er sich ständig vor den Schmerzen zu schützen versuchte, verschlimmerte die Steifheit noch zusätzlich. Triggerpunkte wurden an verschiedenen Stellen beidseitig entlang des M. erector spinae (»Aufrichter der Wirbelsäule«) gefunden, und durch eine Triggerpunktmassage konnten die Schmerzen erheblich gelindert werden. Nach einmonatiger Selbstbehandlung mit einem Tennisball an einer Wand waren die Rückenschmerzen weitgehend verschwunden. Nachdem die Muskeln ihre ständige Wachsamkeit aufgegeben hatten, fühlte er sich schon bald so locker, daß er von den empfohlenen Dehnübungen profitieren konnte.

Ein Triggerpunkt im Darmbein-Rippen-Muskel verursacht einen diffusen Schmerz, den man am gesamten Innenrand des Schulterblatts spürt, der sich aber meist am unteren Schulterblattwinkel konzentriert. Manchmal erreicht der Übertragungsschmerz auch die vordere Körperseite im Bereich der oberen Bauch- und der unteren Brustmuskulatur (Abb. 6.53). Der Arrhythmie-Triggerpunkt liegt in der Nähe des Zentrums dieses Bereichs und kann als Satellit des Triggerpunkts im Darmbein-Rippen-Muskel aktiviert werden.

Übertragungsschmerz, der von Triggerpunkten in diesem Muskel ausgeht, wird manchmal irrigerweise auf Angina pectoris, Brustfellentzündung, Blinddarmentzündung oder andere Erkrankungen innerer Organe zurückgeführt. Und selbst wenn Sie tatsächlich unter einer dieser schwereren Krankheiten leiden, ist die Wahrscheinlichkeit groß, daß Triggerpunkte Ihren Zustand noch unangenehmer machen, als er ohnehin wäre (Simons, Travell & Simons 1999/2002, S. 982–985).

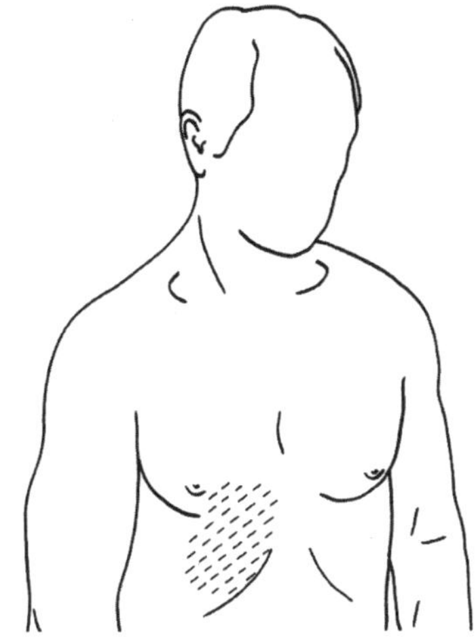

Abb. 6.53 Übertragungsschmerzmuster des Darmbein-Rippen-Muskels. Die gepunktete Linie deutet an, daß die Schmerzen in diesem Bereich nur gelegentlich auftreten.

Ursachen

Das Heben einer zu schweren Last ist eine der Hauptursachen für die Entstehung von Triggerpunkten in den langen Rückenmuskeln, insbesondere wenn Sie etwas sehr plötzlich heben oder wenn Ihr Körper nicht gerade ausgerichtet und zentriert steht. Die Rückenmuskeln sind besonders anfällig bei starken Belastungen in vorgebeugter oder seitlich gedrehter Haltung. Wenn Sie mit gedrehtem Oberkörper etwas Schweres heben wollen, muß eine Rückenhälfte mit der gesamten Last fertig werden. Achten Sie deshalb bei allen Arbeiten und spielerischen Aktivitäten darauf, daß Ihr Körpergewicht auf beiden Füßen ruht und daß Sie dem Objekt, das Sie heben wollen, frontal gegenüber stehen.

Auch Schleudertraumata erzeugen häufig Triggerpunkte in den langen Rückenmuskeln. Weiterhin können diese durch längere Unbeweglichkeit entstehen oder weil Sie zu lange in einer angespannten Position verharren. Ständig wiederholte Bewegungen im Rahmen der beruflichen Aktivität verursachen mit Sicherheit Probleme. Bei solchen häufig wiederholten Aktivitäten haben Ihre Muskeln nicht die Möglichkeit, sich zu erholen.

Selbstbehandlung

Die beste Möglichkeit, den Darmbein-Rippen-Muskel zu massieren, besteht darin, mit einem Tennisball gegen eine Wand zu drükken (Abb. 6.54). Wenn Sie tiefer in die Muskelmasse eindringen wollen, können Sie auch einen Lacrosse- oder einen High-bounce-Ball benutzen. Stecken Sie den Ball in einen langen Strumpf, um seine Position genauer beeinflussen zu können. Gleichzeitig können auf diese Weise auch noch einige andere Muskeln, die zur Entstehung von Schulterschmerzen beitragen, behandelt werden, darunter der Schulterblattheber, die Rautenmuskeln, der hintere obere Sägemuskel und der untere Teil des Trapezius. Arbeiten Sie an ihnen allen nacheinander, beginnend mit dem Schulterblattheber über dem Schulterblatt, von dort abwärts zum Innenrand des Schulterblatts und schließlich zum Darmbein-Rippen-Muskel am Innenrand des unteren Schulterblattwinkels.

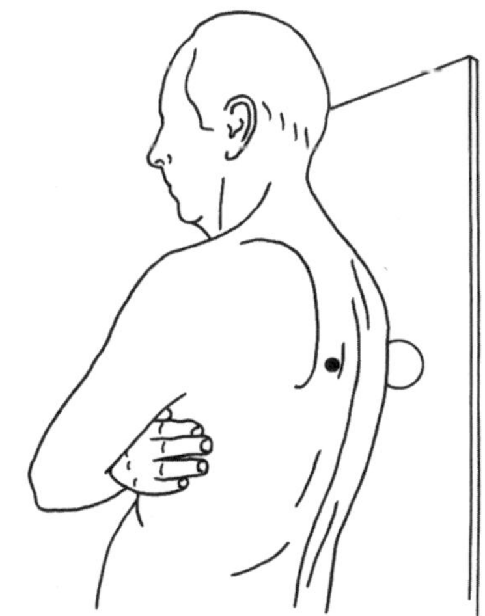

Abb. 6.54 Selbstbehandlung des Darmbein-Rippen-Muskels durch Drücken eines Tennisballs gegen eine Wand. Der schwarze Punkt auf der Zeichnung ist der entsprechende Triggerpunkt auf der anderen Seite des Rückens.

Suchen Sie nach besonders druckempfindlichen Punkten, und rollen Sie den Ball wiederholt über diese. Arbeiten Sie mit kurzen und langsamen Strichen, und führen Sie diese parallel zu den Muskelfasern aus. Minimieren Sie die Beugung Ihrer Knie, indem Sie das Becken vor- und zurückschaukeln, um den Ball zu rollen. Auch der Thera-Cane ist ein ausgezeichnetes Werkzeug für den Rücken.

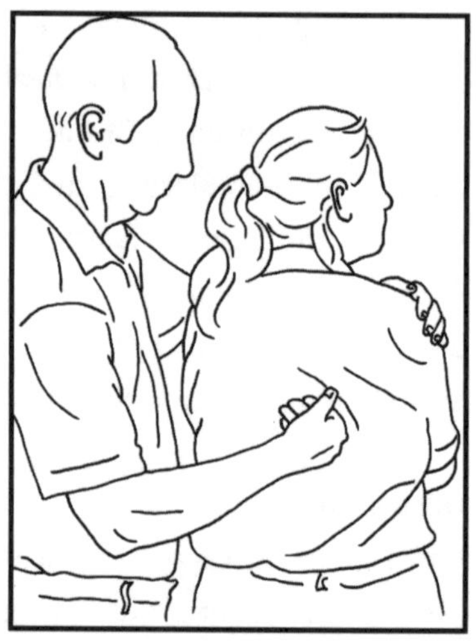

Abb. 6.55 Partnerbehandlung des Darmbein-Rippen-Muskels mit unterstütztem Daumen

Partnerbehandlung

Beim *M. iliocostalis thoracis* ist es am besten, wenn der Empfänger der Behandlung steht (Abb. 6.55). In sitzender Haltung kommt die Neigung auf, sich nach vorn zu lehnen, wodurch die Rückenmuskeln angespannt werden. Weil es nicht ganz einfach ist, an dem mittleren Bereich des Rückens zu arbeiten, sollten Sie sich bemühen, so effizient wie möglich zu arbeiten. Benutzen Sie entweder einen unterstützten Daumen oder die Knöchel einer lockeren Faust. Bewegen Sie bei jedem Massagestrich Haut und Kleidung, und achten Sie darauf, daß die Massagestriche sehr kurz und auf den Triggerpunkt konzentriert bleiben. Auch hier reichen sechs bis zwölf Massagestriche pro Behandlung völlig aus.

Klinische Behandlung

Unterstützte Finger sind ein ideales Werkzeug für die Behandlung des Darmbein-Rippen-Muskels (siehe Abb. 6.56). Sie können aber auch gepaarte unterstützte Daumen benutzen (siehe Abb. 4.22), wobei die beiden Daumen einander berühren, um die Hände miteinander zu verbinden, und sich dann in die Daumen hineinlehnen, um den Massagestrich auszuführen, während Ihr Körpergewicht die Arbeit tut. Sehen Sie Ihre beiden Hände als ein einziges Werkzeug an, und massieren Sie mit Hilfe der Körperbewegung, statt die Aktivität aus den Daumengelenken heraus erfolgen zu lassen. Viele Therapeuten überlasten ihre Daumen, was schließlich zu chronischen Schmerzen in den Daumenmuskeln führt. Wenn Sie Ihre Daumen einmal völlig aus dem Spiel lassen wollen, können Sie auch mit unterstützten Fingern arbeiten. Und wenn Sie die Hände insgesamt entlasten wollen, können Sie mit dem Ellbogen arbeiten. Um einen Triggerpunkt zu finden, der unter dem unteren Schulterblattwinkel liegt, müssen Sie das Schulterblatt ein wenig zur Seite bewegen, indem Sie den Arm des Klienten seitlich am Massagetisch herabhängen lassen.

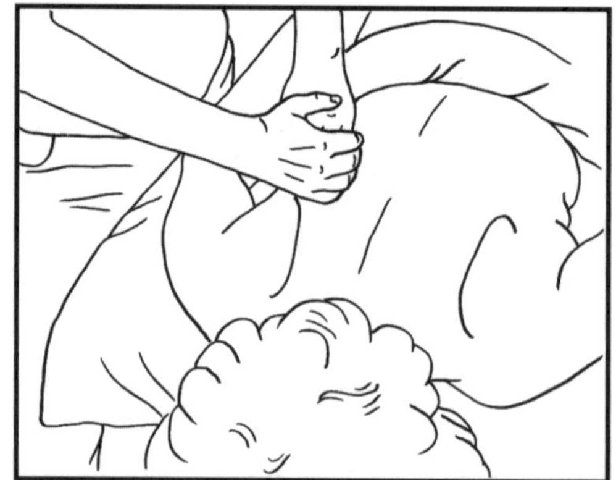

Abb. 6.56 Klinische Massage des Darmbein-Rippen-Muskels mit unterstützten Fingern

7 *Schulterbehandlung Teil C*

In diesem Kapitel geht es um zwei Muskelkategorien, um diejenigen des Oberarms und um diejenigen des Brustkorbes *(thoracis)* sowie des Brustbereichs *(pectoralis)*. Beide Kategorien können zur Entstehung von Schulterschmerzen beitragen. Wenn Sie unter Schultersteife leiden oder die Beweglichkeit eines Ihrer Arme stark eingeschränkt ist, können Sie davon ausgehen, daß die meisten Muskeln, um die es in diesem Kapitel geht, Triggerpunkte aufweisen.

Auf den ersten Blick scheinen bestimmte Muskeln in diesen beiden Gruppen völlig unbedeutend zu sein. Beispielsweise könnte man denken, das Zwerchfell liege viel zu weit von der Schulter entfernt, als daß es irgendeinen Einfluß auf sie haben könnte. Doch Triggerpunkte im Zwerchfell erzeugen teilweise Schmerzen oben auf der Schulter und fördern die Entstehung von Satellitentriggerpunkten im oberen Trapeziusteil. Und die Oberarmmuskeln übertragen alle entweder Schmerzen in die Schulter oder wirken sich direkt auf deren Aktivität aus. Und eine ihrer eigenen wichtigsten Rollen ist natürlich, das Schultergelenk zusammenzuhalten.

Weiterhin wichtig ist, daß die Muskeln des Oberarms, des Brustkorbs und des Brustbereichs oft die Entstehung von Triggerpunkten in den Muskeln der Rotatorenmanschette fördern, den unmittelbaren Verursachern der meisten Schmerzen und Steifheitsempfindungen im Schulterbereich. Es wäre verfehlt, einen der in diesem Buch erwähnten Muskeln zu vernachlässigen, so unbedeutend er auch erscheinen mag. Die Aufgaben der Muskeln im Schulterbereich sind so stark miteinander verwoben, daß ein kleiner oder entfernter Muskel weitreichende Auswirkungen auf viele andere haben kann. Die kleinen Rippenhalter im Halsbereich, mit denen wir uns in Kapitel 5 beschäftigt haben, sind hierfür ein sehr gutes Beispiel. Es ist bekannt, daß sie in vielen anderen Körperbereichen Probleme hervorrufen können, unter anderem in der Schulter, im Arm, in der Hand, im Oberrücken sowie im Brustkorb und in der Brust.

Die Muskeln des Brustbereichs (die Pectoralis-Muskeln)

Triggerpunkte in den Muskeln des Brustbereichs können bei der Entstehung von Schultersteife eine wichtige Rolle spielen. Erstens übertragen sie gewöhnlich Schmerzen in die Vorderseite der Schulter. Und zweitens kann die Angespanntheit eines Brustmuskels aufgrund der Existenz von Triggerpunkten die Funktionsfähigkeit anderer Muskeln des Schulterkomplexes beeinträchtigen, was die Entstehung weiterer Triggerpunkte fast unvermeidlich macht. Entsteht in einem Muskel im Schulterbereich ein Triggerpunkt, der nicht behandelt wird, ist es nur eine Frage der Zeit, wann auch in allen anderen Muskeln dieses Bereichs Triggerpunkte entstehen. Man könnte fast meinen, es gebe eine Art »Triggerpunktvirus«. Die Schultermuskeln melden sich schließlich alle krank, man hat die schlimmsten Schmerzen, die man je kennengelernt hat, und der Arm läßt sich gar nicht mehr bewegen. Den Anfang von alldem kann die Entstehung eines Triggerpunkts in einem Brustmuskel markieren (Simons, Travell & Simons 1999/2002, S. 884–887).

Ein noch größeres Problem, das mit den Triggerpunkten im Brustbereich zusammenhängt, ist, daß sie einen Schmerz erzeugen können, der dem bei einem Herzinfarkt auftretenden ähnelt. Jener Schmerz in der linken Schulter und im Arm, der so charakteristisch für einen Herzinfarkt ist, tritt in genau den gleichen Bereichen als Übertragungsschmerz von Triggerpunkten in den Brustmuskeln auf (Lange 1931, 118–135). Starke (oder leichte) Schmerzen im Brustbereich, die noch lange nach einem Herzinfarkt bestehen bleiben, können durch diese Triggerpunkte verursacht werden (Simons, Travell & Simons 1999/2002, S. 872–874; Edeiken & Wolferth 1936, 201–210).

Erstaunlicherweise können auch Herzerkrankungen zur Entstehung von Schultersteife führen, weil Herzschmerzen Satellitentriggerpunkte in den Muskeln des Brustbereichs und der Schulter erzeugen können. Vielleicht erinnern Sie sich noch daran, daß Janet Travell zu Beginn ihrer beruflichen Laufbahn als Kardiologin arbeitete und daß einer der Gründe für ihr Interesse an Triggerpunkten die erstaunliche Zahl von Herzpatienten war, die an Schultersteife litten.

Der große Brustmuskel (M. pectoralis major)

Der große Brustmuskel ist der muskuläre Teil der Brust bei Männern und Frauen. »Pectoralis« leitet sich vom lateinischen *pectus* für »Brust« her. Und »major« bedeutet, daß es sich um den größten der Brustmuskeln handelt.

Doug, *49 Jahre alt, hatte Schmerzen auf der Vorderseite der rechten Schulter und im Bereich seines Schlüsselbeins. Diese Beschwerden waren chronisch und bestanden schon seit mindestens zehn Jahren. »Es tut weh, wenn ich meinen Arm hebe. Ich muß den linken Arm zur Hilfe nehmen, um bei der Arbeit den rechten Arm zu heben.« Er vermutete, daß ein Schleudertrauma, das er 30 Jahre zuvor bei einem Auffahrunfall erlitten hatte, eine Rolle spielen könnte, nahm aber andererseits an, daß sein aktuelles Problem eher mit den hohen Anforderungen seiner Arbeit in einer Autofabrik zusammenhinge.*

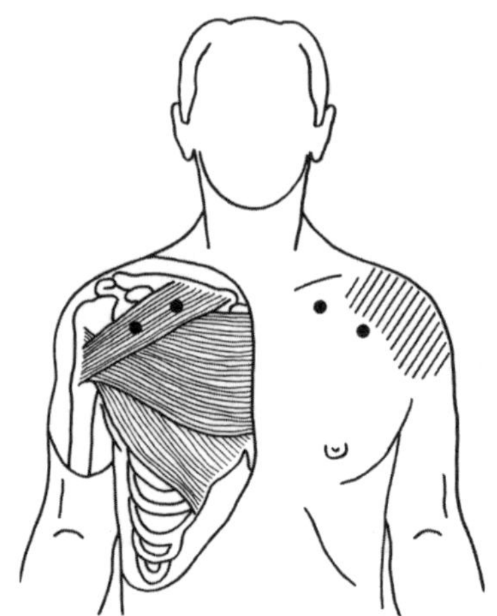

Abb. 7.1 Großer Brustmuskel, klavikularer Teil: Triggerpunkte und Übertragungsschmerzmuster

Dougs Schlüsselbein war sehr druckempfindlich, und in vielen Bereichen seines Körpers existierten Triggerpunkte, unter anderem in den Rippenhaltern, den Kopfwendern, dem Trapezius und den Muskeln der Rotatorenmanschette. Und die Trigger-

punkte in seinem kleinen Brustmuskel und im oberen Teil seines großen Brustmuskels waren extrem berührungsempfindlich. Die erste Behandlung, die sich auf die Brustmuskeln konzentrierte, verringerte den Schmerz im Bereich des Schlüsselbeins und auf der Vorderseite der Schulter. Eine anschließende vierwöchige Selbstbehandlung machte ihm seine Arbeit deutlich erträglicher.

Symptome

Schmerzen, die durch Triggerpunkte im großen Brustmuskel erzeugt werden, treten in der Brust und auf der Vorderseite der Schulter auf. Besonders aktive Triggerpunkte senden auch Schmerz zur Innenseite des Arms, zur Innenseite des Ellbogens, zur Handinnenfläche und zum vierten und fünften Finger. Wo genau die Schmerzen auftreten, hängt von der exakten Lage des Triggerpunkts in den drei Teilen dieses komplexen Muskels ab. Der klavikulare Teil liegt am höchsten und ist mit dem Schlüsselbein verbunden. Der sternale Teil liegt in der Mitte und ist mit dem Brustbein *(Sternum)* verbunden. Der kostale Teil ist der unterste, der mit den Rippen verbunden ist. Die drei Teile des großen Brustmuskels sind alle an der Vorderseite des Oberarmknochens *(Humerus)* befestigt.

Triggerpunkte können in vier Bereichen des großen Brustmuskels entstehen. Man kann sie lokalisieren, indem man sie mit ihren unterschiedlichen Schmerzmustern in Zusammenhang bringt. Triggerpunkte im klavikularen Teil übertragen Schmerz zur Vorderseite der Schulter (Abb. 7.1). Dieser obere Teil des Muskels unterstützt den vorderen Teil des Deltamuskels beim Heben des Arms vor dem Körper. Die Triggerpunkte im klavikularen Teil erzeugen oft Satellitentriggerpunkte im vorderen Teil des Deltamuskels (Simons, Travell & Simons 1999/2002, S. 872–874).

Triggerpunkte im sternalen Teil des großen Brustmuskels übertragen Schmerz zur Innenseite des Arms und des Ellbogens. Außerdem können sie intermittierende, beängstigende Schmerzen sowie ein Gefühl der Beengung im zentralen Teil der Brust verursachen, was leicht mit Angina pectoris verwechselt wird, dem Schmerz, der bei Herzerkrankungen auftritt (Abb. 7.2). Diese beiden Arten von Brustschmerzen verschiedenen Ursprungs lassen sich insofern unterscheiden, als durch Triggerpunkte verursachte Schmerzen gewöhnlich bei Armbewegungen auftreten. Eine echte Angina pectoris

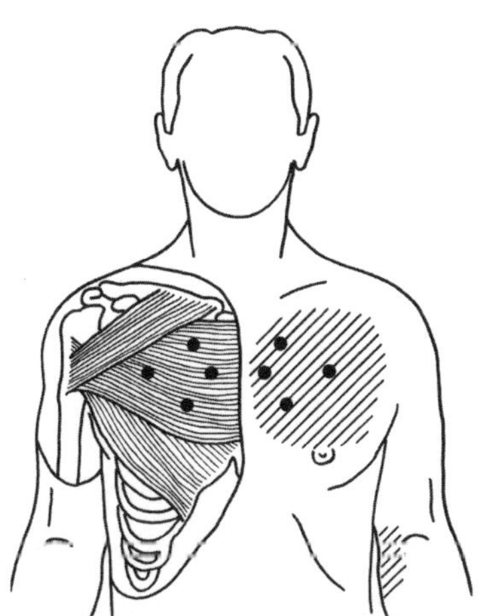

Abb. 7.2 Großer Brustmuskel, sternaler Teil: Triggerpunkte und Übertragungsschmerzmuster

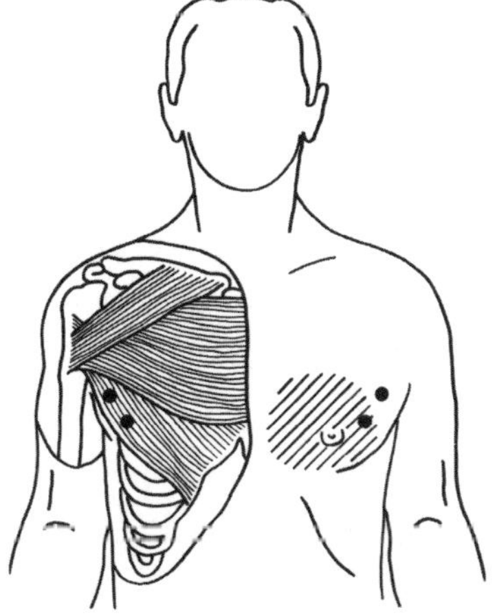

Abb. 7.3 Großer Brustmuskel, kostaler Teil: Triggerpunkte und Übertragungsschmerzmuster

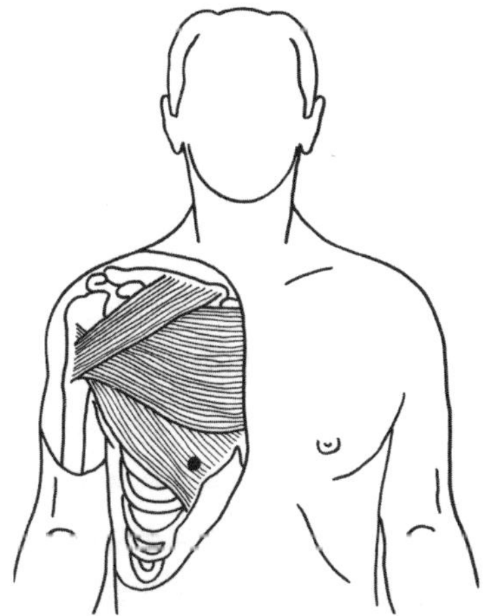

Abb. 7.4 Großer Brustmuskel, Arrhythmie-Triggerpunkt

hingegen kann auch im Ruhezustand auftreten, und die Schmerzen, die sie verursacht, treten nicht unbedingt in Zusammenhang mit einer Armbewegung auf. Beunruhigend am Auftreten von Triggerpunkten in der Brustmuskulatur ist, daß sie den Durchmesser der Koronararterien verringern und dadurch die Versorgung des Herzmuskels mit Sauerstoff einschränken können (Simons, Travell & Simons 1999/2002, S. 892). Vermeintliche Herzschmerzen können außerdem durch Triggerpunkte in den Rippenhaltern, im oberen Teil des geraden Bauchmuskels *(M. rectus abdominis)* und in den Muskeln des Oberrückens verursacht werden (Simons, Travell & Simons 1999/2002, S. 885f.).

Triggerpunkte im dicken seitlichen Rand des unmittelbar an den Rippen liegenden Teils verursachen Hypersensibilität in der Brustwarze sowie Druckempfindlichkeit und Schmerzen in der Brust selbst (Abb. 7.3). Diese Empfindlichkeit kann es für eine Frau sehr unangenehm machen, einen Büstenhalter zu tragen, und einem Mann mit dem gleichen Problem kann das Tragen eines Hemds sehr unangenehm werden. Anspannung im großen Brustmuskel aufgrund von Triggerpunkten in diesem Bereich kann den Abfluß der Lymphflüssigkeit behindern und in der Brust ein Ödem und ein Staugefühl entstehen lassen. In Zusammenhang mit der heutigen starken Sensibilisierung für Brustkrebs können Symptome, die durch diese im Grunde harmlosen Triggerpunkte verursacht werden, oft unnötige Beunruhigung hervorrufen, wenn Sie und Ihr Arzt nicht über diesen Zusammenhang informiert sind (Simons, Travell & Simons 1999/2002, S. 872–884; Long 1956, 102–106).

Ein Triggerpunkt an der unteren Grenze des großen Brustmuskels zwischen der fünften und sechsten Rippe kann Herzrhythmusstörungen verursachen (Abb. 7.4). Das Phänomen wird *Extrasystole* oder auch *ektopische Systole* genannt, und es entsteht außerhalb des Sinusknotens, des Nervenzentrums im Herzen, das normalerweise die Herzfrequenz steuert (Thomas 1997, 637). Die Herzrhythmusstörung, die der Triggerpunkt im großen Brustmuskel erzeugt, ist ein somatoviszeraler Effekt, was beinhaltet, daß Muskeln die Funktion innerer Organe beeinträchtigen. Im hier gemeinten Fall kann dies in Form einer Beschleunigung des Herzschlags, eines Gefühls der Verkrampfung oder in verfrühten Kontraktionen zum Ausdruck kommen. Man könnte meinen, daß ein Triggerpunkt, der auf das Herz einwirkt, auf der linken Körperseite und damit näher am Herzen liegen müßte, doch der arrhytmieauslösende Triggerpunkt existiert nur auf der rechten Körperseite (Simons, Travell & Simons 1999/2002, S. 885).

Ein unregelmäßiger Herzschlag kann sehr beunruhigend wirken, plötzlich die gesamte Aufmerksamkeit in Anspruch nehmen und Menschen in einen Zustand akuter Besorgnis versetzen. Doch konzentrierte Aufmerksamkeit und starke Besorgnis sind völlig unnötig, wenn ein Triggerpunkt das Problem verursacht, denn eine Triggerpunktmassage vermag in solchen Fällen den normalen Herzrhythmus wiederherzustellen (Simons, Travell & Simons 1999/2002, S. 885).

Angespanntheit der Brustmuskeln aufgrund von Triggerpunkten macht es schwierig, die Arme hinter den Rücken auf Schulterhöhe zu strecken, und läßt die Schultern in vorgezogener Position verharren, was die Rückenmuskulatur in einen Zustand permanenter Anspannung versetzt und Rükkenschmerzen verursachen kann. Angespanntheit der Brustmuskeln hat auch jene Rundhaltung der Schultern (»Rundrücken«) zur Folge, die Kopf und Hals dauerhaft in einer vorgestreckten Position verharren läßt und die Entstehung von Triggerpunkten in den Kopfwendern und Rippenhaltern fördert. Es ist nicht schwer zu verstehen, inwiefern eine dauerhafte Überlastung des Schulter- und Oberrückenbereichs infolge einer Verkürzung des großen Brustmuskels die Entstehung von Triggerpunkten fördert, die Beweglichkeit der Arme immer stärker einschränkt und schließlich zur Entstehung von Schultersteife führt (Simons, Travell & Simons 1999/2002, S. 880f., 886f.).

ANNA, *73 Jahre alt, war nicht klar, daß ihre Probleme durch Triggerpunkte im großen Brustmuskel verursacht wurden. Wegen ihrer chronischen Schmerzen im mittleren Rückenbereich benutzte sie täglich ein TENS-Gerät (für* Transkutane elektrische Nervenstimulation*). Weil sie das Gerät nicht auch nachts benutzen konnte, nahm sie regelmäßig Schmerztabletten ein, um schlafen zu können. Triggerpunkte hatten ihre Brustmuskeln so stark verkürzt, daß sie die Schultern nicht zurückziehen und in aufgerichteter Haltung stehen konnte; dadurch war bei ihr ein »Witwenbuckel« entstanden. Nach der ersten Triggerpunktmassage konnte sie zum ersten Mal seit Jahren ohne Schmerzmittel schlafen. Obwohl sie ihre immer noch sehr druckempfindlichen Brustmuskeln nicht besonders eifrig durch Selbstmassage behandelt, geht es ihrem Rücken nach jedem neuen Versuch besser.*

Die Rundrückenhaltung, die bei Anna die Entstehung von Triggerpunkten im großen Brustmuskel förderte, kann auch noch viele andere indirekte Auswirkungen haben; unter anderem kann sie starken Druck auf Wirbel ausüben, Nerven abdrücken, Kieferprobleme erzeugen, die Atmung einschränken und chronische Erschöpfung sowie Nackenschmerzen hervorrufen (Simons, Travell & Simons 1999/2002, S. 861ff.). Leider schlagen Versuche, eine Haltungskorrektur zu erzwingen, im allgemeinen fehl, wenn man nicht zuvor die Triggerpunkte, die den angespannten Zustand der Brustmuskeln aufrechterhalten, findet und deaktiviert. Bemühungen, diese empfindlichen Muskeln zu dehnen, ohne daß vorher die Triggerpunkte darin aufgelöst wurden, können die bestehenden Symptome noch verschlimmern. Nach der Auflösung der Triggerpunkte sind Dehnübungen und Arbeit an der Haltung sinnvoll und eher erfolgversprechend.

Wenn Ihre Muskeln locker, schmerzfrei und reaktionsfähig sind, können Sie sich durch Aufrichtung vom obersten Punkt Ihres Kopfes her und durch aufrechtes Stehen in eine gute Haltung versetzen. Sofern Ihre Schultern nicht durch Triggerpunkte im großen Brustmuskel gehindert werden, versetzen sie sich von selbst in eine gute Haltung. Bemühen Sie sich niemals, die Schultern zurückzuziehen, um eine »soldatische Haltung« einzunehmen, denn diese Haltung ist weder normal noch gesund (Simons, Travell & Simons 1999/2002, S. 861ff., 887f.).

Alle im folgenden aufgeführten Symptome, die durch myofasziale Triggerpunkte im großen Brustmuskel entstehen können, führen zu vielfältigen Fehldiagnosen:

- *Anterior-chest-wall*-Syndrom
- Bronchitis
- Brustfellentzündung
- Darmgas
- Entzündung der Sehne des Obergrätenmuskels
- Entzündung der Bizepssehne
- Impingement des Zervikalnervs
- Interkostalneuralgie
- Kolitis
- laterale Epikondylopathie
- Lungenkrebs
- mediale Epikondylopathie
- Mediastinalemphysem
- *Precordial-Catch*-Syndrom
- *Rib-tip*-Syndrom
- Rippenknorpelentzündung
- *Slipping-Rib*-Syndrom
- Sodbrennen
- Tietze-Syndrom
- Zwerchfellbruch

Ursachen

Bei anstrengenden sportlichen Aktivitäten und bei vielen Arten von Arbeit kann der große Brustmuskel überlastet werden, wenn ein Arm mit starkem Kraftaufwand und zu häufig nach vorn, nach oben oder quer über den Körper gestoßen wird. Die Frau, deren Geschichte im vorigen Kapitel geschildert wurde und die ihren Trapezius beim Einwachsen eines Truck überlastete, überanstrengte auch ihre Brustmuskeln. Der ungewohnte Gebrauch einer Heckenschere ist ein weiteres Beispiel für jene kräftigen Armbewegungen, die für die Brustmuskeln problematisch sein können.

Seien Sie auf der Hut vor allem, was die Schultern zur Rundhaltung anregt, insbesondere wenn dabei Muskeln besonders stark angestrengt werden. Auch chronische nervöse Anspannung oder Angst kann bewirken, daß Menschen den Oberrücken gerundet und damit angespannt halten. Das Tragen eines Rucksacks kann Triggerpunkte in den Muskeln der Brust, des Bauches, des Oberrückens und des Halses erzeugen. Achten Sie beim Rucksacktragen auf eventuelle muskuläre Anspannungen. Wenn Sie mit nach vorn gestrecktem Kopf und Körper gehen müssen, um dem Gewicht Ihres Rucksacks etwas entgegenzusetzen, ist das ein Anhaltspunkt dafür, wie stark die damit verbundene Belastung ist. Ein Teil Ihrer Beschäftigung mit Triggerpunkten sollte darin bestehen herauszufinden, wie Sie die Lasten, die Sie tragen, verringern können, oder darin, eine andere Beförderungsmöglichkeit zu finden (Simons, Travell & Simons 1999/2002, S. 901–908).

Selbstbehandlung

Einen Ball gegen eine Wand zu drücken eignet sich nicht für die Selbstbehandlung des großen Brustmuskels; dies gilt insbesondere für Frauen, weil bei ihnen schon eine Brust von mittlerer Größe dies unmöglich macht. Unterstützte Finger oder unterstützte Knöchel hingegen eignen sich sehr gut für die Arbeit an diesem Muskel (Abb. 7.5). Achten Sie darauf, daß der Mann auf der linken Seite der Abbildung die Fingerkuppen benutzt, wodurch die Finger sehr schnell ermüden, weil wesentlich mehr Kraftaufwand erforderlich ist, um zu den Triggerpunkten vorzudringen. Der Mann in der Mitte be-

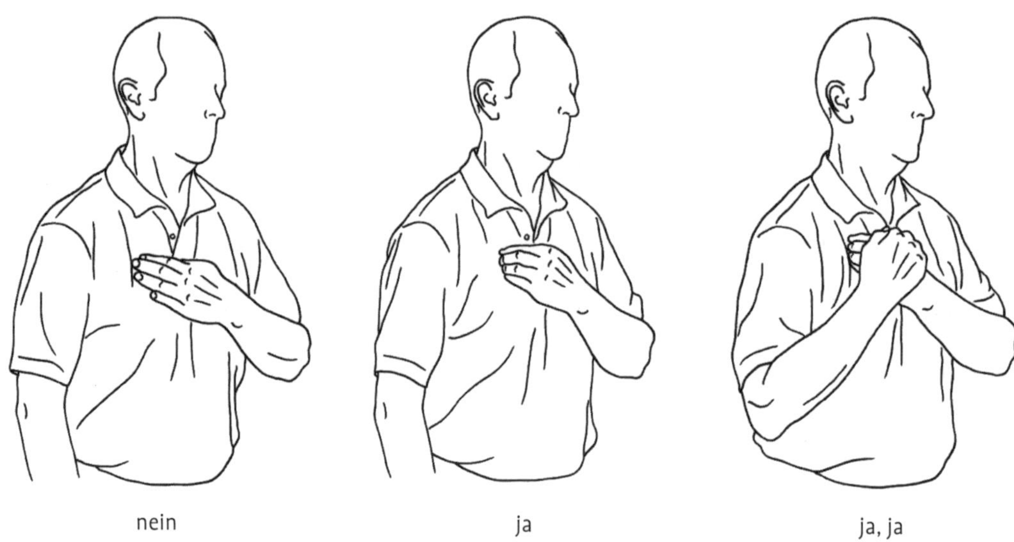

Abb. 7.5 Massage des großen Brustmuskels mit unterstützten Fingern

nutzt seine Fingerspitzen, um tiefer in den Muskel vordringen zu können. Der Mann rechts schont seine Finger, indem er die andere Hand den größten Teil des Drucks übernehmen läßt. Unterstützte Finger sind in diesem Fall das beste Werkzeug, weil sie mit wenig Anstrengung in den Muskel vorzudringen vermögen. Falls Sie besonders lange Fingernägel haben, sind Sie möglicherweise versucht, mit den Fingerkuppen zu drücken. Sie werden feststellen, daß Ihre Finger dann sehr schnell ermüden. Versuchen Sie es statt dessen mit unterstützten Knöcheln, einem Thera-Cane oder einem Knobble.

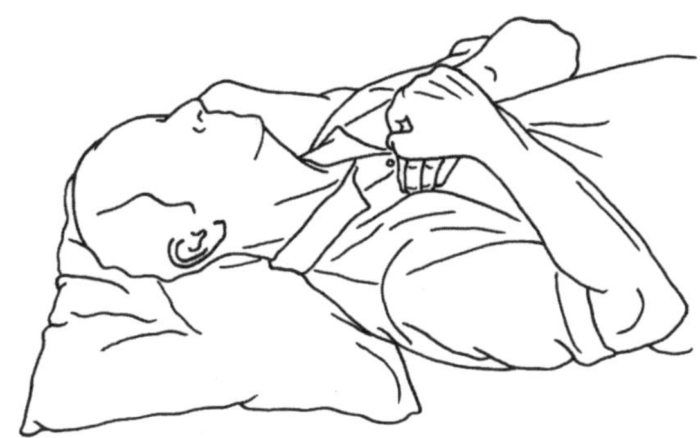

Abb. 7.6 Massage des großen Brustmuskels mit unterstützten Fingern im Liegen

Bei Männern sind alle Teile des großen Brustmuskels direkt durch die Haut zu erreichen. Bei Frauen ist die obere Hälfte dieses Muskels genauso gut erreichbar, die untere Hälfte jedoch nur durch das Brustgewebe hindurch, oder wenn man es zur Seite bewegt. Große Brüste brauchen eine Massage dieses Muskels aber nicht zu behindern. Wenn Sie auf dem Rücken liegen (Abb. 7.6), bewegt die Schwerkraft die Brüste ohnehin zur Seite, weshalb Sie im Liegen einen besseren Zugang zu diesem Bereich haben als im Sitzen oder Stehen. Um Triggerpunkte am Außenrand des großen Brustmuskels zu behandeln, können Sie die Muskelfasern zwischen Fingern und Daumen kneten (Abb. 7.7).

Der Triggerpunkt, der Herzarrhythmie hervorrufen kann, liegt zwischen den Rippen, ein paar Zentimeter seitlich vom Schwertfortsatz *(Processus xiphoideus)*, dem untersten Punkt des Brustbeins. Es ist zwar sehr schmerzhaft, diesen Triggerpunkt zu massieren, aber danach wird der Herzrhythmus sofort wieder regelmäßig, sofern der Triggerpunkt tatsächlich die Ursache der Störung war. Den Triggerpunkt aufzulösen kann schwierig sein, wenn Sie wegen eines Emphysems ständig um Atem ringen (Simons, Travell & Simons 1999/2002, S. 892).

Es kann sein, daß Sie im Brustbereich eine große Zahl von Triggerpunkten vorfinden, von denen einige zu den schmerzhaftesten überhaupt gehören. Schmerzen in der Brust und in ihrer Umgebung beunruhigen Frauen manchmal sehr, weil dies bei ihnen natürlich Angst vor Brustkrebs hervorruft. Obwohl in der Vergangenheit große Anstrengungen unternommen wurden, Frauen zu regelmäßigen Selbstuntersuchungen zu motivieren, damit sie sich auf diese Weise mit der normalen Beschaffenheit ihres Brustgewebes vertraut machen und auf Tumorwachstum hindeutende Veränderungen zu erkennen lernen, hat sich mittlerweile herausgestellt, daß nur wenige Frauen solche Selbstuntersuchungen regelmäßig durchführen, entweder aus Angst davor, was sie dabei möglicherweise finden könnten, oder weil sie gar nicht so recht wissen, worauf genau sie achten sollen (Hackett 2000).

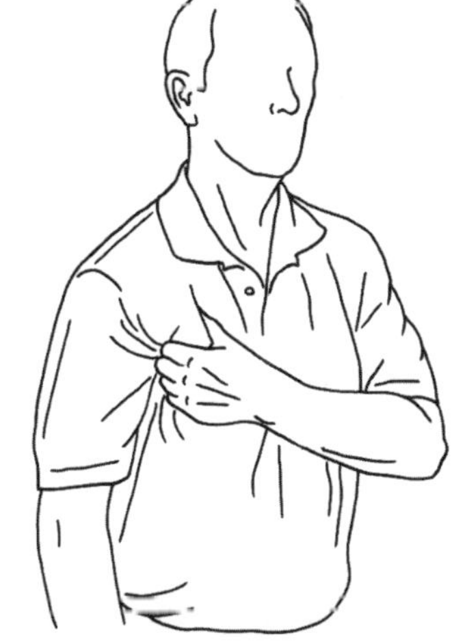

Abb. 7.7 Massage der seitlichen Grenze des großen Brustmuskels

Das ist insofern bedauerlich, als die Selbstuntersuchung der Brust eine ideale Gelegenheit ist, zwischen normalen und abnormen Verdickungen im Brustgewebe und den manchmal knotigen Triggerpunkten in den unter der Brust liegenden Muskeln zu unterscheiden. Denn sehr oft werden Schmerzen im Brustbereich durch Triggerpunkte in den Brustmuskeln hervorgerufen. Eine sorgfältige Selbstuntersuchung der Brust und die Identifikation eventuell existierender Triggerpunkte sollte bestehende Ängste eigentlich lindern, statt sie zu verstärken. Natürlich wäre es am besten, dabei von einem Arzt unterstützt zu werden, der sich mit Myofaszialschmerzen ebenso auskennt wie mit der Anatomie der Brust (Hackett 2000).

Partnerbehandlung

Der Brustbereich ist ein so intimer, daß die meisten Menschen ihn lieber entweder selbst behandeln oder sich an einen ausgebildeten Masseur wenden. Wenn Sie von einem Freund oder Familienmitglied um Hilfe bei Beschwerden im großen Brustmuskel gebeten werden, sollten Sie mit den Fingerspitzen einer Hand arbeiten, wobei die Person, die Sie behandeln, steht oder sitzt. Wenn die behandelte Person liegt, können Sie auch unterstützte Finger benutzen, so wie man es bei einer klinischen Behandlung tun würde. Benutzen Sie Daumen und Finger, um den äußeren Rand des Muskels zu kneten, so wie es in Zusammenhang mit der Selbstbehandlung (Abb. 7.7) dargestellt wurde. Weil der Brustbereich auch unter besonders günstigen Umständen sehr empfindlich ist, müssen Sie sehr vorsichtig arbeiten.

Klinische Behandlung

Erstaunlicherweise behandeln viele hauptberufliche Massagetherapeuten nie die Vorderseite des Körpers. Möglicherweise hat das mehr mit persönlicher Überempfindlichkeit zu tun als mit Rücksichtnahme auf den Klienten. Therapeuten, die diesen Bereich bei ihren Klienten regelmäßig behandeln, erleben nur selten, daß ein Klient eine solche Behandlung ablehnt. Bei der Behandlung myofaszialer Triggerpunkte ist die Behandlung der Brust- und Bauchmuskeln meist sehr förderlich.

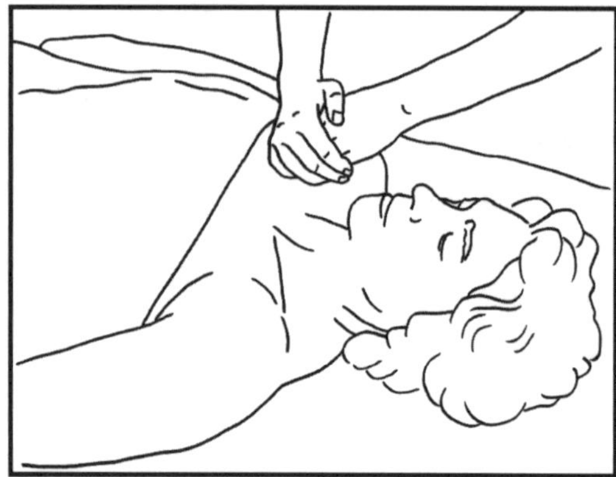

Abb. 7.8 Massage des großen Brustmuskels mit unterstützten Fingern. Sie können den Muskel auch durch ein Stück Stoff hindurch behandeln.

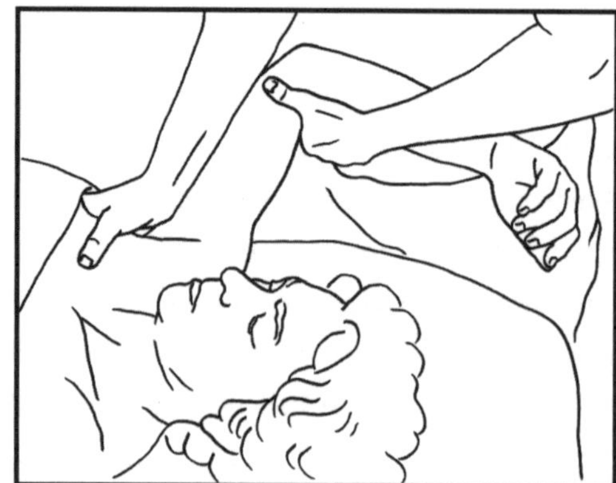

Abb. 7.9 Massage des äußeren Randes des großen Brustmuskels zwischen Fingern und Daumen einer Hand.

Unterstützte Finger sind das beste Werkzeug zur Behandlung des gesamten großen Brustbereichs. Stehen Sie während der Massage seitlich am Kopfende des Massagetischs, so wie es die Abbildung zeigt (Abb. 7.8). Wahrscheinlich werden Sie dort viele Triggerpunkte finden, insbesondere im unmittelbar am Brustbein liegenden (sternalen) Bereich des Muskels. Wenn Sie an der unteren Hälfte der Brust arbeiten, können Sie durch ein Tuch massieren. Führen Sie wie auch sonst sehr kurze Striche aus, und bewegen Sie das Tuch und die Haut bei jedem Strich. Bei den meisten Frauen fallen die Brüste zur Seite, wenn sie liegen. Dies erleichtert einerseits die Behandlung des größten Teils des Muskels, erschwert aber andererseits, den äußeren seitlichen Bereich zu massieren, weil die Brust direkt darauf liegt. Bitten Sie die Klientin einfach, ihre Brust mit der Hand der anderen Körperseite wieder in die Mitte zu bewegen und dort festzuhalten. Dann können Sie den seitlichen Rand des Muskels zwischen den Fingern und dem Daumen einer Hand kneten (Abb. 7.9).

Der Unterschlüsselbeinmuskel (M. subclavius)

Der Unterschlüsselbeinmuskel liegt beidseitig direkt unter dem Schlüsselbein. Er ist mit der Mitte des Schlüsselbeins und mit den Enden der obersten Rippen in der Nähe ihres Berührungspunktes mit dem Brustbein verbunden. Welche Funktion der Unterschlüsselbeinmuskel hat, ist nicht völlig klar, aber wahrscheinlich hilft er, das Sternoklavikulargelenk *(Articulatio sternoclavicularis)* stabil zu halten. Der Muskel wird durch die gleichen Aktivitäten überlastet wie die Brustmuskeln.

Für seine geringe Größe hat der Unterschlüsselbeinmuskel ein unverhältnismäßig weitläufiges Übertragungsschmerzmuster (Abb. 7.10). Triggerpunkte in diesem Muskel können Schmerzen direkt unter dem Schlüsselbein hervorrufen. Außerdem übertragen sie Schmerzen zum Bizeps und zur *radialen* (dem Daumen zugewandten) Seite des Unterarms. Manchmal verursachen sie auch Schmerzen auf der radialen Seite der Hand, des Daumens und des Zeige- und Mittelfingers (nicht abgebildet). Wenn Triggerpunkte den Unterschlüsselbeinmuskel verkürzen, kann dieser das Schlüsselbein unter Spannung setzen, es so nach unten ziehen und die unter ihm verlaufende Arterie und Vene gegen die erste Rippe drücken, wodurch die Blut- und Nährstoffversorgung des Arms und der Hand eingeschränkt wird. Entsteht aufgrund dieser Kompression ein Ödem, wird es häufig als *vaskuläres Thoracic-Outlet-Syndrome* bezeichnet (Simons, Travell & Simons 1999/2002, S. 883).

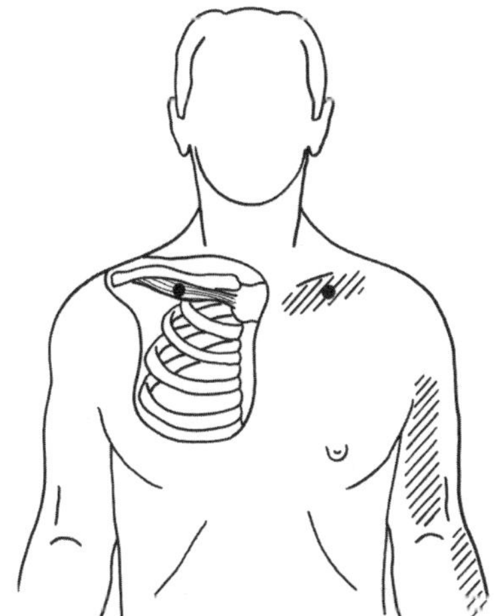

Abb. 7.10 Triggerpunkte im Unterschlüsselbeinmuskel und zugehöriges Übertragungsschmerzmuster

Man kann den Unterschlüsselbeinmuskel nicht direkt ertasten, weil er vom klavikularen Teil des großen Brustmuskels überdeckt ist. Sie können die besondere Druckempfindlichkeit seines Triggerpunktes aber tief unter der Mitte des Schlüsselbeins spüren. Eine Massage mit unterstützten Fingern ist hier die beste Option, wie die Abbildungen 7.5 und 7.8 zeigen. Konzentrieren Sie den Druck auf den Mittelfinger, und versuchen Sie, sehr tief in das Gewebe einzudringen, um hinter das Schlüsselbein zu kommen.

Der kleine Brustmuskel (M. pectoralis minor)

Der kleine Brustmuskel liegt unter dem großen Brustmuskel verborgen, er hat eine völlig andere Orientierung als der große und ist anders befestigt. Obwohl dieser Muskel relativ klein ist, kann er sehr stark und dick sein. Der kleine Brustmuskel ist am oberen Ende mit dem Rabenschnabelfortsatz verbunden, jenem merkwürdigen kleinen Vorsprung des Schulterblatts, der an der Vorderseite der Schulter vorragt (Abb. 7.11). Wenn Sie den Arm im Schoß ruhen lassen, können Sie den Rabenschnabelfortsatz unter der Haut als etwas hartes Rundes, einer Murmel ähnlich, direkt unter dem Schlüsselbein und in der Nähe des Humeruskopfs spüren.

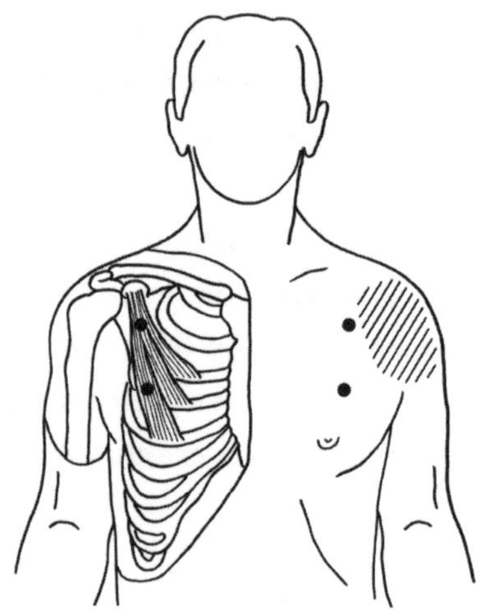

Abb. 7.11 Triggerpunkte im kleinen Brustmuskel und zugehöriges Übertragungsschmerzmuster

Das andere Ende des Muskels verzweigt sich in drei Teile, die an drei Rippen in der Mitte des Brustkorbs befestigt sind. Der kleine Brustmuskel hat die Aufgabe, den Rabenschnabelfortsatz nach unten zu ziehen, um bei verschiedenen Aktivitäten des Arms das Schulterblatt zu fixieren. Eine weitere Funktion dieses Muskels ist es, Zug auf die Rippen auszuüben, um ihnen bei kräftigem Atmen beispielsweise im Rahmen sportlicher Aktivitäten zu helfen, die Brust zu weiten. Triggerpunkte im kleinen Brustmuskel verursachen ähnliche Symptome wie diejenigen im großen Brustmuskel, aber Probleme im kleinen Brustmuskel können zusätzlich noch andere, sehr merkwürdige Wirkungen hervorrufen, wie Aarons Fall illustriert.

Aaron, *ein 52-jähriger Manager eines Autoherstellers, litt immer wieder unter Schmerzen in der linken Schulter, seit er sich zehn Jahre zuvor bei einem Volleyball-Spiel verletzt hatte. Außerdem fühlten sich seine Finger der linken Hand die meiste Zeit über taub an. Er berichtete: »Ich habe alles ausprobiert, unter anderem viele Arten physikalischer Therapie, aber das Problem verschwindet einfach nicht.« Aaron hatte seine Schulter beim YMCA im Schwimmbecken durch Water-Aerobics zu kräftigen versucht, doch hatte dies die Schmerzen bisher nur verschlimmert.*

Aktive Triggerpunkte existierten bei Aaron beidseitig in den Rippenhaltern und im kleinen Brustmuskel, doch waren sie auf der linken Körperseite generell empfindlicher als auf der rechten. Druck auf einen Triggerpunkt im linksseitigen kleinen Brustmuskel verstärkte den Schmerz auf der Vorderseite der Schulter und die Taubheitsempfindungen in der Hand. Aaron konnte gar nicht fassen, daß sein Problem sich so leicht lösen ließ. Nachdem er ein einziges Mal von einem ausgebildeten Massagetherapeuten massiert worden war und nachdem er gelernt hatte, seine Triggerpunkte selbst zu massieren, wurde er in weniger als drei Wochen von seinen chronischen Schmerzen und Taubheitsempfindungen erlöst.

Symptome

Das Übertragungsschmerzmuster des kleinen Brustmuskel entspricht fast genau dem des den klavikularen Teils des großen Brustmuskels: Auch in diesem Fall werden Schmerzen hauptsächlich auf die

Vorderseite der Schulter übertragen (Abb. 7.11). Manchmal breiten sie sich über den gesamten Brustbereich und die Innenseite des Arms, des Ellbogens, die Handinnenfläche sowie den dritten, vierten und fünften Finger (nicht abgebildet) aus. Ebenso wie Symptome in anderen Muskeln des Brustbereichs, die durch Triggerpunkte verursacht worden sind, können Schmerzen in den genannten Bereichen als Signal für eine Herzerkrankung mißverstanden werden. Weitere Fehldiagnosen können *Thoracic-Outlet-Syndrome*, Impingement des Zervikalnervs, Entzündung der Sehne des Obergrätenmuskels, Entzündung der Bizepssehne und mediale Epikondylopathie lauten (Simons, Travell & Simons 1999/2002, S. 898–906).

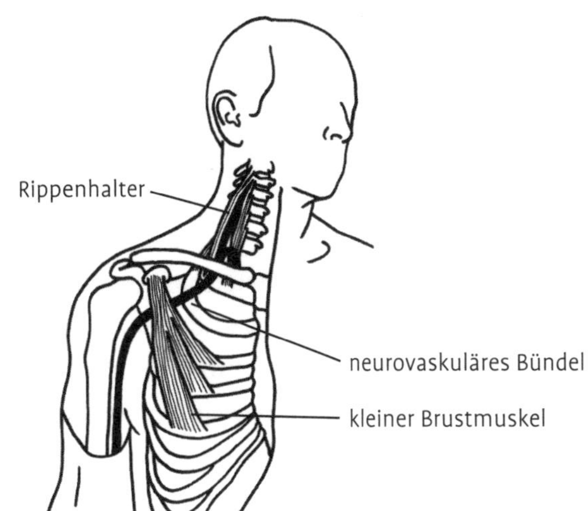

Abb. 7.12 Neurovaskuläres Bündel (dunkle Linie), bestehend aus den Nerven, der Arterie und der Vene, die Arm und Hand versorgen.

Muskuläre Verspannungen aufgrund von Triggerpunkten bewirken häufig, daß der kleine Brustmuskel das *neurovaskuläre Bündel* abdrückt, das aus den Nerven und der wichtigsten Arterie besteht, die den Arm und die Hand versorgen (Abb. 7.12). Dadurch kann der Blutfluß zum Arm und zur Hand so stark eingeschränkt werden, daß man am Handgelenk nicht mehr den Puls ablesen kann. Allerdings sind Schwellungen der Hand und der Finger kein Symptom für Triggerpunkte im kleinen Brustmuskel. Handschwellungen entstehen meist durch Verspannungen der Rippenhalter, die dann auf die unter den Rippenhaltern, aber nicht unter dem kleinen Brustmuskel verlaufende Achselvene drücken (Simons, Travell & Simons 1999/2002, S. 901–905; Rubin 1981, 107–110).

Taubheitsempfindungen im Unterarm, in der Hand oder in den Fingern, die entstehen, weil der angespannte kleine Brustmuskel die Armnerven abdrückt, werden oft als Karpaltunnelsyndrom oder als periphere Neuropathie mißverstanden. Wie Sie sich vielleicht noch erinnern, können die Rippenhalter ähnliche Taubheitsempfindungen hervorrufen, die auch ähnlich fehldiagnostiziert werden. Von Triggerpunkten in den Rippenhaltern ausgehender Schmerz wird häufig in den Brustbereich übertragen, und zwar genau dorthin, wo sich der kleine Rippenmuskel befindet. Dies kann einer der Gründe für die Entstehung von Triggerpunkten im Brustbereich sein (Simons, Travell & Simons 1999/2002, S. 901–906).

Die Rundrückenhaltung, die durch eine Verkürzung des kleinen Brustmuskels gefördert wird, kann im mittleren Teil des Rückens Schmerzen verursachen, weil der untere Trapeziusteil dadurch unter Anspannung gerät. Starke Anspannung im kleinen Brustmuskel zieht das Schulterblatt nach vorn, mit der Folge, daß es aus dem Rücken herausragt. Dieses »Flügelschultern« genannte Phänomen wird verstärkt, wenn der untere Trapeziusteil durch seine eigenen Triggerpunkte geschwächt ist und sich dem Zug des kleinen Brustmuskels nicht widersetzen kann. Die Anspannung im kleinen Brustmuskel verringert außerdem die Beweglichkeit des Schulterblatts. Dies kann es erschweren, den Arm über den Kopf zu erheben oder nach etwas zu greifen, das hinter dem eigenen Körper liegt. Therapeutisches Dehnen ist beim kleinen Brustmuskel nicht ratsam, weil dadurch die empfindlichen

Befestigungen dieses Muskels an den Knochen überlastet werden können (Simons, Travell & Simons 1999/2002, S. 906f.; Lewit 1991, 198f.).

Ursachen

Hyperventilation oder die Neigung zu flacher Brustatmung statt Bauchatmung kann den kleinen Brustmuskel ebenso überlasten wie chronischer Husten. Auch ein Schleudertrauma überdehnt den Muskel und erzeugt Triggerpunkte darin. Der Druck der Gurte eines schweren Rucksacks oder einer schweren Umhängetasche kann die Versorgung des Muskels mit Energie beeinträchtigen. Auch wiederholte kräftige Abwärtsbewegungen der Arme beim Sport oder bei der Arbeit können die Entstehung von Triggerpunkten begünstigen. Und schließlich kann eine zusammengesunkene Haltung mit vorgestrecktem Kopf Triggerpunkte im kleinen Brustmuskel erzeugen und perpetuieren.

Wenn Sie häufig Probleme mit dem kleinen Brustmuskel haben, sollten Sie darauf achten, in welchen Situationen in diesem Muskel Triggerpunkte entstehen und wodurch deren Fortbestehen gefördert wird. Möglicherweise halten Sie in Streßsituationen unbewußt den Atem an, hyperventilieren oder atmen sehr flach. Wenn Sie oft eine zusammengesunkene Haltung einnehmen, kann das Ihre Brustmuskeln verkürzen und permanent unter Anspannung setzen. Das Heben schwerer Gegenstände schadet dem kleinen Brustmuskel ebenso wie den Rippenhaltern. Und langes Arbeiten mit vor dem Körper ausgestreckten oder über den Kopf emporgehaltenen Armen hat die gleiche Wirkung.

Selbstbehandlung

Sie finden den kleinen Brustmuskel, indem Sie spüren, wie er sich im Zustand der Kontraktion emporwölbt. Wenn Sie die Hand der anderen Körperseite auf Ihre Brust legen, als wollten Sie Treue schwören, befinden sich Ihre Fingerkuppen in einer Position, in der sie die Kontraktion des kleinen Brustmuskels spüren können (Abb. 7.13). Um eine isolierte Kontraktion des kleinen Brustmuskels ohne den großen zu erreichen, führen Sie die Hand auf der Körperseite, die Sie untersuchen wollen, hinter den Rücken und drücken sie gegen eine Wand oder gegen die Lehne eines Stuhls.

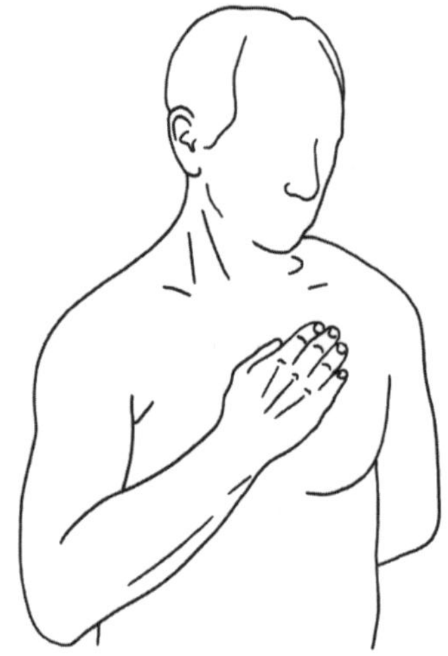

Abb. 7.13 Lokalisieren des kleinen Brustmuskels. Die Hand hinter dem Rücken drückt gegen eine Wand.

Manchmal gibt es wegen der unterschiedlichen Länge der Muskelfasern und der verschiedenen Muskelköpfe mehr als einen Triggerpunkt in diesem Muskel. Massieren Sie diese Punkte mit unterstützten Fingern, indem Sie beim Rabenschnabelfortsatz beginnen und von dort mit sehr langsamen, tief reichenden und kurzen Strichen in diagonaler Linie über die Brust massieren. Die »unterstützende« Hand hilft, Druck auszuüben (siehe Abb. 7.5). Benutzen Sie bei der Partnerbehandlung und bei einer klinischen Behandlung des kleinen Brustmuskels die unterstützten Finger genau so, wie Sie es beim großen Brustmuskel tun würden.

Die Muskeln des Brustkorbs

Außer den bereits genannten Brustmuskeln gibt es noch zwei mit dem Brustkorb verbundene Muskeln, deren Triggerpunkte sich auf die Schulter auswirken können. Diese sind der vordere Sägemuskel *(M. serratus anterior)* und das Zwerchfell. Allerdings verursachen Triggerpunkte im vorderen Sägemuskel keine Schmerzen, obwohl der Muskel selbst an vielen Aktivitäten der Schulter und des Arms beteiligt ist und er bei starker Dysfunktion der Schulter wie Schultersteife behandelt werden muß.

Auch das Zwerchfell spielt eine merkwürdige Rolle, da es weder Übertragungsschmerz direkt in die Schulter sendet, noch an den Aktivitäten der Schulter beteiligt ist. Da jedoch Triggerpunkte im Zwerchfell manchmal Schmerzen in den oberen Teil des Trapezius übertragen, spielt das Zwerchfell bei Schulterproblemen möglicherweise eine indirekte Rolle, insbesondere bei Läufern und anderen Sportlern, die das Zwerchfell sehr starken Belastungen aussetzen, weil sie es zwingen, über längere Zeiten kräftiges Atmen zu unterstützen. Interessant ist, daß das Zwerchfell und der vordere Sägemuskel beim Atmen zusammenarbeiten. Bestehen in einem der beiden Muskeln Triggerpunkte, weist wahrscheinlich auch der andere Triggerpunkte auf.

Der vordere Sägemuskel (M. serratus anterior)

Obwohl der vordere Sägemuskel unter dem Arm liegt (Abb. 7.14), ist er ein Schultermuskel. Seine Befestigung an den Rippen und am Innenrand des Schulterblatts ermöglicht es ihm, Kraft für die Drehung des Schulterblatts zu mobilisieren, so daß die Gelenkpfanne des Schultergelenks sich etwas stärker in eine aufwärts gerichtete Position bewegt und so das Heben des Arms ermöglicht. Ohne die Fähigkeit, die Position des Schulterblatts zu verändern, könnten wir unsere Arme nicht über den Kopf erheben. Außerdem unterstützt der vordere Sägemuskel das Einatmen, indem er die Dehnung des Brustkorbs fördert, wenn wir mehr Luft als im Ruhezustand benötigen. Triggerpunkte im vorderen Sägemuskel bringen Menschen wie Judy, die zur Brustatmung neigen, in Schwierigkeiten, weil diese ihren vorderen Sägemuskel aufgrund von nervöser Anspannung ständig überlasten.

JUDY, *eine 27-jährige Sozialarbeiterin, litt in Streßsituationen unter so stechenden Schmerzen an den Körperseiten, daß sie fast nicht atmen konnte. Und in ihrem Beruf gab es jeden Tag reichlich Streß. »Wenn ich diese Schmerzen bekomme, habe ich das Gefühl, daß ich nur zehn Prozent meiner Lungenkapazität nutzen kann, und deshalb muß ich schneller atmen. Ich kann keine Treppe hinaufsteigen, ich kann mich nicht bewegen, ich kann gar nichts tun! Es ist, als hätte mich jemand mit einem Metallband festgebunden. Ich kann dann überhaupt nicht tief atmen, und wenn ich lache, huste oder niese, ist das schrecklich. Ich habe das Gefühl, nicht genug Luft zu bekommen. Mir wird schwindelig, und wenn es besonders schlimm ist, bekomme ich zu allem Überfluß auch noch Rückenkrämpfe.«*

In Judys vorderen Sägemuskeln zu beiden Seiten des oberen Teils ihres Brustkorbs wurden extrem druckempfindliche Triggerpunkte gefunden. Als sie gerade lernte, den vorderen Sägemuskel mit ihren Fingerkuppen zu massieren, spürte sie das Nahen eines Anfalls. Selbst bei einem sehr schweren Anfall schafft sie es mittlerweile meist innerhalb weniger Stunden, die Schmerzen an den Körperseiten aufzulösen. Als Präventivmaßnahme lernt sie, sich zu entspannen und in den Bauch zu atmen.

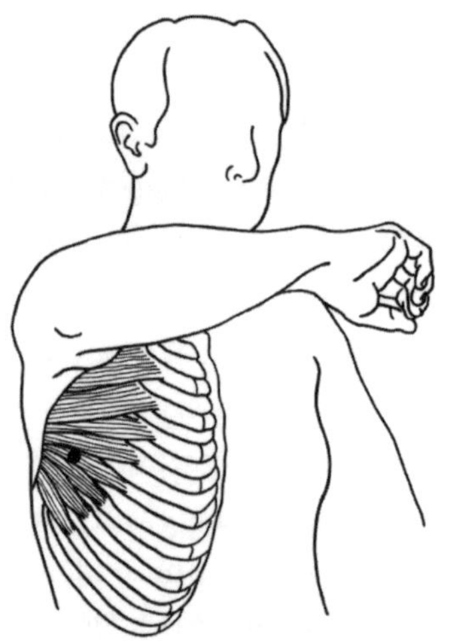

Abb. 7.14 Primäre Triggerpunkte im vorderen Sägemuskel können in allen Teilen dieses Muskels auftreten.

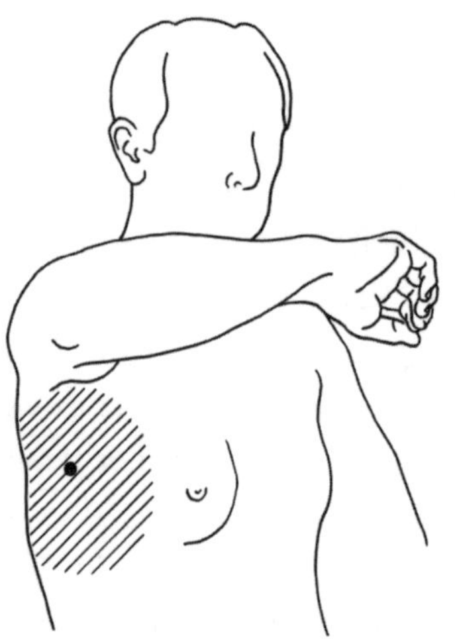

Abb. 7.15 Übertragungsschmerzmuster des vorderen Sägemuskels (Seitenstechen)

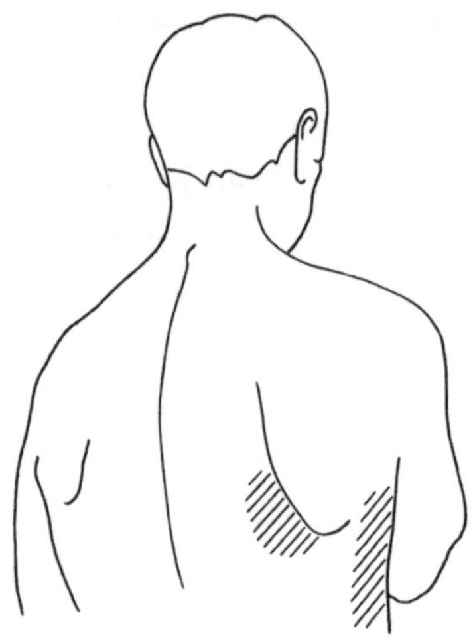

Abb. 7.16 Übertragungsschmerzmuster des vorderen Sägemuskels auf dem Rücken

Symptome

Schmerzen, die von Triggerpunkten im vorderen Sägemuskel ausgehen, machen sich meist an der Seite des Körpers und in der Mitte des Rückens sowie am unteren Ende des Schulterblatts bemerkbar (Abb. 7.15 und 7.16). Man beachte, daß sich das Schmerzmuster in der Rückenmitte mit dem Übertragungsmuster des Triggerpunkts im Darmbein-Rippen-Muskel überschneidet; dies könnte der Faktor sein, der den Schmerz perpetuiert, den letzterer erzeugt. Manchmal breitet sich der Schmerz auch über die Innenseite des Ober- und Unterarms sowie auf die Handinnenfläche (nicht abgebildet) aus. Dieses Schmerzmuster kann den Eindruck erwecken, daß eine Lungenkrankheit – oder, wenn es auf der linken Körperseite auftritt, ein Herzinfarkt – vorliegt. Seine wahre Ursache bleibt allen, die nicht wissen, was myofasziale Triggerpunkte bewirken können, ein Geheimnis (Simons, Travell & Simons 1999/2002, S. 942–948).

Wenn im vorderen Sägemuskel Triggerpunkte existieren, kann man nicht tief atmen, ohne daß Schmerzen auftreten, und man kann auch nicht vollständig ausatmen. Weil Zwerchfellatmung in diesem Zustand Schmerzen verursacht, muß man sich auf flache Brustatmung beschränken. Probleme im vorderen Sägemuskel sind oft die Hauptursache für schmerzhafte Seitenstiche, die Läufern so vertraut sind. Allerdings können diese auch durch Triggerpunkte im Zwerchfell, in den Interkostalmuskeln und in den quer verlaufenden Bauchmuskeln verursacht werden. Sind die vorderen Sägemuskeln sehr angespannt, ist es schwierig, den Arm hinter den Rücken zu strecken oder die Schultern zurückzuziehen. Der in diesem Zustand auf die Rippen ausgeübte Zug kann die Brüste abnorm druckempfindlich machen (Simons, Travell & Simons 1999/2002, S. 943–950).

Zwar wird nicht angenommen, daß ein Emphysem die Entstehung von Triggerpunkten im vorderen Sägemuskel fördert, aber wenn dort aus anderen Gründen Triggerpunkte existieren, besteht die Gefahr, daß sie bei Emphysemkranken den Schmerz und die typischen Probleme beim Ausatmen erheblich verstärken. Ist der vordere Sägemuskel in Schwierigkeiten, werden die Rippenhalter, der Kopfwender und der hintere obere Sägemuskel, die alle bei besonders kräftigem Atmen unterstützend wirken, zusätzlicher Belastung ausgesetzt. Die Folge kann eine Kettenreaktion sein, durch die immer neue Symptome auftreten, angefangen von Kopfschmerzen und Kieferschmerzen bis hin zu Schwindelgefühlen und Taubheitsempfindungen in den Händen, was die Zahl möglicher Fehldiagnosen stark steigen läßt (Simons, Travell & Simons 1999/2002, S. 949f.).

Triggerpunkte im vorderen Sägemuskel schränken nicht direkt die Bewegungsfähigkeit der Schulter und des Arms ein, sie verursachen aber Muskelschwächen, so daß andere Muskeln sich stärker anstrengen oder ungewohnte Funktionen übernehmen müssen. Betroffen sein können der kleine Brustmuskel, der Trapezius, der Schulterblattheber und die Muskeln der Rotatorenmanschette, wodurch der vordere Sägemuskel zu einem unerwarteten Verursacher von Schulterproblemen wird.

Ursachen

Wenn man mehr Luft braucht, so wie es bei jeder anstrengenden Aktivität der Fall ist, unterstützen die vorderen Sägemuskeln die Atmung, indem sie durch Zug auf die Rippen den Brustkorb weiten. Deshalb können sportliche Aktivitäten diese Muskeln schnell überlasten, insbesondere wenn Ihre Kondition nicht gut ist. Gewöhnlich bekommen Amateure oder Wochenendsportler sowie nicht gut trainierte Enthusiasten und Profis Seitenstiche. Weil der vordere Sägemuskel bei Arm- und Schulterbewegungen so aktiv ist, ist er besonders anfällig für ungewohnte Aktivitäten wie Tennis, Schwimmen, Laufen, Klimmzüge, Liegestütze, Gewichtheben und Training auf dem Seitpferd oder an den Ringen.

Atemwegserkrankungen, die mit strapaziösem Husten verbunden sind, können Triggerpunkte im vorderen Sägemuskel aktivieren, die Schmerzen in den Körperseiten und im Rücken hervorrufen; dies kann Menschen leicht auf den Gedanken bringen, sie litten unter einer Rippenfell- oder Lungenentzündung. Gewohnheitsmäßige Anspannung und Hyperventilation in emotional angespannter Verfassung können latente Triggerpunkte im vorderen Sägemuskel aktivieren. Der Schmerz, den sie verursachen, kann die Angst wecken, das Problem sei größer, als es tatsächlich ist. Der vordere Sägemuskel spricht allerdings sehr gut auf Selbstbehandlung an.

Selbstbehandlung

Den wichtigsten Triggerpunkt des vorderen Sägemuskels finden Sie auf der am weitesten vorspringenden Rippe an der Seite des Körpers. Suchen Sie sieben bis zehn Zentimeter von der Achselhöhle abwärts auf Höhe der Brustwarze. In der Regel ist dies der druckempfindlichste Punkt dieses Muskels. Ist dieser Triggerpunkt sehr aktiv, werden Sie ihn nicht gern berühren, weil das sehr schmerzhaft sein kann. Zum Glück ist kein besonders starker Druck erforderlich, um dort eine positive Wirkung hervorzurufen. Beachten Sie aber, daß Triggerpunkte auf jeder der neun Rippen existieren können, mit denen dieser Muskel verbunden ist. Falls sich die Schmerzen an der Körperseite als hartnäckig erweisen, sollten Sie den gesamten Rippenbereich unter dem Arm bis hinauf in die Achselhöhle absuchen. Auch Triggerpunkte in den schrägen Bauchmuskeln, die mit den untersten Rippen verbunden sind, können Schmerzen in den Seiten verursachen, und Triggerpunkte im Zwerchfell sind auch dazu fähig.

Das extreme Unbehagen, das Menschen manchmal empfinden, wenn sie in ihre Achselhöhle greifen, um einen Unterschulterblattmuskel zu massieren, rührt wahrscheinlich von dem Druck her, den sie unwillentlich auf die in der Nähe liegenden Teile des vorderen Sägemuskels ausüben. Die hintere Hälfte des Muskels liegt zwischen dem Unterschulterblattmuskel und den Rippen. Stellen Sie sich

Ihr Schulterblatt und die Rippen als die beiden Brotscheiben eines Schinken-Käse-Sandwichs vor und dann den Unterschulterblattmuskel als den Schinken und den vorderen Sägemuskel als den Käse. Wenn sich Ihre Finger in der Vertiefung im hinteren Teil der Achselhöhle befinden und dort nach dem Unterschulterblattmuskel suchen, so wie Abbildung 5.24 es veranschaulicht, befinden Sie sich sozusagen zwischen Schinken und Käse. In dieser Position haben die Fingernägel Kontakt zum Unterschulterblattmuskel, und die Fingerkuppen befinden sich auf dem vorderen Sägemuskel.

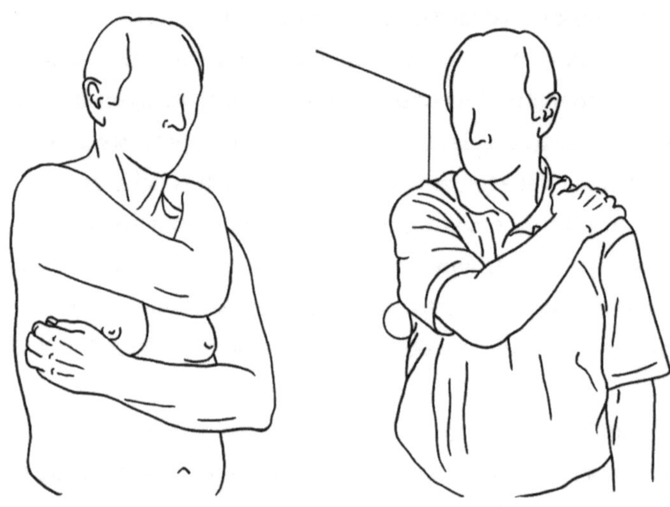

Abb. 7.17 Massage des vorderen Sägemuskels mit den Fingerspitzen

Abb. 7.18 Massage des vorderen Sägemuskels mit einem Ball an einer Wand

Sie können den vorderen Sägemuskel mit den Fingerspitzen massieren (Abb. 7.17). Falls Sie Ihre Finger schonen wollen, können Sie ihn auch mit Hilfe eines Tennisballs behandeln, den Sie gegen eine Wand drücken (Abb. 7.18). Oder Sie halten den Ball einfach in der Hand und ziehen ihn langsam über den Triggerpunkt. Zusätzlichen Druck können Sie anwenden, indem Sie den Ball und Ihre Hand mit dem Arm gegen die Körperseite drücken.

Über den vorderen Sägemuskel informiert zu sein kann sich als sehr nützlich erweisen. Achten Sie wachsam auf frühe Symptome wie die wohlbekannten Seitenstiche bei tiefem Atmen oder auf das Gefühl, nicht genug Luft zu bekommen. Eine frühe Intervention kann Ihnen viel Leid ersparen. Wenn Sie Probleme erst gar nicht entstehen lassen möchten, sollten Sie bedenken, daß emotionale Belastungen habituelle Muskelanspannung und damit auch die Entstehung von Triggerpunkten im vorderen Sägemuskel fördern. Gewöhnen Sie sich an, darauf zu achten, wann Sie den Atem anhalten oder wann Sie in die Brust atmen. Außerdem ist es ratsam, anstrengende sportliche Aktivitäten und insbesondere das Laufen nicht zu übertreiben, bevor Sie die dazu erforderliche gute Kondition haben.

Partnerbehandlung

Manchmal ist es schwierig, bei einem anderen Menschen den vorderen Sägemuskel zu behandeln, weil man dabei die Fingerspitzen benutzen muß (Abb. 7.19) und weil das bei fast jedem Menschen eine Kitzelreaktion auslöst. Wenn dies die Durchführung einer Behandlung unmöglich macht, können Sie dem Betreffenden erklären, wie er bei einer Selbstbehandlung vorgehen muß.

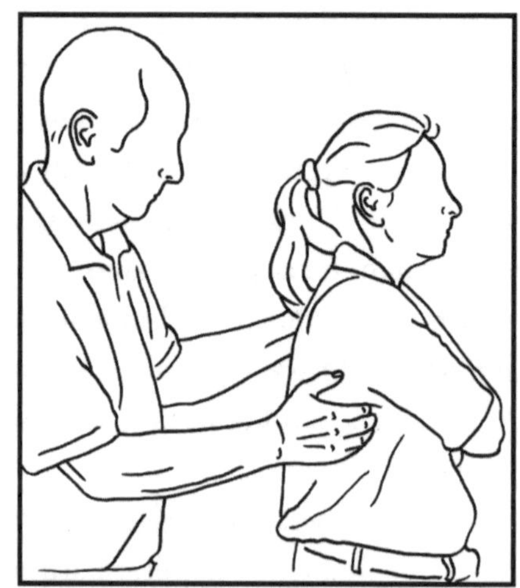

Abb. 7.19 Partnermassage des vorderen Sägemuskels mit den Fingerspitzen

Klinische Behandlung

Die Kitzelreaktion tritt im Kontext einer Ganzkörpermassage, bei welcher der Klient mit dem Gesicht nach unten liegt, deutlich seltener auf. Wenn Sie über den Rumpf des Klienten hinweg arbeiten, so wie Abbildung 7.20 es zeigt, können Sie einfach beide Hände zusammenhalten und sich ein wenig vorlehnen, um den Massagestrich auszuführen. Sie können den vorderen Sägemuskel aber auch massieren, während der Klient auf dem Rücken liegt; benutzen Sie dann am besten unterstützte Finger (wobei die beiden Handflächen nach oben gerichtet sind) auf der Körperseite, die Ihnen am nächsten ist. Falls Sie eine Frau behandeln, sollten Sie diese bitten, ihre Brust zur Seite zu bewegen.

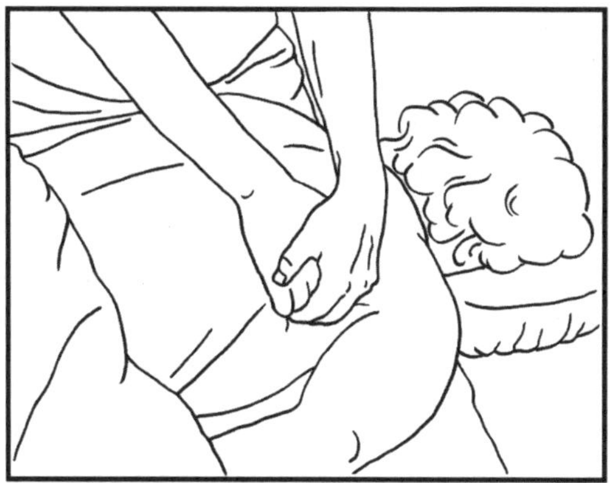

Abb. 7.20 Massage des vorderen Sägemuskels mit gepaarten Händen, drei Fingerbreiten unter der Achselhöhle

Ein Triggerpunkt im vorderen Sägemuskel kann sehr druckempfindlich sein. Beginnen Sie die Behandlung deshalb sehr vorsichtig, und beobachten Sie das Gesicht des Klienten, um möglichst schnell zu merken, ob Sie zu aggressiv vorgehen. Fragen Sie den Klienten auch immer wieder, wie er die Schmerzstärke einschätzt. Fragen Sie nicht: »Ist der Druck zu stark?« Denn wenn der Klient glaubt, daß ohne Schmerzen sowieso nichts Positives zu erreichen ist *(»No pain, no gain!«)*, antwortet er Ihnen wahrscheinlich nicht wahrheitsgemäß. Bitten Sie ihn besser um eine Skaleneinschätzung, denn die Auskunft, die Sie dann bekommen, ist sowieso genauer. Erinnern Sie den Klienten daran, daß er weiteratmen und sich darauf konzentrieren soll, sich zu entspannen.

Das Zwerchfell (Diaphragma)

Das Zwerchfell ist ein dünner Muskel im Körperinneren, der die inneren Organe im Brustkorb von denen in der Bauchhöhle trennt. Es ist auf der ganzen Breite des Körpers an der Innenseite der untersten Rippen befestigt. Im Ruhezustand hat das Zwerchfell die Form einer Kuppel, die sich zum unteren Teil des Brustkorbs hin wölbt. Beim Einatmen kontrahiert das Zwerchfell und zieht nach unten, wodurch es eine flache Form annimmt und im Brustkorb ein Vakuum erzeugt, das die Lungenflügel dazu veranlaßt, sich mit Luft zu füllen. Um auszuatmen, brauchen wir normalerweise nur das Zwerchfell zu entspannen. Richtig einatmen können wir nur, wenn die unteren Bauchorgane der Abwärtsbewegung des Zwerchfells weichen.

Einige Muskeln lassen sich einfach deshalb nicht behandeln, weil sie zu tief im Körperinneren liegen und folglich unzugänglich sind. Dazu zählen auch die Muskeln an der Innenseite des Brustkorbs. Zum Glück befinden sich die problematischsten Muskeln an der Außenseite des Brustkorbs. Das Zwerchfell liegt an der Grenze zwischen beiden Bereichen. Obwohl der größte Teil dieses Muskels natürlich nicht erreichbar ist, kann man seinen Rand dort erreichen, wo er an den vorderen Rippen befestigt ist. Das mag nicht besonders viel sein, aber der Zugang ermöglicht es, eine Menge Positives zu erreichen.

Symptome

Triggerpunkte im Zwerchfell verursachen Schmerzen unter den vorderen Rippen in der Nähe der dortigen Befestigung des Muskels (Abb. 7.21). Auch an den Körperseiten können Schmerzen auftreten – die bekannten Seitenstiche –, und zwar ein wenig tiefer als die vom vorderen Sägemuskel ausgehenden (nicht abgebildet). Durch Triggerpunkte im Zwerchfell verursachte Schmerzen treten in der Regel beim Ausatmen auf, wohingegen vom vorderen Sägemuskel verursachte Schmerzen beim Einatmen am stärksten zu spüren sind. Triggerpunkte in beiden Muskeln rufen das Gefühl der Kurzatmigkeit hervor.

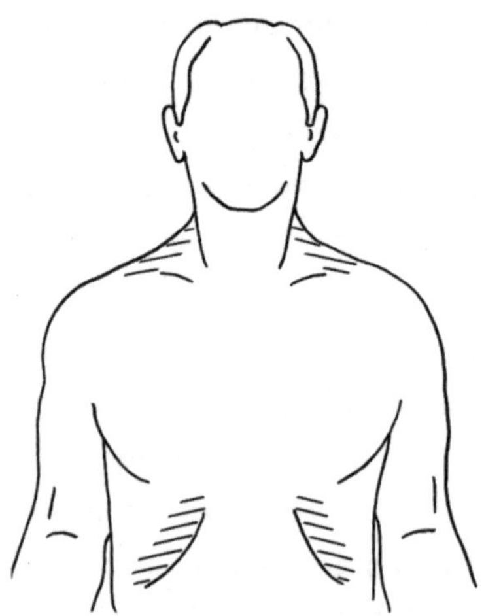

Abb. 7.21 Übertragungsschmerzmuster des Zwerchfells. Die Triggerpunkte sind hinter den Rippen verborgen.

Mit den Rippen zusammenhängender Myofaszialschmerz wird häufig falsch als Rippenknorpelentzündung oder Rippenentzündung diagnostiziert. Oder man sagt Ihnen, es liege das *Slipping-Rib*-Syndrom, gastroösophagealer Reflux, ein Magengeschwür oder ein Gallenblasenleiden vor. Wenn die eigentliche Ursache jedoch Triggerpunkte sind, löst eine Behandlung auf diese Störungen hin das Problem wahrscheinlich nicht (Simons, Travell & Simons 1999/2002, S. 933–935).

Ursachen

Emotionale Belastungen, chronischer Husten, Brustatmung und Überanstrengung beim Sport können Triggerpunkte im Zwerchfell verursachen, und das gleiche gilt für eine zusammengesunkene Haltung und für Krankheitszustände, bei denen die Patienten um Atem ringen. Wenn Sie ständig den Bauch einzuziehen versuchen, um »besser auszusehen«, stören Sie die Mechanik des natürlichen Atmens. Andererseits brauchen Sie Ihren Bauch nicht bewußt vorquellen zu lassen. Streben Sie einen maßvollen Kompromiß zwischen beiden Möglichkeiten an.

Selbstbehandlung

Um die erreichbaren Triggerpunkte im Zwerchfell zu behandeln, müssen Sie mit unterstützten Fingern unter die untersten Rippen vorn vordringen und dort so gut wie möglich tiefe Massagestriche ausführen, bis zu zwölf Striche pro Triggerpunkt (siehe Abb. 7.22). Sie erreichen diesen Bereich leichter, wenn Sie vollständig ausatmen und den Bauch einziehen. Dadurch wird auch das Zwerchfell gedehnt, was sich in Verbindung mit einer Massage positiv auswirken kann. Am tiefsten kom-

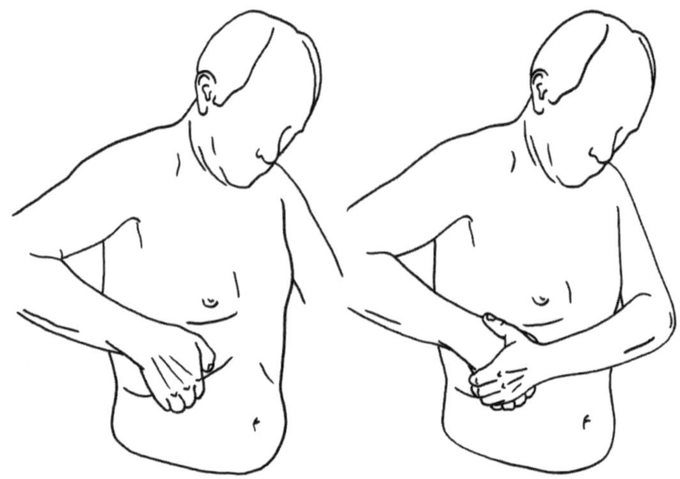

Abb. 7.22 Massage des Zwerchfells direkt unter den Rippen mit unterstützten Fingern. Wenn Sie besonders tief in den Bauchraum eindringen wollen, sollten Sie im Sitzen und in vorgelehnter Haltung massieren.

men Sie im Sitzen und indem Sie sich nach vorn lehnen oder indem Sie mit angezogenen Knien auf dem Rücken liegen. Die Arbeit an den (erreichbaren) peripheren Triggerpunkten des Zwerchfells wirkt sich auch auf andere Triggerpunkte im unerreichbaren zentralen Gewölbe des Muskels positiv aus. Beachten Sie, daß ein tiefer Atemzug das Zwerchfell übermäßig kontrahieren kann; aus diesem Grund sollte man extreme sportliche Belastungen so lange meiden, bis bei der Behandlung der Triggerpunkte gewisse Fortschritte erzielt worden sind.

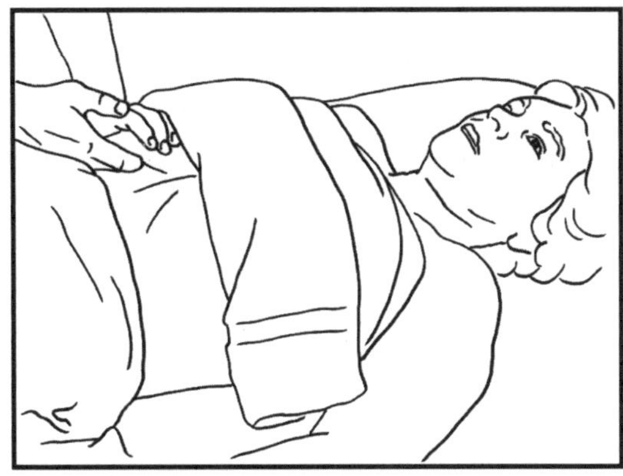

Abb. 7.23 Massage des Zwerchfells unter der untersten Rippe mit unterstützten Fingern

Partnerbehandlung

Wahrscheinlich wird niemand Sie darum bitten, sein Zwerchfell zu behandeln, denn dieses liegt in einem ziemlich »privaten« Bereich. Aber vielleicht möchten Sie jemandem demonstrieren, wie er sich dort selbst behandeln kann. Wenn Sie von einem Freund oder einem Familienmitglied gebeten werden, diesen Körperbereich zu behandeln, dann gehen Sie möglichst vorsichtig und sanft vor. Manchmal existieren in den Bauchmuskeln im gleichen Bereich sehr druckempfindliche Triggerpunkte, und die Triggerpunkte des Zwerchfells können sehr starke Schmerzen hervorrufen, wenn zu kräftiger Druck darauf ausgeübt wird.

Klinische Behandlung

Die Zwerchfellbehandlung ist ein Teil der Bauchmassage, wobei die einzige Besonderheit ist, daß man mit den Fingern direkt unter den untersten Rippen massiert (Abb. 7.23). Um den Eindruck der Zudringlichkeit zu vermeiden, sollte man dort sehr langsam und ruhig massieren. Läßt ein Klient zu, daß jemand seinen Bauch massiert, ist das ein großer Vertrauensbeweis. Geben Sie deshalb Ihr Bestes, und massieren Sie besonders ruhig, zentriert und kontrolliert. Arbeiten Sie, als ob Sie ein Baby oder ein Kleinkind behandeln würden.

Die Muskeln des Oberarms

Bodybuilder haben besonders großes Interesse an ihren Oberarmmuskeln, und wahrscheinlich kennen sie auch deren anatomische Namen: Bizeps, Brachialis, Trizeps und Coracobrachialis. Die meisten anderen Menschen ignorieren die Muskeln dieser wichtigen Gruppe meist so lange, bis sie schmerzen. Wenn Ihre Oberarmmuskeln nicht in guter Kondition sind, werden sie durch Freizeitaktivitäten und berufliche Aufgaben mit Anforderungen konfrontiert, die sie hinsichtlich ihrer Kraft und Ausdauer schnell überfordern. Die Oberarmmuskeln müssen alle Lasten tragen, die sich in Ihren Händen befinden, ob es sich um ein Baby, eine gefüllte Einkaufstasche oder ein schweres Werkzeug handelt. Bei sportlichen Aktivitäten lastet manchmal das Gewicht des gesamten Körpers auf ihnen.

Schon allein wenn man sich auf einen Stuhl setzt oder davon aufsteht oder sich ins Auto setzt oder es verläßt, können dadurch Triggerpunkte in den Oberarmmuskeln entstehen, vor allem wenn Sie ein paar Kilo zuviel wiegen.

Triggerpunkte in den vier Oberarmmuskeln können Schulterschmerzen hervorrufen und die Funktionsfähigkeit der Schulter beeinträchtigen, denn drei der vier Oberarmmuskeln überqueren das Kugelgelenk der Schulter und sind mit dem Schulterblatt verbunden.

Der Bizeps

Der Bizeps hat zwei Muskelköpfe (daher der Name), wobei der kürzere mit dem Rabenschnabelfortsatz und der längere direkt über der Gelenkpfanne mit dem Schulterblatt verbunden ist (Abb. 7.24). Aufgrund dieser Verbindung zum Schulterblatt unterstützt er das Emporheben des Arms. Seine beiden Muskelköpfe treffen zusammen, wo sie mit der Speiche des Unterarms verbunden sind; dies ermöglicht es dem Muskel, den Ellbogen zu beugen und die Hand so zu drehen, daß die Innenseite oben liegt.

Eine weitere sehr wichtige Funktion des Bizeps ist, den Arm fest mit seinem Gelenk verbunden zu halten. Viele Muskeln sind an der Stabilisierung dieses Gelenks beteiligt, aber ohne den Bizeps könnten wir kein Gewicht tragen, ohne das Gelenk auseinanderzuzerren. Triggerpunkte im Bizeps schwächen den Muskel, und andere Muskeln müssen dann mehr Kraft aufwenden, um diese Schwächung auszugleichen.

Symptome

Triggerpunkte im Bizeps verursachen Schmerzen auf der Vorderseite der Schulter und direkt unter dem Knick des Ellbogens (Abb. 7.24); wenn der Muskel kontrahiert, können sie Schmerzen im Bizeps selbst verursachen. Auch der Arm kann geschwächt werden, und es kann schwierig sein, bei abwärts gerichteter Handinnenfläche den Arm völlig auszustrecken. Außerdem kann im oberen Trapeziusteil hinter der Schulter ein unbestimmter Schmerz auftreten (nicht abgebildet). Strahlt der Bizeps Übertragungsschmerz in die Schulter aus, kann irrtümlich eine Entzündung des Schleimbeutels unter dem Deltamuskel oder des Bizeps, eine Entzündung der Bizepssehne oder eine Arthritis diagnostiziert werden.

Eventuell spüren Sie ein scharfes Schnappen, wenn Sie den Arm heben, das manchmal fälschlich als Anzeichen für das Impingement-Syndrom gedeutet wird. Die Bizepssehne an der Vorderseite der Schulter kann extrem empfindlich werden, ein Zustand, der Sehnenscheidenentzündung genannt wird, aber meist ist dies nur eine Nebenwirkung von Triggerpunkten im langen Muskelkopf des Bizeps. Den Schmerz am Ort seines Auftretens zu behandeln ist nutzlos, wenn Triggerpunkte im Bizeps die Ursache des Problems sind (Simons, Travell & Simons 1999/2002, S. 688ff., 694f.).

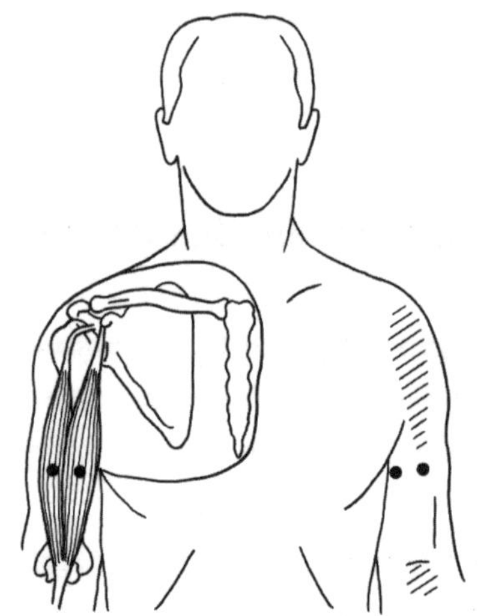

Abb. 7.24 Triggerpunkte im Bizeps und zugehöriges Übertragungsschmerzmuster

Ursachen

Übertragungsschmerzen, die vom Untergrätenmuskel, von den Rippenhaltern oder vom Unterschlüsselbeinmuskel ausgehen, können Triggerpunkte im Bizeps verursachen. Andere häufige Ursachen von Triggerpunkten in diesem Muskel sind sportliche Überanstrengungen, das Heben schwerer Gewichte mit ausgestrecktem Arm und nach oben gerichteten Handflächen sowie Aktivitäten, bei denen der Ellbogen stark gebeugt wird, wie beispielsweise bei Klimmzügen. Wiederholte Überlastungen am Arbeitsplatz – beispielsweise bedingt durch häufiges Drehen eines Schraubendrehers – können den Bizeps ebenfalls erschöpfen (Simons, Travell & Simons 1999/2002, S. 691f.).

Seien Sie vorsichtig bei jeder Aktivität, bei der Sie den Bizeps kontrahiert halten müssen. Beispielsweise bleibt der linke Bizeps beim Geigespielen ständig im kontrahierten Zustand, damit die Greifhand auf dem Griffbrett in der richtigen Haltung bleibt. Im rechten Bizepsmuskel von Geigern entstehen oft Triggerpunkte, weil die Streichbewegung des Bogens ständig Kontraktionen und Streckungen erfordert.

Selbstbehandlung

Triggerpunkte können in beiden Bizepsköpfen jeweils in der Mitte des Muskels entstehen. Massieren Sie den Muskel mit unterstütztem Daumen, oder streichen Sie kräftig mit den Knöcheln einer locker geballten Faust darüber (Abb. 7.25). Es ist Zeit- und Energieverschwendung, den empfindlichen Übertragungsbereich auf der Vorderseite der Schulter zu massieren.

Partnerbehandlung

Benutzen Sie ebenso wie bei der Selbstbehandlung eine lockere Faust, um den Bizeps eines anderen Menschen zu massieren. Unterstützen Sie den Arm der anderen Person mit der freien Hand, so wie es in Abbildung 7.26 dargestellt wird. Denken Sie daran, daß in beiden Muskelköpfen ein Triggerpunkt existieren kann; beide liegen nebeneinander auf der Vorderseite des Oberarms etwa auf der Hälfte seiner Länge. Man braucht den Muskel nicht in seiner ganzen Länge zu massieren.

Klinische Behandlung

Behandeln Sie den Bizeps des Klienten mit der gleichen lockeren Faust, wie Sie es bei sich selbst oder einen Freund oder Verwandten tun würden (Abb. 7.26). Wenn Sie wirklich einen bestimmten Triggerpunkt erreichen wollen, dann benutzen Sie unterstützte Daumen (Abb. 7.27). Es ist wichtig herauszufinden, wie der Klient den Tag verbringt, weil unterschiedliche Aktivitäten unterschiedliche Arten von Schmerz erzeugen.

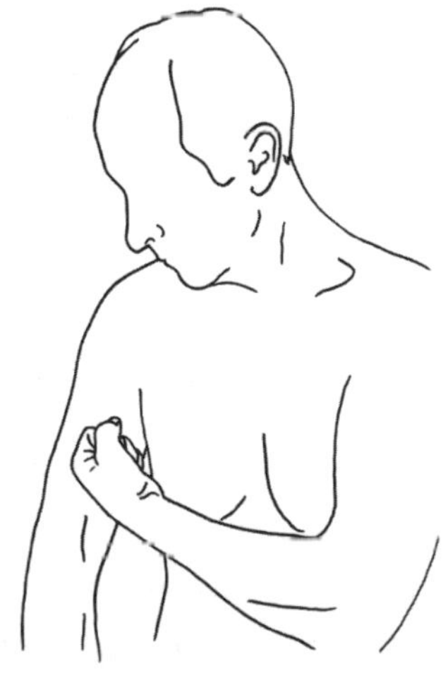

Abb. 7.25 Massage des Bizeps mit den Knöcheln einer locker geballten Faust

Emma, *20 Jahre alt, studierte im Hauptfach Oboe und im Nebenfach Cello. Das Spielen beider Instrumente trug zu ihren chronischen Schmerzen bei. Das Cellospiel verursachte Schmerzen im rechten Bizeps und ließ beim Streichen mit dem Bogen ihre Schulter knacken. Und das Spielen der Oboe hatte einen*

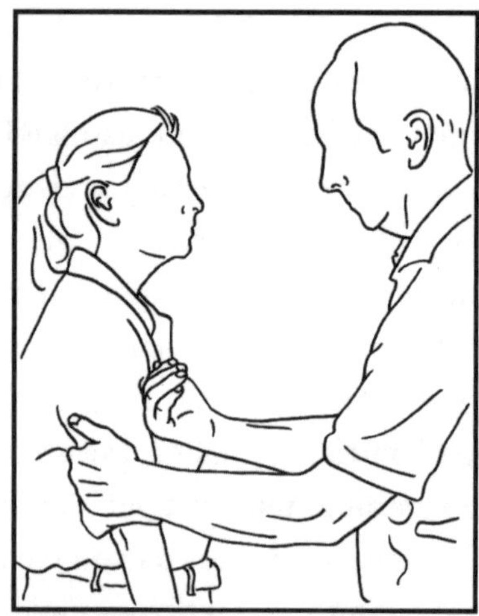

Abb. 7.26 Partnermassage des Bizeps mit den Knöcheln einer locker geballten Faust

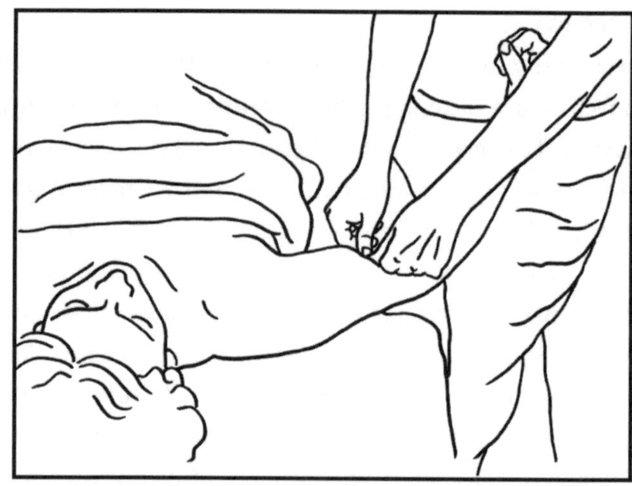

Abb. 7.27 Klinische Massage des Bizeps mit unterstützten Daumen

permanenten Schmerz an der Basis des rechten Daumens verursacht, der stärker wurde, wenn sie die Oboe hielt. Beim Spielen beider Instrumente hatte sie außerdem Schmerzen auf der Vorderseite der Schulter.

Eine Untersuchung ergab, daß bei Emma in vielen Muskeln Triggerpunkte bestanden, und zwar alle auf der rechten Seite, wo Emmas sämtliche Probleme auftraten. Ihre Rippenhalter, Kopfwender, Unterarmmuskeln und sämtliche vier Muskeln der Rotatorenmanschette waren betroffen, doch um die Muskeln des Oberarms stand es am schlimmsten, weil sie aufgrund ihres strikten Übungsplans am stärksten überlastet wurden.

Emma war hochmotiviert zu lernen, ihre Probleme selbst zu behandeln, denn ihre Krankenversicherung hatte es abgelehnt, eine Massagebehandlung zu bezahlen (obwohl sie viele Sitzungen bei einem Chiropraktiker und einem Physiotherapeuten bezahlte hatte, die beide wesentlich weniger bewirkt hatten als eine einzige Triggerpunktmassage). Drei Wochen nachdem sie angefangen hatte, ihren Bizeps selbst zu behandeln, war der Schmerz im rechten Arm und in der rechten Schulter kaum noch zu spüren. Und auch das Knacken in der Schulter hatte aufgehört.

Der Oberarmmuskel (M. brachialis)

Der Oberarmmuskel ist das Arbeitspferd des Ellbogens. Er verrichtet den Hauptteil der Arbeit, die meist dem Bizeps zugeschrieben wird, beispielsweise das Beugen des Ellbogens beim Heben von Gegenständen. Der Oberarmmuskel liegt unter dem Bizeps und bedeckt die Vorderseite der unteren Hälfte des Oberarmknochens (Humerus, Abb. 7.28).

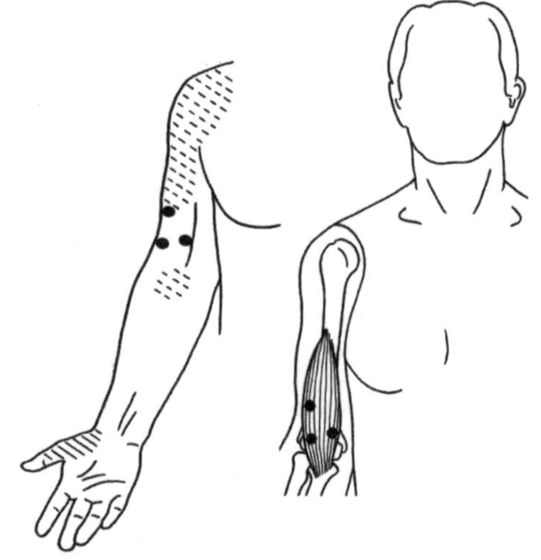

Abb. 7.28 Triggerpunkte im Oberarmmuskel und zugehöriges Übertragungsschmerzmuster. Die gestrichelten Linien deuten auf gelegentliche oder nur vage Schmerzen hin.

An seinem oberen Ende ist er mit einem Knochenwulst an der äußeren Oberfläche des Humerus verbunden, etwa auf halber Höhe, unmittelbar unter der Verbindung des Humerus mit dem Deltamuskel. Das andere Ende des Oberarmmuskels ist mit der Elle, einem der beiden Unterarmknochen, verbunden.

Symptome

Triggerpunkte im Oberarmmuskel erschweren gerades Ausstrecken des Ellbogens, doch der dadurch entstehende Schmerz ist hauptsächlich an der Daumenbasis zu spüren (Abb. 7.28). Außerdem kann ein weniger intensiver Schmerz auf der Vorderseite der Schulter und direkt über der Ellbogenbeuge auftreten. Auf der Außenseite des Oberarms in der Nähe des Ellbogens kann sich ein drückender Schmerz oder ein Gefühl der Anspannung manifestieren. Eine Kompression des Speichennervs, der durch den Oberarmmuskel verläuft, kann im Daumen und auf der Rückseite des Unterarms Kribbeln oder Taubheitsempfindungen hervorrufen (Simons, Travell & Simons 1999/2002, S. 701–704).

Obwohl viele Muskeln Schmerz zur Daumenbasis übertragen können, sind der Oberarmmuskel und die Rippenhalter immer die ersten Verdächtigen. Es ist naheliegend, den Daumen zu massieren, wenn er schmerzt, doch wird das Problem dadurch nicht gelöst, wenn es von anderswo ausgeht und im Daumen nur zutage tritt.

Ursachen

Viele Aktivitäten überlasten den Oberarmmuskel. Häufig ist der Grund, daß der belastete Ellbogen im gebeugten Zustand gehalten wird – beispielsweise beim Tragen schwerer Einkaufstaschen, beim Tragen eines Babys auf dem Arm, wenn man heranwachsende Kinder hochhebt oder wenn man am Unterarm eine Tasche trägt. Die Muskeln des Oberarms werden auch belastet, wenn man viele Stunden lang schwere Werkzeuge hält und mit dem Ellbogen bestimmte Handlungen häufig wiederholt. Man kann Triggerpunkte im Oberarmmuskel erzeugen, indem man zu viele Klimmzüge macht oder den Ellbogen eine andere Art von Beugung unter Belastung ausführen läßt. Wenn Sie den ganzen Tag an einer Computertastatur arbeiten und dabei die Arme vor dem Körper ausgestreckt halten, befinden sich Ihre Oberarmmuskeln beider Arme ständig unter Anspannung. Deshalb haben Computerbenutzer fast immer Triggerpunkte in den Oberarmmuskeln.

Vielleicht ist Ihnen die Beziehung zwischen Ihren Symptomen und einer Aktivität, die Ihre beiden Oberarmmuskeln oder einen überlastet, gar nicht bewußt. Dies passiert vielen Musikern, die ihr Instrument lange vor dem Körper halten müssen. Oboisten beispielsweise leiden oft unter chronischen Schmerzen und Taubheitsempfindungen im Daumen der rechten Hand, die ständig das Gewicht ihres Instruments tragen muß. Obwohl bei den Betroffenen der Eindruck entsteht, daß der Daumen selbst das Problem erzeugt, weil die Schmerzen dort zu spüren sind, liegt die tatsächliche Ursache im dauerhaft kontrahierten Oberarmmuskel, der die Oboe hält. Oboisten und andere Musiker mit diesem Problem sollten ihr Instrument so oft wie möglich ablegen und den Arm, der es hält, an der Körperseite herabhängen lassen, so daß der Oberarmmuskel sich strecken und entspannen kann. Häufige Triggerpunkt-Selbstmassage ist in solchen Fällen das beste Heilmittel. Obgleich Ruhe ein unverzichtbarer Bestandteil jeder auf Triggerpunkte zielenden Therapie ist, wirkt eine Triggerpunktmassage direkt auf das Problem ein.

Selbstbehandlung

Triggerpunkte sind im Oberarmmuskel unter dem äußeren Bizepsrand zu finden, unmittelbar über der Ellbogenbeuge (Abb. 7.28). Bewegen Sie den Bizeps zur Seite, um den Oberarmmuskel zu erreichen, und massieren Sie ihn mit unterstütztem Daumen gegen den Knochen (Abb. 7.29). Achten Sie darauf, daß der Arm, der massiert wird, auf dem Tisch oder auf dem Oberschenkel abgestützt ist. Der Triggerpunkt, der eine Nervenkompression herbeiführen kann, verbirgt sich in einer Art weichem Klumpen im Muskel, ungefähr in Form einer Mandel, etwas über dem Ellbogen und an der Außenseite des Arms. Dieser Klumpen rutscht leicht zur Seite, wenn man mit unterstütztem Daumen arbeitet, er kann jedoch weniger leicht ausweichen, wenn man mit einem Ball arbeitet, der vom Körper gegen eine Wand gedrückt wird. Manchmal treten auch Triggerpunkte unter dem inneren Bizepsrand auf, auf der Seite, die dem Rumpf am nächsten ist.

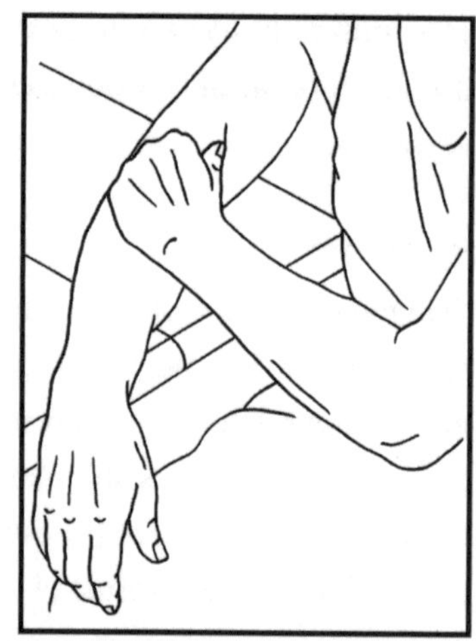

Abb. 7.29 Massage des Oberarmmuskels mit unterstütztem Daumen, wobei Sie mit dem Daumen unter den Bizeps drücken.

Partnerbehandlung

Um den vollständig vom Bizeps überdeckten Oberarmmuskel zu finden, müssen Sie mit unterstütztem Daumen arbeiten (Abb. 7.30). Unterstützen Sie den Arm des Empfängers der Massage mit Ihrem anderen Arm. Prüfen Sie den Oberarmmuskel bei jeder Behandlung des Bizeps und umgekehrt. Arbeiten Sie an beiden Muskeln mit unterstützten Daumen.

Klinische Behandlung

Behandeln Sie den Oberarmmuskel des Klienten mit unterstütztem Daumen, um besser unter den Bizeps zu kommen (Abb. 7.31). Lockern Sie Bizeps und Oberarmmuskel, indem Sie den Ellbogen leicht gebeugt halten. Suchen Sie unmittelbar über der Beugung des Ellbogens nach Triggerpunkten,

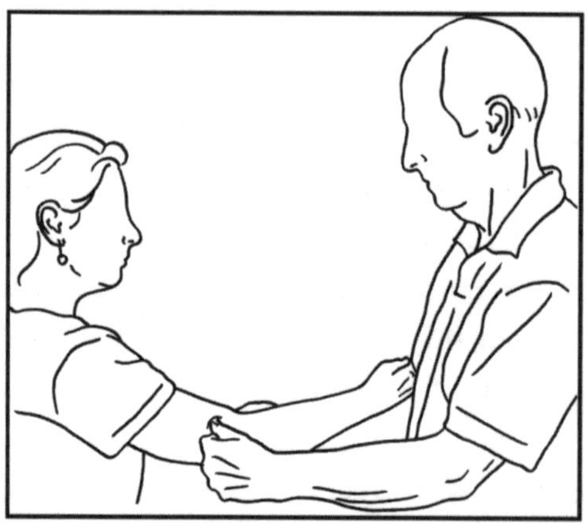

Abb. 7.30 Partnermassage des Oberarmmuskels mit einem unterstützten Daumen, wobei der Arm mit der Hand der anderen Körperseite abgestützt wird.

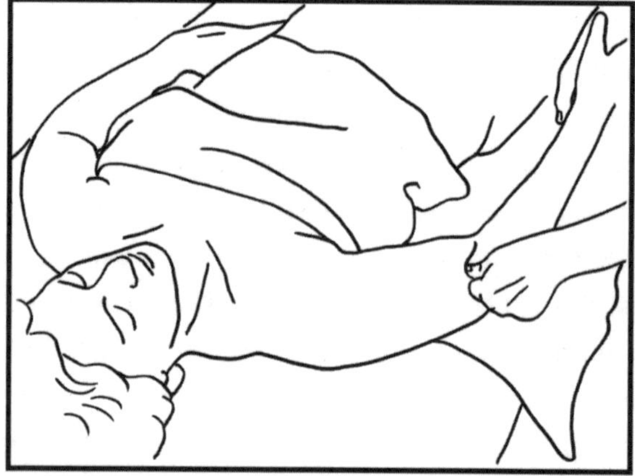

Abb. 7.31 Klinische Massage des Oberarmmuskels mit einem unterstützten Daumen, wobei der Bizeps zur Seite gedrückt wird.

die Schmerzen im Daumen verursachen könnten. Arbeiten Sie sich ungefähr bis zur Hälfte durch den Arm vor; dabei können Sie immer noch versuchen, unter dem Bizeps zu arbeiten. Wenn Taubheitsempfindungen im Daumen für Sie ein Problem sind, können Sie nach der »Mandel« suchen.

Der Trizeps

Der Trizeps ist ein langer, breiter Muskel mit drei Zweigen oder Köpfen. Die Befestigung des langen Trizeps-Kopfs am Schulterblatt trägt dazu bei, daß der Arm im Kugelgelenk bleibt. Der seitliche und der mittlere Kopf sind mit dem Oberarmknochen verbunden. Der mittlere Trizepskopf liegt direkt auf dem Knochen, unter den anderen beiden Köpfen, und manchmal wird er »tiefer« Kopf genannt. Alle drei Köpfe vereinen sich, überqueren das Ellbogengelenk und sind an der Elle, einem der beiden Unterarmknochen, befestigt. Deshalb hat der Trizeps viel Kraft, die er zur Streckung des Ellbogens nutzen kann. Triggerpunkte im Trizeps können an fünf Stellen auftreten und rufen fünf verschiedene Schmerzmuster hervor.

Symptome

Triggerpunkt *Trizeps 1* sendet Schmerzen auf die Schulterrückseite, zur Ellbogenaußenseite und manchmal zur Unterarmrückseite (Abb. 7.32). Schlimmstenfalls kann er auch Schmerzen im oberen Trapeziusteil, an der Nackenbasis und im Trizeps selbst (nicht abgebildet) verursachen. Zwar ist dies der am häufigsten aktive Trizeps-Triggerpunkt, doch wird er wegen seiner Lage in der inneren Hälfte des Trizeps (dem Rumpf am nächsten) oft übersehen (Simons, Travell & Simons 1999/2002, S. 709f.).

Triggerpunkt *Trizeps 2*, der sehr nahe am Ellbogen liegt, wo der Trizeps relativ dünn ist, kann auch leicht übersehen werden. Er ist eine von vielen Ursachen jenes an der Außenseite des Ellbogens auftretenden Schmerzes, der unter dem Namen *Tennisarm* oder laterale Epikondylitis (Abb. 7.33) bekannt ist. Der Schmerz kann sich noch ein Stück weit auf der Rückseite des Unterarms ausbreiten (Simons, Travell & Simons 1999/2002, S. 710f.).

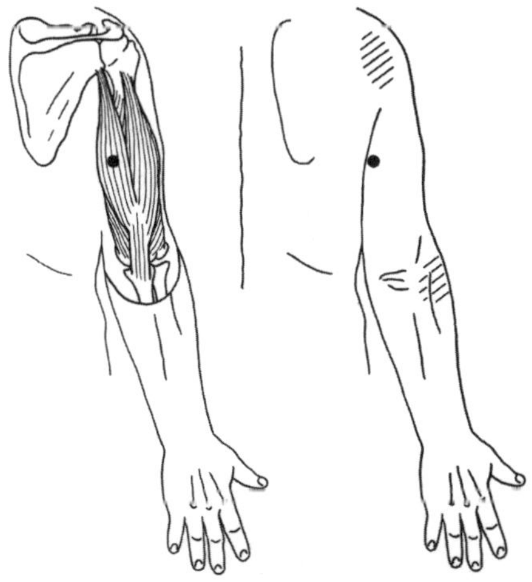

Abb. 7.32 Triggerpunkt *Trizeps 1* und zugehöriges Übertragungsschmerzmuster an der Rückseite der Schulter und an der Außenseite des Ellbogens

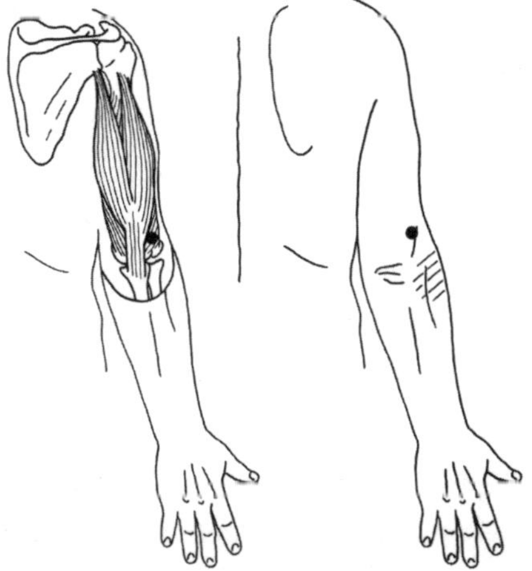

Abb. 7.33 Triggerpunkt *Trizeps 2* und zugehöriges Übertragungsschmerzmuster an der Außenseite des Ellbogens

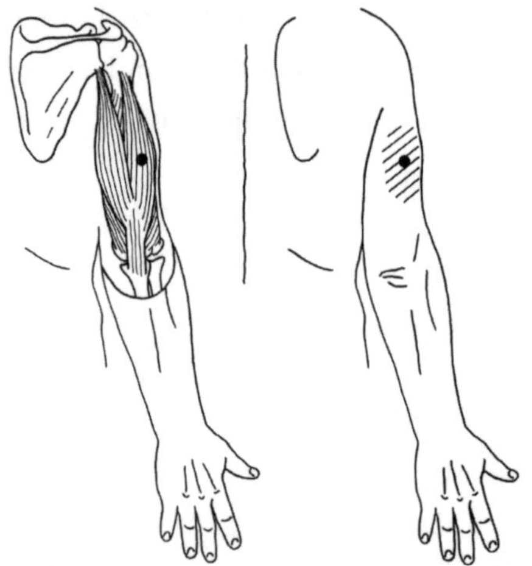

Abb. 7.34 Triggerpunkt *Trizeps* 3 und zugehöriges Übertragungsschmerzmuster, in diesem Fall ein Schmerz im Trizeps selbst

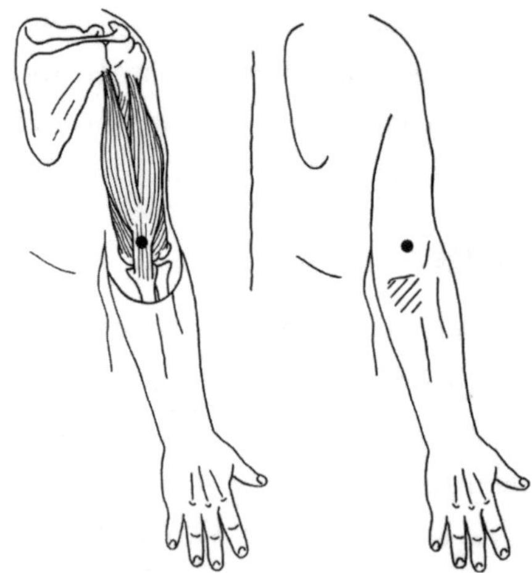

Abb. 7.35 Triggerpunkt *Trizeps* 4 und zugehöriges Übertragungsschmerzmuster an der Ellbogenspitze

Triggerpunkt *Trizeps 3* verursacht lokal Schmerzen auf der Rückseite des Oberarms im Trizeps selbst (Abb. 7.34). Er ist von besonderer Bedeutung, weil er den seitlichen Muskelkopf so angespannt halten kann, daß der Speichennerv abgeklemmt wird, was auf der Rückseite des Unterarms, im Handgelenk und an der Daumenseite der Hand Taubheitsempfindungen hervorrufen kann. Schmerzen, Taubheitsempfindungen oder Kribbeln können auch im vierten und fünften Finger auftreten (Simons, Travell & Simons 1999/2002, S. 710f.).

Der Triggerpunkt *Trizeps 4* macht den Ellbogenhöcker hypersensibel für Berührungen (Abb. 7.35). Sogar das bloße Ruhenlassen des Ellbogens auf einem Tisch oder auf einer Stuhllehne kann schmerzhaft sein. Es kann sogar schmerzen, wenn Ihr Ellbogen Ihre Körperseite berührt (Simons, Travell & Simons 1999/2002, S. 710f.).

Triggerpunkt *Trizeps 5* strahlt Schmerzen zur Innenseite des Ellbogens und manchmal zur Innenseite des Unterarms aus (Abb. 7.36). Dann ist es schmerzhaft, den mittleren Teil des Ellbogenhöckers, einen knöchernen Knopf an der Innenseite des Ellbogens, zu berühren. Schmerz, der auf dieser Seite auftritt, wird manchmal *Golferellbogen* oder mediale Epikondylitis genannt (Simons, Travell & Simons 1999/2002, S. 710f.).

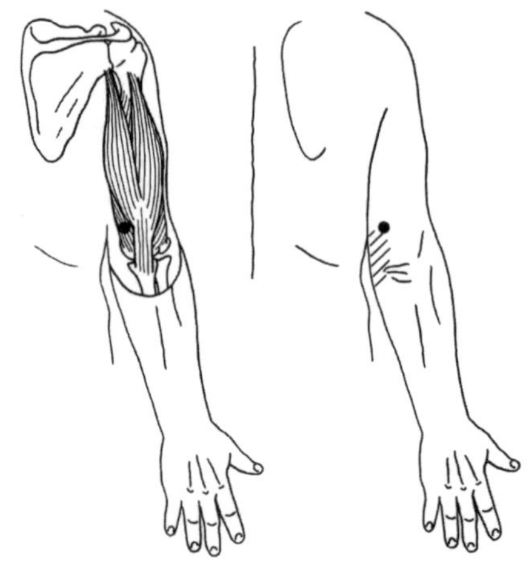

Abb. 7.36 Triggerpunkt *Trizeps* 5 und zugehöriges Übertragungsschmerzmuster an der Innenseite des Ellbogens

Jeder dieser Triggerpunkte kann, wenn er entsprechend aktiv ist, Schmerzen im vierten und fünften Finger verursachen. Außerdem können alle Trizeps-Triggerpunkte auf der Rückseite des Unterarms und im Trizeps selbst einen starken Druckschmerz erzeugen. Von Triggerpunkten im Trizeps ist zu erwarten, daß sie den Ellbogen schwächen und seine Fähigkeit, sich zu beugen und zu strecken, einschränken (Abb. 7.37). Arthritis, Sehnenentzündung, Tennisellbogen und Entzündung des Ellbogenschleimbeutels werden häufig als Erklärung für Schmerzen genannt, die vom Trizeps in den

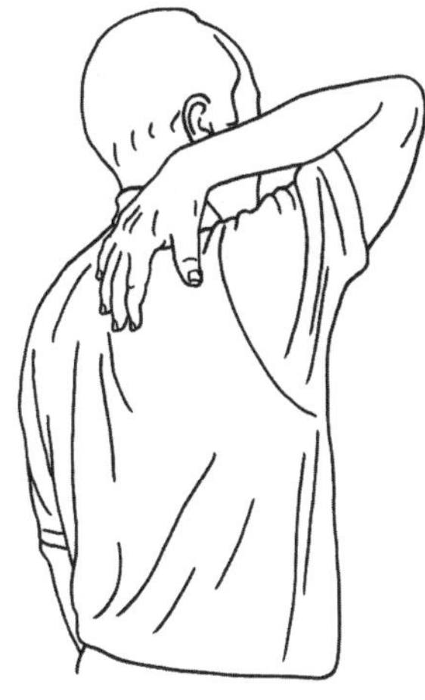

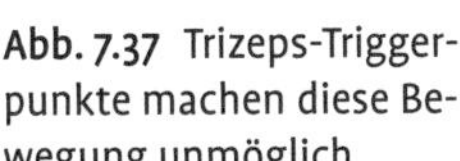

Abb. 7.37 Trizeps-Triggerpunkte machen diese Bewegung unmöglich.

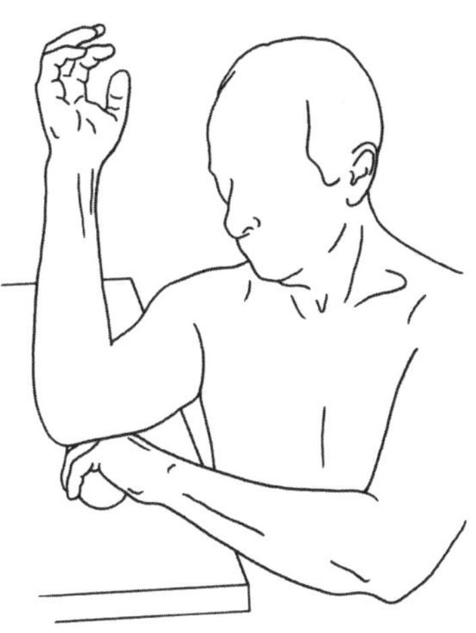

Abb. 7.38 Massage des Trizeps mit durch einen Ball unterstützten Knöcheln. Man kann den Ball auch gegen den eigenen Brustkorb drücken.

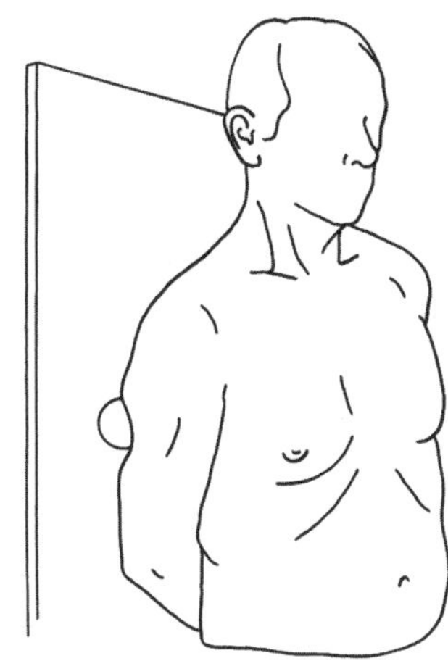

Abb. 7.39 Trizeps-Massage mit einem Ball an einer Wand, wobei die Hände zusammen sind und der Ellbogen gebeugt ist

Ellbogen übertragen werden, wenn die Wirkung von Triggerpunkten unbekannt ist oder nicht berücksichtigt wird (Simons, Travell & Simons 1999/2002, S. 717f.).

Ursachen

Überanstrengung im Sport oder im Beruf kann Triggerpunkte im Trizeps erzeugen; dies gilt ganz besonders für alle wiederholten kräftigen Stoßbewegungen. Schon allein das lange Halten eines Gegenstandes mit gesenktem Arm kann im Trizeps zahlreiche Triggerpunkte entstehen lassen. Manchmal sind Trizeps-Triggerpunkte auch Satellitentriggerpunkte von ansonsten unauffälligen Triggerpunkten im breiten Schultermuskel oder im hinteren oberen Sägemuskel (Simons, Travell & Simons 1999, 718f.).

Selbstbehandlung

Eine bequeme und gleichzeitig effektive Art, den Trizeps zu massieren, besteht darin, die Hand durch einen Tennisball zu unterstützen und dann mit den Knöcheln zu massieren (Abb. 7.38). Diese Technik bringt die besten Resultate, wenn man sie auf einer Tischplatte, einem Ablageschrank oder auf der oberen Abdeckung eines altmodischen hohen Klaviers anwendet. Man kann diesen Trick auch anwenden, indem man gegen den eigenen Brustkorb drückt oder den Ball auf ein Knie legt. Den besten Zugang zu allen drei Muskelköpfen des Trizeps und ihren Triggerpunkten hat man, wenn man mit einem Ball an einer Wand arbeitet (Abb. 7.39). Verschränken Sie die Hände hinter dem Rücken, und beugen Sie die Ellbogen, wenn Steifheitsempfindungen und Schmerzen in der Schulter Ihnen dies nicht unmöglich machen.

Beachten Sie insbesondere, daß die drei Triggerpunkte im mittleren (tief liegenden) Kopf auf der Rückseite des Arms über dem Ellbogen in einer Linie liegen (Abb. 7.33, 7.35 und 7.36). Travell und Simons heben die Tatsache hervor, daß dieser tief liegende Muskelkopf das »Arbeitspferd« des Trizeps und besonders anfällig für Triggerpunkte ist. Doch wenn der Trizeps Probleme macht, werden Sie wahrscheinlich feststellen, daß alle fünf genannten Triggerpunkte aktiv sind.

Partnerbehandlung

Gepaarte Daumen sind ein ausgezeichnetes Werkzeug, wenn man die Trizeps-Triggerpunkte eines anderen Menschen suchen und behandeln will (Abb. 7.40). Dabei sollte man eine sehr klare Vorstellung von der Struktur des Muskels und von der Lage der drei Muskelköpfe haben. Der lange Kopf ist dem Rumpf am nächsten, der seitliche am weitesten von ihm entfernt. Der mittlere oder tief liegende Kopf deckt das untere Drittel der Rückseite des Oberarms vollständig ab. Die Triggerpunkte im langen Muskelkopf können Sie kneten, indem Sie sie zwischen Fingern und Daumen hin- und herbewegen. Wenn Sie sich den druckempfindlichen Punkten bis auf etwa 2–3 cm genähert haben, kann der Empfänger der Massage Sie zum exakten Ort geleiten.

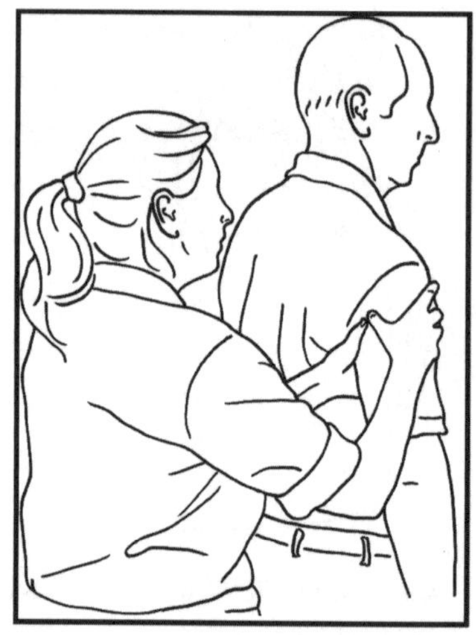

Abb. 7.40 Massage des lateralen Muskelkopfs des Trizeps mit gepaarten Daumen sowie des langen Muskelkopfs zwischen Fingern und Daumen der linken Hand

Klinische Behandlung

Behandeln Sie den Trizeps, während der Klient auf dem Bauch liegt. Benutzen Sie für die Massage gepaarte unterstützte Daumen, massieren Sie von sich selbst weg, und nutzen Sie die Bewegung Ihres Körpers und Ihr Körpergewicht für die Arbeit (Abb. 7.41). Zur Behandlung des langen Muskelkopfs und des medialen Triggerpunkts im medialen Muskelkopf eignet sich der Pinzettengriff; rollen Sie dazu den Triggerpunkt zwischen Fingern und Daumen hin und her (Abb. 7.42).

SHERRY, *69 Jahre alt, hatte kürzlich ihre Großenkel besucht. Auf dieser Reise hatte sie ihre Koffer selbst getragen und den kleinsten der Jungen immer wieder gehoben. Als sie wieder zu Hause war, litt sie unter Taubheitsempfindungen im rechten Daumen und Schmerzen im rechten Bizeps und Unterarm. Außerdem fielen ihr plötzlich ständig Dinge aus den Händen, und sie wurde von Schmerzen in den Schultern, im Arm und in der Hand die ganze Nacht wach gehalten.*

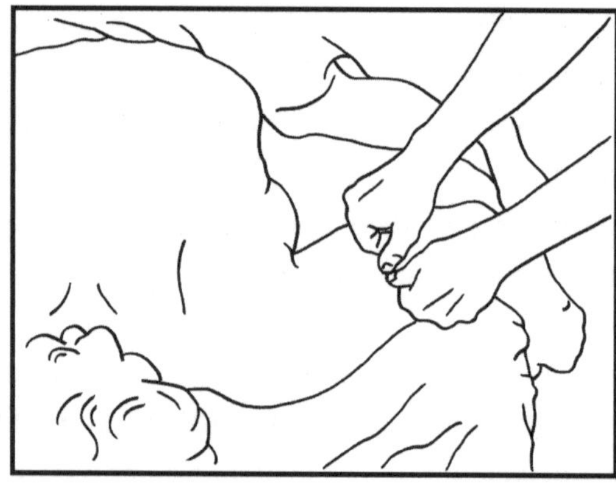

Abb. 7.41 Klinische Massage des Trizeps mit unterstützten Daumen

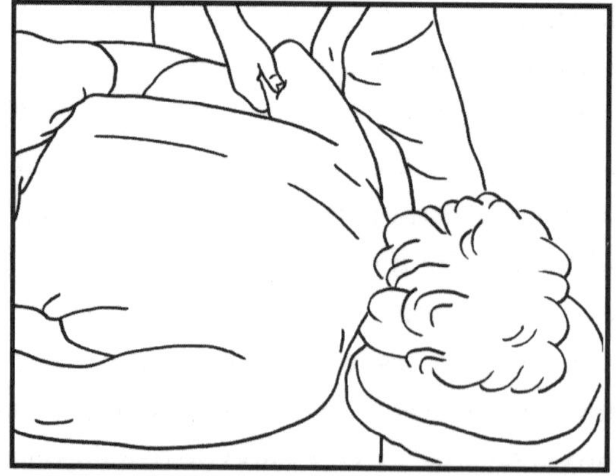

Abb. 7.42 Klinische Massage des Trizeps, Kneten des medialen Muskelkopfs

Triggerpunkte wurden in Sherrys Muskeln der Rotatorenmanschette, in den Rippenhaltern und in allen vier Muskeln des Oberarms einschließlich des Trizeps gefunden. Sie hatte alle diese Muskeln durch das ungewohnt schwere Heben, das so stark an ihrem rechten Arm und an der rechten Schulter gezogen hatte, überlastet. Drei Tage später rief sie an und berichtete, seit der Massage habe sie keine Schmerzen mehr gehabt.

Berücksichtigt man Sherrys Alter und die Schwere der muskulären Überanstrengung, so wäre es kaum überraschend gewesen, wenn ihre Probleme mit Schulter und Arm sich zu Schultersteife entwickelt hätten. Ihre Genesungsgeschichte veranschaulicht, wie gut Triggerpunkte auf zeitnahe und adäquate Behandlung reagieren.

Der Hakenarmmuskel (M. coracobrachialis)

Der Hakenarmmuskel liegt zwischen Bizeps und Trizeps auf der Innenseite des Oberarms (Abb. 7.43). Der Muskel ist etwas dikker als Ihr Zeigefinger und ungefähr doppelt so lang.

An seinem unteren Ende ist er ungefähr in der Mitte des Humerus befestigt; an seinem oberen Ende ist er mit dem Rabenschnabelfortsatz verbunden, dem kleinen Teil des Schulterblatts, der an der Vorderseite der Schulter hervorragt. Der Hakenarmmuskel hat die Funktion, den Arm eng an die Körperseite zu drücken.

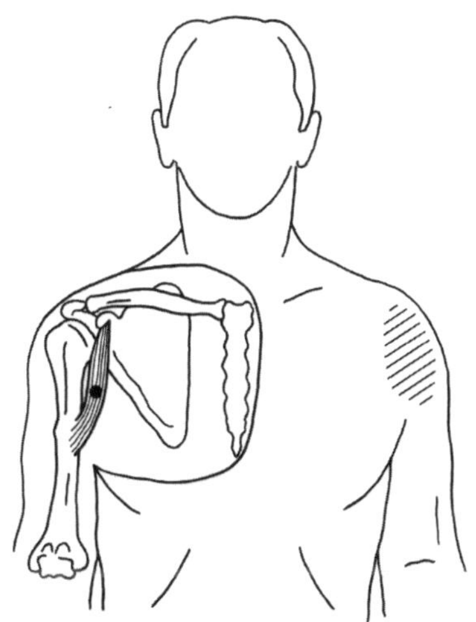

Abb. 7.43 Triggerpunkte im Hakenarmmuskel und zugehöriges Übertragungsschmerzmuster

Symptome

Schmerz, der von Triggerpunkten im Hakenarmmuskel hervorgerufen wird, wird in den vorderen Teil des Deltamuskels, in den Trizeps und in die Rückseite des Unterarms sowie in den Handrücken übertragen (Abb. 7.43 und Abb. 7.44). Je aktiver die Triggerpunkte in diesem Muskel sind, um so umfangreicher wird das Schmerzmuster. In Extremfällen kann der Schmerz bis zum Ende des Mittelfingers reichen. Daß der Hakenarmmuskel dieses Schmerzmuster erzeugt, merken Sie möglicherweise erst, nachdem deutlicher erkennbare Triggerpunkte in der Schulter und im Oberarm deaktiviert worden sind. Triggerpunkte im Hakenarmmuskel können es erschweren, den Arm hinter den Rücken zu führen oder über den Kopf zu erheben. Ein durch Triggerpunkte verkürzter Hakenarmmuskel kann auch Nerven abdrücken, die den Arm versorgen, was Taubheitsempfindungen im Bizeps, im Unterarm, in der Hand und in den Fingern verursachen kann (Simons, Travell & Simons 1999/2002, S. 678–684).

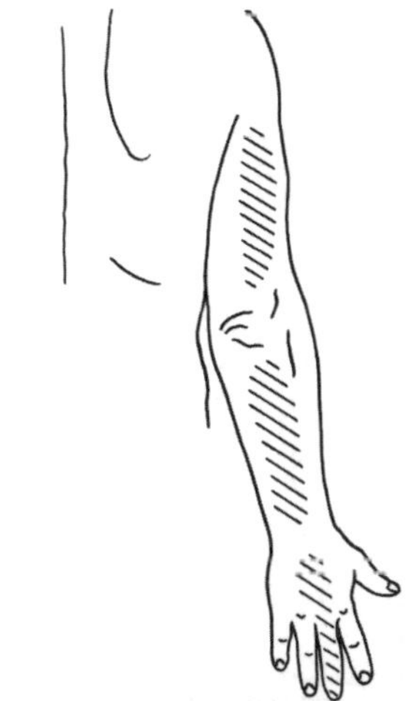

Abb. 7.44 Übertragungsschmerzmuster der Triggerpunkte im Hakenarmmuskel

Ursachen

Beispiele für Aktivitäten, die den Hakenarmmuskel überlasten können, sind Liegestütze, Felsklettern, Seilklettern, Schwimmen, Ballwürfe, Golf und Tennis. Jede Arbeit, die erfordert, daß man wiederholt etwas nach unten zieht, kann den Hakenarmmuskel überlasten. Um diese Aktivitäten weiterhin ausführen zu können, ohne Schmerzen zu bekommen, muß man lernen, den Hakenarmmuskel und andere besonders gefährdete Muskeln selbst zu behandeln. Gewöhnen Sie sich an, sich ein wenig selbst zu massieren, bevor und nachdem Sie sich einer Aktivität widmen, die Ihre Muskeln in besonderem Maße belastet. Seien Sie auch vorsichtig damit, mit nach vorn gestreckten Armen und aufwärts gerichteten Handflächen etwas Schweres zu heben.

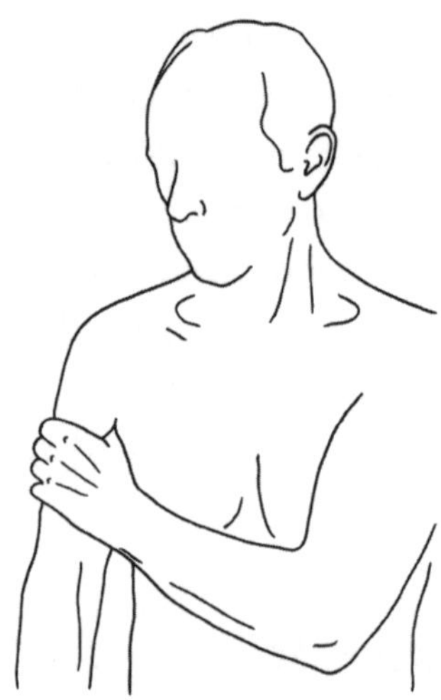

Abb. 7.45 Massage des Hakenarmmuskels mit dem Daumen

Selbstbehandlung

Um den Hakenarmmuskel zu finden, müssen Sie den Daumen so hoch wie möglich gegen die Innenseite des Humerus drücken (Abb. 7.45). Die Kontraktion des Muskels an dieser Stelle spüren Sie, wenn Sie Ihren Ellbogen kräftig gegen die Körperseite drücken. Massieren Sie die Triggerpunkte mit sanften Strichen des Daumens quer zum Verlauf der Muskelfasern, und achten Sie darauf, daß Sie auf dem Muskel bleiben. Weil in diesem Bereich wichtige Armnerven am Hakenarmmuskel entlang verlaufen, sollten Sie mit der Druckanwendung vorsichtig sein.

Partnerbehandlung

Behandeln Sie den Hakenarmmuskel einer anderen Person, indem Sie die in Abbildung 7.46 dargestellte Position einnehmen. Fordern Sie die andere Person auf, mehrmals auf Ihre Schulter zu drükken. Dann spüren Sie, wie der Muskel wiederholt kontrahiert, und Sie können ihn mit Ihren Fin-

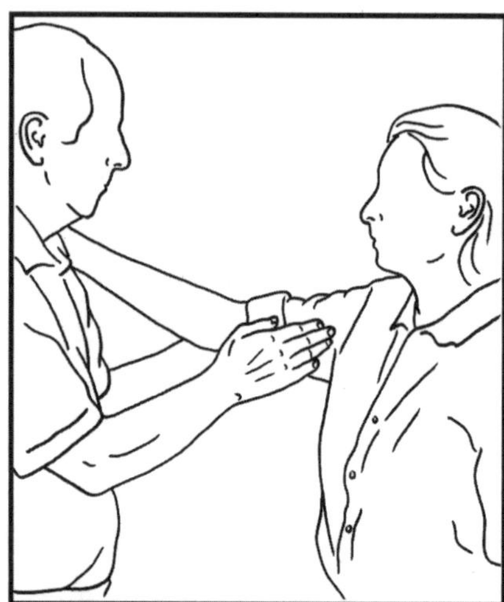

Abb. 7.46 Partnermassage des Hakenarmmuskels mit den Fingerspitzen

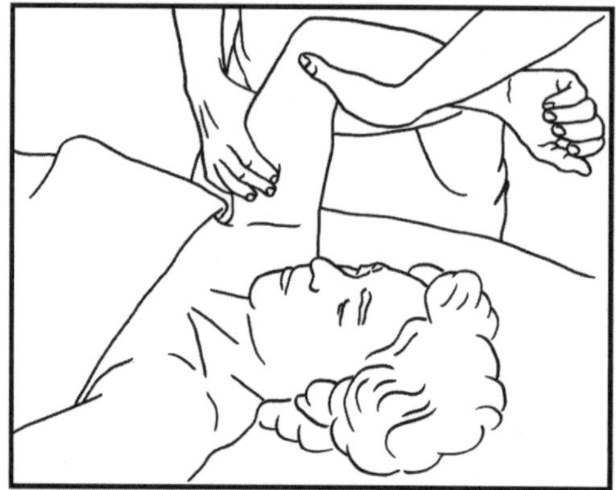

Abb. 7.47 Klinische Massage des Hakenarmmuskels mit Zeige- und Mittelfinger

gern finden. Der Triggerpunkt liegt ziemlich hoch oben auf der Innenseite des Arms. Behandeln Sie ihn mit mehreren sanften Strichen Ihrer Fingerspitzen. Wenn Sie zuviel Druck anwenden, kann dies trotzdem sehr schmerzhaft sein. Dieser Muskel sollte möglichst für die Selbstbehandlung reserviert bleiben. Bringen Sie also, nachdem Sie den Triggerpunkte gefunden haben, der anderen Person bei, ihn zu behandeln.

Klinische Massage

Nähern Sie sich dem Hakenarmmuskel eines Klienten sehr vorsichtig, und denken Sie daran, daß viele wichtige Nerven und Blutgefäße direkt neben ihm an der Innenseite des Arms entlang verlaufen. Weil dieser Muskel relativ klein ist, kann man ihn sehr gut mit Mittel- und Ringfinger massieren (Abb. 7.47). Sie spüren den Muskel direkt hinter dem Bizeps. Sollten Sie trotzdem unsicher sein, wo er liegt, können Sie den Klienten bitten, wiederholt auf seinen eigenen Körper zu gegen Ihre andere Hand zu drücken. Führen Sie ein paar langsame Massagestriche aus, um den Heilungsprozeß zu initiieren, und erklären Sie dem Klienten anschließend, wie er diesen empfindlichen Bereich selbst massieren kann.

8 *Alternative Körpertherapien*

Streß und Triggerpunkte

Schultersteife entsteht, wenn Menschen unter besonders starkem Streß stehen, beispielsweise wenn sie eine neue Verantwortung übernehmen müssen, wenn ihre Familie sich in einer Krise befindet, wenn sie ihre Arbeit verloren haben oder wenn sie schwer erkrankt sind – also in Situationen, in denen eine Veränderung ihrer gewohnten Situation droht. Sogar etwas so Alltägliches wie ein Sturz kann jemanden in einen Zustand unbewußter Furcht und permanenter Wachsamkeit versetzen. Alles, was emotionalen Streß verstärkt, erzeugt einen Zustand erhöhter körperlicher Anspannung, und das ist der ideale Nährboden für die Entstehung myofaszialer Triggerpunkte. Natürlich muß das nicht immer zu Schultersteife führen, sondern es können auch Schmerzen im Unterrücken, tägliche Migränekopfschmerzen, chronische Knieschmerzen, Schmerzen im Kiefergelenk und andere Ausdrucksformen von Myofaszialschmerz sein (Simons, Travell & Simons 1999/2002, S. 231–233).

Vielleicht ist Ihnen nicht klar, daß eine Verbindung zwischen Streß und Schulterproblemen existiert, aber Streß kann ein wichtiger Bestandteil Ihrer Situation sein und beeinträchtigt dann definitiv Ihre Genesung, weil Streß die Auflösung von Triggerpunkten erschweren kann. Das ist unter anderem deshalb so, weil Streß ablenkend und sehr erschöpfend wirkt, und schon allein das kann Ihre besten Absichten zunichte machen. Deshalb geben Menschen ihre Diätpläne auf oder versäumen es tagelang, ihre Triggerpunkt-Selbstmassage durchzuführen.

Außerdem hält Streß die Muskeln angespannt und in einer Defensivhaltung, was Triggerpunkte perpetuiert und häufig auch die primäre Ursache für deren Entstehung ist. Streß beeinträchtigt weiterhin die Nachtruhe. Falls Ihre Muskeln erschöpft sind, weil Sie nicht ausgeruht genug sind, ist eine Triggerpunktmassage weniger wirksam – wobei einmal dahingestellt sei, ob Sie sich überhaupt dazu durchringen können.

Die Auseinandersetzung mit den heimtückischen Auswirkungen von Streß sollte ein fester Bestandteil jeder Behandlung von Schultersteife sein. Sogar ein relativ harmloser Fall von chronischen Schulterschmerzen kann signalisieren, daß in Ihrem Leben irgend etwas ganz und gar nicht in Ordnung ist. Streß zu bekämpfen kann bei der Behandlung von Schulterproblemen und anderen Ausdrucksformen chronischer Überlastung entscheidend für den Erfolg sein.

Es gibt viele Möglichkeiten, gegen Streß vorzugehen. In diesem Kapitel werden Sie einige Methoden kennenlernen, von denen Sie möglicherweise noch nie etwas gehört haben: die alternativen Körpertherapien. Insgesamt gibt es etwa fünfzig solcher Alternativmethoden. Die meisten von ihnen kann man nicht wie die Triggerpunkt-Selbstmassage zur Selbstbehandlung benutzen. Meist erhält man von einem Therapeuten, der eine bestimmte Art von Körperarbeit beherrscht, eine Behandlung, oder der Betreffende geleitet Sie durch die Behandlung. Ungeachtet der teilweise etwas zweifelhaften Behauptungen, die über die Wirkkraft verschiedener alternativer Körpertherapien kursieren, haben fast alle eine allgemein beruhigende Wirkung auf Körper und Emotionen. Und vielleicht ist diese beruhigende Wirkung alternativer Körpertherapien deren wichtigster Aspekt.

Keine dieser Alternativtherapien wirkt auf Triggerpunkte ähnlich effektiv wie eine Triggerpunktmassage. Trotzdem kann die eine oder andere bei Ihnen Anspannung verringern und Ihnen außerdem helfen, Ihre Triggerpunkte wirksamer zu behandeln. Die meisten Alternativtherapien können kaum Schaden anrichten. Das größte mit ihnen verbundene Problem ist, daß Krankenversicherungen sie gewöhnlich nicht bezahlen, selbst wenn Sie vor Gericht beweisen könnten, daß eine dieser Methoden Ihnen geholfen hat, obwohl schulmedizinische Methoden versagt haben.

Für Alternativtherapien wird oft sehr verlockend geworben. Aber ob eine davon Ihnen hilft, können Sie nur herausfinden, indem Sie die Methode ausprobieren. Wenn Sie sich für eine Alternativbehandlung entscheiden, sollten Sie auch bedenken, daß die Methode selbst eventuell weniger wichtig ist als die Persönlichkeit des Therapeuten. Es sollte jemand sein, der Ihnen intuitiv sympathisch ist und dem Sie vertrauen. Das ist deshalb so wichtig, weil bei den meisten Alternativmethoden physische Berührungen stattfinden. Eine solche Behandlung kann Ihnen kaum zugute kommen, wenn Sie sich in Gegenwart der anderen Person, die Sie berührt, nicht wohl und geborgen fühlen. Vertrauen Sie in dieser Hinsicht Ihrer Intuition. Sie werden schon während der ersten Behandlung merken, ob die Therapie und der Therapeut für Sie richtig sind.

Die Macht der Berührung

Der Berührung eines anderen Menschen wohnt eine gewaltige Heilkraft inne, welche die Wissenschaft bisher nicht überzeugend zu erklären vermochte. Die wohltätige Wirkung des Handauflegens ist seit Beginn der schriftlich dokumentierten Geschichte bekannt. Griechen, Römer, Ägypter und andere frühe Zivilisationen kannten diesen Wert. In der Bibel ist mehrfach vom Handauflegen die Rede, einem festen Bestandteil von Glaubensheilungen. Die meisten Methoden der manuellen Therapie lassen sich als Systeme verstehen, die Berührung formalisieren und gesellschaftlich akzeptabel und ungefährlich (weil nicht-sexuell) machen. Die Berufsstände der Masseure und Körpertherapeuten legen großen Wert darauf, ihren Mitgliedern entsprechende ethische Verpflichtungen aufzuerlegen.

Berührung ist in der heutigen Gesellschaft zu einer heiklen Angelegenheit geworden, und der Hauptgrund dafür ist die Sexbesessenheit, die überall in den Medien zum Ausdruck kommt. »Hat jemand Sie *berührt*?« ist oft die erste Frage, wenn vermutet wird, jemand sei belästigt, mißbraucht oder vergewaltigt worden. Schon der Begriff Berührung selbst ist häufig mit der Konnotation des Bösen verbunden. Dies hat zur Folge, daß einige Menschen nur selten oder nie die Berührung eines anderen

Menschen erleben; dies gilt insbesondere für Alleinlebende, deren Zahl heute stark zunimmt. Falls das auch auf Sie zutrifft, empfinden Sie es möglicherweise als sehr unnormal, sich auf irgendeine Art von Körpertherapie einzulassen. Männer haben damit oft größere Schwierigkeiten als Frauen, aber auch Männer können von Körperarbeit sehr profitieren, wenn es ihnen gelingt, ihre selbst auferlegten Grenzen zu überwinden.

Die Macht des Plazebos

Viele Menschen äußern sich enthusiastisch darüber, wie positiv sich eine Alternativbehandlung auf ihre Schmerzen ausgewirkt hat. Und wahrscheinlich sind die meisten dieser Methoden auch irgendwann schon einmal von jemandem gelobt worden, der unter Schultersteife litt. Alle, die nicht an die erwiesenen Wirkungen von Alternativtherapien glauben, schreiben deren Wirkung einem Plazeboeffekt zu. Aber ist eine Plazebowirkung generell schlecht, weil sie ist, was sie ist? Im Gegenteil. Der Glaube an ein positives Behandlungsergebnis ist bei jeder Art von Therapie von größter Bedeutung. Positive Erwartungen sind für jede Therapie, also auch für schulmedizinische Behandlungsmethoden, sehr wichtig. Eine wissenschaftlich fundierte Behandlung mag auch bei jemandem, der nicht an sie glaubt, wirken, doch die Wirkung wird ungleich stärker, wenn man an die Methode glaubt (Chaitow & DeLany 2000, 93).

Die Wissenschaft interessiert sich mittlerweile sehr stark für die Plazebowirkung, und zwar nicht, um sie auszuschließen, sondern um sie zu nutzen. Ärzte versuchen den Plazeboeffekt schon seit langem zu nutzen. Das Rezept, das auf ein »offiziell« wirkendes Stück Papier gekrakelt wird, die eingerahmten Diplome an der Wand des Behandlungsraums, der weiße Arztkittel und das Stethoskop – all dies kann man als Beispiele für die Nutzung des Plazeboeffekts verstehen. Die lateinischen medizinischen Begriffe, mit denen Ihr Problem bezeichnet wird, sind klassische Plazebos, die Ihnen den Eindruck vermitteln sollen, daß der Arzt über besonderes Wissen verfügt. Und sogar die Rechnung, die Sie von ihm bekommen, beinhaltet ein Plazeboelement: Je mehr Sie bezahlen müssen, um so stärker vertrauen Sie wahrscheinlich darauf, die bestmögliche Behandlung erhalten zu haben.

Das Erstaunliche an Plazebos ist, daß sie Schmerz bei fast jedem zu lindern scheinen. Unzählige Studien haben gezeigt, daß ein Plazebo manchmal Schmerzen auflöst, obwohl keine andere Behandlung erfolgt ist. Manchmal wirken Plazebos besser als die eigentlich vorgesehene Behandlung! Deshalb geben sich Forscher so große Mühe, sogenannte Doppelblindtests zu planen, bei denen weder der Arzt noch der Patient weiß, was eine kleine Pille tatsächlich enthält. Die Zahl der Patienten, denen es nach der Einnahme einer Zuckerpille besser geht, demonstriert deutlich die Macht von Plazebos.

Immer wieder hört man die Kritik, die Körpertherapien seien nicht solchen Doppelblindtests unterworfen worden. Dabei wird übersehen, daß man mit Körpertherapien gar keine unparteiische Doppelblindstudie durchführen kann, weil man den Praktiker und die Versuchsperson nicht darüber im Unklaren lassen kann, was vor sich geht. Die einzige vernünftige Möglichkeit ist, die Plazebowirkung von Berührungen zu würdigen und sie als wertvollen Bestandteil der Therapie anzusehen. Glücklicherweise ist der Plazeboeffekt zu einem integralen Bestandteil des neuen holistischen Paradigmas geworden. Angehende Praktiker in allen Bereichen der Heilkunde lernen, die positive Wirkung des Plazeboeffekts nicht gering zu schätzen, sondern sie so intensiv wie nur möglich zu nutzen (Jamison 1994, 339–345).

In seinem Buch *The War on Pain* belegt Scott Fishman, daß der Plazeboeffekt möglicherweise kein rein psychologisches Phänomen ist. Unsere Gedanken und Überzeugungen haben sehr viel mit den chemischen Prozessen im Gehirn zu tun, wo der Schmerz letztlich registriert und evaluiert wird. Tatsächlich manifestieren sich Gedanken in Form elektrochemischer Reaktionen. Dr. Fishman ist der Auffassung, man könne die chemischen Prozesse im Gehirn beeinflussen, indem man die eigenen Gedanken verändere. Und weil die chemischen Prozesse im Gehirn außerdem eng mit den chemischen Prozessen im gesamten Körper verbunden sind, ist es völlig plausibel, daß Ihre Gedanken zumindest eine indirekte physische Wirkung auf Ihr Schmerzerleben haben können. Kurz gesagt: Wenn Sie glauben, eine bestimmte Behandlung verringere Ihre Schmerzen, dann ist das wahrscheinlich keine Illusion, und Ihr Glaube ist für die Wirksamkeit möglicherweise der entscheidende Faktor (Fishman & Berger 2000, 100–121).

Selbstbehandlung bleibt trotzdem wichtig

Wenn Sie die im folgenden beschriebenen Alternativtherapien ausprobieren wollen, sollten Sie trotzdem die Selbstbehandlung nicht vernachlässigen, auch wenn Sie das Gefühl haben, damit nicht auf einen grünen Zweig zu kommen. Einige Menschen haben Schwierigkeiten mit der Selbstbehandlung von Triggerpunkten, und das gilt insbesondere für diejenigen, die sich für die konkreten Einzelheiten dieser Behandlungstechnik nicht begeistern können. Muskeln können ziemlich verwirrend wirken, schon allein weil sie unter der Haut verborgen liegen.

Es dauert einige Zeit, bis es einem gelingt, den Nimbus des Geheimnisvollen ein wenig aufzulösen und in der Selbstbehandlung echte Kompetenz zu entwickeln. Versuchen Sie es immer wieder, und verwenden Sie möglichst jeden Tag ein wenig Zeit darauf. Seien Sie geduldig mit sich selbst, und geben Sie sich eine Chance, die Kunst der Selbstbehandlung zu erlernen. Durch Selbstfürsorge stärken Sie Ihr Gefühl, selbst etwas bewirken zu können. Mit der Zeit kann sich so eine wertvolle Fertigkeit entwickeln, die Sie jederzeit für sich nutzen können. Vielleicht dauert das länger, als Ihnen lieb ist, aber wenn Sie in Ihren Bemühungen nicht nachlassen, werden Sie allmählich Fortschritte erzielen. Wie überall im Leben tritt auch hier der Erfolg unvermeidlich ein, wenn Sie nicht aufgeben.

Manuelle Behandlungsmethoden

Um das verwirrend große Spektrum unterschiedlicher Arten von Körperarbeit in einen Zusammenhang zu bringen, werden sie in diesem Kapitel drei Kategorien zugeordnet: rein manuelle Methoden, Energietherapien und Bewegungstherapien. Diese Therapien können in manchen Fällen eine Triggerpunkttherapie sinnvoll ergänzen; aber beachten Sie bitte auch die zu den verschiedenen Alternativtherapien angegebenen Warnungen.

Sehr oft verbinden Therapeuten zwei oder mehr körpertherapeutische Methoden miteinander. Versuchen Sie jemanden zu finden, der auch in der Triggerpunktmassage sehr kompetent ist. Im Laufe Ihrer Suche werden Sie feststellen, daß sich mittlerweile auch viele Chiropraktiker für die Triggerpunkttherapie interessieren, weil sie herausgefunden haben, daß diese die Effektivität der anderen Methoden, die sie anwenden, erheblich verstärkt.

Chiropraktik

Das Wort *Chiropraktik* bedeutet wörtlich »Tätigkeit mit der Hand«. Der Erfinder dieser Methode, Daniel David Palmer, war der Auffassung, Behinderungen von Nerven infolge leichter Verrenkungen oder Fehlstellungen von Wirbeln würden das durch den betreffenden Nerv versorgte Gewebe schädigen und dadurch verschiedene Arten von Krankheiten verursachen. Die Methode, die er ursprünglich entwickelte, bestand darin, einzelne Wirbel durch verschiedene Arten des Drehens und Hebelns der Wirbelsäule zu bewegen. Dies sollte angeblich die Ausrichtung der Wirbelsäule verbessern, Druck von den Spinalnerven nehmen und so eine große Zahl von Beschwerden heilen. Obwohl die Chiropraktik sich immer hauptsächlich mit Rückenschmerzen beschäftigt hat, hält sie sich auch Erfolge bei Bluthochdruck, Migränekopfschmerzen, gynäkologischen Problemen, Asthma, Bettnässen, Ohrenschmerzen, Benommenheit, *Repetitive Strain Injury* (RSI – »Verletzung infolge wiederholter Belastung«), Hyperaktivität, Verdauungsstörungen und Unfruchtbarkeit zugute.

Ein eklektischer und kontroverser Berufsstand

Im Laufe der Jahre hat die Chiropraktik eine starke Affinität zum holistischen, den Körper als Ganzes betrachtenden Ansatz entwickelt. Deshalb befaßt sich die Chiropraktik heute nur noch selten ausschließlich mit Manipulationen der Wirbelsäule, sondern schließt oft viele andere Therapieansätze ein, beispielsweise Massage, Traktion, Diathermie, Ultraschall, Elektrostimulation, Dehnübungen, Akupunktur, Akupressur, Homöopathie, Hydrotherapie, Ernährungsberatung und Kräuterheilkunde. Auch die sogenannten Muskeltests *(Touch for Health)* erfreuen sich bei Chiropraktikern großer Beliebtheit.

Einige manuelle Behandlungsverfahren, die Chiropraktiker nutzen, ähneln sehr stark herkömmlichen physiotherapeutischen Techniken. Dennoch ist es der Chiropraktik nicht gelungen, sich ebenso großen Respekt zu verschaffen wie die Physiotherapie. Wegen bestimmter Praktiken, deren Wirksamkeit nie nachgewiesen wurde, hängt der Chiropraktik bis heute ein Leumund der Quacksalberei an. Mindestens zweifelhaft ist beispielsweise ihr Befürworten des reichlichen Gebrauchs von Röntgenaufnahmen, was viele Menschen heute nicht nur als unnötig, sondern überdies als Geldschneiderei und nicht zuletzt als gesundheitsgefährdend ansehen.

Andere fragwürdige Praktiken sind offenbar in Reaktion auf berechtigte Kritik entstanden. Beispielsweise benutzen viele Chiropraktiker mittlerweile für Manipulationen an einzelnen Wirbeln ein Werkzeug mit einer Sprungfeder. Diese Methode soll die traditionelle Technik der Wirbeladjustierung ersetzen, bei der die Wirbel durch einen plötzlichen, »Knochenkrachen« verursachenden Ruck, zurechtgerückt werden. Das neue Gerät macht die Behandlung für den Patienten weniger schmerzhaft, und sie brauchen ihre Kleidung nicht mehr abzulegen. Dadurch wird ein Besuch beim Chiropraktiker unkomplizierter und schneller realisierbar. Die neuen Geräte werden zwar als »wissenschaftlicher Durchbruch« beworben, doch fehlt bislang jeder Beweis dafür, daß sie tatsächlich etwas anderes bewirken, als den Plazeboeffekt zu nutzen und Chiropraktiker vor Gerichtsverfahren zu schützen. Obwohl die Chiropraktik zu allen Zeiten ein sehr kontroverser Beruf war, scheint sie ebensoviele Befürworter wie Kritiker zu haben, und sie wird ganz sicher nicht in absehbarer Zeit von der Bildfläche verschwinden.

Besser als ein »richtiger Arzt«?

Es lohnt die Mühe, sich einmal zu vergegenwärtigen, weshalb die Chiropraktik immer noch existiert. Viele Menschen suchen einen Chiropraktiker auf, weil sie eine Alternative zu einer unwirksamen, unangenehmen und zu allem Überfluß kostspieligen medizinischen Behandlung suchen. Es kursiert die Ansicht, daß Chiropraktiker überflüssig wären, wenn die Schulmedizin ihren Ansprüchen tatsächlich genügen würde. Mediziner beharren darauf, daß Chiropraktik nicht nur betrügerisch und nutzlos ist, sondern daß immer wieder Menschen durch diese Methode verletzt worden und manchmal sogar umgekommen seien. Wenn die Verteidiger der Chiropraktik mit solchen Anschuldigungen konfrontiert werden, verweisen sie berechtigterweise auf die Tatsache, daß Jahr für Jahr wesentlich mehr Menschen durch die Einnahme verschriebener Medikamente und durch Behandlungsfehler bei Operationen umkommen, als in den hundert Jahren seit Bestehen der Chiropraktik durch diese Methode geschädigt wurden.

Tatsache ist, daß sich eine sehr große Zahl von Menschen bei Chiropraktikern wohlfühlen und daß sie diesen mehr vertrauen als schulmedizinisch ausgebildeten Ärzten. Es mag zutreffen, daß einige Chiropraktiker betrügerische Absichten verfolgen, aber wenn Sie nun einmal glauben, daß Ihr Chiropraktiker Ihnen geholfen hat, wer könnte dann behaupten, daß Sie unrecht haben? Wenn Sie Schmerzen haben und diese nach der Behandlung eines Chiropraktikers verschwinden, ist es nur zu verständlich, daß Sie an die Kompetenz des Betreffenden glauben. Und warum auch nicht? Kann die Schulmedizin, die manchmal Schmerzmittel mit fatalen Nebenwirkungen verschreibt, jemals mehr erreichen?

Chiropraktiker und Triggerpunkte

Da einige behaupten, die Chiropraktik habe sie von ihren Schulterschmerzen befreit, sollten wir uns damit einmal genauer beschäftigen. Einige der Verfahren, die heute von Chiropraktikern benutzt werden, würden auch bei der Anwendung auf die Triggerpunkte, die Schulterprobleme verursachen, gute Resultate liefern. Travell und Simons beispielsweise empfehlen den therapeutischen Einsatz von Ultraschall und Elektrostimulation, wenn diese Methoden direkt auf spezifische Triggerpunkte angewendet werden. Diese Möglichkeiten nutzen auch viele Chiropraktiker. Auch andere Methoden, die sie einsetzen, etwa Akupressur und Akupunktur, können sich auf Schulterprobleme positiv auswirken, wenn sie primär zur Aktivierung bestimmter Triggerpunkte eingesetzt werden (Simons, Travell & Simons 1999/2002, S. 153–155).

Weil Chiropraktiker sich gut in der Anatomie auskennen und weil sie viel Erfahrung in der manuellen Behandlung haben, verfügen sie über ideale Voraussetzungen für die Behandlung von Schmerzen mit Hilfe der Triggerpunkttherapie. Die positivste Entwicklung in der Chiropraktik in den letzten zehn Jahren ist wohl, daß immer mehr ausgebildete Massagetherapeuten auftauchen, die sich auf die Triggerpunktbehandlung spezialisiert haben. Sollte sich dieser Trend fortsetzen und die Chiropraktiker sich von einigen ihrer weniger effektiven Praktiken lösen, könnte dies dem Ruf der Chiropraktik nur zugute kommen. Letztendlich werden wohl diejenigen unter den Physiotherapeuten die größte Anerkennung erfahren, die Schmerzen zuverlässig zu behandeln vermögen. Und warum sollten das nicht auch Chiropraktiker sein?

Craniosacral-Therapie

Die Craniosacral-Therapie ist eine Methode subtiler Beeinflussungen des *Craniosacral-Systems,* das aus dem Schädel *(Cranium),* der Wirbelsäule und dem Kreuzbein *(Sacrum),* einem großen dreieckigen Knochen am unteren Ende der Wirbelsäule, besteht. Die entscheidende Prämisse des Craniosacral-Systems und der Craniosacral-Therapie lautet, daß sich die Schädelknochen je nach der Menge der Cerebrospinal-Flüssigkeit bewegen und anpassen können.

Die *Cerebrospinal-Flüssigkeit* wirkt im Craniosacral-System wie ein Stoßdämpfer, und sie wird ständig erneuert. Alte Flüssigkeit wird reabsorbiert und neue fließt hinein, und der Druck innerhalb des Systems steigt und fällt mit einer Geschwindigkeit von ca. 10 Zyklen pro Minute. Diese regelmäßige Fluktuation erzeugt ein extrem langsames Pulsieren, das *Cranialrhythmus* oder *craniale Welle* genannt wird. Variiert man nun den Druck der Cerebrospinal-Flüssigkeit, so soll dies einen entscheidenden Einfluß auf die Aktivität aller übrigen Systeme des menschlichen Körpers haben, unter anderem auf die Immunreaktion und die Emotionen. Manipulation der zum Craniosacral-System gehörenden Knochen einschließlich der Schädelknochen kann den Cranial-Rhythmus verändern und scheint bei vielen Beschwerden heilend zu wirken (Upledger 1997, 17–19).

Die Bewegung der Schädelknochen

Ob die Schädelknochen sich tatsächlich bewegen können, war lange umstritten, obwohl Tausende von Therapeuten gelernt haben, ihre rhythmischen Bewegungen zu spüren und sie nötigenfalls zu verändern. Ein kundiger Therapeut kann spüren, daß die Seiten des Schädels sehr feine und kaum wahrnehmbare Bewegungen im Cranial-Rhythmus vollführen. Craniosacral-Therapeuten nennen dies scherzend den »Magerkopf-Fettkopf-Effekt«. Der ganze Körper reagiert auf diesen Rhythmus, der fast überall im Körper beobachtet werden kann, jedoch am leichtesten im Bereich der Schultern, Hüften und Füße zu erkennen ist. Wenn sich diese Bereiche nicht oder nur sehr wenig bewegen, so deutet dies auf Behinderungen irgendwo im zerebrospinalen System hin, die chronische Schmerzen, Koordinationsstörungen, Energiemangel und emotionale und neurologische Dysfunktionen erzeugen können.

Viele Ärzte, Physiotherapeuten und Massagetherapeuten mit osteopathischen und chiropraktischen Kenntnissen sind von der Theorie der *cranialen Wellen* überzeugt und praktizieren deshalb Craniosacral-Therapie. Schulmediziner hingegen bestreiten, daß sich die Schädelknochen bewegen können, weil die Verbindungen zwischen den einzelnen Schädelknochen nach ihrer Auffassung allmählich zusammenwachsen und vor Erreichen des Erwachsenenalters unbeweglich werden. Eigenartigerweise wird aber auf der ganzen Welt die gegenteilige Anschauung anerkannt. Medizinstudenten in Italien, Israel und anderen Teilen der Welt lernen, daß die Verbindungen zwischen den einzelnen Schädelknochen bis ins hohe Alter sehr leichte, aber durchaus erkennbare Bewegungen ermöglichen.

Solche Bewegungen wurden in den 1970er Jahren an der Michigan State University untersucht und elektronisch gemessen (Upledger 1997, 142–150). Leider zieht die Schulmedizin in den USA es vor, Infragestellungen ihrer altehrwürdigen Ansichten grundsätzlich zu ignorieren. Nur zu oft werden Ärzte durch das, was sie in ihrer Ausbildung gelernt haben, behindert.

Cranial-Osteopathie

Die *craniale Welle* wurde erstmals zu Beginn des 20. Jahrhunderts von einem Osteopathen, William Sutherland, beobachtet. Er stellte fest, daß sich der Schädel in einer sehr langsamen, aber meßbaren Geschwindigkeit ganz leicht ausdehnte und kontrahierte. Er führte Selbstversuche durch, indem er die Bewegung seiner eigenen Schädelknochen unterband, und stellte fest, daß er daraufhin unter Depression litt und daß motorische Störungen bei ihm auftraten. Sutherland entdeckte auch, daß die kleinen Bewegungen in der Wirbelsäule und im Kreuzbein mit dem Cranial-Rhythmus des Schädels synchron verliefen. Aufgrund dieser Erkenntnisse entwickelte er ein System zur Manipulation der Knochen des Schädels, der Wirbelsäule und des Kreuzbeins, das sowohl spezifische Beschwerden als auch die allgemeine Gesundheit zu verbessern schien. Jahrzehntelang wurde Sutherlands Technik, die unter dem Namen *Cranial-Osteopathie* bekannt war, mehr oder weniger unbemerkt von einer Anzahl von Osteopathen und Chiropraktikern genutzt, bis Forscher an der Michigan State University unter der Leitung von John Upledger sie unter dem neuen Namen *Craniosacral-Therapie* zu voller Blüte brachten.

Die Craniosacral-Behandlung

Die Ausbildung für die Craniosacral-Therapie beinhaltet, daß man die Fähigkeit entwickelt, den Cranial-Rhythmus sowie Beeinträchtigungen dieses Rhythmus an verschiedenen Stellen im Körper eines Klienten zu spüren und einzuschätzen. Solche Einschränkungen können durch Anwendung von länger anhaltendem leichtem Druck, anhaltendem Druck auf bestimmte Bereiche des Kopfes, der Kiefer, des Halses, der Wirbelsäule und des Kreuzbeins aufgelöst werden. Die Behandlung eines dieser Bereiche dauert zwischen wenigen Sekunden bis zu fünf Minuten oder bis die Auflösung der Blockade spürbar wird. Nach der einschlägigen Theorie kann man durch Anwendung geringen Drucks über lange Zeit eine effektivere Reaktion des Körpers erzielen als durch starken und kurzfristigen Druck, so wie er bei einer traditionellen osteopathischen oder chiropraktischen Adjustierung üblich ist. Erstaunlicherweise wirkt der sanfte, bewegungslose Druck so beruhigend, daß die Patienten darüber häufig einschlafen.

Die Craniosacral-Therapie regt den Körper an, selbst Adjustierungen vorzunehmen, wodurch die Funktionsfähigkeit des Gehirns, des Kreislaufs, des Atemsystems und der neuronalen, hormonellen, muskulären Systeme sowie des Verdauungssystems verbessert wird. Upledger, der zur Zeit wichtigste Entwickler der Craniosacral-Therapie, berichtet sehr überzeugende Fallgeschichten über die erfolgreiche Behandlung von Komapatienten, Gehirnverletzten, Babys, die unter Koliken leiden, und Patienten, deren Schmerzen nach einer Rückenoperation weiterhin bestehen. Andere Beispiele für Probleme, die auf diese Weise erfolgreich behandelt worden sein sollen, sind Dysfunktionen des Kiefergelenks, Kopfschmerzen, Ohrenschmerzen, Nebenhöhlenentzündung, Asthma, Gesichtsschmerzen, chronische Schmerzen, chronische Erschöpfung, Angst, Nervosität, Hyperaktivität, Aufmerksamkeitsdefizit-Störung, Dyslexie, Autismus, Posttraumatische Belastungsstörung und Depression. Mehrere Patienten berichten über gute Resultate bei der Behandlung von Schulter- und Armschmerzen (Upledger 1997, 20–36, 45–51).

Es ist berechtigt, darüber zu spekulieren, daß die Craniosacral-Therapie die Triggerpunkttherapie sinnvoll ergänzen könnte – und umgekehrt. Ein paar vorbereitende therapeutische Massagestriche über wichtige Triggerpunkte könnten den Körper in die Lage versetzen, Beeinträchtigungen seines Craniosacral-Systems leichter zu überwinden. Ebenso könnten Adjustierungen des Craniosacral-Systems die Deaktivierung von Triggerpunkten erleichtern. Keinesfalls ist eine Craniosacral-Therapie mit Gefahren verbunden. Dr. Upledger sagt: »Das Schlimmste, was dabei passieren kann, ist *nichts.*«

Die medizinische Massage

Wenn eine Massage von einem Arzt oder jemandem, der von einem Arzt supervidiert wird, ausgeführt wird, könnte man sie mit Recht als »medizinische Massage« bezeichnen. Doch so, wie sie heute üblicherweise praktiziert wird, hat eine medizinische Massage damit nichts zu tun, und sie kann sich nicht damit schmücken, von der Ärzteschaft supervidiert und gut geheißen zu werden. Therapeuten, die in Schulen für »medizinische« Massage ausgebildet worden sind, benutzen Methoden, die in allen Massageschulen gelehrt werden. In »medizinischen« wie »nicht-medizinischen« Schulen müssen die Studierenden an Kursen über medizinische Zusammenhänge wie Physiologie und Anatomie teilnehmen, was ihnen angeblich das Wissen vermitteln soll, das sie benötigen, um entscheiden zu können, ob eine Massage in einem konkreten Fall adäquat ist.

Um in den USA ein Zertifikat für medizinische Massage zu erlangen, muß man die gleiche Anzahl von Ausbildungs- und Übungsstunden absolvieren wie jeder andere lizensierte Massagetherapeut, nämlich je nach Bundesstaat 500 bis 1000 Stunden. Das ist keine besonders hohe Stundenzahl, wenn man sie mit der Zahl der Ausbildungsstunden vergleicht, die ein Arzt, ein Physiotherapeut, ein Pfleger oder auch ein Chiropraktiker absolvieren muß. Und es wäre sicherlich angebracht, die Ausbildungs- und Leistungsstandards in beiden genannten Arten von Massageschulen zu erhöhen. Doch da für die meisten Massageschulen finanzielle Motive an erster Stelle stehen, fällt es ihnen sehr schwer, einen Studenten wegen Dummheit oder Inkompetenz durch die Abschlußprüfung fallen zu lassen.* Es wirft kein gutes Licht auf das Prüfungs- und Lizensierungsverfahren, daß dabei fast nichts anderes eine Rolle spielt, als daß man die erforderliche Stundenzahl geschafft hat.

Viele Praktiker, die medizinische Massage anbieten, sind lizensierte Pfleger, die sich dieser Qualifikation bedienen, um im Bereich der Massagetherapie zu Ansehen zu gelangen. Zwar erhalten Pfleger eine umfangreiche medizinische Ausbildung, aber dadurch wird eine Massage, die sie geben, ja nicht automatisch medizinisch wirksam. Das einzige, was die medizinische Massage von der sogenannten Schwedischen Massage unterscheiden könnte, ist, daß sie besonders großen Wert auf Gelenkmanipulation und Dehnen legt, und genau diese Dinge sollte man in den Anfangsstadien der Behandlung von Schultersteife generell vermeiden.

* Der Autor reflektiert hier in erster Linie die aktuelle Situation in den USA. Anm. d. Übers.

Die Rettung könnte auch im Fall der medizinischen Massage die wachsende Zahl von Praktikern sein, die lernen, die Arbeit an Triggerpunkten in ihre Behandlungsroutine einzubeziehen. Allerdings ist zu bedenken, daß das vorrangige Interesse von Praktikern der medizinischen Massage an der Arbeit an Gelenken für das empfindliche Bindegewebe der Schulter besonders riskant sein kann.

Myofascial Release

Bei der *Myofascial Release* genannten Methode geht es darum, die Faszien in Problembereichen des Körpers zu dehnen. Vielleicht erinnern Sie sich noch daran, daß die Faszien dünne, nachgiebige Gewebeschichten sind, die Muskeln und andere Elemente des Körpers wie ein komplexes, feinmaschiges Netz umgeben. Bei dieser Art von Körperarbeit wird den Faszien mehr Aufmerksamkeit gewidmet als den Muskeln (Chaitow & DeLany 2000, 145–147).

Die Faszien verleihen den Muskeln Stärke, Unterstützung und Elastizität. Letztlich sind sie es, die dem Körper seine Form geben. Interessant ist, daß Chirurgen nach Operationen die Faszien vernähen, nicht das Muskelgewebe. Die Reißfestigkeit der Nähte garantieren die Faszien, nicht das Muskelgewebe, das einreißen würde. Unter normalen Umständen werden die Faszien mit genügend Feuchtigkeit versorgt, und sie bleiben elastisch. Ist die Bewegungsfähigkeit jedoch aus irgendeinem Grund eingeschränkt, verlieren sie ihre Feuchtigkeit und trocknen aus, schrumpfen und versteifen. Nach Auffassung einiger Forscher verursacht die Steifheit der Faszien, nicht die der Muskeln, daß die Gelenke sich verfestigen.

Zur therapeutischen Dehnung von Faszien wird sanfter Druck angewandt, der gewöhnlich einige Minuten aufrechterhalten wird. Außerdem wird versucht, nacheinander verschiedene »Barrieren« in den Faszien aufzulösen. Für Faszien ist das sogenannte »visköse Fließen« charakteristisch, das es ihnen ermöglicht, allmählich eine andere Form anzunehmen, die dann weitgehend erhalten bleibt. Dies ist ein anderes Phänomen als das der Elastizität, das einen Stoff schnell in seine ursprüngliche Organisation und Form zurückkehren läßt.

Bei der Myofascial Release genannten Behandlung werden auf verschiedene Weisen sanfte Kräfte angewendet, unter anderem in Form von statischem Druck und Rollen der Haut, wobei die Haut mit Fingern und Daumen in den Pinzettengriff genommen und dann hin und her bewegt wird. Auch die Muskeln werden in Richtungen gezogen, gestoßen und gedreht, so daß die Faszien weicher werden, sich strecken, verbreitern und trennen. Sobald eine Barriere erreicht ist und die Faszie weiteren Veränderungen Widerstand entgegensetzt, wird bis zu fünf Minuten lang leichter Druck angewandt. Ist die Barriere überwunden, spürt der Therapeut mit seinen Händen die Bewegung und das Weichwerden des Gewebes. Ebenso wie bei der Craniosacral-Therapie werden auch hier die Resultate durch die Anwendung sanften Drucks über längere Zeit erzielt. Kurz vor der Auflösung der Barrieren spürt der Therapeut häufig den sogenannten therapeutischen Puls und eine zunehmende Wärme im behandelten Bereich.

Myofascial-Release-Behandlungen können durch die Kleidung hindurch vorgenommen werden. Falls Klienten die Kleidung während der Behandlung ablegen, wird kein Massageöl benutzt, damit die Hände des Masseurs auf der Haut des Klienten starke Reibung verursachen, was bei manuellen Dehnungen wichtig ist. Myofascial Release ist zu unspezifisch, als daß man die Technik direkt zur

Deaktivierung von Triggerpunkten nutzen könnte; doch sie wird oft in Verbindung mit der Triggerpunkttherapie benutzt, um die Wirkung beider zu verstärken.

Myotherapie

Die manuelle Triggerpunkttherapie wurde 1980 von Bonnie Prudden, einer Physiotherapeutin, durch die Publikation des Buches *Pain Erasure: The Bonnie Prudden Way* vorgestellt. Seither hat sie diese Methode, die sie *Myotherapie* nennt, zusammen mit einigen Gleichgesinnten vielen Praktikern aus den verschiedensten Bereichen beigebracht. Pruddens Konzept bestand darin, Triggerpunkte durch die sogenannte *ischämische Kompression* (Druck und Halten) aufzulösen. Als traditionell orientierte Physiotherapeutin maß sie auch gymnastischen Übungen und Dehnübungen große Bedeutung bei. Pruddens Ideen haben den gesamten Bereich der therapeutischen Massage stark beeinflußt, und viele Therapeuten erzielen durch die Behandlung von Triggerpunkten mittels ischämischer Kompression sehr befriedigende Ergebnisse.

Die im vorliegenden Buch beschriebene Triggerpunktmassage verbessert Pruddens ursprüngliche Methode in verschiedener Hinsicht. Bei der Myotherapie besteht beispielsweise eine relativ große Gefahr, daß man zu starken Druck anwendet und dadurch unnötig Schmerzen verursacht, weil man hofft, auf diese Weise schneller ein Resultat zu erzielen. Der entscheidende Unterschied bei der in diesem Buch beschriebenen Behandlungsmethode besteht darin, daß die Behandlung auf jeweils sechs bis höchstens zwölf Massagestriche beschränkt wird, ohne daß eine sofortige Lösung des Triggerpunktes erwartet wird. Dieses Verfahren ist für die Hände und Finger des Therapeuten wesentlich weniger ermüdend, ohne die Effektivität der Behandlung zu verringern. Man kann grundsätzlich davon ausgehen, daß sich Triggerpunkte von selbst auflösen, ohne daß Dehnen erforderlich ist, weil der Körper in Reaktion auf die Behandlung seine Selbstheilungskräfte mobilisiert. Beide Methoden kommen jedoch, wenn man sie intelligent anwendet, zum gleichen Ergebnis: der »Auflösung« der Schmerzen.

Neuromuskuläre Therapie

Die Neuromuskuläre Therapie ist eine Form von Triggerpunkttherapie, die Schwedische Massage, ischämische Kompression und Myofascial Release miteinander verbindet. Die Methode konzentriert sich darauf, sowohl die Faszien als auch das Muskelgewebe zu lockern. Die *Effleurage* (gleitende Massagestriche) genannte Technik der Schwedischen Massage wird benutzt, um Triggerpunkte zu suchen und die Muskulatur insgesamt zu entspannen. Die Triggerpunkte werden mit Hilfe der bekannten Druck-und-Halte-Technik behandelt. Die Ziele der Myofascial Release genannten Methode werden häufig durch Druck auf bestimmte Triggerpunkte erreicht (Chaitow & DeLany 2000, 108–114, 123).

Neuromuskuläre Therapie wird in vielen Massageschulen und in Wochenendkursen gelehrt. Sie ist praktisch mit der Myotherapie identisch. Beide Ansätze können sich positiv auf Schulterprobleme auswirken, wenn der Praktiker wirklich weiß, wie man Triggerpunkte in allen 24 eventuell beteiligten Muskeln behandelt. Beide Methoden erfordern, daß sich der Therapeut über die Gefahren im klaren ist, die mit dem Versuch verbunden sind, die Muskeln der Rotatorenmanschette zu dehnen, bevor die Triggerpunkte sich zu lösen beginnen.

Osteopathie

Osteopathische Medizin oder Osteopathie war ebenso wie die Chiropraktik ursprünglich eine Methode, die ausschließlich manipulative Techniken benutzte, um Abnormitäten der Wirbelsäule zu korrigieren, von denen man annahm, daß sie eine große Zahl von Krankheiten verursachen könnten. Doch im Laufe der letzten hundert Jahre hat sich die Osteopathie zu einer Praxis entwickelt, die derjenigen der allopathischen Schulmedizin vergleichbar ist. Osteopathen dürfen heute bestimmte chirurgische Eingriffe vornehmen und Medikamente verschreiben. Und viele Osteopathen führen nur noch sehr selten Manipulationen an der Wirbelsäule durch.*

Allerdings benutzen Osteopathen wesentlich vielfältigere Methoden als konventionelle allopathische Ärzte, und es könnte durchaus sein, daß es an Ihrem Wohnort Osteopathen gibt, die in irgendeiner Form die Triggerpunktbehandlung in ihre Praxis einbeziehen. Dabei braucht sich ein Osteopath nicht darauf zu beschränken, Ihre Schulter durch eine Triggerpunktmassage zu behandeln; er kann vielmehr auch Injektionen in Triggerpunkte vornehmen. Dieses Verfahren, bei dem Procain (Novocain) direkt in Triggerpunkte injiziert wird, vermag Triggerpunkte zu deaktivieren und kann dauerhafte Linderung bringen. Einige Krankenversicherungen in den USA bezahlen eine beschränkte Anzahl von Triggerpunktinjektionen, weil diese mittlerweile als legitime medizinische Schmerzbehandlung angesehen werden. Leider gilt das in der Regel nicht für eine Triggerpunktmassage, obwohl sie ebenso wirksam ist wie eine Novocain-Injektion und dazu weniger invasiv.

Rolfing

Rolfing, eine markenrechtlich geschützte Körpertherapie, die von Ida P. Rolf entwickelt wurde, wird nur am *Rolf Institute* in Boulder, Colorado, sowie durch dort lizensierte Trainer gelehrt. Obwohl Ida Rolf ihre Methode *Structural Integration* nannte, ist sie in der Öffentlichkeit und bei Körpertherapeuten unter dem Namen *Rolfing* bekannt. Zwar ist die Zahl der »Rolfer« nicht besonders groß, doch ist Rolfing deshalb relativ bekannt, weil sich herumgesprochen hat, daß es sich um eine ungewöhnlich tiefe Massage handelt, die extrem schmerzhaft ist. Eine erste Serie von zehn Behandlungen dient dazu, langjährige Erstarrungen und Anspannungen in sämtlichen Muskeln und in den Faszien aufzulösen.

Ida Rolf war der Ansicht, der Körper bewahre die Erinnerung an physische Traumata in den Muskeln und Faszien auf. In Reaktion auf Traumata versteifen diese Gewebe und schränken dadurch die Beweglichkeit ein. Dies macht es für die Muskeln anstrengender, ganz gewöhnliche Aufgaben auszuführen. Die so entstehenden Belastungen erschöpfen schnell die vorhandenen Energievorräte und die Selbstheilungsfähigkeit, was Betroffene für chronische Schmerzen und viele Arten von Krankheiten anfällig macht. Auch emotionale Traumata sollen in den unflexiblen Körperstrukturen »gespeichert« werden. Rolfing soll fähig sein, die physischen Verfestigungen und die damit einhergehenden emotionalen Probleme gleichzeitig aufzulösen.

---

* Das amerikanische System unterscheidet sich in mancher Hinsicht vom deutschen, da die hier erwähnten Besonderheiten in Deutschland durch die Heilpraktikerprüfung, die jeder Körpertherapeut ablegen muß, abgedeckt werden. Anm. d. Übers.

In jeder der zehn anfänglichen Behandlungen wird an einem bestimmten Körperbereich gearbeitet, in der ersten Sitzung meist am Hals und am Oberrücken. Jeder Bereich erhält eine sorgsam strukturierte Behandlung. Die Massage dringt ziemlich tief ins Gewebe vor, wobei der Therapeut sein Körpergewicht nutzt, um den erforderlichen Druck aufzubauen, und die Arbeit wird ungewöhnlich langsam ausgeführt. Diese extreme Verlangsamung der Massagestriche soll den Schmerz möglichst gering halten und die Wirkung maximieren. Beim Rolfing werden die Klienten auch dazu angeleitet, bestimmte Bewegungen auszuführen, und zwischen den Sitzungen sollen sie Übungen ausführen, um ihr Bewegungsgewahrsein zu verbessern.

Hellerwork ist eine Therapie, die sich vom Rolfing herleitet und diesem sehr stark ähnelt, aber der Erziehung zum Bewegungsgewahrsein mehr Bedeutung beimißt. Beide Methoden sind nicht als Behandlungsverfahren für bestimmte Beschwerden konzipiert, und beide werden als »somatische Erziehung« zur Verbesserung des Energieniveaus, der Fitness, der Selbstachtung, des Selbstgewahrseins, der Haltung und der Koordinationsfähigkeit propagiert. Letztendlich jedoch haben Rolfing und Hellerwork die gleiche Wirkung auf die Muskeln wie eine Massage und könnten deshalb als eine Art »Triggerpunkttherapie nach dem Schrotflintenprinzip« verstanden werden. Allerdings sollte man sich darüber im klaren sein, daß der extreme Druck, der beim Rolfing und bei Hellerwork angewandt wird, für die Behandlung von Schulterproblemen riskant sein kann, wenn der Therapeut nicht ungewöhnlich sensibel ist und genau verfolgt, wie der Klient auf die Behandlung reagiert.

Sportmassage

Diese Massage wurde speziell für Sportler entwickelt, sie verbessert nachweislich sportliche Leistungen und vermag verschiedene Arten von Schmerzen zu lindern, die durch sportliche Aktivitäten entstehen können. Sie wird vor, während und nach sportlichen Wettkämpfen angewandt, wobei es insbesondere um die Verletzungsprävention geht. Viele professionelle Sportteams zählen Masseure zu ihren festen Mitarbeitern.

Im Sport werden Muskeln oft chronisch überkontrahiert und überlastet, was ihrer Leistungsfähigkeit schadet, sie schneller erschöpft und sie für Verletzungen anfälliger macht. Überstrapazierte Muskeln erhalten nicht genügend Nährstoffe und Sauerstoff, weil die lokale Zirkulation beeinträchtigt ist. Und die Zirkulation zu verbessern ist das, was eine Massage am besten leisten kann.

Aus Untersuchungen geht hervor, daß durch regelmäßige Massage ein Zuwachs an Muskelkraft um 10 bis 20 Prozent möglich ist. Weitere positive Wirkungen einer Sportmassage sollen die Steigerung des Energieniveaus, die Verbesserung der Koordinationsfähigkeit und die Beschleunigung von Heilungsprozessen sein. Eine Massage verbessert die Beweglichkeit, verringert Gelenksteife und verkürzt die Erholungszeit nach Übertraining. Insgesamt kommen diese positiven Wirkungen der Leistungsfähigkeit von Berufssportlern, aber natürlich auch Amateursportlern, sehr zugute.

Therapeuten, die sich auf Sportmassage spezialisieren, orientieren sich an den Bedürfnissen von Sportlern, nutzen das, was sie brauchen, aus dem Bereich der traditionellen Schwedischen Massage, der Neuromuskulären Therapie und von Myofascial Release. Generell ist eine Sportmassage vor einem sportlichen Wettkampf oder Training kräftiger und stimulierender. Dadurch werden die Effizienz, die Reaktionszeit, die Wachheit und die Ausdauer verbessert, und außerdem wird das

Verletzungsrisiko verringert. Nach einem Wettkampf oder Training hingegen konzentrieren sich die Bemühungen darauf, die Anspannung in den Muskeln zu verringern und die Zirkulation anzuregen, um die Heilung von Verletzungen, den Abtransport von Abfallstoffen aus den Muskeln und eine möglichst schnelle Regeneration zu fördern. Interessant ist, daß etwa 90 Prozent der Sportmassage bei Schwimmern sich auf die Schultern konzentriert.

Persönliche Trainer fangen heute an, sich für die Triggerpunkt-Selbstmassage zu interessieren und diese ihren Klienten beizubringen. Sie haben festgestellt, daß diese Massage besonders gut wirkt, wenn sie beim ersten Auftreten von Schmerzen während eines Trainings angewandt wird. Weil persönliche Trainer physische Beschwerden im allgemeinen sehr ernst nehmen, ist die Tatsache, daß sie den Wert einer schnellen Schmerzbehandlung erkannt haben, für jedermann eine wichtige Lektion. Starke Schulterprobleme sowie ähnliche Beschwerden in anderen Körperbereichen wären wohl eine Seltenheit, wenn bei ihrem ersten Auftreten die verursachenden Triggerpunkte behandelt würden.

Schwedische Massage

Alle Formen therapeutischer Massage, die heute praktiziert werden, basieren letztlich auf der Schwedischen Massage. In der westlichen Welt ist die Schwedische Massage in ihrer Grundform die bekannteste und populärste Art von Körperarbeit. Ihre grundlegenden Behandlungstechniken wurden zu Beginn des 19. Jahrhunderts von einem Schweden namens Per Henrik Ling entwickelt – daher die Bezeichnung »Schwedische« Massage. Interessant ist, daß Ling diese Therapie entwickelte, als er nach einer Möglichkeit suchte, seine Arthritis zu heilen. Da es ihm gelang, sein Problem durch Massage zu heilen, handelte es sich bei seiner »Arthritis« vermutlich um nichts anderes als Myofaszialschmerzen.

Bei der Schwedischen Massage wird fast immer Massageöl oder Massagelotion benutzt, und für die Massage muß der Klient in der Regel die Kleidung ablegen – allerdings kann man die Unterwäsche anbehalten. Obwohl die Schwedische Massage eigentlich als Ganzkörpermassage gedacht ist, wird sie manchmal auf den Bereich über der Taille und unter den Knien beschränkt, wenn ein Klient besonders schüchtern ist. Bei der Schwedischen Massage gibt es fünf klassische Massagestriche: *Effleurage, Petrissage, Friktion, Tapotement* und *Vibration.* Jeder dieser Massagestriche hat eine bestimmte Wirkung, doch alle stimulieren die Zirkulation.

Effleurage besteht in langen, sanften Massagestrichen entlang den Fasern des Muskels, an dem gearbeitet wird. Die Effleurage wirkt sehr entspannend und macht schläfrig. Viele Therapeuten sind fest davon überzeugt, daß die Effleurage-Striche grundsätzlich in Richtung Herz ausgeführt werden sollten. Dem liegt die Auffassung zugrunde, daß Striche vom Herzen weg zu Stauungen des Bluts und der Lymphe führen können.

Petrissage umfaßt jede Art von Manipulation, bei der die Muskeln zwischen Fingern und Daumen gequetscht werden. Im Grunde bedeutet *Petrissage* soviel wie »Kneten«, aber auch Wringen, Drükken, Rollen und Heben von Muskelgewebe fallen unter diese Kategorie. Petrissage wirkt gewöhnlich energetisierender als Effleurage.

Friktion oder Tiefengewebsmassage ist ein zusammendrückendes Reiben, das tiefer in den Muskel eindringt als Effleurage und Petrissage. Außerdem wirkt dieser Strich in stärkerem Maße streckend und befreit die Faszien. Durch Effleurage und Petrissage wird das Gewebe auf die Friktion vorbereitet.

Tapotement ist ein rhythmisches Tippen oder Schlagen auf die Muskeln mit den Fingerspitzen oder Handkanten. Dadurch sollen die Muskeln gelockert und gekräftigt werden. Diese Art der Behandlung mag sich auf den Beinen, auf den Armen und auf dem Rücken sehr gut anfühlen, aber nicht am Hals, auf der Brust und auf dem Bauch.

Vibration bedeutet, daß die Fingerspitzen oder Hände ständig mit der Haut in Kontakt bleiben und die Muskeln von Seite zu Seite schütteln. Diese Technik kann sowohl stimulierend als auch entspannend wirken, je nach Geschwindigkeit und Dauer der Anwendung.

Die Schwedische Massage wirkt deshalb so gut, weil sie die lokale Zirkulation anregt und die muskuläre Anspannung verringert. Diese beiden Wirkungen können sich positiv auf den Schlaf auswirken, den Blutdruck senken, die Gelenke flexibler machen und Schmerzen verringern. Wenn die Schwedische Massage bei Schmerz hilft, so ist der Grund wahrscheinlich, daß zufällig Triggerpunkte positiv beeinflußt werden. Selbst Therapeuten, die kaum etwas über Triggerpunkte wissen, haben gelernt, wie man an Knoten in den Muskeln arbeiten kann. Das ist einer der Gründe dafür, daß sich eine Schwedische Massage so gut anfühlt. Natürlich handelt es sich bei derartigen Knoten fast immer um Triggerpunkte, und Quetschen, Kneten und Streichen sind genau das, was sie brauchen. Bedenken Sie jedoch, daß eine Ganzkörpermassage, wie sie für die Schwedischen Massage eigentlich charakteristisch ist, nicht unbedingt das ist, was für die Behandlung von Schultersteife optimal ist.

Energietherapien

Nach den Lehren der *Traditionellen Chinesischen Medizin* (TCM) fließt die essentielle Lebenskraft, die *Chi* oder *Qi* genannt wird, in einem System von Meridianen, Pfaden oder Kanälen durch den Körper. Auf dieser Idee basieren die Energietherapien. Beeinträchtigungen oder Störungen dieser Energiepfade sollen den Qi-Fluß unterbrechen und dadurch Schmerzen, emotionale Dysfunktion und Krankheiten verursachen. Die Energietherapien erheben für sich den Anspruch, Qi zu regulieren und Störungen zu heilen, indem sie Blockaden entfernen. Der Fluß des Qi wird je nach Art der Therapie mit verschiedenen Mitteln reguliert. *Yoga* und *Qi-Gong* beispielsweise nutzen dazu die Atmung. *T'ai chi* nutzt Bewegungen. *Do-in* arbeitet mit Übungen. Akupressur nutzt Berührung, und Akupunktur arbeitet mit Nadeln.

Leider ist es der Wissenschaft bisher nicht gelungen, die Existenz von Qi und eines Systems von Energiemeridianen nachzuweisen. Trotzdem glauben Millionen von Menschen an Qi und haben tiefes Vertrauen zu Therapien, die beides zu beeinflussen behaupten. Die chinesische Regierung tritt für die Existenz von Qi und die Behandlungsmethoden der TCM ein.

Grundsätzlich sollen die Energietherapien Gesundheit und Harmonie wiederherstellen, indem sie die natürlichen Heilungsprozesse fördern – was man mit gleichem Recht für den Plazeboeffekt in Anspruch nehmen könnte. Wenn Sie an die Wirkung eines Plazebo glauben, hilft Ihnen eine Energietherapie trotz der fehlenden wissenschaftlichen Bestätigung möglicherweise auch. Entscheidend ist, daß die körpereigenen Heilkräfte angeregt werden, und mehr vermag keine Therapie zu leisten – auch nicht die Triggerpunktmassage.

Akupressur und Shiatsu

Man kann die Auffassung vertreten, der Begriff *Akupressur* sei nichts anderes als die westliche Bezeichnung für *Shiatsu.* Aus der Perspektive des Praktikers mag es Unterschiede zwischen beiden Methoden geben, aber diese sind nicht essentiell. *Shiatsu* ist ein japanisches Wort und bedeutet »Fingerdruck«. Dies ist eine der ältesten Formen natürlicher Heilung. Die Japaner übernahmen die Fingerdrucktherapie von den Chinesen, und diese Methode existiert in China seit circa fünftausend Jahren.

Die Fingerdrucktheorie

Bei der Akupressur oder beim Shiatsu wendet der Therapeut sanften Fingerdruck auf bestimmte strategische Punkte auf den Meridianen an, um den Fluß des Qi zu verbessern, jener universellen Lebensenergie, die bei allen gesunden Lebewesen frei fließt. Krankheiten, Verletzungen und emotionale Belastungen erzeugen nach dieser Lehre Blockierungen in den Meridianen, die den Fluß des Qi stören. Je nachdem, in welchem Meridian Blockaden auftreten, manifestieren sich unterschiedliche Symptome. Die Liste der Störungen und Symptome, die angeblich durch Akupressur oder Shiatsu geheilt werden können, schließt praktisch alles ein. Die westliche Medizin sieht diese Therapien als bloße »esoterische« Massagearten an – nicht zuverlässig, aber ungefährlich, sofern sie nicht davon abhalten, sich einer »ordentlichen« medizinischen Behandlung zu unterziehen.

Von der Fingerdrucktherapie sind sowohl in Japan als auch in China verwirrend viele Varianten entstanden, und sie alle sind in den USA vertreten. Zu den bekannteren Formen chinesischer Akupressur zählen *Tuina, Shen Tao, Jin Shin, Do-in* und *Qi-Gong.* Japanische Formen von Shiatsu sind *Zen-Shiatsu, Namikoshi-Shiatsu* und *Tsubo-Shiatsu.* In den USA ist die Entwicklung unterschiedlicher Shiatsu-Stile weitergetrieben worden, und es gibt mittlerweile ein *makrobiotisches Shiatsu,* ein *Barfuß-Shiatsu, Nippon-Shiatsu, Oha-Shiatsu* und – man hätte es sich fast denken können – ein *New-Age-Shiatsu,* das zudem ein registriertes Markenzeichen ist.

Behandlung

Wenn man einmal von den Spezifitäten dieser scheinbaren Vielfalt absieht, so bleibt als wichtigste Tatsache, daß es bei all diesen Fingerdrucktherapien darum geht, »Punkte« zu drücken. Einige Praktiker vertreten die Auffassung, daß es einen Gebenden und einen Empfänger gebe. In China jedoch wird die Selbstbehandlung von Punkten als wichtiger Bestandteil der Selbstfürsorge gesehen, zumindest soweit es die Punkte betrifft, die für den Betroffenen selbst erreichbar sind. Jede Art von Akupressur oder Shiatsu hat eine andere Auffassung über die Bedeutung der Ernährung, von Körpertraining, Bewegung und Einfluß des Denkens. Außerdem nutzen einige Hitze oder Kälte und das Eintauchen in Wasser als Ergänzung zum Fingerdruck.

Man könnte nun meinen, die Fingerdrucktherapie sei im Grunde das gleiche wie ischämische Kompression bzw. wie die Druck-und-Halte-Technik, die ältere Formen der Triggerpunkttherapie nutzen. Doch wird bei der Akupressur und beim Shiatsu wesentlich weniger Druck angewendet, der zudem nicht unbedingt auf Triggerpunkte gerichtet ist. Der Druck bei einer Shiatsu- oder Akupressurbehandlung ist immer angenehm, also nie schmerzhaft. Außerdem wird kein Massageöl benutzt, und man kann die Kleidung anbehalten. Auf Massagewerkzeuge wird verzichtet, und es werden keine langen und gleitenden Massagestriche ausgeführt, obwohl der Therapeut manchmal Punkte in winzigen Kreisbewegungen bearbeitet. Der Massagetisch befindet sich, falls überhaupt vorhanden, in unmittelbarer Nähe des Bodens, oder die Massage findet auf einer Matte oder auch direkt auf dem Boden statt.

Was die positiven Wirkungen für die Schulter angeht, so bieten Akupressur und Shiatsu die beruhigende Wirkung strukturierter menschlicher Berührung, die schon an und für sich den Heilungsprozeß fördern kann. Verfügt der Therapeut außerdem über ein fundiertes Wissen, was Triggerpunkte und Übertragungsschmerz angeht, sind Akupressur und Shiatsu Ihnen möglicherweise sehr nützlich.

Akupunktur

Die Akupunktur ist aus der Akupressur entstanden, und beide haben genau die gleichen Zielsetzungen. In beiden Fällen werden sorgfältig ausgewählte Punkte behandelt, um den freien Fluß der elementaren Lebenskraft wiederherzustellen, generell die Gesundheit zu fördern und bestimmte Beschwerden zu behandeln. Die Akupunktur erfreut sich im Osten wie im Westen großer Anerkennung. Die Weltgesundheitsorganisation (WHO) nennt etwa hundert Krankheiten, die mit Akupunktur behandelt werden können.

Heute praktizieren relativ viele Ärzte, Physiotherapeuten, Osteopathen und Chiropraktiker in den USA und in Europa Akupunktur.* Die Voraussetzungen für eine entsprechende staatliche Lizenz sind in den einzelnen Staaten sehr unterschiedlich, und in manchen Staaten benötigen Akupunkteure keinerlei Ausbildung für diese Praxis. Westliche Ärzte benutzen Akupunktur gewöhnlich zur Schmerzlinderung und zur Behandlung von Suchtproblemen bei Kriegsveteranen. In China wird Akupunktur sogar zur Betäubung bei chirurgischen Eingriffen benutzt. Dies hat man zwar auch in den USA versucht, aber die Wirkung war sehr unterschiedlich.

Vor Beginn einer Akupunkturbehandlung untersucht ein Akupunkteur, welches Problem genau vorliegt und wie es um den allgemeinen Gesundheitszustand des Klienten bestellt ist. Nachdem der Akupunkteur eine lange Liste von Fragen gestellt hat, untersucht er die Zunge des Klienten und prüft am Handgelenk bis zu zwölf Pulsarten. Im Falle einer traditionellen chinesischen Akupunktur besteht die Behandlung im Setzen sehr feiner Nadeln, die dann zwanzig Minuten bis zu einer Stunde in der Haut des Klienten bleiben. Manchmal werden diese Nadeln auch »gewackelt«, gedreht, »gepumpt«

---

* In Deutschland kommen die Heilpraktiker mit entsprechender Ausbildung hinzu; Anm. d. Übers.

(rhythmisch tiefer in die Haut vorgetrieben und wieder zurückgezogen) oder geschnippt, um die Punkte stärker zu stimulieren. Westliche Akupunkteure lassen die Nadeln manchmal nur wenige Sekunden in der Haut. Obwohl es insgesamt mehr als fünfhundert anerkannte Akupunkturpunkte gibt, werden in der Regel nur etwa hundert davon tatsächlich benutzt.

Eine Akupunkturbehandlung ist offensichtlich nicht bei jedem Menschen erfolgreich. Möglicherweise setzt eine positive Reaktion darauf eine psychische Affinität für die esoterischen Aspekte der Methode voraus. Sie brauchen eine gute Intuition, um einschätzen zu können, ob eine Alternativtherapie wie Akupunktur bei Ihnen persönlich erfolgreich sein wird. Wenn Sie nach fünf oder weniger Behandlungen keine deutliche Besserung erkennen, sollten Sie so klug sein, etwas anderes auszuprobieren.

Viele Akupunkteure stellen fest, daß ihre Therapie Schmerzen besser zu lindern vermag, wenn sie ihre auf das Qi und die Meridiane zielende Behandlung mit einer Triggerpunktbehandlung verbinden. Andere, denen die östliche Philosophie als Grundlage der Akupunktur nicht so wichtig ist, sind der Auffassung, daß sich sämtliche positiven Wirkungen einer Akupunkturbehandlung mit den Mechanismen einer Triggerpunktbehandlung erklären lassen. Ein Forscherteam hat eine 71-prozentige Entsprechung von Triggerpunkten und Akupunkturpunkten bei der Behandlung von Schmerzen festgestellt. Und die Suche von Akupunkteuren nach Blockierungen findet oft in Form des manuellen Ertastens druckempfindlicher Punkte statt – also mit genau der gleichen Methode, die auch für die Suche nach Triggerpunkten genutzt wird (Simons, Travell & Simons 1999/2002, S. 44f.; Melzack, Fox & Stillwell 1977, 3–23).

Travell und Simons halten die Akupunktur für mit dem auch in der Triggerpunkttherapie gebräuchlichen und als wirksam erkannten Trockennadeln *(dry needling)* vergleichbar. Ein Vorteil des Trockennadelns gegenüber der Procain-Injektion besteht darin, daß beim Trockennadeln die Sensibilität nicht ausgeschaltet wird. Weil das Muskelgewebe seine Empfindungsfähigkeit behält, ist es möglich, im gleichen Bereich noch weitere Triggerpunkte zu lokalisieren. Andererseits haben Injektionen in Triggerpunkte den Vorteil, daß weniger »Restschmerz« zurückbleibt (Chaitow & DeLany 2000, 155; Lewit 1979, 83–90).

Akupunktur kann Ihnen sowohl bei Schultersteife als auch bei einfachen Schulterschmerzen helfen, vorausgesetzt, sie ist auf spezifische Triggerpunkte gerichtet, welche die Schmerzen in der Schulter verursachen. Zu bedenken ist auch, daß Restschmerzen nach einer Akupunktursitzung es einige Tage lang unmöglich machen können, eine Triggerpunkt-Selbstmassage auszuführen.

Angewandte Kinesiologie

Kinesiologie ist die Wissenschaft von den Bewegungen der Muskeln und des ganzen Körpers, wobei es um die normale Funktionsfähigkeit, Verletzungen, Dysfunktionen, Rehabilitation und die Verbesserung sportlicher Leistungen geht. Ärzte, die auf Sportmedizin spezialisiert sind, haben starkes Interesse an der Kinesiologie.

In der Mitte des 20. Jahrhunderts fingen einige Chiropraktiker an, sich für Kinesiologie zu interessieren, und aufgrund dieses Interesses erfanden sie eine neue Behandlungsmethode, die *angewandte Kinesiologie*, die seither zu einem sehr populären Allheilmittel geworden ist. Die komplizierte Theorie, die dieser Behandlungsmethode zugrunde liegt, besagt, daß Ungleichgewichtszustände bezüglich der Muskelstärke über den Gesundheitszustand eines Menschen Aufschluß geben können. Dies ermöglicht ein kompliziertes System von Muskeltests und ein Verfahren zur Stärkung geschwächter Muskeln durch bestimmte Arten von Massage. Die Wiederherstellung einer Balance der Muskelstärke sollte es angeblich ermöglichen, die endokrinen Drüsen und die inneren Organe zu regenerieren, wodurch sich zahlreiche Krankheiten und Dysfunktionen auflösen lassen sollen.

Kinesiologie außer Rand und Band

Aus der angewandten Kinesiologie ist eine erstaunliche Vielfalt neuer Systeme hervorgegangen, die im Grunde alle auf den gleichen Prinzipien basieren, aber die verschiedensten verführerischen Namen haben, beispielsweise *Touch for Health, Wellness-Kinesiologie, Bio-Kinesiologie, Foundation-Kinesiologie, Advanced Kinesiology, Educational Kinesiology, Professional Kinesiology, Gesundheits-Kinesiologie, Christian Kinesiology* und *Hypertonic Muscle Release.* Diese verschiedenen Spielarten der angewandten Kinesiologie werden von Osteopathen, Chiropraktikern, Massagetherapeuten, Physiotherapeuten und Zahnärzten benutzt. Als Kinesiologe kann sich jeder ohne jede formelle Ausbildung bezeichnen, sofern er die Benutzung markenrechtlich geschützter Bezeichnungen vermeidet. In den meisten Ländern ist keine Lizenz erforderlich, wenn man angewandte Kinesiologie praktizieren will. Die Verfechter der Methode behaupten, diese verbessere generell die Gesundheit, decke Ernährungsmängel auf, maximiere die geistige und körperliche Leistungsfähigkeit, heile Suchtprobleme, verbanne Allergien, verringere Angst, mache Eßstörungen ein Ende, wirke bei Hyperaktivität beruhigend, heile Verletzungen infolge wiederholter Überlastung, verringere Streß und löse Rückenschmerzen auf.

Schon wieder die ollen Meridiane!

Die in der angewandten Kinesiologie bevorzugte Behandlungsart besteht darin, bestimmte schmerzende Bereiche auf dem Rücken und auf der Brust, denen man den eindrucksvollen Namen *neurolymphatische Reflexpunkte* gegeben hat, mit schnellen Bewegungen zu »rubbeln«. Viele Therapeuten glauben, daß diese Punkte auf den Akupunkturmeridianen liegen, wohingegen andere nach druckempfindlichen Punkten suchen, die sie »rubbeln«. Die Theorie besagt, daß dieses Reiben die Reflexpunkte stimuliert und den »Energiekreislauf« öffnet, der zu der verursachenden endokrinen Drüse oder dem auslösenden inneren Organ führt. Vor und nach der Reibemassage wird der Muskel getestet, um festzustellen, ob die Behandlung ihn gestärkt hat.

Der Muskeltest ist eine eindrucksvolle »Show«. Der Anschein erhöhter Muskelstärke infolge der Stimulation der neurolymphatischen Reflexpunkte kann sehr überzeugend wirken. Problematisch ist, daß an dem Vorher-Nachher-Muskeltest sowohl der Klient beteiligt ist, der versucht, einen Arm oder ein Bein in eine bestimmte Richtung zu bewegen, als auch der Therapeut, der den Gegendruck erzeugt. Außerdem ist bei diesem Vorgang der Plazeboeffekt im Spiel. Wenn beide Beteiligte einen starken Wunsch hegen, daß etwas im Sinne ihrer Vorstellungen »passiert«, gibt es einfach zu viele Möglichkeiten bewußter und unbewußter Täuschung. Ob sich die Muskelstärke tatsächlich verändert, ist völlig ungeklärt. Aber selbst wenn es zutreffen sollte, hat das nicht unbedingt etwas mit der Methode der angewandten Kinesiologie zu tun.

... und schon wieder diese ollen Triggerpunkte!

Die neurolymphatischen Reflexpunkte liegen tatsächlich in den gleichen Bereichen, in denen auch sehr häufig Triggerpunkte zu finden sind. Und wenn man weiterhin annimmt, daß neurolymphatische Reflexpunkte in Wahrheit nichts anderes als myofasziale Triggerpunkte sind, ist es nur logisch, auf den Gedanken zu kommen, daß jede echte Veränderung der Muskelstärke etwas mit dem Wesen von Triggerpunkten zu tun hat.

In diesem Zusammenhang ist zu bedenken, daß eine der typischen Wirkungen eines Triggerpunkts darin besteht, daß er nicht nur Schmerzen, sondern auch Schwächezustände in andere Muskeln übertragen kann. Wenn der verursachende Triggerpunkt dann behandelt wird, verschwindet natürlich auch die übertragene Schwäche. Diese Erklärung der Wirkung von Muskeltests ist stichhaltiger als alles, was sich auf die Existenz nicht auffindbarer und unerklärlicher neurolymphatischer Punkte beruft.

Vielleicht treffen Sie einmal jemanden, der Ihnen begeistert versichert, die angewandte Kinesiologie habe bei ihm die Schultersteife kuriert. Ich kann nur davon abraten, den Betreffenden in solchen Fällen einfach nicht zu glauben und ihnen dies auch noch mitzuteilen. Als Gläubige verteidigen sie ihre Sichtweise sowieso, und vielleicht liegen sie damit sogar richtig. Denn sie berichten ja nur über ein persönliches Erlebnis, also über eine Fallgeschichte, die nach ihrer Auffassung authentisch ist. Und anekdotische Fallgeschichten stehen am Anfang aller Wissenschaft. Wenn die Betreffenden Ihnen genau schildern können, wie das Problem behandelt wurde, wäre es sicher lohnend, dieses Verfahren selbst einmal auszuprobieren, um festzustellen, was daraufhin geschieht. Angewandte Kinesiologie in ihren verschiedenen Erscheinungsformen schadet nicht, und vielleicht erleben Sie sogar eine unerwartete Heilung.

Reiki

Reiki, die bekannteste unter den Energietherapien, basiert auf 2500 Jahre alten tibetischen Schriften über die Fähigkeit von Buddhisten, Körper, Geist und Seele zu heilen, indem man die Richtung der universellen Lebensenergie verändert, die (angeblich) alle Lebewesen durchfließt. Reiki-Praktiker versuchen, zum Kanal für diese Energie zu werden und sie in Ihr Inneres zu lenken, um dort Energieblockaden aufzulösen und die Selbstheilungskräfte zu fördern. Nach der Reiki-Philosophie werden Schmerzen und Krankheiten durch erstarrte oder fehlgeleitete Energie hervorgerufen.

Die Energie übermittelt der Reiki-Praktiker, indem er seine Hände in einer Folge von zwölf unterschiedlichen Positionen jeweils einige Minuten lang in der Nähe wichtiger Organe und endokriner Drüsen hält. Es gibt je vier solcher Positionen für Kopf, Rücken und Bauch. Die Hände werden sehr sanft aufgelegt, und je nachdem, welchen speziellen Stil der Praktiker bevorzugt, berühren seine Hände den Körper des Empfängers möglicherweise gar nicht. Während einer Reiki-Behandlung kann man angekleidet bleiben, es wird kein Massageöl benutzt, und der ganze Vorgang findet in völliger Stille statt.

Reiki ist eher eine Lebensphilosophie als eine Therapie, und die Methode erlegt denjenigen, die sie praktizieren, sehr hohe Anforderungen auf. Von ihnen wird erwartet, daß sie eine Geisteshaltung entwickeln, die ihre Bereitschaft fördert, Verantwortung für die eigene Gesundheit zu übernehmen, allen Menschen gegenüber gütig zu sein, allen Dingen gegenüber eine positive Einstellung zu entwickeln und die eigenen Kräfte zu benutzen, um anderen zu helfen. Reiki-Praktiker behaupten nicht, bestimmte Krankheiten zu heilen, und Sie sollten nicht zu große Hoffnung darauf setzen, daß eine Reiki-Behandlung Ihre Schulterprobleme beeinflussen wird. Trotzdem wirkt sich die ruhige und friedliche Reiki-Praxis meist sehr positiv auf Anspannung und Angst aus, und das kann die Wirkung jeder Triggerpunktbehandlung verbessern. Sollte die universelle Lebensenergie ein Hirngespinst sein, könnte immer noch der Plazeboeffekt wirken, sofern Sie es schaffen, Ihren Mangel an Glauben einige Sitzungen lang zurückzuhalten.

Bewegungstherapien

Der klassische Rat, den Menschen mit Schulterproblemen immer wieder hören, lautet, daß sie ihre Schulter unbedingt in Bewegung halten sollen; und die schulmedizinische Behandlung von Schultersteife besteht im wesentlichen darin, daß die Patienten gezwungen werden, Ihren Arm zu bewegen. Dem liegt implizit das Versprechen zugrunde, daß Bewegung hilft, die Beweglichkeit zu erhalten und ein Erstarren der Schulter zu verhindern. Vielleicht ist Ihnen mittlerweile klar, daß es so einfach nicht funktioniert. Bedauerlicherweise wissen die Verfechter einer Behandlung durch Bewegung nur wenig darüber, was in der Schulter tatsächlich vor sich geht.

Höchstwahrscheinlich sind nämlich myofasziale Triggerpunkte in der Schulter und im Oberrükken die Ursache der Bewegungsprobleme. Solange es Ihnen nicht gelungen ist, Ihre Triggerpunkte zu deaktivieren, wird Ihnen Bewegung nicht helfen, sondern für Sie in erster Linie unangenehm sein. Sobald Sie es jedoch geschafft haben, die durch Triggerpunkte verursachten Schmerzen zu lindern, sollten Sie tatsächlich sehr vorsichtig und ohne etwas erzwingen zu wollen, mit Bewegungsübungen beginnen. In dieser Phase kann eine konventionelle Physiotherapie helfen, die dann mit Sicherheit weniger schmerzhaft ist. Vielleicht haben Sie in diesem Stadium auch Lust, eine der im folgenden beschriebenen Alternativtherapien auszuprobieren. Um die Gefahr eines Rückschlags zu verringern, könnten Sie vor und nach einer Serie von Bewegungsübungen die relevanten Triggerpunkte ein wenig massieren.

Östliche Systeme

Die meisten Systeme stilisierter Bewegung, die heute zur Tonisierung des Körpers und zur Erhaltung der Gesundheit benutzt werden, wurden vor Jahrhunderten in China als Kampfkünste entwikkelt. Die bekannteren unter ihnen, beispielsweise *Shaolin-Kung-Fu*, *Qi-Gong* und *T'ai-chi* werden von Millionen von Chinesen praktiziert. Zusammen mit den verschiedensten Derivaten werden diese drei populärsten östlichen Systeme auch in der westlichen Welt praktiziert, allerdings mit deutlich weniger Hingabe als in China.

Die östlichen Systeme basieren auf sehr langsamen, kontrollierten und völlig ungezwungenen Bewegungen, welche die Muskeln in allen Körperbereichen stärken und dehnen. Yoga, ein ähnliches System therapeutisch wirkender Bewegungen, das ursprünglich aus Indien stammt, erfordert, daß man sich in bestimmte Körperhaltungen versetzt und eine bestimmte Zeitspanne lang darin verweilt. Hingegen fördern chinesische Methoden im allgemeinen anmutige, kontinuierliche und fließende Bewegungen.

Östliche Systeme therapeutischer Bewegungen können Schultersteife beheben, wenn man zunächst die beteiligten Triggerpunkte auflöst. Bei Schulterproblemen sollten Sie stets darauf achten, daß jede Bewegungstherapie mehr Schmerzen verursachen und dadurch eventuell einen schweren Rückfall verursachen kann, wenn Sie zu früh damit beginnen oder zu ehrgeizig sind.

Die Alexander-Technik

Die *Alexander-Technik* ist eigentlich keine Therapie, und sie ist nicht zur Behandlung bestimmter Beschwerden gedacht. Vielmehr dient sie der Umerziehung von Geist und Körper mit dem Ziel, die Ausrichtung von Kopf, Hals und Wirbelsäule zu verbessern, was der Theorie gemäß effizienteres Atmen ermöglicht, die Muskelanspannung verringert und die Gesundheit allgemein verbessert.

Die Alexander-Technik basiert auf der Überzeugung, daß chronische körperliche Probleme, Muskelschmerzen und Atembeschwerden durch falschen Gebrauch des Körpers entstehen, was in einer schlechten Haltung und ineffizienten Bewegungen zum Ausdruck kommt. In den Alexander-Lektionen lernt man, sich habitueller muskulärer (Über-)Anstrengung bewußter zu werden. Später werden neue und bessere Arten, sich zu bewegen, gelehrt. Dabei sind Einzelsitzungen die übliche Vermittlungsform, aber es werden auch Gruppenkurse angeboten.

Die Alexander-Technik wurde in der Zeit von 1890 bis 1900 von Frederick Matthias Alexander, einem australischen Schauspieler, entwickelt, weil er damit seine eigenen Sprechprobleme bei Bühnenauftritten behandeln wollte. Deshalb ist die Alexander-Technik auch heute noch unter Musikern, Schauspielern und Tänzern sehr populär. In den letzten 40 Jahren ist sie in der ganzen Welt bekannt geworden, und sie hat Menschen in den verschiedensten Lebensbereichen geholfen. Ärzte befürworten die Alexander-Technik oft, weil sie sich positiv auf die Gesundheit auszuwirken scheint und weil praktisch keinerlei Risiken mit ihr verbunden sind.

In einer Sitzung bei einem Alexander-Therapeuten lernt man, Kopf, Hals und Wirbelsäule so auszurichten, daß man sich wohler, ausgeglichener und entspannter fühlt. Die Position von Kopf, Hals und Wirbelsäule wird in der Alexander-Technik als primäre Einflußmöglichkeit angesehen, weil davon abhängt, wie der restliche Körper seine Funktionen erfüllt. Daß Muster falschen Gebrauchs des eigenen Körpers in Form von Angespanntheit und schlechter Haltung im Laufe der Zeit als normal empfunden werden, hängt vermutlich hauptsächlich damit zusammen, daß die Propriozeption (die sensorische Eigenwahrnehmung) mit zunehmendem Alter möglicherweise abnimmt.

Die Umerziehung im Rahmen der Alexander-Arbeit besteht aus zwei Schritten. Erstens wird die visuelle und sensorische Wahrnehmung nachteiliger Haltungs- und Bewegungsmuster verbessert. Und zweitens werden die alten Muster durch neue ersetzt. Der Alexander-Lehrer beobachtet den Klienten, lenkt seine Aufmerksamkeit auf ineffiziente Haltungen und Bewegungen und hilft ihm vorsichtig, diese zu korrigieren. Ein Teil der Arbeit besteht im bewußten Üben einfacher alltäglicher Aktivitäten. Die Klienten werden aufgefordert, die neue Bewegung im voraus zu durchdenken und sich vorzustellen, wie sich ihr Körper entspannt, streckt und frei bewegt.

Wahrscheinlich sind die falsche Ausrichtung Ihres Körpers und die habituelle Muskelanspannung Faktoren, die zur Entstehung Ihrer Schulterprobleme beigetragen haben. Nach ersten Erfolgen einer Triggerpunktbehandlung können Alexander-Lektionen ein wertvoller Teil der Rehabilitationsbemühungen sein. Der freiere und natürlichere Haltungs- und Bewegungsstil, den die Alexander-Technik fördert, kann auch das erneute Entstehen eines schwerwiegenden Schulterproblems verhindern.

Die Feldenkrais-Methode

Die *Feldenkrais-Methode* kontrollierten Übens zielt nicht darauf, konkrete Erkrankungen und Beschwerden zu behandeln. Es handelt sich vielmehr um eine Rehabilitationsmethode, die in Verbindung mit einer herkömmlichen Physiotherapie hilft, Verletzungen und Gelenkprobleme zu überwinden. Ihr Ziel ist die Auflösung von Fehlhaltungen und habituellen überkompensierenden Bewegungsmustern, die den Körper unnötig unter Anspannung setzen.

Der Physiker und Judo-Experte Moshe Feldenkrais wurde in Rußland geboren, verbrachte aber den größten Teil seines Erwachsenenlebens in Israel. Er entwickelte seine Methoden, als er versuchte, durch Selbstbehandlung die Nachwirkungen einer schweren Knieverletzung zu überwinden, die er sich beim Fußballspiel zugezogen hatte und die immer wieder starke Schmerzen hervorrief. Inspiriert von Frederick Matthias Alexanders Ideen glaubte Feldenkrais, Veränderungen seien erst möglich, wenn es gelinge, unbewußte Gewohnheiten bewußt zu machen. Diese Verstärkung des Gewahrseins führe zu einer schärferen Wahrnehmung von Bewegungen, Gefühlen, Empfindungen und Gedanken. Er meinte, wenn man einen dieser Faktoren verändere, würden sich auch die anderen verändern. Veränderungen von Bewegungen schrieb er die direkteste Wirkung zu, weil Bewegungen beobachtbar sind und stärker der Kontrolle des Bewußtseins unterliegen.

Man könnte die Feldenkrais-Methode als eine Art westliches T'ai-chi bezeichnen, wenn man einmal davon absieht, daß die Arbeit größtenteils im Liegen vonstatten geht, wohingegen man beim T'ai-chi steht. Wie T'ai-chi zielt auch die Feldenkrais-Methode auf die Entwicklung natürlicher, anmutiger Bewegungen, die frei fließen und mühelos sind. Dieses Ziel wird durch die wiederholte Ausführung kleiner fließender Bewegungen erreicht, die das Nervensystem umprogrammieren sollen, so daß es koordinierter, flexibler und ausgewogener arbeitet. Außerdem hat die Feldenkrais-Methode psychisch und emotional positive Wirkungen, insofern sie die Menge an verfügbarer Energie vergrößert und das Selbstwertgefühl stärkt.

Man kann die Feldenkrais-Methode auf zwei Arten nutzen. Die erste Variante, *Funktionale Integration* genannt, findet in Form von Einzelsitzungen statt. Die zweite Variante, *Bewußtheit durch Bewegung,* findet im Gruppenrahmen statt. Bei der Feldenkrais-Arbeit wird nichts erzwungen, und es kommt selten vor, daß die Arbeit Schmerzen verursacht, weil man nie über den Rahmen der eigenen Grenzen hinausgeht. Selbsthilfeprogramme im Sinne der Feldenkrais-Methode sind im Internet und in zahlreichen Büchern zu finden. Allerdings wird empfohlen, zunächst mit einem Lehrer zu arbeiten, der die individuellen Schwierigkeiten analysiert und die Feinheiten der neuen Bewegungen nahebringt. Wie alle anderen Bewegungstherapien kann man auch dieses Programm erst benutzen, wenn der ursprüngliche Schmerz deutlich geringer geworden und die Schulter schon wieder etwas beweglicher ist.

9 *Physiotherapie für die Schulter*

Im Moment befindet sich der Berufsstand der Physiotherapeuten in den USA in einem gewaltigen Umbruch. Dieser drittgrößte Berufsstand im Gesundheitsbereich (nach Ärzten und Pflegern) bemüht sich um professionelle Autonomie. Sie versuchen, die Lizenz zur Diagnose von Krankheiten und Beschwerden in ihrem Praxisbereich zu erhalten sowie die Erlaubnis, Untersuchungen durchzuführen, die klären, ob ein Klient zu einem Arzt geschickt werden muß. Am wichtigsten jedoch ist ihnen, daß sich jeder Klient direkt und ohne ärztliche Verschreibung an sie wenden kann und daß die Krankenversicherungen diese Behandlungen übernehmen (Gray 2004, 359).

In Australien kann ein Physiotherapeut als Erstversorger fungieren. Die entsprechenden Ausbildungsprogramme werden zur Zeit so umorganisiert, daß dies auch in den USA und in anderen Ländern möglich sein wird. Dabei ist das zentrale Ziel, bis zum Jahre 2020 ein Diplom in physikalischer Therapie zur Grundvoraussetzung für eine Behandlungslizenz zu machen. In diesen Bestrebungen kommt ein starkes Interesse an der Aufwertung des Physiotherapeutenberufs zum Ausdruck. Außerdem wird viel über die Notwendigkeit diskutiert, die Behandlungsmodalitäten besser zu erforschen und sie zu verbessern – wobei anzumerken ist, daß in dieser Hinsicht wie bei den meisten Bemühungen um grundlegende Veränderungen mehr geredet als wirklich getan wird. Natürlich gibt es auch, ebenfalls wie immer, den unvermeidlichen Widerstand derjenigen, die es der Bequemlichkeit halber vorziehen, beim Althergebrachten zu bleiben und den Status quo aufrechtzuerhalten.

Die Triggerpunkte klopfen an die Hintertür

Etablierte Physiotherapeuten würden es vermutlich begrüßen, wenn sich jedermann an das offizielle Handbuch ihrer Zunft, *Guide to Physical Therapist Practice* der *American Physical Therapy Association* (2003, 15–18), halten würde, in dem »bevorzugte Praxismuster für Therapeuten« beschrieben werden und versucht wird, eine Standardisierung und die Nutzung traditioneller und angeblich bewährter Methoden zu propagieren. Tatsächlich ist die Physiotherapie jedoch sehr vielfältig, und jeder praktizierende Physiotherapeut entwickelt einen ihm persönlich besonders zusagenden Modalitätenmix, ohne sich darum zu scheren, ob die Methoden, die er bevorzugt, bewährt sind oder nicht. Einige weniger konformistische Physiotherapeuten beziehen »nicht bewährte« Alternativen in ihre Arbeit ein, beispielsweise die Craniosacral-Therapie, Akupressur, Akupunktur, Reiki, Myofascial Release – und mittlerweile endlich auch die Triggerpunkttherapie.

Viele Physiotherapeuten nehmen heute an Fortbildungskursen teil, um die Triggerpunkttherapie zu erlernen und sie zu einem festen Bestandteil ihrer Behandlungen zu machen. Das tun sie ganz bestimmt nicht, weil dies »offiziell« befürwortet wird, sondern weil einige Therapeuten festgestellt haben, daß sie mit dieser Methode sehr gute Ergebnisse erzielen. Einige Schulen für Physiotherapeuten haben sogar angefangen, die Triggerpunkttherapie versuchsweise im Rahmen allgemeiner Kurse über manuelle Therapie anzubieten. Daß das Interesse an Triggerpunkten zunimmt, ist schon seit langem überfällig, wenn man bedenkt, daß die positiven Auswirkungen einer Triggerpunkttherapie schon seit Anfang der 1940er Jahre bekannt sind, in denen Janet Travell anfing, darüber zu schreiben.

Es ist zu hoffen, daß der Berufsstand der Physiotherapeuten insgesamt irgendwann die Triggerpunkttherapie als wichtigste Methode der Schmerzbehandlung anerkennt und nutzt, denn schon heute lernen immer mehr Praktiker ihre Einfachheit, Direktheit und Wirksamkeit zu schätzen. Zur Zeit gewähren die Standesorganisationen der Physiotherapeuten der Triggerpunkttherapie jedoch nicht das Maß an offizieller Anerkennung, das sie eigentlich verdient. Unglaublich ist, daß Myofaszialschmerzen, Triggerpunkte und Triggerpunkttherapie jeglicher Art im 744 Seiten dicken *Guide to Physical Therapist Practice* (APTA 2003) nicht einmal erwähnt werden.

Die akademisch geschulten Physiotherapeuten halten sich hinsichtlich der Triggerpunkte und der Myofaszialschmerzen nach wie vor bedeckt. Sie wollen offenbar abwarten, bis zu dieser bislang »wissenschaftlich nicht evaluierten« Therapiemethode Studien vorliegen; absurd ist dies deshalb, weil die Triggerpunkttherapie bereits mit wesentlich mehr Aufwand wissenschaftlich erforscht wurde als einige der »bewährten« bzw. traditionellen Methoden, die Physiotherapeuten laufend benutzen (Simons, Travell & Simons 1999/2002, S. 11–247; Chaitow & DeLany 2000, 65–84; Irwin 2004, 3–10).

Der Kaiser ist nackt!

Die Physiotherapeuten sollten sich möglichst bald zu einer ehrlichen Einschätzung ihrer tradierten Behandlungsmethoden aufraffen, denn diese versagen bei der Schmerzbehandlung nur zu oft, und der Hauptgrund für diese Mißerfolge ist, daß sie sich so ausschließlich auf das Dehnen und Kräftigen der Muskeln konzentrieren. Doch werden diese Mißerfolge nur selten eingestanden, diskutiert oder in Form wissenschaftlicher Studien untersucht. Schultersteife ist ein gutes Beispiel dafür, wie die herkömmliche Physiotherapie irren kann – nicht nur, indem sie nicht hilft, sondern auch, weil sie bestehende Probleme noch verschlimmert. Es wäre falsch anzunehmen, daß bei Schultersteife ein Schwächezustand besteht, der durch Dehnen und Kräftigungsübungen behandelt werden kann.

Tatsächlich werden Versteifungen und Schwächungen der Schultermuskeln in der Regel durch myofasziale Triggerpunkte verursacht, und wenn man diese Muskeln durch Dehnübungen tyrannisiert, deren erklärtes Ziel es ist, Arm und Schulter zu Bewegungen zu zwingen, können sie einen starken Widerstand gegen Veränderungen entwickeln. Physiotherapie kann besonders dann, wenn sie sehr aggressiv vorgeht, Schulterprobleme noch verstärken, wie viele Patienten bezeugen werden.

Bedauerlicherweise werden viele Therapeuten der »alten Schule« nie ihre Überzeugung ablegen, daß Dehnübungen und Kräftigung zur Behandlung von Schultersteife genau das Richtige sind, denn das haben sie nun einmal in ihrer Ausbildung gelernt. Der Haken an dem Plan, alle Physiotherapeuten zu »Ärzten« zu machen, ist möglicherweise, daß dies die ohnehin herrschende Tendenz, weiter am »Bewährten« festzuhalten, obwohl es im Grunde nicht mehr haltbar ist, noch verstärkt.

Physiotherapeuten, die sich mit der Triggerpunkttherapie beschäftigen, kommen bald zu der Überzeugung, daß konventionelle Dehnübungen im Falle von Schultersteife genau das *Falsche* sein können. Dabei geht es nicht darum, daß Dehnen grundsätzlich schlecht ist. Problematisch ist nur, zu schnell damit zu beginnen, zu sehr darauf zu beharren und sich mit Gefahren und potentiell negativen Auswirkungen des Dehnens einfach nicht zu befassen. Dehnen und Kräftigungsübungen können bei der Behandlung von Schultersteife wichtige Rollen spielen, doch dies setzt voraus, daß man zuvor der Wirkung von Triggerpunkten Rechnung trägt.

Die Lösung besteht natürlich darin, beide Ansätze sinnvoll miteinander zu verbinden, indem man der Triggerpunkttherapie im physiotherapeutischen Alltag einen festen Platz einräumt. Findet man dann noch die richtige Mischung heraus, kann ein sehr wirksames Behandlungskonzept entstehen. Dabei sollte die Triggerpunkttherapie in jedem Fall am Anfang stehen, weil das Dehnen und die Kräftigungsarbeit dadurch ungefährlicher werden.

Die Rolle der Öffentlichkeit

Zu viele Ärzte und Physiotherapeuten sehen in der Triggerpunkttherapie immer noch eine von vielen Alternativbehandlungen ohne erwiesene Wirkung. Nichts könnte der Wahrheit ferner sein. Unter den vielen Arten von physiotherapeutischen Schmerzbehandlungen ist die Triggerpunkttherapie dank zahlreicher Untersuchungen von Janet Travell, David Simons und vielen anderen die wissenschaftlich am besten erforschte. Unter den vielen Arten der Schmerzbehandlung ist sie insofern einzigartig, als sie die genaue physische Ursache von Schmerz beschreibt und sich ihr ohne jeden Umweg nähert. Die Triggerpunkttherapie beseitigt Schmerzen, indem sie an deren *Ursache* arbeitet. Nicht einmal Schmerzmittel behandeln die Ursache von Schmerzen; sie wirken nur auf die *Empfindung* der Schmerzen ein (Simons, Travell & Simons 1999/2002, S. 11–96; Chaitow & DeLany 2000, 65–84).

Letztlich wird das Interesse der Öffentlichkeit die Physiotherapeuten dazu bringen, die Triggerpunkttherapie in ihre Arbeit einzubeziehen. Wenn genügend Patienten ihre Physiotherapeuten bitten, die Triggerpunkttherapie in ihre Behandlung einzubeziehen, werden die Therapeuten diesem Wunsch nachkommen. Physiotherapeuten sollten Meister der Triggerpunkttherapie sein, und alle (auch Ärzte), die von sich behaupten, sie könnten Schultersteife behandeln, sollten Triggerpunkte in allen 24 eventuell involvierten Muskeln finden und behandeln können. Welche Behandlungsmethode im Einzelfall gewählt wird – ob Triggerpunktmassage, Spray-und-Dehn-Behandlung, Injektionen in den Triggerpunkt oder Trockennadeln usw. – ist weniger wichtig als die grundsätzliche Fähigkeit, die jeweils entscheidenden Triggerpunkte sicher und zuverlässig zu behandeln. Die Triggerpunkttherapie – insbesondere in Form der Triggerpunktmassage – zu erlernen, ist nicht besonders schwierig.

Tausende von medizinischen Laien haben es geschafft, sich die Triggerpunkt-Selbstmassage anzueignen, so daß sie nun in der Lage sind, ihre Schmerzen selbst zu behandeln. In den Heilberufen waren die Massagetherapeuten die ersten, die den Wert der Triggerpunktmassage erkannten. Viele von ihnen haben es darin zu großer Kompetenz gebracht, und sie praktizieren diese Methode mittlerweile seit zwanzig Jahren oder länger. Von Physiotherapeuten und Ärzten sollte man erwarten, daß sie ein zumindest ebenbürtiges, wenn nicht sogar höheres Maß an Kompetenz entwickeln. Doch dazu vermag sie wahrscheinlich nur der Erwartungsdruck der Öffentlichkeit zu bringen. Ohne diesen Einfluß würde die Trägheit der Physiotherapeuten und Ärzte und ihr Festhalten am Althergebrachten dies noch für Jahrzehnte verhindern.

Physiotherapeutische Forschung

Wenn Physiotherapeuten die Triggerpunkttherapie in ihrer Praxis nutzen, müssen sie dabei auf das Wohlwollen der Autoritäten ihres Berufs verzichten und die Praxis sozusagen durch die Hintertür einschmuggeln. An der wissenschaftlichen Erforschung der Triggerpunkttherapie scheint nur wenig Interesse zu bestehen. Allerdings fehlt es erstaunlicherweise auch an qualitativ hochwertigen randomisierten Studien über traditionelle manuelle Therapien gegen Schmerzen wie Dehnen und Kräftigungsübungen (Freiwald *et al.* 1998a, 267–272). Die Forscher scheinen anzunehmen, dies erübrige sich, weil die etablierten Methoden ohnehin »gut genug« seien. Doch diese Überzeugung entbehrt jeder Grundlage, wenn man einmal von der bloßen Tatsache absieht, daß diese Methoden in der Tat »etabliert« und allgemein bekannt sind. Daß sie sich oft als unwirksam erweisen und Schmerzen sogar verstärken können, scheint kaum jemanden zu stören.

Der im Raum anwesende Elefant, über den nie jemand spricht, ist der fast völlige Mangel an Untersuchungen über die Wirkung von Dehnübungen bei Schmerz als vorherrschende physiotherapeutische Behandlungsmethode. Zwar wurde die Wirkung des Dehnens, wenn es um gesunde Muskeln von Sportlern geht, eingehend untersucht, doch mit der systematischen Erforschung des therapeutischen Nutzens von Dehnübungen hat man erst kürzlich ernsthaft begonnen. Eine von niederländischen Forschern durchgeführte Untersuchung ergab, daß Patienten *ohne* Dehnübungen schneller genesen (Diercks & Stevens 2004, 499–502). Eine Gruppe taiwanesischer Ärzte stellte fest, daß Akupressur Schmerzen besser zu lindern vermochte als Physiotherapie (Hsieh *et al.* 2004, 168–176). Beide Studien kamen zu dem Ergebnis, daß Dehnen die Genesung oft eher behindert als ihr dienlich ist.

Ein Grund für die Abneigung gegen eine unvoreingenommene Untersuchung des Dehnens als Schmerztherapie ist, daß diese Behandlungsmethode ein so fester Bestandteil konventioneller physiotherapeutischer Behandlungskonzepte ist, die veraltete Vorstellungen von Generation zu Generation praktisch unhinterfragt und unverändert weitergeben. Hat eine Idee erst einmal Eingang in ein Lehrbuch gefunden, scheint das wissenschaftliche Interesse daran zu erlahmen.

Als Methode der Schmerzbehandlung hat sich das Dehnen nicht nur in der Physiotherapie, sondern in allen Bereichen der Gesundheitspflege lange großer Beliebtheit erfreut (Freiwald *et al.* 1998b, 54–59; Spring, Schneider & Tritschler 1997, 981–986). Intuitiv mag man es für genau die richtige Maßnahme halten, und wenn man bei guter körperlicher Kondition ist und nicht unter myofaszialen Triggerpunkten leidet, ist es das auch tatsächlich oft. Aber nur wenige Menschen hinterfragen jemals die Versicherungen, daß Dehnen auch bei Schmerzen ein sinnvolles und wirksames Mittel sei, auch wenn sich die Behandler, um bei dieser Haltung zu bleiben, gegenüber den Klagen ihrer Patienten und Klienten taub stellen müssen. Viele Studien, die herkömmliche physiotherapeutische Methoden zu evaluieren versuchen, sind erkennbar fehlerhaft und von zweifelhaftem Wert, weil sie in ihre Versuchsanordnungen zu viele verschiedene Behandlungsansätze einbeziehen und nie eine ganz bestimmte Behandlungsmethode wie Dehnen isoliert untersuchen (Sullivan, Kues & Mayhew 1996, 359–364; Beyers & Bonutti 2004, 321–323).

Der Mangel an wissenschaftlicher Validierung

Der wichtigste Grundsatz, der bei wissenschaftlichen Untersuchungen zu beachten ist, lautet, daß man alles tun muß, um die Zahl der Variablen einzuschränken. Man kann nicht herausfinden, ob eine Methode wirksam ist, wenn man sie nicht isoliert untersucht. Doch genau das ist bei Untersuchungen über die Wirkung physiotherapeutischer Methoden nicht üblich. Man bevorzugt dabei den »integrierten Ansatz«, der den Mißerfolg verwässert, indem er ihn mehreren völlig unterschiedlichen Behandlungsverfahren gemeinsam anlastet. Jeder Forscher stellt sich seine Zutaten nach einem speziellen eigenen Rezept zusammen und testet dieses dann. So gut wie nie werden einzelne Therapiemethoden isoliert untersucht. Und damit wird die Chance, zu stichhaltigen Schlußfolgerungen zu kommen, vergeben. Mehrere Therapieverfahren zu kombinieren mag für eine Behandlung vorteilhaft sein – irgend etwas wird dann wahrscheinlich wirken. Aber Kombinationen verschiedener Behandlungsverfahren *en bloc* zu untersuchen ist wissenschaftlich unbefriedigend, wenn man wirklich herausfinden will, ob eine bestimmte Art von Behandlung tatsächlich wirkt.

Daß es an wissenschaftlichen Belegen für die Wirksamkeit traditioneller physiotherapeutischer Verfahren fehlt, ist bedauerlich. Eine Suche in *PubMed* und in den Archiven der Zeitschrift *Physical Therapy* über den Zeitraum der letzten zehn Jahre ergab, daß wissenschaftliche Untersuchungen im Bereich der Physiotherapie sich im wesentlichen darin erschöpften, übertrieben genaue Messungen physischer Probleme vorzunehmen, das Vorkommen von Schmerzen in verschiedenen demographischen Gruppen statistisch zu erfassen und Möglichkeiten der Prävention körperlicher Probleme zu entwickeln. So nützlich diese Studien auf ihre Weise sein mögen, ist es doch bedauerlich, daß die »altbewährten« Formen der Physiotherapie – beispielsweise Gymnastik, Dehnübungen, Gelenk- und Gewebemobilisierung, Hydrotherapie, Kryotherapie und Elektrotherapie – kaum wissenschaftlich untersucht wurden, obwohl sie ganz offensichtlich nicht in der Lage sind, die Schmerzprobleme vieler Menschen zu lösen. Zu häufig werden Studien von Forschern durchgeführt, die ein finanziell motiviertes Interesse haben, die möglichst häufige Anwendung einer bestimmten Methode zu fördern oder den Kauf eines teuren neuen Therapiegeräts zu propagieren.

Vielleicht überrascht es Sie zu hören, daß Triggerpunkte und Myofaszialschmerz in Fachzeitschriften für Physiotherapeuten nur selten auch nur erwähnt werden – was auf ein sehr geringes Interesse an der Auseinandersetzung mit Triggerpunkten in der Physiotherapieforschung schließen läßt und was in Anbetracht der vorliegenden Forschungsergebnisse völlig unakzeptabel ist. Die Bemühungen von Travell und Simons zeigen überdeutlich, daß die Triggerpunkttherapie die Chance birgt, die Physiotherapie zu einem sehr wirksamen Verfahren zur Behandlung vieler durch Myofaszialschmerz verursachter Probleme zu machen. Doch das hindert akademisch geschulte Physiotherapeuten nicht daran, diese Möglichkeit weiterhin zu ignorieren. Dies ist nicht nur für die Patienten, die sich an Physiotherapeuten wenden, bedauerlich, weil sie weiterhin leiden, obwohl dies völlig unnötig ist, sondern auch für die Physiotherapeuten selbst, die ja oft unter den gleichen Myofaszialschmerzen leiden wie ihre Patienten (Simons 2005).

Auch Physiotherapeuten haben Schmerzen

Ein besonders bedauerlicher Aspekt des aktuellen Standes der Physiotherapieforschung ist, daß zwei Drittel aller praktizierenden Physiotherapeuten offenbar selbst im Laufe eines Jahres irgendwann berufsbedingt unter Schmerzen leiden (Bork *et al.* 1996, 827–835; Holder *et al.* 1999, 642–652). Außerdem wenden sich 17 Prozent aller Physiotherapeuten wegen chronischer Schmerzen oder anderer berufsbedingter Probleme irgendwann von ihrem Beruf ab (Cromie, Robertson & Best 2000, 336–351). Daß so viele Physiotherapeuten offensichtlich sogar große Schwierigkeiten haben, ihre Behandlungsmethoden zu ihrem eigenen Nutzen anzuwenden, ist wohl einer der eindrücklichsten Belege dafür, daß die traditionellen physiotherapeutischen Methoden ziemlich unzulänglich sind.

Andererseits eröffnen diese berufsbedingten chronischen Schmerzen den Physiotherapeuten die Möglichkeit, an sich selbst die Triggerpunkttherapie auszuprobieren. Indem sie lernen, eine Triggerpunktmassage bei sich selbst durchzuführen, bereiten sie sich auf die Möglichkeit vor, diese Methode auch bei ihren Patienten anzuwenden, was zu einer wesentlichen Bereicherung ihrer beruflichen Praxis führen kann. Die Selbstbehandlung ebnet in diesem Rahmen den Weg zu einer gründlicheren Auseinandersetzung mit den Konzepten der Lehre von den Triggerpunkten. Das persönliche Erleben einer Selbstbehandlung ermöglicht ihnen, meßbare Beobachtungen zu machen, die sie anschließend in ihrer Physiotherapiepraxis im Rahmen kontrollierter Untersuchungen verifizieren können. Vielleicht wird einigen Physiotherapeuten, die bisher die Hintertür benutzen, um die Triggerpunkttherapie in ihre Behandlungspraxis einzubeziehen, klar werden, wie wichtig es ist, solche formellen Untersuchungen durchzuführen, und sie dazu veranlassen, dies tatsächlich zu tun – im Idealfall natürlich im akademischen Rahmen.

Methoden der Physiotherapie

Die heute gebräuchlichen Methoden der Physiotherapie versagen zwar bei manchen Patienten, erzielen aber bei anderen auch Erfolge. In meiner obigen Darstellung ging es mir nicht darum, Sie von physiotherapeutischen Behandlungen fernzuhalten oder Sie in ein Entscheidungsdilemma zu bringen. Vielleicht sind Sie gerade dabei, eine physiotherapeutische Behandlung zu beginnen, weil Ihr Arzt sie Ihnen empfohlen hat. Wenn Sie sich dazu entschließen, sollten Sie den Physiotherapeuten unbedingt fragen, ob er die Triggerpunkttherapie nutzt. Das wäre entscheidend. Außerdem sollten Sie sich möglichst vor einer solchen Behandlung über die bei Schulterproblemen üblichen Physiotherapiemethoden informieren, damit sie deren Vor- und Nachteile kennen. Einige dieser Methoden können durchaus nützlich sein, wenn sie zum richtigen Zeitpunkt des Heilungsprozesses benutzt werden – nämlich nach der Behandlung der Triggerpunkte.

Zu den physiotherapeutischen Methoden ohne aktive Patientenbeteiligung, die bei Schultersteife oft genutzt werden, zählen beispielsweise Dehnungen, Gelenk- und Weichgewebemobilisation und

Elektrotherapie. Außer diesen Verfahren, die der Therapeut in seiner Praxis einsetzt, erhalten die Patienten fast immer Anleitungen zu Selbsthilfeübungen, die sie zu Hause nutzen sollen. Solche Programme bestehen in der Regel aus einfachen Dehn- und Gymnastikübungen, die (hoffentlich!) auf die speziellen Bedürfnisse und Fähigkeiten eines Patienten abgestimmt werden. Vom Patienten wird ein hohes Maß an Verantwortung für das Resultat der Behandlung in Form der pflichtbewußten regelmäßigen Ausführungen der Dehn- und Gymnastikübungen erwartet. Wenn eine Selbstbehandlung ihren Zweck erfüllt, stärkt sie das Gefühl des Klienten, selbst etwas erreichen zu können. Doch vielen unter Schultersteife Leidenden erscheint es unmöglich, solche physiotherapeutischen Hausaufgaben auszuführen, weil diese noch zusätzliche Schmerzen verursachen. Dabei steht natürlich das Dehnen im Zentrum der Problematik.

Dehnen

Wenn das Dehnen nicht vielen Patienten helfen würde, hätte man es schon vor langer Zeit aufgegeben. Allerdings neigen Therapeuten, die sich die erfolgreiche Anwendung des Dehnens zu sehr zu Herzen nehmen, in den Irrtum zu glauben, Dehnen sollte für jeden Menschen gut sein. Sie wollen nicht akzeptieren, daß Menschen, die ohnehin schon unter Schmerzen leiden, Dehnungen einfach nicht ertragen können. Wenn Patienten protestieren, weil sie beim Dehnen zu starke Schmerzen haben, beharrt ein besonders eifriger Physiotherapeut darauf, es sei notwendig, *noch mehr* zu dehnen – im Sinne der altbekannten Maxime *No pain, no gain.* Wenn Patienten die mit Dehnübungen verbundenen Schmerzen nicht ertragen können, führen sie ihre Hausaufgaben nicht mehr aus oder beenden die Physiotherapie gleich insgesamt. Für den Therapeuten ist dann natürlich am einfachsten, das Fehlschlagen der Behandlung der mangelnden Compliance des Klienten anzulasten.

Ungeachtet all dieser kritischen Äußerungen und auch wenn Sie selbst schon Probleme mit Dehn- und Gymnastikübungen gehabt haben, werden Sie einige Physiotherapieübungen möglicherweise ausführen können, nachdem die Triggerpunkttherapie Ihre Schmerzen zu verringern begonnen und ihren Muskeln die Möglichkeit zurückgegeben hat, sich zu strecken. Vergessen Sie trotzdem nicht, daß die Triggerpunkttherapie als Behandlung von Myofaszialschmerzen eine eigenständige Methode ist. Dehn- und Gymnastikübungen sind zur völligen Überwindung der Schmerzen nicht erforderlich. Sie mögen die Wiedererlangung der vollen Beweglichkeit beschleunigen, wenn Sie sie nach einer Triggerpunkttherapie benutzen, aber Kraft und Beweglichkeit stellen sich nach der Deaktivierung der Triggerpunkte und nachdem die Schmerzen verschwunden sind, meist durch normale Alltagsaktivitäten wieder ein.

All dies läßt sich auf folgenden kurzen Nenner bringen: Wenn Dehn- oder Gymnastikübungen bei Ihnen Schmerzen verursachen, dann führen Sie diese Übungen nicht aus. Es ist dann besser, den Schmerz zunächst mit Hilfe von Triggerpunktmassage zu verringern. Anschließend können Sie, wenn Sie wollen, Dehn- und Gymnastikübungen nutzen; aber tun Sie dies mit Augenmaß, und verringern Sie Ihre Bemühungen, wenn Sie den Eindruck gewinnen, das Problem werde durch die Übungen wiederbelebt. Den folgenden Beschreibungen verschiedener physiotherapeutischer Methoden können Sie entnehmen, daß fast alle in einem gewissen Umfang Dehnübungen nutzen.

Sprühen und Dehnen

Daß es der Physiotherapie so oft nicht gelingt, Schulterprobleme zu beheben, liegt an der Hyperirritabilität der myofaszialen Triggerpunkte. In ihrem *Handbuch der Muskel-Triggerpunkte* beschreiben Travell und Simons eine Lösung dieses Problems in Form der von ihnen entwickelten Technik *Sprühen und Dehnen*. Sie basiert auf dem Grundprinzip, daß ein kurzes Einwirken extremer Kälte auf die Haut über einem Triggerpunkt das ZNS so stark ablenkt, daß man den betreffenden Muskel maßvoll dehnen kann, ohne daß eine Defensivreaktion ausgelöst wird. Ebenso wichtig ist die Anwendung feuchtheißer Packungen unmittelbar nach der Dehnung, um ein Abkühlen des Muskels zu verhindern. Im *Handbuch der Muskel-Triggerpunkte* wird die Behandlung jedes Muskels nach der Sprüh-und-Dehn-Methode anschaulich dargestellt und genau erklärt (Simons, Travell & Simons, 1999/2002, S. 132–143).

Obwohl das Sprühen und Dehnen gegenüber herkömmlichen Dehnübungen eine deutliche Verbesserung darstellt, findet diese neue Technik in der Physiotherapie nur wenig Anerkennung und wird auch nicht häufig benutzt. Die herkömmlichen Dehnübungen werden möglicherweise nur deshalb weiterhin verwendet, weil dies sehr einfache Verfahren sind, die jeder schnell versteht, und weil sie so fest mit der Kultur der Physiotherapie verbunden sind (Simons 2001).

Travell und Simons nennen die Sprüh-und-Dehn-Technik das »Arbeitspferd« unter ihren Behandlungsmethoden. Allerdings müssen dabei zwingend einige Voraussetzungen erfüllt sein, damit das Problem durch die Behandlung nicht noch verschlimmert wird. Erstens muß sich der Therapeut sicher sein, daß wirklich der Muskel gedehnt wird, in dem sich der Triggerpunkt befindet, der den Schmerz überträgt. Arbeitet er hingegen an dem Muskel, in dem der Schmerz auftritt, kann das genau falsch sein. Die Sprüh-und-Dehn-Technik setzt voraus, daß der Therapeut über Triggerpunkte und ihre Übertragungsschmerzmuster gut informiert ist.

Zweitens sollte man vor dem Dehnen der Schultermuskulatur die Haut über den Triggerpunkten und alle Schmerzübertragungsbereiche mit Eis oder einem Kältespray kühlen (Abb. 9.1). Dabei ist es

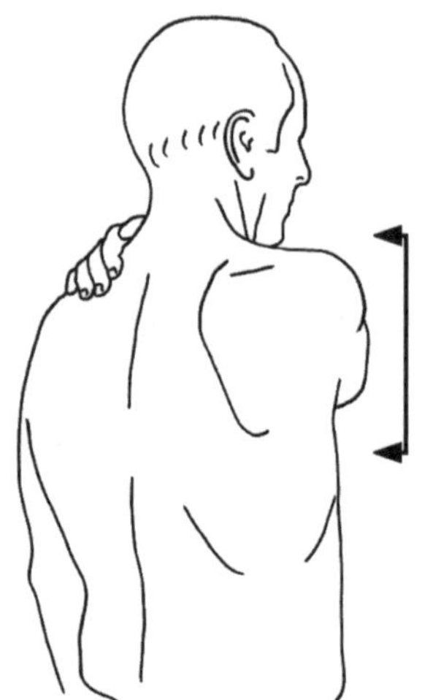

Abb. 9.1 Der mit Eis behandelte oder besprühte Bereich umfaßt das gesamte Schulterblatt.

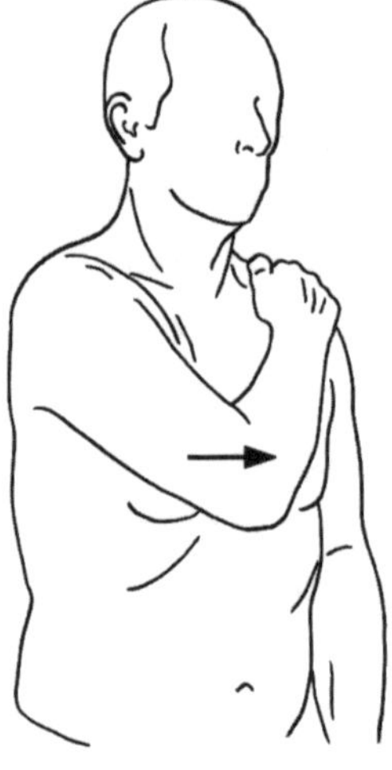

Abb. 9.2 Die Haltung, in der die Muskeln hinter der Schulter gedehnt werden

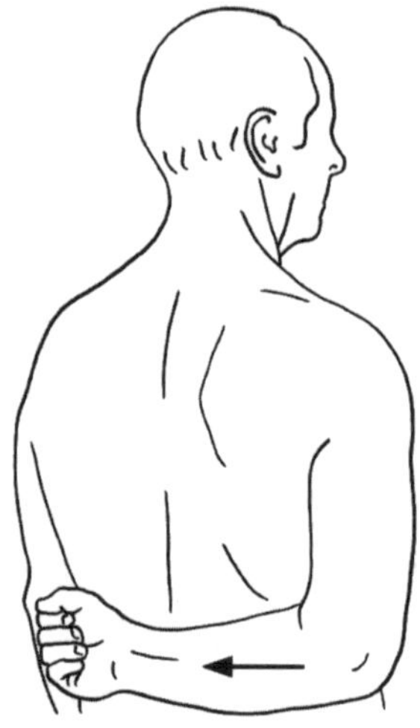

Abb. 9.3 Die Haltung, die zum Dehnen der Muskeln auf der Vorderseite der Schulter und auf der Schulter benutzt wird

wichtig, schnell zu arbeiten. Wirkt der kühlende Wirkstoff zu lange auf die Haut ein, werden die Muskeln darunter kalt, was die Dehnung behindert, statt sie wie beabsichtigt zu fördern; das Resultat ist, daß der Schmerz stärker wird.

Das von Travell und Simons entwickelte System zur Dehnung bestimmter Schultermuskeln ist sehr detailreich, aber man kann es auf drei Armbewegungen reduzieren, die der Klient mit Hilfe des Therapeuten ausführt. Achten Sie darauf, daß einige Muskeln nicht nur durch eine Art von Bewegung gedehnt werden. Wenn der Arm über die Vorderseite der Schulter bewegt wird (Abb. 9.2), werden der Obergrätenmuskel, der Untergrätenmuskel, der kleine Rundmuskel, der mittlere Trapeziusteil, der hintere Teil des Deltamuskels und die Rautenmuskeln gedehnt. Wenn Sie den Arm hinter den Rükken legen (Abb. 9.3), werden der Obergrätenmuskel, der Untergrätenmuskel, der kleine Rundmuskel, der große Brustmuskel, der Hakenarmmuskel und der vordere Teil des Deltamuskels gedehnt. Durch eine Außenrotation des Arms zur Seite (Abb. 9.4) werden der Unterschulterblattmuskel, der große Brustmuskel, der kleine Brustmuskel und der vordere Sägemuskel gedehnt.

Drittens ist wichtig, daß die vor dem Dehnen gekühlte Haut danach sofort mit feucht-warmen Packungen aufgewärmt wird, um zu verhindern, daß den Muskeln Wärme entzogen wird. Falls die Beweglichkeit vor der Behandlung durch Triggerpunkte eingeschränkt war, empfiehlt es sich als vierter Schritt, das nun mögliche Bewegungsspektrum mehrmals durchzuprobieren, damit der Körper merkt, daß er sich nun wieder freier bewegen kann.

Trotz dieser wohldurchdachten Schutzmaßnahmen bleiben Dehnungen für viele Menschen gefährlich, und Travell und Simons warnen ausdrücklich davor, Dehnungen nicht zu erzwingen. Sie empfehlen, nicht bis an die absoluten Grenzen des Möglichen zu gehen, sondern kurz vor der Schmerzschwelle zu stoppen. Der Versuch, einen Muskel zu dehnen, dessen Triggerpunkte sich der Lösung widersetzen, kann die Ansätze des Muskels am Knochen strapazieren und eine Zerrung des Muskels oder seines Bindegewebes zur Folge haben. Das kann deshalb passieren, weil die festen Muskelfaserbündel zu beiden Seiten des Triggerpunkts ohnehin schon bis an ihre Grenzen angespannt sind. Weil diese verfestigten Faserbündel dem Dehnen Einschränkungen auferlegen, können sie der entscheidende Faktor für die Verletzung von Bändern und Sehnen sein (Simons, Travell & Simons 1999/2002, S. 132–140).

Ein weiterer Grund für das Zögern mancher Physiotherapeuten, Kältespray zu benutzen und dann zu dehnen, sind ökologische Bedenken: Das Kältespray Fluormethan enthält einen chemischen Stoff, von dem angenommen wird, daß er stark zum Zerfall der Ozonschicht beiträgt. Die Herstellerfirma Gebauer hat zwar eine temporäre Ausnahmegenehmigung für die Produktion des Mittels zu medizinischen Zwecken erhalten, aber diese Genehmigung kann jederzeit zurückgenommen werden. Therapeuten, die sich in ihrer Praxis auf die Nutzung dieses Kältesprays eingestellt hätten, wären dann in einer unglücklichen Lage.

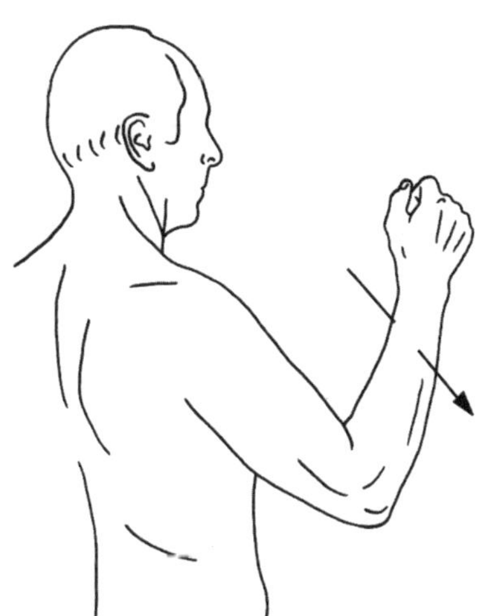

Abb. 9.4 Außenrotation des Arms dehnt den großen und kleinen Brustmuskel, den Unterschulterblattmuskel und den vorderen Sägemuskel.

Eis und Dehnen

In Reaktion auf Sorgen bezüglich des Gebrauchs von Kältespray kamen Travell und Simons auf die Idee, statt dessen Eis zu benutzen. Diese Möglichkeit ist fast genauso gut und erspart außerdem sowohl die Kosten für das Kältespray und schädigt die Ozonschicht nicht.

Auch das Eis wird zur Ablenkung des Nervensystems benutzt. Um die Haut zu kühlen, braucht man nur ein paarmal mit dem Eis über die Haut zu streichen, die den Triggerpunkt und seinen Übertragungsbereich bedeckt. Anschließend können Sie den Muskel sanft dehnen, so wie Sie es bei der Nutzung des Kältesprays getan hätten, und hören kurz vor dem Punkt, an dem Schmerzen entstehen können, damit auf. *Eis und Dehnen* eignet sich auch für die Selbstbehandlung von Muskeln, die Sie mit einer Tüte tiefgefrorener Erbsen erreichen können. Wenn Sie Körperbereiche behandeln wollen, an die Sie selbst nicht herankommen, können Sie einen Freund oder Verwandten bitten, Ihnen behilflich zu sein.

Statt tiefgekühlter Erbsen können Sie auch ein Kühlkissen benutzen, das eigentlich zur Selbstbehandlung von Entzündungen gedacht ist. Einige lassen lieber Wasser in einem Styropor-Becher oder in einer Softdrink-Dose gefrieren und benutzen diese. Dagegen ist nichts einzuwenden; allerdings empfiehlt es sich, diese Gegenstände in eine Plastiktüte zu verpacken, um das Kondenswasser von der Haut fernzuhalten. Nässe auf der Haut läßt den Muskel abkühlen, und das sollte unbedingt vermieden werden. Es hilft, die Haut immer wieder mit einem Küchentuch abzutupfen.

Wie bei der Spray-und-Dehn-Methode muß man auch bei der Arbeit mit Eis nach der vorsichtigen Dehnung die Haut gleich wieder wärmen. Ein Wärmebeutel über einem feuchten Tuch oder eine warme Dusche erfüllt den Zweck. Anschließend bewegen Sie den Arm vorsichtig in alle Richtungen, um sich zu vergegenwärtigen, daß Sie es nun wieder wagen können, den Arm zu bewegen. Es ist jedoch nicht ratsam, die Eis-und-Dehn-Behandlung durchzuführen, bevor man den Schmerz unter Kontrolle gebracht hat. Die Triggerpunktmassage sollte auch in diesem Fall die wichtigste Behandlungsart bleiben. Eis und Dehnen können sie nicht ersetzen.

Propriozeptive Neuromuskuläre Fazilitation (PNF)

Die Methode mit dem komplizierten und etwas hochtrabenden Namen *Propriozeptive Neuromuskuläre Fazilitation* (PNF) schließt verschiedene Techniken ein, die dazu dienen, die Wirkung des Dehnens zu verbessern. Einige Formen von PNF nutzen aktive Bewegungen, die von Klienten gegen Widerstand ausgeführt werden, den der Praktiker aufbietet. Bei anderen PNF-Formen wird das Dehnen mit willentlicher Kontraktion und Lösung in den Zielmuskeln verbunden. Verschiedene Techniken werden mit dem Dehnen verbunden, um ein Resultat zu erzwingen. Dazu zählen die *post-isometrische Relaxation*, die *Contract-Relax-Technik*, die *reziproke Hemmung*, die *Muskelenergietechnik* (MET), die *Strain-Counterstrain-Technik, Myofascial Release, kontrolliertes Atmen* und *Augenbewegungen.* Alle diese Spezialtechniken machen die PNF zwar noch komplexer, aber nicht unbedingt erfolgreicher (Simons, Travell & Simons 1999/2002, S. 144–146; Chaitow & DeLany 2000, 368–371).

In seinem Buch *Facilitated Stretching*, in dem Robert E. McAtee die PNF zu vereinfachen versucht, weist er auch auf die Gefahren des Dehnens hin. Er warnt wiederholt: »Dehnen sollte schmerzfrei sein ... Wenn weiterhin Schmerzen bestehen, sollten Sie die PNF so lange nicht benutzen, bis Sie die

Ursache des Schmerzes kennen« (McAtee 1993, 15). Dies ist ein sehr guter, erstaunlich freimütiger Rat von jemandem, den man als begeisterten Dehner bezeichnen muß.

McAtee weist darauf hin, daß durch isometrische Kontraktionen in Muskeln Widerstand gegen Dehnungen entstehen kann und daß infolgedessen auch Krämpfe auftreten können. Vorbereitende Kontraktionen sollen der anschließenden Dehnung zum Erfolg verhelfen, indem sie die Muskeln dazu bringen, sich nach der Kontraktion reflexhaft zu entspannen; allerdings wird angezweifelt, ob dies tatsächlich geschieht. Messungen des Hautwiderstandes deuten darauf hin, daß die Muskeln nach der Kontraktion in Wahrheit aktiver als vorher sind. Mit anderen Worten versetzt die vorbereitende Kontraktion die Muskeln in einen angespannteren Zustand, als den, in dem sie ohnehin wären; demnach wird das genaue Gegenteil dessen erreicht, was eigentlich beabsichtigt ist (Moore & Hutton 1980, 322–329; Condon & Hutton 1987, 24–30).

McAtee hält die PNF für unnötig kompliziert und nicht besser als bloßes Dehnen. Man müsse bei jeder Art von Dehnung am folgenden Tag mit Muskelkater rechnen. Er rät, diesen Effekt zu minimieren, indem man sich mit kleinen Fortschritten begnüge (McAtee 1993, 10–15). Leider ist Zufriedenheit mit kleinen Erfolgen ziemlich genau das Gegenteil dessen, was der menschlichen Natur entspricht.

Aktive selektive Dehnung

Aktive selektive Dehnung ist eine noch aggressivere Form des Dehnens. Der Patient führt dabei fließende Bewegungen aus, die kurz (ca. zwei Sekunden lang) die Bewegungsgrenze überschreiten. Der Therapeut kann die Bewegungen unterstützen oder nicht. Ein zu ambitionierter Therapeut geht bei dieser Technik leicht über das zuträgliche Maß hinaus und kommt damit dem sogenannten *ballistischen Dehnen* gefährlich nahe, bei dem man wiederholt gegen den Dehnwiderstand stößt. Das ist Dehnen in seiner extremsten und gefährlichsten Form.

Bei mangelnder Vorsicht sind mit der aktiven selektiven Dehnung erhebliche Risiken verbunden. Es kann zu Mikrotraumatisierungen in Muskeln und Sehnen kommen, extremer Muskelkater kann auftreten, und reflexhafte Muskelspasmen sind möglich (Chaitow & DeLany 2000, 154). Diese Methode sollte Sportlern und anderen Menschen mit guter körperlicher Kondition und ohne Myofaszialschmerzen vorbehalten bleiben. Die Reaktion Ihrer Triggerpunkte auf aktive selektive Dehnung kann einen Anfall starker Schmerzen auslösen, der Tage oder Wochen anhalten kann, selbst wenn darauf eine kompetente Triggerpunkttherapie folgt.

Muskelenergietechniken

Wenn zur Auflösung von Schulterproblemen Muskelenergietechniken genutzt werden, führt der Patient kleine aktive Armbewegungen aus, wobei er sich mit leichter Anstrengung gegen Widerstand stemmt, den der Therapeut ihm leistet. Dabei beginnt die Bewegung dort, wo die Einschränkung sie stoppt (oder in der Nähe dieses Punktes). Ziel der Bemühungen ist, den Arm mit möglichst geringer erzwungener Dehnung bis zu einer neuen Barriere zu bewegen. Der Patient widersetzt sich bis zu 20 Sekunden lang der Gegenkraft. Er soll dabei nicht mehr als 20 Prozent seiner Kraft aufwenden, also eine sehr geringe Kraftmenge. Doch selbst bei einem so geringen Kraftaufwand können Muskelenergietechniken Schmerzen verstärken. Manchmal kann man diese Gefahr verringern, indem man vor und nach der Behandlung eine Triggerpunktmassage durchführt; allerdings ist das nur möglich, wenn die Dehnung in Kooperation mit dem Therapeuten wirklich sehr vorsichtig durchgeführt wird.

Gelenkmobilisation

Bei der *Gelenkmobilisation* bewegt der Therapeut langsam und vorsichtig den Arm des Patienten durch den gesamten Bewegungsbereich. Dieses Verfahren, manchmal *gleitende Mobilisation* genannt, soll die Bewegungsfreiheit im weichen Gewebe und in den Gelenken verbessern. Die Technik wird auch benutzt, um die Knochenoberflächen des Gelenks voneinander zu entfernen *(Distraktion)* und eine Oberfläche im Verhältnis zur anderen in kleinen Kreisen zu bewegen *(Oszillation)*, wodurch das Bindegewebe gedehnt wird. Der Patient bleibt dabei passiv; er ist weder unterstützend noch durch Entwickeln von Widerstand beteiligt. Allerdings gibt es eine Variante dieser Technik, bei der er sich aktiv an der Bewegung beteiligt.

Gelenkmobilisation vermag Triggerpunkte und Adhäsionen nicht spontan zu lösen. Sie eignet sich aber, um allmählich den vollen Bewegungsumfang wiederherzustellen, nachdem mit der Triggerpunktmassage erste positive Ergebnisse erzielt wurden. Eine extreme Form der Gelenkmobilisation ist die *manuelle Behandlung unter Narkose* (*manipulation under anesthesia* – MUA), wobei der Behandler den Arm gewaltsam durch seinen normalen Bewegungsbereich bewegt, um im Gelenk vorhandene Adhäsionen zu lösen. MUA ist meist nicht erforderlich, wenn in Verbindung mit einer Weichgewebemobilisation und einer Triggerpunktmassage eine normale Gelenkmobilisation durchgeführt wird.

Integrierte neuromuskuläre Inhibition

Die *integrierte neuromuskuläre Inhibition* ist eine komplexe Technik, bei welcher der Therapeut den Arm des Patienten bewegt, um bestimmte Schultermuskeln zu dehnen, während er gleichzeitig kontinuierlich auf die Triggerpunkte in diesen Muskeln drückt. Zunächst wird der Arm in der Nähe der pathologischen Bewegungsgrenze 30 Sekunden lang in einer angenehmen Position gehalten, anschließend der Zielmuskel zehn Sekunden lang kontrahiert. Danach initiiert der Therapeut eine sanfte Dehnung, während der Patient sich entspannt. Dies wird *passive* Dehnung genannt, weil der Patient nicht an der Realisation der Bewegung beteiligt ist. Problematisch an dieser Methode ist, daß sie auf dem fragwürdigen *Contract-Relax*-Effekt basiert und daß dabei stets der Ehrgeiz im Spiel ist, ein meßbares Resultat zu produzieren. Doch da die Triggerpunkte einbezogen werden, kann die Technik kleine Verbesserungen der Bewegungsfähigkeit erzielen, sofern der Therapeut sie mit der erforderlichen Sensibilität einsetzt. Allerdings sollte man jedes Stärkerwerden von Schmerzen als Signal verstehen, die Arbeit abzubrechen.

Positional Release

Positional Release ähnelt der osteopathischen *Strain-Counterstrain*-Technik. Bei der Behandlung der Schulter versetzt der Therapeut den Arm des Klienten in die schmerzfreieste Position und hält ihn etwa 90 Sekunden darin. Oft wird dabei auf den Triggerpunkt Druck ausgeübt, der den Schmerz und die Einschränkung der Beweglichkeit verursacht hat. Zum Abschluß wird der Arm langsam und ohne Schmerzen zu erzeugen in die schmerzhafte Position zurückbewegt. Diese Technik zielt auf eine spontane Lösung des in seiner Beweglichkeit eingeschränkten Gewebes und auf die Verringerung des Schmerzes ohne Dehnung. Sie kann eine wirksame Form von Triggerpunkttherapie sein, allerdings verderben Therapeuten, die fest an die heilsame Wirkung des Dehnens glauben, die positive Wirkung der *Positional-Release*-Methode oft durch Einsatz ihrer »Lieblingswaffe«.

Weichgewebemobilisation

Wenn ein Physiotherapeut die Muskeln und das Bindegewebe der Schulter mit der Hand knetet, spreizt und dehnt, stellt er der Krankenversicherung »Weichgewebemobilisation« in Rechnung. Diese manuelle Behandlungstechnik nutzt Elemente von *Myofascial Release*, doch der eigentliche Vorgang ähnelt sehr stark der *Petrissage* (»Kneten«) genannten Behandlungstechnik der Schwedischen Massage. Ziel der Weichgewebemobilisation ist es, Veränderungen im Bindegewebe, die durch Immobilisation verursacht wurden, rückgängig zu machen, damit sich Arm und Schulter wieder freier bewegen können. Weichgewebemobilisation wird auch benutzt, um Narbengewebe nachgiebiger zu machen.

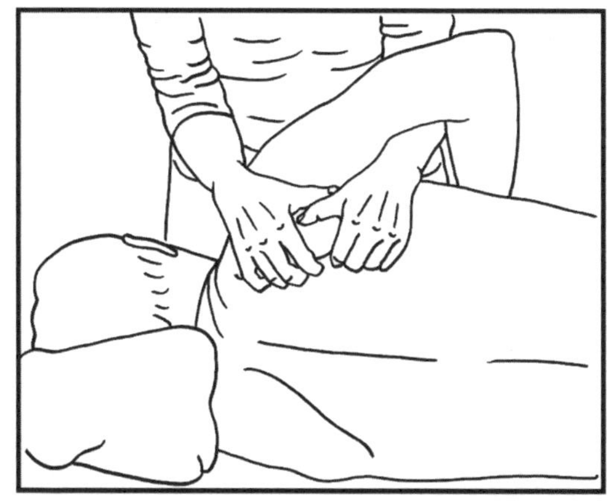

Abb. 9.5 Mobilisation des Schulterblatts zwecks Dehnung der mit ihm verbundenen Muskeln

Diese Methode schließt auch die *Schulterblattmobilisation* ein, bei welcher der Therapeut das Schulterblatt durch seinen normalen Bewegungsbereich bewegt und gleichzeitig die mit ihm verbundenen Muskeln knetet (Abb. 9.5). Andere Bezeichnungen für diesen Vorgang sind *Interscapular Muscle Release* und *Scapulothoracic Release* (Simons, Travell & Simons 1999/2002, S. 517f.; McMahon & Donatelli 2004, 424–431). Wenn Sie unter Schultersteife leiden, ist eine Schulterblattmobilisation schnell zu stark. Sollte der Therapeut mit zuviel Kraft an ihrem Schulterblatt ziehen oder es drücken, dann rufen Sie sofort »Halt!«.

Elektrotherapie

Elektrotherapie ist unter vielen verschiedenen Namen bekannt, unter anderem *galvanische Hochspannungsstimulation, Elektrostimulation, Mikrostromstimulation, Mikro-Ampere-Stimulation, Elektro-Muskel-Stimulation, Elektroakupunktur* und *Interferenzstromtherapie.* In der Alltagssprache werden alle Formen von Elektrotherapie einfach »E-Stim« genannt.

Theoretisch beruht die Wirkung von E-Stim darauf, daß das Muskelgewebe durch winzige schnelle spasmodische Kontraktionen ermüdet wird, wodurch sich der Muskel nach dem Ende der Stimulation angeblich reflexhaft entspannt. Dies wiederum wird mit dem umstrittenen *Contract-Relax-*

Effekt begründet. In manchen Fällen könnte der tatsächlich wirksame Vorgang darin bestehen, daß wichtige Triggerpunkte gereizt werden, insbesondere wenn die Elektrostimulation eigentlich zu stark ist. Andererseits verstärkt das passive Muskeltraining durch E-Stim ganz generell die Zirkulation im Muskelgewebe. Die schnellen Kontraktionen könnten auch die Ausschüttung von Endorphinen fördern, natürlicher schmerzlindernder Stoffe. E-Stim arbeitet mit mindestens 150 Volt, was eine etwas unangenehme Empfindung hervorruft, und die Behandlung kann pro Muskel bis zu 15 Minuten dauern. Das ist ungefähr das Sechsfache des Zeitaufwandes, den man bei einer Triggerpunktmassage bräuchte, um den gleichen Muskel zu behandeln.

Die »High-tech-Aura« dieser Behandlung könnte zur Plazebo-Wirkung des Verfahrens im Sinne der Schmerzlinderung beitragen; doch E-Stim ist zu unspezifisch, um einen zu behandelnden Triggerpunkt zuverlässig anzusteuern. Trotzdem benutzen sehr viele Physiotherapeuten eine Form von Elektrotherapie im Rahmen eines multimodalen Schmerzmanagements. Ein solcher »Schrotflintenansatz« basiert zwar nicht auf sauberen wissenschaftlichen Erkenntnissen, doch das ändert nichts daran, daß hin und wieder irgend etwas wirkt.

Transkutane elektrische Nervenstimulation (TENS) ist eine sehr erfolgreiche Form von Elektrotherapie, die Schmerzsignale direkt im ZNS abfängt. TENS lindert Schmerzen sehr effektiv, solange das Gerät aktiv ist, hat aber keinerlei Einfluß auf die Schmerzursache und ist im Rahmen der Behandlung von Triggerpunkten und chronischem Myofaszialschmerz nicht sinnvoll einzusetzen.

Vibration

Ultraschall, eine für das menschliche Ohr nicht hörbare akustische Schwingung, wird eingesetzt, um Muskeln vor dem Dehnen zu erwärmen. Diese Technik wird in der Physiotherapie häufig benutzt, aber sie hat gegen die Fähigkeit von Triggerpunkten, einen Muskel angespannt zu halten, keine Chance. Ein guter Triggerpunkt-Massagetherapeut braucht keinen Ultraschall.

Infraschallschwingungen, die unter dem für das menschliche Ohr hörbaren Schwingungsbereich liegen, werden mit Hilfe verschiedener elektrischer Vibratoren, die Schwingungen zwischen 8 und 14 Hertz produzieren, auf die Muskeln angewendet. Man kann auch viel Geld für einen Stuhl bezahlen, der genau das gleiche bewirkt. Diese bekannte und populäre Methode zur Behandlung von Muskelkater ruft ein Entspannungsgefühl hervor, hat aber auf myofasziale Triggerpunkte eine nur sehr geringe Wirkung. Deshalb kann jede Verringerung von Schulterschmerzen infolge einer solchen Behandlung nur zeitweilig sein.

Hydrotherapie und Kryotherapie

Die meisten Physiotherapeuten nutzen im Rahmen von Schmerzbehandlungen irgendwann die *Hydrotherapie* in Form der Anwendung feuchter Wärme. Warmes Wasser entspannt Muskeln und verstärkt die Blutzirkulation im gewärmten Bereich, und wahrscheinlich fördert es auch die Streckung von Muskelfasern und Bindegewebe. Wärme hat keine spezifische Wirkung auf die Lösung von Triggerpunkten, aber zuviel Wärme (bzw. Hitze) oder zu lange Wärmeeinwirkung kann sie reizen.

Kryotherapie oder das Kühlen von Muskelgewebe mit Eis wird in der Physiotherapie zur Eindämmung von Entzündungen und Schwellungen benutzt. Am wirksamsten ist dieses Verfahren nach einer Verletzung, und es kann Schmerzen tatsächlich zeitweilig ausschalten. Allerdings ist Kälte andererseits ein klassischer Faktor für die Perpetuierung von Triggerpunkten; deshalb sollte man nach der Verwendung von Eis oder einer anderen kühlenden Substanz bei der Behandlung von Myofaszialschmerz in jedem Fall anschließend feuchte Wärme anwenden.

Physiotherapie als Selbstbehandlung

Bei Schulterschmerzen und Schultersteife empfehlen Physiotherapeuten und Ärzte ihren Patienten oft, zu Hause Dehn- und Kräftigungsübungen auszuführen. Diese Arbeit zu Hause wird als wichtig für die schnelle Wiederherstellung der Flexibilität, Stärke, Bewegungskontrolle und Ausdauer der geschädigten Schulter angesehen. Ein verantwortungsbewußter Physiotherapeut oder Arzt ermahnt seine Patienten, es mit der Selbstbehandlung nicht zu übertreiben. Andere drängen ihre Patienten immer noch, ihre Selbstbehandlungsbemühungen ohne besondere Rücksicht auf sich selbst zu verfolgen.

Denken Sie daran, daß Triggerpunkte die Schultermuskeln verkürzen und schwächen können; deshalb sind sie in vielen Fällen die eigentliche Ursache von Schulterschmerzen, Instabilität und Beeinträchtigungen sowie vieler Verletzungen von Bändern, Sehnen und anderen Bestandteilen des Bindegewebes im Schulterbereich. Wenn ein Muskel sich dem Dehnen widersetzt und Sie Ihre Bemühungen trotzdem fortsetzen, können Sie Muskelbefestigungen überlasten oder sogar zerren, und die Muskeln der Rotatorenmanschette sind in dieser Hinsicht besonders gefährdet.

Die folgende wichtige Regel gilt *immer*: Wenn eine Dehnung oder eine Gymnastikübung Schmerzen verursacht, dann *hören Sie sofort damit auf!* Warten Sie, bis der Schmerz abgeklungen ist. Und lassen Sie sich nicht durch das Versprechen, daß ein Medikament Ihnen Linderung verschaffen wird, irreführen. Führen Sie niemals Dehnübungen oder andere physiotherapeutische Übungen aus, während ein Schmerzmittel Ihre Schmerzen neutralisiert. Der Schmerz ist dann immer noch da und versucht, Sie zu warnen, aber seine Stimme wird durch das Medikament zum Schweigen gebracht. Es ist erstaunlich, wie schnell Dehn- und Kräftigungsübungen selbst dann überlastend wirken können, wenn Ihr natürliches körpereigenes Warnsystem nicht durch Schmerzmittel lahmgelegt ist. Leider kommt es gar nicht so selten vor, daß Patienten von einer in bester Absicht durchgeführten Therapie gegen Schultersteife mit so starken Schmerzen direkt in die Notaufnahme eines Krankenhauses geschickt werden und daß sie ohne lange nachzudenken einem chirurgischen Eingriff zustimmen, der vielleicht gar nicht notwendig gewesen wäre.

Aktives Dehnen

Es gibt zwei Arten des Dehnens. Beim *passiven Dehnen* bewegt der Therapeut den Arm und die Schulter des Klienten. Beim *aktiven Dehnen* hingegen führt der Klient die Dehnung selbst durch. Falls Sie Ihre Schulterprobleme durch Dehnen behandeln wollen, sollten Sie die Sache am besten selbst in die Hand nehmen. Vergessen Sie nie, daß Dehnen nicht unverzichtbar ist. Wenn eine Triggerpunktmassage Ihre Schmerzen aufgelöst hat, werden sich Kraft, Flexibilität und Beweglichkeit im Laufe der Zeit durch normale Aktivität wieder einstellen. Der einzige Vorteil von Dehnübungen ist, daß sie die Genesung beschleunigen können – vorausgesetzt, daß es nicht durch Unvorsicht und Übereifer zu einem Rückschlag kommt.

Die im folgenden beschriebenen Dehnübungen sind alle sehr bekannt, und wahrscheinlich haben Sie schon oft entsprechende Abbildungen gesehen. Es lohnt sich aber trotzdem, sich noch einmal mit ihnen zu beschäftigen, wobei hier im Vordergrund steht, daß Sie verstehen, was diese Übungen tatsächlich bewirken. Nehmen Sie sich bei allen Dehnübungen soviel Zeit, wie Sie brauchen, und fangen Sie immer sehr vorsichtig an. Warten Sie anschließend ein paar Stunden oder bis zum folgenden Tag, um festzustellen, wie Ihre Schulter auf die Übungen reagiert hat, bevor Sie die Übungen wiederholen.

Die Codman-Übungen

Dies sind wohl die bekanntesten unter den Schulterübungen. Sie wurden vor mehr als 70 Jahren in einem Lehrbuch von Ernest Codman vorgestellt, einem Arzt aus Boston, der sich sein Leben lang mit der Schulter beschäftigt hat. Dr. Codman nannte seine Therapie *stooping exercises* (»Bückübungen«), weil sich der Patient nach vorn lehnen muß, um sie auszuführen. Er empfahl, den Arm in Kreisen schwingen zu lassen und Pendelbewegungen auszuführen, weil er glaubte, daß das Gewicht des Arms helfe, das kontrahierte Gewebe des Gelenks zu dehnen und Adhäsionen zu verhindern (Codman 1934, 202f.).

Leider machte sich Dr. Codman nicht genug Gedanken über die Muskeln, und natürlich existierte die Theorie der myofaszialen Triggerpunkte zu seiner Zeit noch nicht. Bei der Anwendung der Codman-Übungen (Schwingenlassen der Arme in geraden Linien) besteht die Gefahr, daß die Schwingbewegungen der Muskeln jeweils durch einen Ruck beendet werden, was zu einer abrupten Dehnung führt. Dies kann bewirken, daß die Muskeln sich durch Anspannung zu schützen versuchen, statt sich zu strecken. Bewegt man den Arm hingegen im Kreis, werden die Muskeln sanfter und gleichmäßiger gedehnt, und Sie können sich darauf konzentrieren, sie zu entspannen (Abb. 9.6).

Man sollte stets bedenken, daß die Schultermuskeln auch dann, wenn sie durch das Gewicht des Arms abwärts gezogen werden, noch eine gewisse Anspannung aufrechterhalten müssen, damit das Schultergelenk nicht auseinandergezogen wird. Es empfiehlt sich *nicht*, beim beschriebenen Kreiseln ein Gewicht in der Hand zu halten, weil die Muskeln dann noch stärker angespannt werden, als daß sie sich lockern können.

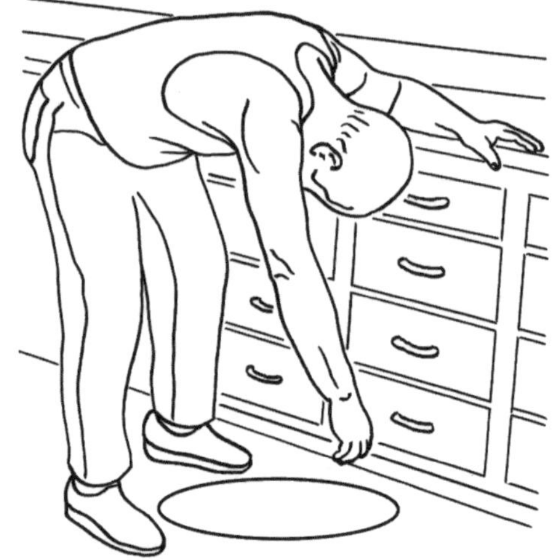

Abb. 9.6 Codman-Kreiselübungen zur sanften Dehnung der Schultermuskeln und des Bindegewebes

Erheben des Arms

Die Kraft, die erforderlich ist, um einen Arm ganz normal zu erheben, geht vom Trapezius, Deltamuskel, Obergrätenmuskel, vorderen Sägemuskel und Bizeps aus. Triggerpunkte in diesen Muskeln verursachen Schmerzen und

Schwächezustände, die ihnen Kontraktionen erschweren können. Das Heben des Arms erfordert auch, viele für die Funktionsfähigkeit der Schulter wichtige Muskeln zu strecken: den Unterschulterblattmuskel, den Untergrätenmuskel, den kleinen und großen Rundmuskel, den breiten Rückenmuskel, den großen und kleinen Brustmuskel, den Trizeps und den Hakenarmmuskel. Triggerpunkte in diesen Muskeln verhindern natürlich ihre Streckung, weil sie Schmerzen verursachen.

Sie können alle diese Muskeln von einem Großteil der Belastungen befreien, indem Sie etwas anderes als die Muskeln selbst benutzen, um Ihren Arm zu heben. Dafür eignet sich eine Küchenarbeitsplatte oder ein Küchentisch (Abb. 9.7). Nachdem Sie die Hände auf die Fläche gelegt haben, entfernen Sie sich langsam von der Ablage. Lassen Sie kein Gewicht auf Ihren Händen ruhen, denn dann werden die Muskeln, die Sie dehnen wollen, kontrahiert.

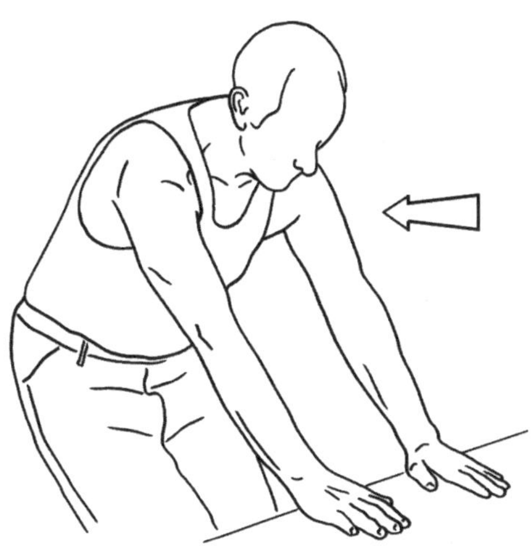

Abb. 9.7 Erheben des Arms mit Hilfe einer Küchenarbeitsplatte, eines Schreibtischs, einer Schrank- oder Regaloberfläche

Ein normaler Spazierstock, der meist ca. einen Meter lang ist, ist ein klassisches Werkzeug, mit dem man einen Arm heben kann, um eine versteifte Schulter zu dehnen. Man kann aber auch ein Kunststoffrohr oder eine Gardinenstange gleicher Länge benutzen. Es böte sich auch an, eine einen Meter lange Dübelstange zu benutzen; doch das sollte man besser lassen, weil solche Stangen nicht geschmirgelt und lackiert sind und somit die Gefahr besteht, daß ein Splitter sich in Ihre Haut verirrt. Ein abgeschnittener Besenstiel hingegen, der eine glatte und lackierte Oberfläche hat, ist ein sehr nützliches und vielseitig verwendbares Werkzeug für die Schultertherapie. Es gibt zwar auch Flaschenzugsysteme, die helfen sollen, den Arm zu erheben, aber diese wirken auch nicht besser als ein simples

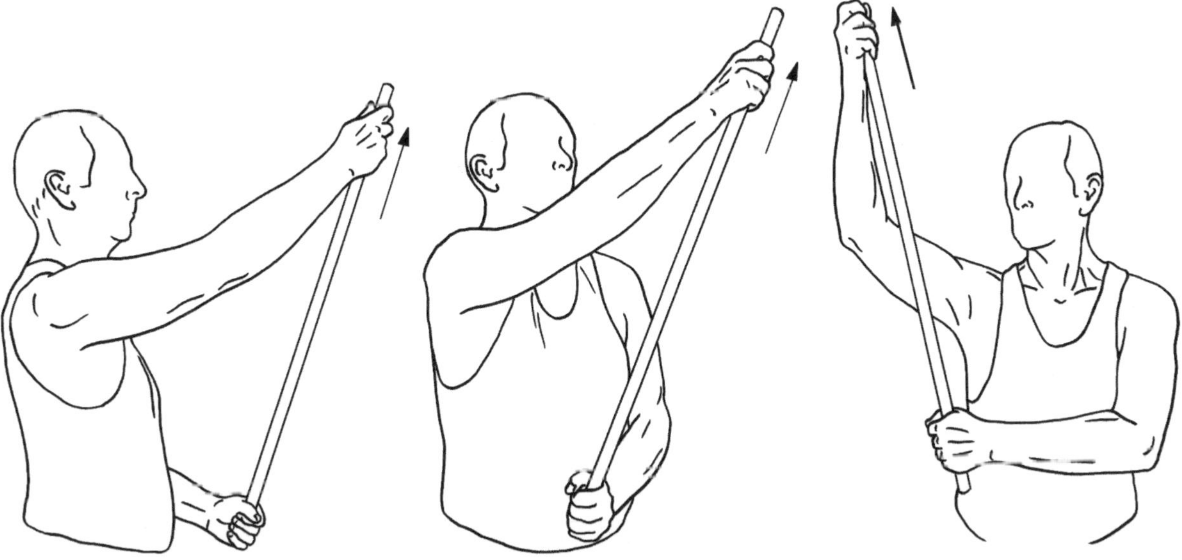

Abb. 9.8 Den Arm mit einem Besenstil nach vorn erheben

Abb. 9.9 Den Arm mit einem Besenstil quer über den Körper erheben

Abb. 9.10 Den Arm mit einem Besenstil zur Seite erheben

einen Meter langes Stück von einem Besenstiel. Um verschiedene Muskelgruppen zu dehnen, können Sie Ihren Arm in drei verschiedene Richtungen erheben (Abb. 9.8, 9.9 und 9.10). Menschen, bei denen Dehnübungen keine Probleme verursachen, haben ihre Schultersteife ausschließlich durch eine Therapie mit einem Besenstiel kuriert. Der Trick dabei ist, so langsam wie eine Schnekke vorzugehen und sehr, sehr geduldig zu sein.

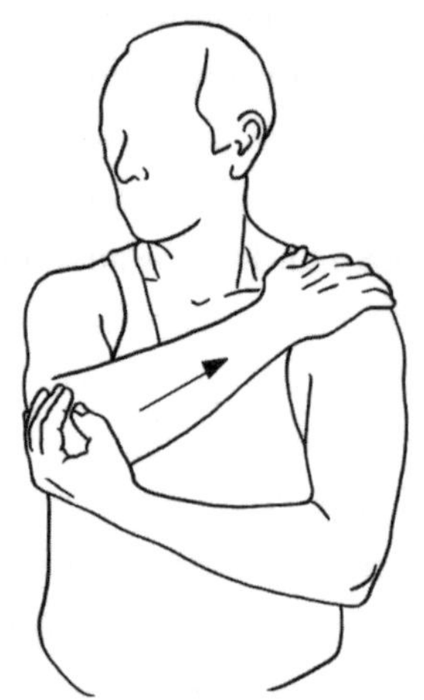

Abb. 9.11 Dehnen des Obergrätenmuskels, Untergrätenmuskels und kleinen Rundmuskels

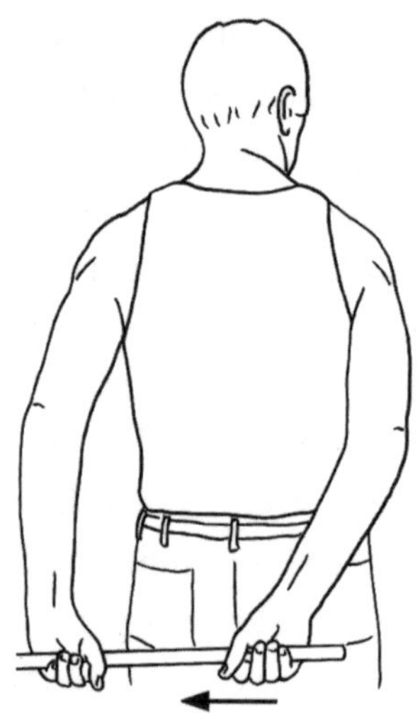

Abb. 9.12 Dehnen des Obergrätenmuskels, Untergrätenmuskels und kleinen Rundmuskels

Dehnen der Rotatorenmuskeln

Die vier Muskeln, die es ermöglichen, den Arm in alle Richtungen zu drehen, bedürfen besonderer Aufmerksamkeit, denn sie stehen fast immer im Zentrum der Probleme, wenn es um Schultersteife geht. Wie die Abbildungen 9.2, 9.3 und 9.4 zeigen, benutzen Physiotherapeuten beim passiven Dehnen drei Positionen, die Sie aber auch ohne seine Hilfe nutzen können. Die ungefährlichste und sanfteste Dehnung für Obergrätenmuskel, Untergrätenmuskel und kleinen Rundmuskel besteht darin, den Arm quer über den Oberkörper zu strecken und die Hand auf die andere Schulter zu legen, wobei man mit der Hand des nicht gedehnten Arms ein wenig nachhelfen kann (Abb. 9.11). Auf diese Weise werden gleichzeitig auch der mittlere Trapeziusteil, der hintere Teil des Deltamuskels und die Rautenmuskeln gedehnt.

Eine kräftigere Dehnung des Obergrätenmuskels, Untergrätenmuskels und kleinen Rundmuskels erreicht man, indem man den Arm mit einem Besenstiel hinter dem Rücken in die Innenrotation, Adduktion und Extension zieht (Abb. 9.12). Dadurch werden auch der große Brustmuskel, der vordere

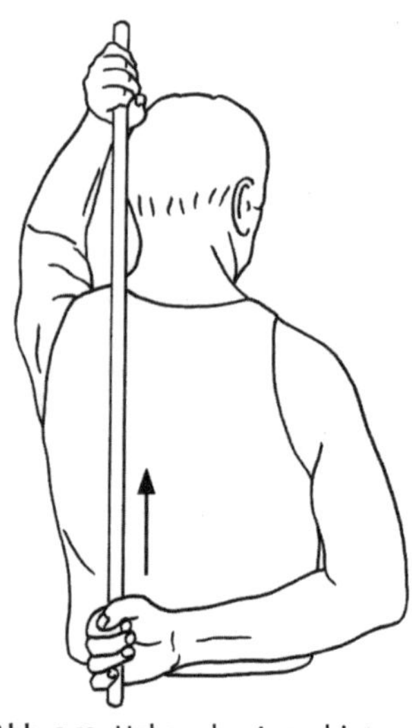

Abb. 9.13 Heben des Arms hinter dem Rücken mit einem Besenstiel

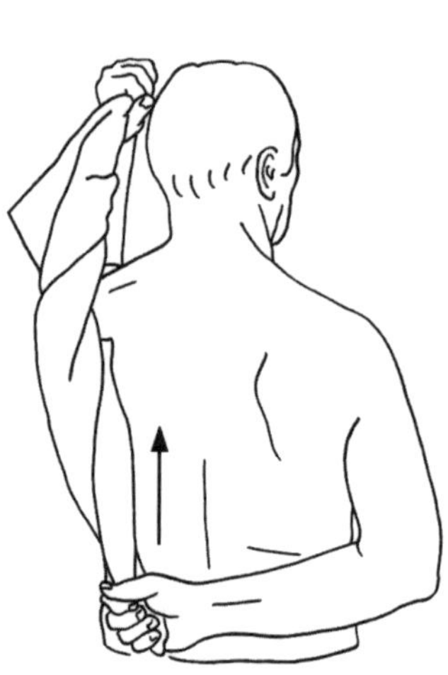

Abb. 9.14 Heben des Arms hinter dem Rücken mit einem Handtuch

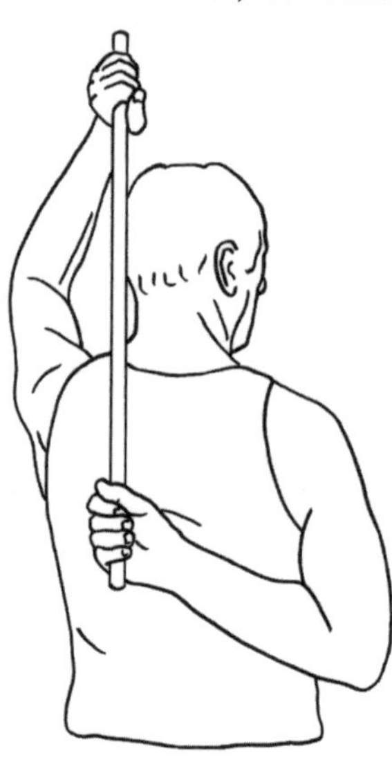

Abb. 9.15 Annäherung an den normalen Bewegungsbereich

Teil des Deltamuskels und der Hakenarmmuskel gedehnt. Noch anstrengender ist es, den Arm hinter dem Rücken mit Hilfe eines Besenstiels oder Handtuchs hochzuziehen (Abb. 9.13 und 9.14). Abgesehen von den bereits genannten Muskeln wird dadurch auch der Trizeps gedehnt. Abbildung 9.15 zeigt einen fast normalen Bewegungsumfang bei dieser Dehnung.

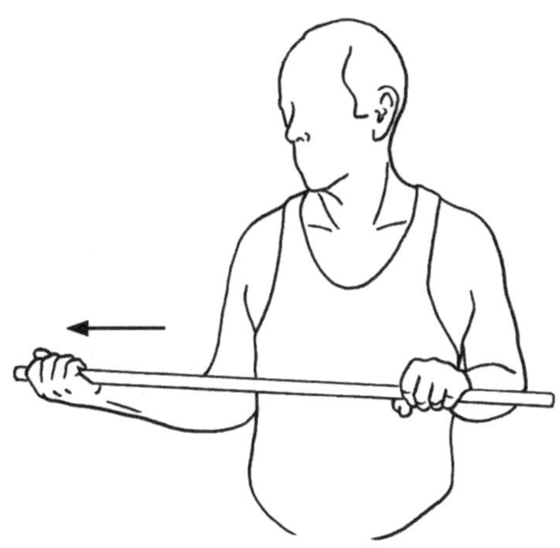

Abb. 9.16 Drücken Sie den rechten Arm mit einem Besenstiel in die Außenrotation, während der rechte Ellbogen dicht an der Körperseite bleibt.

Dehnen im Türrahmen

Die beste Dehnung für den berüchtigten Unterschulterblattmuskel besteht darin, sich in einen Türrahmen zu lehnen, während die Hände auf den Türpfosten liegen. Das gleiche können Sie in der Ecke eines Raums erreichen, aber wenn Sie einen Türrahmen benutzen, haben Sie mehr Kontrolle über den Vorgang. Zur Vorbereitung auf diese Dehnübung empfiehlt es sich, den Arm mit Hilfe eines Besenstiels einige Sitzungen lang in die Außenrotation zu versetzen (Abb. 9.16). Dadurch wird der Unterschulterblattmuskel auf die später folgende Übung vorbereitet. Beide genannten Übungen dehnen den großen und kleinen Brustmuskel, den vorderen Sägemuskel und den Hakenarmmuskel sowie den Unterschulterblattmuskel.

Bei der Türrahmenübung ist die Position der Hände auf den Türpfosten ausschlaggebend dafür, wie stark jeder Muskel gedehnt wird (Abb. 9.17). Beginnen Sie mit der niedrigsten Position, in der Ihre Hände sich in Schulterhöhe befinden. Es kann Tage oder sogar Wochen dauern, bis Sie zur höchsten Position gelangen, aber wenn Sie genug Geduld mit sich haben, sind Sie irgendwann in der Lage, sich mit maximal erhobenen Händen in den Türrahmen zu lehnen. Achten Sie zur Sicherheit darauf, daß ein Fuß im Türrahmen unter Ihrem Rumpf steht.

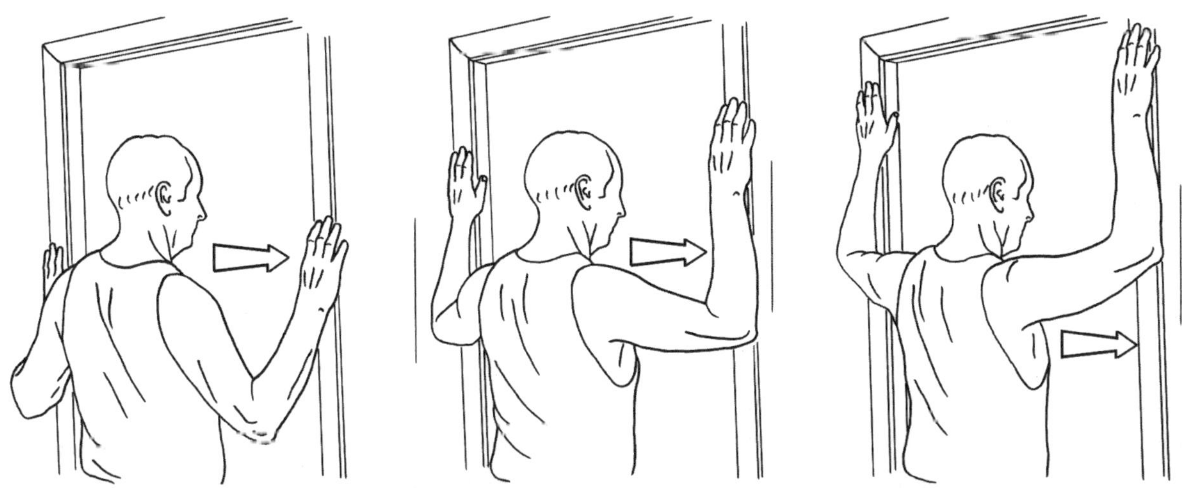

Abb. 9.17 Dehnen des Unterschulterblattmuskels, der Brustmuskel und des vorderen Sägemuskels durch Lehnen in einen Türrahmen, wobei die Hände allmählich eine immer höhere Position einnehmen

Kräftigungsübungen

Es kann kein Zweifel daran bestehen, daß die Inaktivität, zu der Schulterschmerzen zwingen, einen gewissen Konditionsverlust der betroffenen Muskeln und deren Schwächung zur Folge hat. Doch der größte Teil der Kraft stellt sich wieder ein, nachdem die Triggerpunkte deaktiviert sind, es sei denn, Sie haben Ihren Arm ziemlich lange nicht benutzen können.

Leider denken viele Physiotherapeuten eher wie Fitnesstrainer als wie Therapeuten und sehen jedes Anzeichen von Muskelschwäche als etwas, das unverzüglich korrigiert werden muß. Ebenso wie auf das Dehnen sprechen manche Patienten sehr gut auf Kräftigungsübungen an und profitieren davon insofern, als ihre Schmerzen deutlich zurückgehen und ihre Flexibilität verbessert wird. Doch diese wenigen Glücklichen setzen damit für viele andere, deren Muskeln auf Kräftigungsübungen nicht positiv reagieren, einen unerreichbaren Maßstab.

Andererseits wäre es ein Fehler, Arm und Schulter überhaupt nicht zu trainieren, weil man fürchtet, dies könne Schmerzen verursachen. Ein guter Maßstab für die Ausführung von Übungen ist, daß man bis an die Schmerzgrenze geht, es aber mit dem ersten Zwicken gut sein läßt. Außerdem sollte man warten, bis die Triggerpunktmassage die Schmerzen weitgehend aufgelöst hat und Sie sich beim vorsichtigen Dehnen der Muskeln wohlfühlen. Seien Sie vor allem in den ersten Tagen vorsichtig mit dem Üben. Nehmen Sie sich ganz bewußt vor, weniger zu riskieren, als Sie glauben schaffen zu können. Bei Kräftigungsübungen bringt Sie nichts schneller in Schwierigkeiten, als wenn Sie sich zu schnell zuviel zumuten.

Kräftigung der Rotatorenmuskeln

Wenn Sie einen Physiotherapeuten aufsuchen, der Ihnen helfen soll, Ihre Schulter wieder funktionsfähig zu machen, gibt er Ihnen möglicherweise einen Gummischlauch mit Griffen und erklärt Ihnen ein Übungsprogramm für dieses Gerät. Vielleicht bekommen Sie von ihm sogar eine kleine Broschüre, in der die verschiedenen Übungen mit Abb. erklärt sind. Wahrscheinlicher ist, daß Sie ein paar Fotokopien mit Übungen aus einem Buch erhalten. Die Fotokopien mögen nicht besonders schick aussehen, haben aber den Vorteil, daß Sie speziell für Sie und Ihre konkrete Situation zusammengestellt worden sind – was zu der Hoffnung berechtigt, daß sich keine Übungen darunter befinden, die Sie auf keinen Fall ausführen sollten. Nun ist es zwar eine schöne Vorstellung, daß der Physiotherapeut die Übungen speziell für Sie ausgewählt hat, aber stellen Sie in jedem Fall mit Hilfe Ihres eigenen Urteilsvermögens fest, ob dies tatsächlich zutrifft. Vertrauen Sie Ihrer Intuition und Ihrem Gefühl dafür, was für Sie richtig ist und was Sie sich zumuten können.

Statt der Gummischläuche gibt es auch flache Latexbänder (Thera-Band), und bei beiden Arten von Hilfsmitteln gibt in der Regel ein Farbcode Aufschluß über die Stärke (bzw. den Widerstand) des Gummis. Um den Schlauch oder das Band an etwas zu befestigen, das Ihrem Ziehen eine Gegenkraft entgegensetzt, können Sie am Ende des Schlauchs oder Bandes einen großen Knoten binden und diesen zwischen einer geschlossenen Tür und dem Türrahmen einklemmen. Oder Sie befestigen das Ende am Türgriff. Halten Sie das andere Ende sehr fest, indem Sie das Band oder den Schlauch um Ihre Hand schlingen. Preiswerte elastische »Sportbänder« (in großen Sportgeschäften und über das Internet erhältlich) sind bereits mit Griffen und Türankern ausgestattet.

Gummischläuche oder elastische Bänder, die es Ihnen ermöglichen, gegen einen Widerstand zu trainieren, werden für Übungen benötigt, bei denen es um die Innen- und Außenrotation geht. Die Innenrotation des Arms erfordert die Kontraktion des Unterschulterblattmuskels, des großen Brustmuskels, des vorderen Teils des Deltamuskels, des Hakenarmmuskels und des Bizeps (Abb. 9.18). Die Außenrotation des Arms erfordert die Kontraktion des Untergrätenmuskels, des kleinen Rundmuskels, des hinteren Teils des Deltamuskels, der Rautenmuskeln und des mittleren Trapeziusteils (Abb. 9.19).

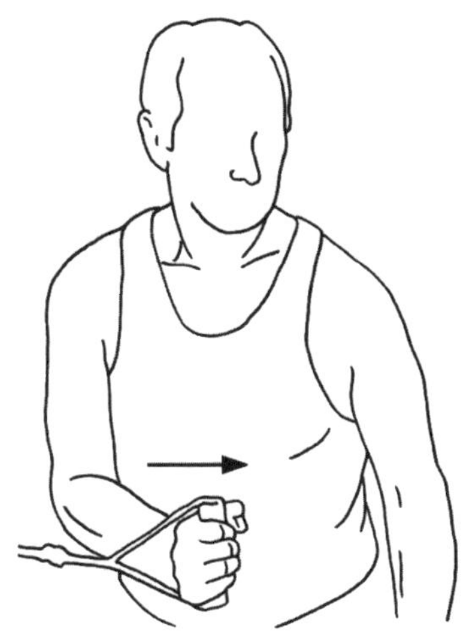
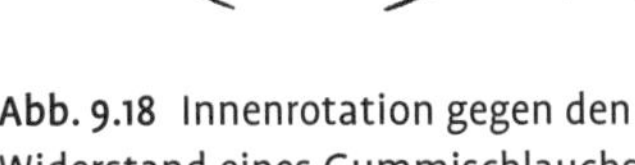

Abb. 9.18 Innenrotation gegen den Widerstand eines Gummischlauchs

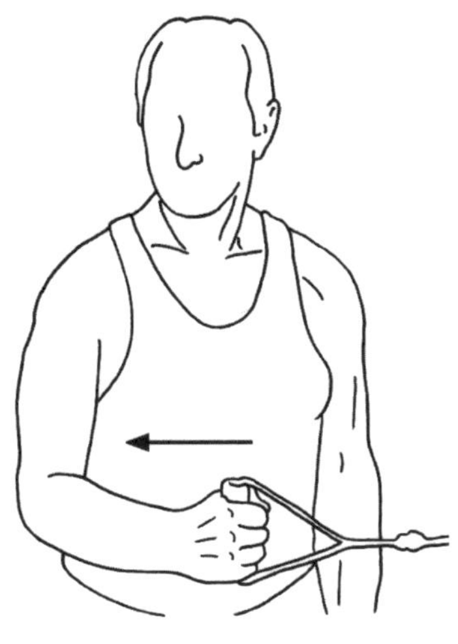

Abb. 9.19 Außenrotation gegen den Widerstand eines Gummischlauchs

Ein Problem bei Material aus Latex ist, daß es sich im Laufe der Zeit zersetzt und oft genau im falschen Augenblick reißt. Außerdem kann Ihnen das Gummirohr entgleiten und gegen den Körper klatschen, was aber nicht besonders gefährlich ist, wenn nicht gerade ein Auge getroffen wird. Schlimmer ist vielleicht ein unerwartetes Reißen des Gummis, das Sie zu einer abrupten unkontrollierten Bewegung verleitet, die für die Schulter sehr schmerzhaft sein oder ihr sogar schaden kann.

Wenn Sie beim Körpertraining keine Brille aufsetzen möchten und auch nicht ständig auf der Hut sein wollen, können Sie auf die Gummibänder verzichten und den Widerstand für die Innen- und Außenrotation mit dem eigenen Körper entwickeln. Diese Übungsmethode, *isotonische Kontraktion* genannt, hat den Vorteil, daß beide Arme gleichzeitig trainiert werden. Während Sie die für die Innenrotation zuständigen Muskeln des erkrankten Arms kontrahieren, liefern die für die Außenrotation zuständigen Muskeln des gesunden Arms den erforderlichen Widerstand; somit unterliegt alles, was geschieht, völlig Ihrer eigenen Kontrolle (Abb. 9.20). Sie können so viel oder so wenig Kraft aufwenden, wie Sie wollen. Beginnen Sie auch hierbei zunächst sehr vorsichtig, und stellen Sie fest, wie Ihre Schulter reagiert.

Die gleichen Prinzipien gelten, wenn Sie an den Muskeln für die Außenrotation arbeiten (Abb. 9.21). Diese beiden Übungen sind nicht nur die ungefährlichste Art, die Muskeln der Rotatorenmanschette zu kräftigen,

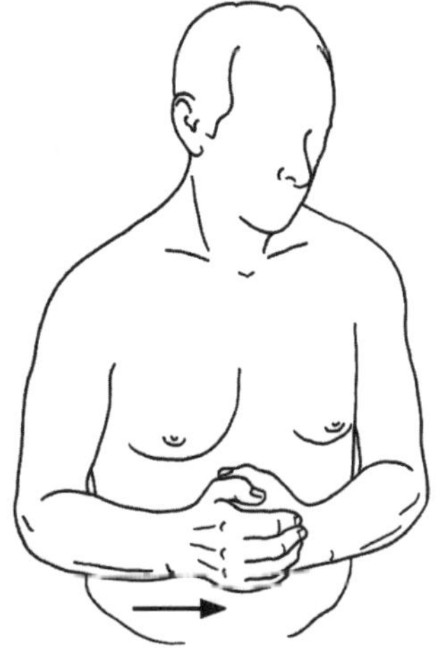

Abb. 9.20 Innenrotation des rechten Arms gegen Widerstand; Ellbogen bleibt dicht an der Körperseite

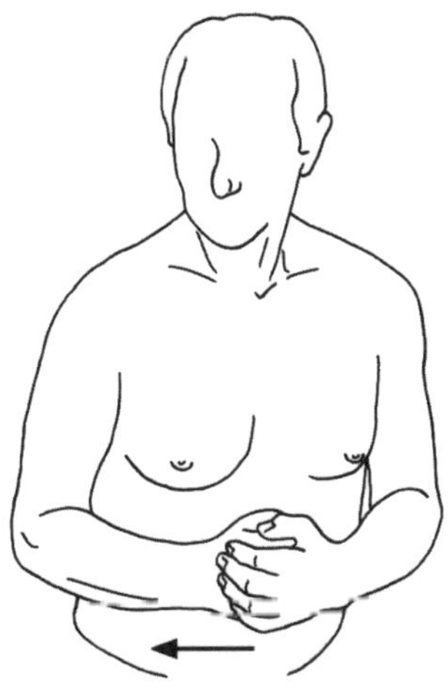

Abb. 9.21 Außenrotation des rechten Arms gegen Widerstand; Ellbogen bleibt dicht an der Körperseite

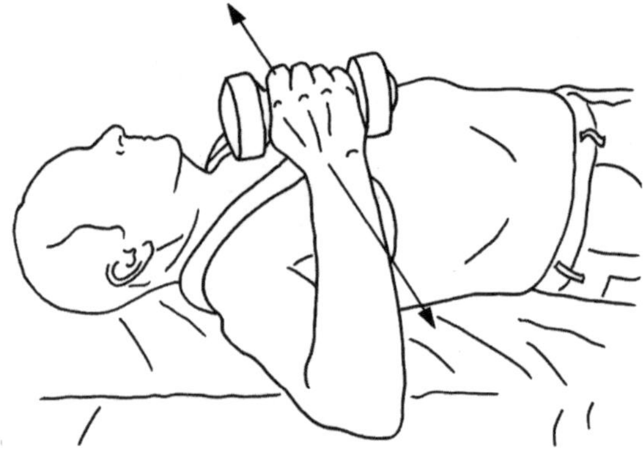

Abb. 9.22 Stärkung der Innen- und Außenrotation des Arms, indem man die Kurzhantel vollständig über die Brust führt

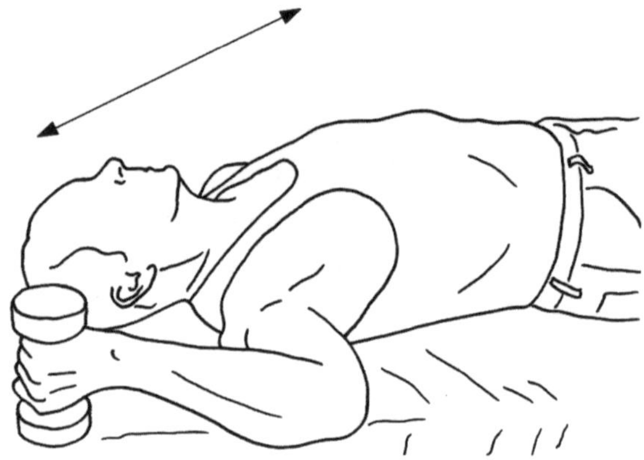

Abb. 9.23 Stärkung des Unterschulterblattmuskels mit einer Kurzhantel

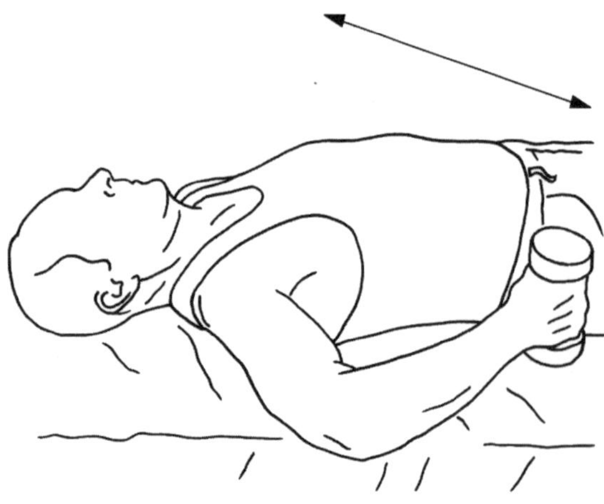

Abb. 9.24 Kräftigung des Untergrätenmuskels und des kleinen Rundmuskels mit einer Kurzhantel

sie sind auch extrem effektiv, sogar für Menschen mit sportlichen Ambitionen. Das Prinzip der isotonischen Kontraktion verhalf dem Bodybuilder Charles Atlas zu seiner Kraft und seinem wunderbar geformten Körper.

Falls Sie es vorziehen, beim Training Ihrer Rotatorenmuskeln eine meßbare Kraft zu benutzen, können Sie im Liegen mit einer Kleinhantel von geringem Gewicht üben (Abb. 9.22). Die Abbildung zeigt eine Hantel mit einem Gewicht von 1,5 kg, was für den Anfang sicher zu schwer ist. Ein halbes Kilo reicht zunächst völlig. Achten Sie darauf, daß Sie den Oberarm ungefähr im rechten Winkel zum Körper halten. Diese Übung kontrahiert abwechselnd die Muskeln für die Innen- und für die Außenrotation. Die Bewegung erinnert ein wenig daran, wie Sie mit der Faust auf die Brust trommeln würden, wenn Sie jemand wären, der so etwas tut.

Sie können den Unterschulterblattmuskel ziemlich isoliert stärken, indem Sie das Gewicht in eine andere Richtung bewegen (Abb. 9.23). Bringen Sie den Unterarm zunächst in die vertikale Position, so daß sich das Gewicht in der höchstmöglichen Position befindet. Senken Sie das Gewicht anschließend langsam neben Ihrem Kopf. Bringen Sie die Bewegung zum Abschluß, indem Sie den Unterarm wieder in die Vertikalposition zurückführen. Diese Übung sollte zur Vorsicht zunächst ohne Gewicht bzw. nur mit dem Eigengewicht Ihres Arms ausgeführt werden.

Um den Untergrätenmuskel und den kleinen Rundmuskel zu stärken, senken Sie den Arm in die andere Richtung, so daß das Gewicht am Ende der Bewegung neben Ihrem Hüftknochen liegt (Abb. 9.24). Natürlich können Sie diese beiden Übungen abwechselnd durchführen und das Gewicht so zunächst in die eine und dann in die andere Richtung senken.

Wenn Sie etwas speziell für den Obergrätenmuskel tun wollen, können Sie einfach den Arm im Stehen heben (Abb. 9.25). Der Arm wird weder nach vorn noch zur Seite gehoben, sondern ungefähr in der Mitte zwischen beiden Positionen. Führen Sie die Übung zunächst ohne Hantel, nur mit dem Eigengewicht des Arms aus, und bewegen Sie den Arm nur etwa 35 cm weit. In diesem Bereich ist der Obergrätenmuskel am aktivsten, weil er die Aufwärtsbewegung des Arms einleitet. Deltamuskel und Trapezius kommen erst ins Spiel, wenn Sie den Arm höher erheben.

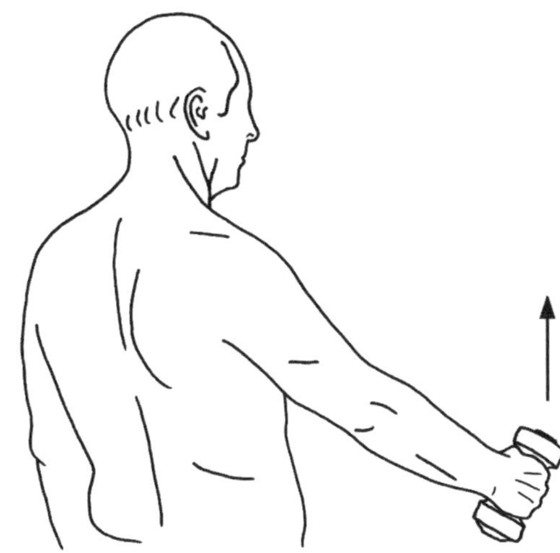

Abb. 9.25 Stärkung des Obergrätenmuskels mit einer Kurzhantel, wobei der Arm auf halben Weg zwischen der Front des Körpers und der Seite auf- und abbewegt wird

Diese Aufwärtsbewegung des Arms verursacht das sogenannte Impingement-Syndrom, das sich als scharf stechender Schmerz an der Oberseite des Schultergelenks bemerkbar macht. Es tritt auf, wenn drei Rotatorenmuskeln (außer dem Obergrätenmuskel) durch Triggerpunkte geschwächt sind und die Kugel nicht in der Gelenkpfanne halten. Die Folge ist, daß jede Aktivität des Obergrätenmuskels den Humeruskopf gegen die Schulterhöhe und den dazwischen liegenden Schleimbeutel rammt. Wenn Sie bei dieser Übung Schmerzen haben, dann beginnen Sie damit erst, sobald der Unterschulterblattmuskel, Untergrätenmuskel und kleine Rundmuskel wieder so gesund sind, daß sie das Gelenk wieder richtig an seinem Platz halten können. Das Impingement-Syndrom hat seinen Ursprung nicht im Schultergelenk, sondern in den Rotatorenmuskeln.

Kräftigung der übrigen Schultermuskeln

Wenn Sie intensiv an der Stärkung der Rotatorenmuskeln arbeiten, sollten Sie auch die übrigen Muskeln nicht vergessen, die für die Funktionsfähigkeit von Schulter und Arm wichtig sind, um zu verhindern, daß zwischen den verschiedenen Muskeln ein Kräfteungleichgewicht entsteht. Wenn man hinter dem Rücken ein Gewicht hebt, werden der Trizeps, der hintere Teil des Deltamuskels, der breite Rückenmuskel und der große Rundmuskel kontrahiert (Abb. 9.26). Je nachdem, welches Gewicht Sie benutzen und über welche Distanz Sie Ihren Arm zu bewegen versuchen, können Sie sehr vorsichtig oder kraftvoll trainieren. Wenn Sie klug sind, führen Sie die Übung zunächst ohne Gewicht aus und versuchen nicht, etwas Unmögliches zu erreichen.

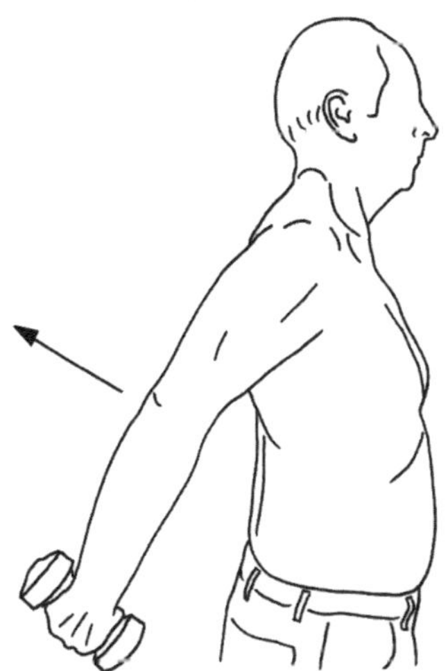

Abb. 9.26 Stärkung des Trizeps, des hinteren Teils des Deltamuskels, des breiten Rückenmuskels und des großen Rundmuskels mit einer Kurzhantel

Wenn Sie sich einfach ein paarmal von der Bettkante hochstemmen, so ist das für einige Ihrer Muskeln ein erstaunlich effektives Training (Abb. 9.27). Selbst wenn es Ihnen nicht gelingt, sich tatsächlich von der Bettkante hochzustemmen, werden schon durch den Versuch der breite Rückenmuskel, der große

Rundmuskel, der Unterschulterblattmuskel, der große und kleine Brustmuskel, der untere Trapeziusteil, der vordere Sägemuskel und der gerade Bauchmuskel *(M. rectus abdominis)* trainiert.

Eine letzte Übung, die sich sehr positiv auf den gesamten Schulterbereich auswirkt, ist das bekannte Schulterrollen, das fast alle für die Schultern wichtigen Muskeln positiv beeinflußt. Sie können diese Übung in einer fließenden und kontinuierlichen Bewegung ausführen, was eine gute und völlig gefahrlose Übung ist, besonders wenn Sie diese langsam ausführen. Sie können den Vorgang aber auch in drei Komponenten unterteilen und auskosten, was passiert, wenn Sie die Schultern in verschiedene Richtungen bewegen. Ziehen Sie die Schultern zunächst nach vorn, so daß der große und kleine Brustmuskel und der vordere Sägemuskel kontrahiert werden (Abb. 9.28). Dies streckt alle Muskeln hinter der Schulter gleichzeitig.

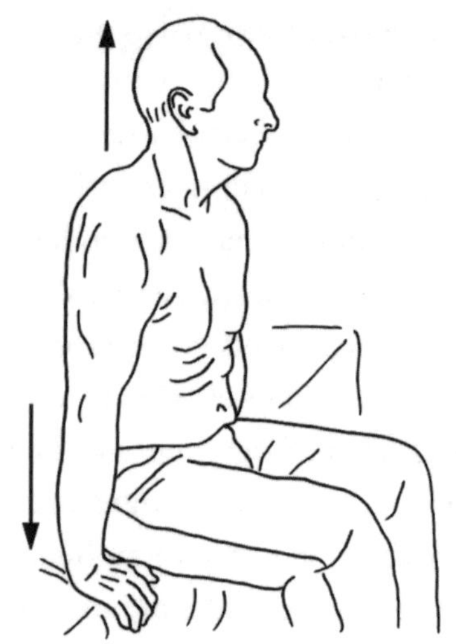

Abb. 9.27 Stärkung des breiten Rückenmuskels durch Hochstemmen des ganzen Körpers

Heben Sie die Schultern anschließend in Richtung der Ohren (Abb. 9.29). Dadurch werden der obere Trapeziusteil und der Schulterblattheber kontrahiert und der untere Trapeziusteil, der breite Rückenmuskel und der große Rundmuskel gestreckt. Und schließlich ziehen Sie beide Schultern zurück, um den mittleren Trapeziusteil und die Rautenmuskeln zu kontrahieren (Abb. 9.30). Wenn Sie dies tun, wird sich ein angenehmes Gefühl der Dehnung im großen Brustmuskel einstellen. Falls Sie sich über ein Ziehen an den Rippen unter den Armen wundern sollten, so sollten Sie wissen, daß es auf die Dehnung des vorderen Sägemuskels zurückzuführen ist.

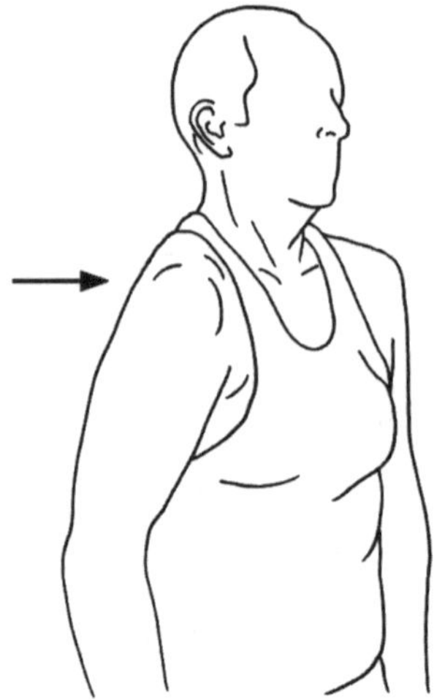

Abb. 9.28 Kräftigung des großen und kleinen Brustmuskels durch Vorziehen der Schultern

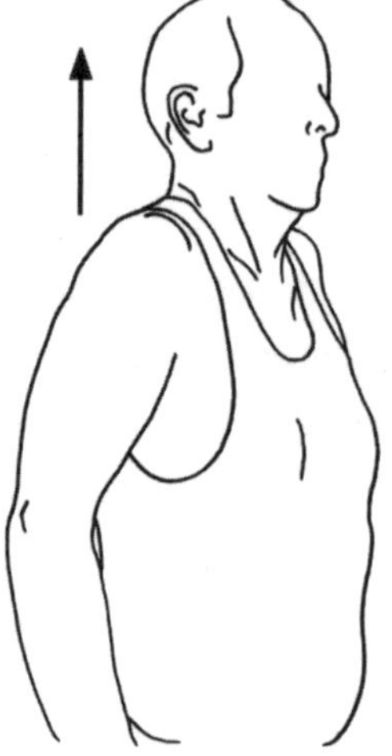

Abb. 9.29 Kräftigung des oberen Trapeziusteils und des Schulterblatthebers durch Anheben der Schultern

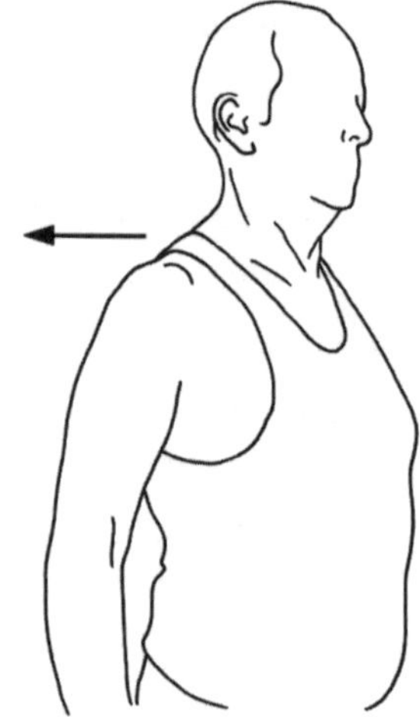

Abb. 9.30 Kräftigung des mittleren Trapeziusteils und der Rautenmuskeln durch Zurückziehen der Schultern

Zusammenfassung zur Physiotherapie

Wenn eine Triggerpunktmassage Ihre Schmerzen auflöst und Ihre Beweglichkeit wiederherstellt, brauchen Sie sehr wahrscheinlich weder Physiotherapie noch irgendwelche umfangreichen Untersuchungen und auch keine teure medizinische Behandlung. Nachdem die Schmerzen verschwunden sind, erlangen die meisten Menschen innerhalb weniger Wochen durch normale Aktivität ihre Bewegungsfähigkeit vollständig zurück. In den meisten Fällen gelingt es ausschließlich durch die Triggerpunktmassage, Schmerzen aufzulösen.

Falls es um die Rehabilitation Ihrer Schulter nach einem chirurgischen Eingriff oder nach einem schweren Unfall mit Knochenbrüchen und Zerrungen geht, ist die Situation eine andere. In solchen Fällen kann ein Physiotherapeut oder Ergotherapeut, der viel Erfahrung darin hat, solchen Patienten zu helfen, unverzichtbar sein. Doch selbst für den begabtesten und erfahrensten Therapeuten oder Arzt ist es auch dann von Nachteil, nicht ausreichend über myofasziale Triggerpunkte und ihre Wirkung auf Muskeln informiert zu sein. Sicher wäre es kein Fehler, solche Helfer einen Blick in dieses Buch werfen zu lassen.

10 *Medizinische Behandlung von Schulterproblemen*

Aus der Sicht der Schulmedizin kann man bei der Behandlung von Schultersteife grundsätzlich drei unterschiedliche Möglichkeiten nutzen: Schmerzmittel, Physiotherapie oder chirurgische Maßnahmen. Häufig werden auch alle drei Möglichkeiten kombiniert. Dies ist mittlerweile so zur Routine geworden, daß es kaum noch hinterfragt wird, obwohl viele, die sich dieser Art von Behandlung unterzogen haben, wohl bestätigen würden, daß es sehr wünschenswert wäre, bessere Behandlungsmöglichkeiten zu finden.

Schmerzmedikamente können durchaus sinnvoll sein, wenn sie das Leben erträglicher machen, während der Körper von einem erlebten Trauma oder einer Krankheit heilt; allerdings geben die Nebenwirkungen solcher Mittel immer mehr Anlaß zu Bedenken. Leider verwechseln sowohl Ärzte als auch Patienten sie nur zu oft mit der Heilung des Problems, obwohl sie nur kurzfristig lindernd wirken und nebenbei ein falsches Gefühl der Sicherheit erzeugen, das die Betroffenen davon abhalten kann, sich um wirklich heilende Maßnahmen zu bemühen.

Physiotherapie ist zwar manchmal nützlich, bewirkt aber in vielen anderen Fällen entweder nichts oder wirkt sogar schädigend. Eine »aggressive Physiotherapie« wird bei Schultersteife sehr oft versucht und klingt nach einer besonders starken und wirksamen Behandlungsmaßnahme. In Wahrheit ist dies eine Art Code für aggressives Dehnen, was eher eine Verzweiflungsmaßnahme ist, zu der man Zuflucht nimmt, wenn konventionellere Behandlungsmaßnahmen sich als unwirksam erwiesen haben. Wie bereits im vorigen Kapitel erläutert, sollte man mit dem Dehnen bei Schulterproblemen grundsätzlich sehr zurückhaltend sein, weil es die hochempfindlichen Muskeln und Sehnen der Rotatorenmanschette schädigen kann.

Auf dem Gebiet der chirurgischen Eingriffe hat die moderne Medizin besonders große Erfolge vorzuweisen, und außerdem ist dies in Verbindung mit einer guten und differenzierten Diagnose der Bereich, den Mediziner am besten beherrschen. Wenn Ihre Schulter eine physische Verletzung erlitten hat, beispielsweise in Form eines Knochenbruchs oder eines Muskel-, Sehnen- oder Bänderrisses, ist ein chirurgischer Eingriff wohl nicht zu vermeiden. Und wenn solch eine Behandlung gut verläuft, ist das wunderbar. Allerdings sollten Sie wissen, daß erstaunlich viele Ärzte zugeben, daß Operationen, wie sie häufig bei Schultersteife und anderen Schulterproblemen durchgeführt werden, in vielen Fällen gar nicht notwendig sind (Arroyo & Flatow 1999, 36f.).

Niemand will bestreiten, daß die moderne Medizin im besten Fall wahre Wunder vollbringen kann und daß sie ganz generell das Vertrauen der Öffentlichkeit und das hohe Ansehen, das sie erlangt hat, verdient. Insbesondere die Schulterchirurgie hat sich zu einer hohen Kunst entwickelt, und die heutigen Ärzte sind zweifellos besser ausgebildet als jemals vorher. Die Behandlungsmethoden sind grundsätzlich sehr ausgereift und sind, von kompetenten Ärzten angewandt, gewöhnlich auch erfolgreich. Doch sind Fehlschläge bei der Schulterchirurgie vorprogrammiert, wenn Chirurgen eine unzureichende oder gar keine Ausbildung für dieses Spezialgebiet erhalten haben. Chirurgische Eingriffe bei Schulterproblemen werden mittlerweile so nachdrücklich befürwortet und sind so populär geworden, daß sich viele Betroffene zu einem solchen Eingriff bereiterklären, obwohl dieser nicht notwendig wäre.

Nach Ansicht vieler Ärzte können Zerrungen an der Rotatorenmanschette, Schleimbeutelentzündungen und Adhäsionen im Schultergelenk bei adäquater nicht-operativer Behandlung oft von selbst heilen. Ärzte mit ethisch korrekter Haltung empfehlen ihren Schulterpatienten gewöhnlich, drei bis sechs Monate lang eine konservative Behandlung auszuprobieren, bevor sie ihnen eine Operation oder kostspielige Untersuchungen wie CT-Scans oder MRIs empfehlen. Es ist sehr bedauerlich, daß so wenigen Ärzten klar ist, daß eine konservative Schulterbehandlung wesentlich effektiver sein könnte, wenn die übliche Phyiotherapie durch eine Triggerpunkttherapie ergänzt würde.

Läßt der Arzt bei der Suche nach den Ursachen von Schmerzen und Funktionseinschränkungen der Schulter die Bedeutung von Triggerpunkten und Myofaszialschmerzen unberücksichtigt, kann die medizinische Behandlung unnötig riskant, langwierig, teuer und unwirksam sein. Fast immer gehen Ärzte von der Annahme aus, daß die Ursache von Schulterschmerzen und Schultersteife im komplexen Gewebe des Schultergelenks zu suchen ist, weshalb sich ihre Aufmerksamkeit ausschließlich auf das Gelenk konzentriert. Nur selten kommen Ärzte auf den Gedanken, daß myofasziale Triggerpunkte, die die Funktionsfähigkeit der Schulter beeinflussen, die Ursache vieler in diesem Bereich auftretender Probleme sein können. Deshalb bezeichnen die meisten Ärzte Schulterprobleme wie das der Schultersteife immer noch als »rätselhaft«, was sie definitiv nicht mehr sind, seit Janet Travell und David Simons sich so eingehend mit der Thematik befaßt haben (Simons, Travell & Simons 1999/2002, S. 577–579, 642–645).

Die medizinische Diagnose von Schulterproblemen

Viele der Geheimnisse und Rätsel bezüglich der Ursachen von Schulterproblemen lassen sich durch das Phänomen der Triggerpunkte erklären. Doch selbst die neuesten medizinischen Lehrbücher erwähnen den Myofaszialschmerz und die Triggerpunkte oft nicht einmal. Und wenn sie erwähnt werden, widmet man ihnen meist nicht mehr als zwei oder drei Absätze, die bestenfalls oberflächliche Kenntnis dokumentieren und manchmal regelrecht irreführend sind. In Anbetracht dessen schließen Medizinstudenten ihr Studium in der Regel auch heute noch ab, ohne über eine der wichtigsten Ursachen von Schmerzen und Bewegungsbeeinträchtigungen ausreichend informiert zu sein. Und sofern sie nicht selbst die Initiative ergriffen und sich autodidaktisch mit Myofaszialschmerzen befaßt haben, kann ihr mangelndes Wissen über diesen Bereich es ihnen unmöglich machen, eine schmerzende Schulter richtig zu diagnostizieren.

Doch abgesehen davon ist eine medizinische Diagnose grundsätzlich sehr aufschlußreich, sofern es um die Untersuchung auf schwerwiegende Erkrankungen innerer Organe wie Herz, Gallenblase oder Lunge geht, von denen bekannt ist, daß sie Schmerzen in den Schulterbereich ausstrahlen. Der wichtigste Grund für die Einschaltung eines Arztes ist, das Vorliegen solcher inneren Probleme auszuschließen oder sie zu erkennen, bevor sie zuviel Schaden angerichtet haben. Wenn Ihre Triggerpunkte sich als besonders hartnäckig erweisen oder wenn sie nach einer Behandlung und Auflösung sofort wieder auftreten, ohne daß Sie etwas getan hätten, was sie hätte verstärken können, ist es sicher sinnvoll festzustellen, ob Erkrankungen innerer Organen vorliegen.

Innere Krankheiten, die sich auf die Schultern auswirken können

Zu den Organen, die Schmerzen im Schulterbereich verursachen können, zählen Lunge, Herz, Leber, Bauchspeicheldrüse, Gallenblase, Nieren, Magen, Grimmdarm und Dickdarm. Aber auch das Zwerchfell, die Speiseröhre und die Aorta können Schmerzen in die Schulter ausstrahlen (Gray 2004, 365–376). Andere mögliche Ursachen von Schulterschmerzen sind systemische Krankheiten wie Gicht, Syphilis, Gonorrhoe, Sichelzellenanämie, Bluterkrankheit, Rheuma und metastasierender Krebs. Konkrete Krankheiten, die in der Schulter Schmerzen verursachen können, sind Angina pectoris, Herzbeutelentzündung, Aortenaneurysma, Brustkrebs, Tumore in der Wirbelsäule, Zwerchfellbruch, Milzruptur, Magengeschwüre, Infektionen im oberen Teil des Harntrakts, Lungenkrebs, Lungentuberkulose, Pneumothorax, Tuberkulose und schließlich Pancoast-Tumor, wenn dieser das Armnervengeflecht beeinträchtigt, das Schulter und Arm versorgt (Cappel *et al.* 2001, 78f.).

Lassen Sie sich von dieser Liste albtraumhafter Möglichkeiten nicht die Nachtruhe rauben, denn keine von ihnen ist auch nur annähernd so häufig die Ursache von Schulterschmerzen wie myofasziale Triggerpunkte. Trotzdem ist es wichtig, daß Ihnen die Existenz solcher anderer Möglichkeiten bewußt ist, denn sich über längere Zeit an die Vorstellung zu klammern, daß Triggerpunkte die Ursache Ihrer Probleme sind, und darüber etwas anderes, wesentlich Schwerwiegendes zu übersehen und unbehandelt zu lassen, ist sicher auch nicht der Sinn der Sache.

Nervenverletzungen, die sich auf die Schulter auswirken

Schulterschmerzen können durch Nerven im Bereich des Halses und der Schultern verursacht werden, die durch unabsichtliche Überdehnung, Kompression oder Gewalteinwirkung verletzt worden sind. Die versehentliche Schädigung von Nerven während eines chirurgischen Eingriffs ist eine weitere leider gar nicht so selten vorliegende Ursache (Jensen & Rockwood 1997, 116–121). Um festzustellen, ob Nervenschädigungen ein Problem verursachen, muß eine elektrophysiologische Untersuchung durchgeführt werden. Doch selbst wenn Nerven einen Schaden erlitten haben, brauchen sie in der Regel nicht behandelt zu werden, weil das Nervengewebe in einem Muskel sich im Laufe der Zeit sehr gut regeneriert. Falls die Symptome einer Nervenverletzung länger als sechs Monate bestehen bleiben und dauerhaft die Lebensqualität des Betroffenen beeinträchtigen, wird oft ein chirurgischer

Eingriff versucht. Doch sind solche Operationen sehr unterschiedlich erfolgreich, und manchmal führen sie zu schweren Komplikationen oder gar zum Tode (Kozin 1999, 847–880).

Triggerpunkte in bestimmten Schultermuskeln können auf Nerven drücken, die durch sie hindurch oder in ihrer Nähe verlaufen. Wenn eine Nervenverletzung oder ein Nervenengpaß Schulterschmerzen verursacht, aber nicht sachkundig diagnostiziert wurde, werden die Symptome möglicherweise falsch gedeutet und irrigerweise als Störung im Schultergelenk behandelt, beispielsweise als Impingement-Syndrom oder als Rotatorenmanschettenruptur. Eine sachkundige Diagnose und Behandlung der verursachenden Triggerpunkte kann bei den meisten Schulterproblemen infolge von Nervenkompression die Genesungszeit verkürzen und außerdem unnötiges Leiden infolge dysfunktionaler medizinischer Behandlungen sowie negative Behandlungsresultate verhindern (Simons, Travell & Simons 1999/2002, S. 592).

Die medizinische Untersuchung der Schulter

Ärzte nutzen vier Methoden, um sich über den Zustand einer Schulter zu informieren: die visuelle Einschätzung, die Palpatation (Abtasten), Bewegungstests und Imagingverfahren wie Röntgenaufnahmen, Ultraschalluntersuchungen, CT-Scans und MRI-Scans. Den Ursprungsort und die Intensität von Schmerzen eindeutig festzustellen ist sehr wichtig, aber nur auf der Grundlage Ihrer verbalen Berichte und Ihrer Körpersprache feststellbar. Eines der Grundprobleme in der Medizin ist, daß ein außenstehender Beobachter die Schmerzen eines Patienten nicht direkt wahrnehmen oder messen kann.

Ärzte, die Myofaszialschmerzen diagnostizieren und behandeln, kommen dem Verständnis der Schmerzen eines Patienten ein wenig näher, weil sie die Untersuchungsmethode des manuellen Abtastens durch die manuelle Suche nach Triggerpunkten ergänzen. Es ist äußerst nützlich, wenn Sie Ihren Finger direkt auf die Stelle legen können, wo der Schmerz entsteht. Hingegen können unzutreffende Schlußfolgerungen über einen schmerzenden Bereich entwickelt werden, wenn der Arzt nicht weiß, was Triggerpunkte sind, oder wenn er sich entschlossen hat, nicht an ihre Existenz zu glauben. Wenn ein eigensinniger, aber schlecht informierter Professor in der Ärzteausbildung die Triggerpunktlehre herabwürdigt, kann dadurch das Denken eines jungen Arztes während seines ganzen weiteren Lebens beeinflußt werden. So läuft ein völlig neuer Zweig der Medizin Gefahr, komplett ausgeblendet zu werden, obwohl er möglicherweise in der Lage wäre, einige die Schulter betreffende Geheimnisse aufzuklären.

Visuelle Einschätzung und Abtasten

Viele wertvolle Informationen lassen sich durch systematische Untersuchung des äußeren Erscheinungsbildes der Schulter gewinnen. Zunächst schaut sich der Untersuchende die allgemeine Haltung des Patienten an, wobei er besonders auf die Symmetrie der beiden Schultern achtet. Die Schulter, an der die Probleme auftreten, wird sowohl in Front- als auch in Rückansicht mit der gesunden verglichen und auf Unterschiede hinsichtlich ihrer Höhe, Kontur und Haltung begutachtet.

Eine Verdickung oder Vergrößerung der Vorder- oder Rückseite der Schulter kann auf eine Dislokation des Glenohumeralgelenks (Kugelgelenks) hinweisen, zu der es durch eine Verletzung der Rotatorenmanschette oder der Pfannenlippe kommen kann (Wirth, Orfaly & Rockwood 2001, 109, 147–149). Man sollte wissen, daß eine Dislokation der Schulter durch Triggerpunkte verursacht und perpetuiert werden kann, wenn diese das Kräfteverhältnis der Rotatorenmuskeln stören. Andererseits kann die Belastung, die mit einer Dislokation verbunden ist, die Entstehung von Triggerpunkten fördern. Wenn ein Schultergelenk instabil ist, ist die Kondition der Schultermuskulatur von großer Bedeutung, und man sollte stets überprüfen, ob irgendwo in diesem Bereich Triggerpunkte bestehen (Simons, Travell & Simons 1999/2002, S. 577–579).

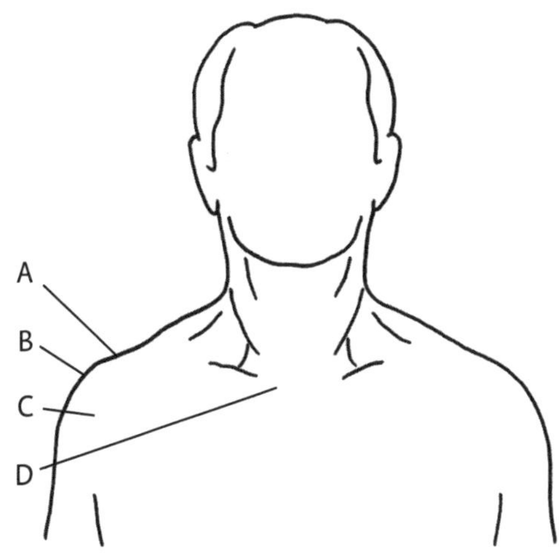

Abb. 10.1 Vorderansicht bei der Schulteruntersuchung mit Markierungen potentiell problematischer Bereiche; Details im Text

Ein Arzt überprüft im Rahmen seiner Untersuchung auch, ob es Anzeichen für eine Vergrößerung des *Akromioklavikulargelenks* gibt, das sich oben auf der Schulter befindet (Abb. 10.1, Buchstabe A). Wenn Druck auf diesen Bereich Schmerzen verursacht, kann dies auf eine Verstauchung, eine Sprengung des Schultergelenks, eine Dislokation oder einen arthritischen Auswuchs hinweisen (Wirth, Orfaly & Rockwood 2001, 109). Eine schmerzempfindliche knochige Beule kann ein zuverlässiges Anzeichen für ein echtes Gelenkproblem sein; doch bloßer Schmerz kann auch von einem Trapezius-Triggerpunkt stammen, der hinter dem Gelenk liegt. Ein Trauma oder eine Erkrankung des Akromioklavikulargelenks sollten nicht die einzigen Diagnosen sein, die einem Arzt dazu einfallen (Simons, Travell & Simons 1999/2002, S. 295–298).

Der Diagnostiker sucht auch nach Druckempfindlichkeit im Bereich der *Bursa subacromialis* (Abb. 10.1, Buchstabe B). Wenn Druck auf diese Stelle Schmerzen hervorruft, kommt der untersuchende Arzt möglicherweise vorschnell zu einer Diagnose wie Bursitis oder Rotatorenmanschettenruptur (Wirth, Orfaly & Rockwood 2001, 110). Beides kann tatsächlich vorliegen, aber man sollte auch wissen, daß an der gleichen Stelle oft ein extrem druckempfindlicher Insertionstriggerpunkt im Obergrätenmuskel gefunden wird (Simons, Travell & Simons 1999/2002, S. 571).

Aus schulmedizinischer Sicht basiert Druckempfindlichkeit der Bizepssehne an der Vertiefung auf der Vorderseite des Humeruskopfs (Abb. 10.1, Buchstabe C) auf einer Entzündung der Bizepssehne (Wirth, Orfaly & Rockwood 2001, 110). Natürlich kann die Bizepssehne in extremen Situationen eine Entzündung entwickeln und anschwellen, doch Druckempfindlichkeit auf der Vorderseite der Schulter ist in den meisten Fällen nichts Schwerwiegenderes als ein Triggerpunkt im vorderen Teil des Deltamuskels, der die Bizepssehne bedeckt. Außerdem kann es sich um eine von Triggerpunkten im Bizeps oder im Untergrätenmuskel übertragene Druckempfindlichkeit handeln (Simons, Travell & Simons 1999/2002, S. 554f., 580).

Druckempfindlichkeit und ein knochiger Vorsprung direkt neben der Oberseite des Brustbeins können auf eine Dislokation des Sternoklavikulargelenks hinweisen (Abb. 10.1, Buchstabe D). Es ist unwahrscheinlich, daß an dieser Stelle ein Triggerpunkt oder myofaszialer Übertragungsschmerz auftreten, doch eine Dislokation des Sternoklavikulargelenks kann bewirken, daß sich im Kopfwender, Unterschlüsselbeinmuskel und großen Brustmuskel Triggerpunkte bilden. Damit müßte man sich auseinandersetzen, wenn nach der Reduzierung der Dislokation das Gelenk instabil würde. Eine Fraktur des Schlüsselbeins könnte sich im gleichen Bereich negativ bemerkbar machen (Chaitow & DeLany 2000, 298).

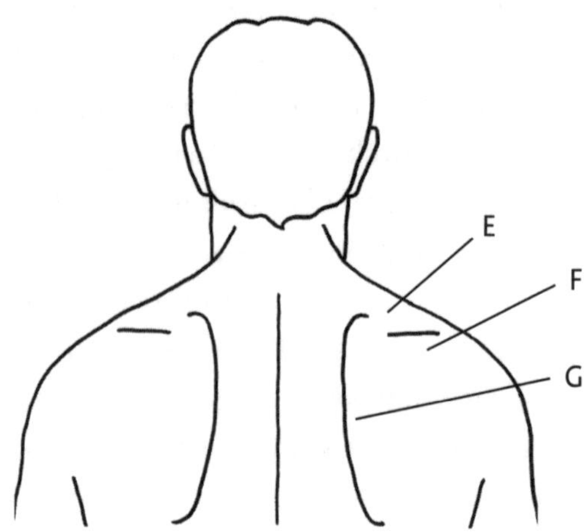

Abb. 10.2 Rückansicht zwecks Untersuchung der Schulter. In der Zeichnung sind Bereiche markiert, in denen Probleme auftreten können; Details im Text nebenan.

Wenn der Bereich des Trapezius, Deltamuskels, Obergrätenmuskels oder Untergrätenmuskels eingefallen wirkt, ist dies ein Grund zur Besorgnis (Abb. 10.2, E und F), weil es ein Zeichen für eine Atrophie infolge von Inaktivität nach einer Nervenverletzung oder einer Zerrung der Rotatorenmanschette sein kann (Wirth, Orfaly & Rockwood 2001, 109f.; Cappel *et al.* 2001, 81f.). Triggerpunkte sind gewöhnlich nicht die Ursache für Muskelatrophie, außer in seltenen Fällen, in denen sie wegen chronischer Schmerzen für eine längerfristige Inaktivität verantwortlich sind (Mense & Simons 2001, 214).

Vorragen des Innenrandes des Schulterblatts (Abb. 10.2, Buchstabe G) kann auf eine Schwäche im vorderen Sägemuskel hinweisen, die manchmal durch eine Lähmung infolge einer Nervenverletzung auftreten kann (Wirth, Orfaly & Rockwood 2001, 112). Liegt eine Situation dieser Art definitiv nicht vor, vermuten Ärzte oft, daß eine solche Schwäche auf altersbedingte Inaktivität zurückzuführen sei und verschreiben eine kräftigende Physiotherapie. Tatsächlich sind in der Regel Triggerpunkte, die den vorderen Sägemuskel schwächen und den kleinen Brustmuskel verkürzen, die Ursache von Flügelschultern, und in diesem Fall ist Körpertraining nicht ratsam, und eine konventionelle Physiotherapie kann die Triggerpunkte noch verschlimmern (Simons, Travell & Simons 1999/2002, S. 900f., 946f.).

Kraft- und Bewegungstests

Es gibt mehr als 60 Arten von Kraft- und Bewegungstests, die man für die systematische Einschätzung und Evaluation der Schulter nutzen kann (Cappel *et al.* 2001, 76). Leider sind diese Tests weniger zuverlässig, wenn die Bewegungsfähigkeit des Arms und die Kontraktionsfähigkeit der Muskeln durch Myofaszialschmerz beeinträchtigt werden (Wirth, Orfaly & Rockwood 2001, 107).

Viele Ärzte und Physiotherapeuten bestätigen die Unzuverlässigkeit der Kraft- und Bewegungstests, bleiben aber trotzdem bei der Auffassung, daß dies die besten verfügbaren nicht-invasiven Untersuchungsmöglichkeiten seien. Deshalb werden die Tests weiterhin benutzt, und auf dieser Grundlage werden weiterhin Schlüsse gezogen (Cappel *et al.* 2001, 92f.). Bedauerlicherweise sind sich viele Praktiker nicht darüber im klaren, daß Triggerpunkte die primäre Ursache für Muskelschwäche und Einschränkungen der Beweglichkeit sein können. Außerdem können Triggerpunkte bei häufig benutzten Tests für sechs der verbreitetsten Schulterprobleme eine unerkannte Ursache für falsche positive Diagnosen sein, nämlich bei Arthritis, Tendinitis, Bursitis, adhäsiver Kapsulitis, Impingement-Syndrom und Verletzungen der Rotatorenmanschette (Simons, Travell & Simons 1999, 577–579). Ein Blick darauf, wie Triggerpunkte sich auf bestimmte Tests auswirken könnten, könnte zur Aufklärung dieses Problems beitragen und eventuell Diagnosen akkurater machen.

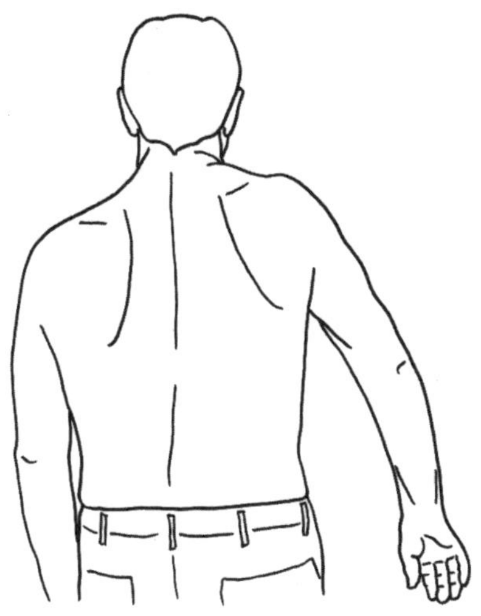

Abb. 10.3 Das *Shrug-sign*: Anheben der Schulter, um den Arm zu heben

Beweglichkeitstests

Wenn der Untersuchende Ihren Bewegungsbereich testet, indem er Sie auffordert, den Arm so hoch wie möglich emporzustrecken, und Sie müssen die Schulter heben, um den Arm emporheben zu können, zeigen Sie das sogenannte *Shrug-sign* (siehe Abb. 10.3). Dazu kommt es, wenn Sie den Trapezius oben auf der Schulter kontrahieren und sich dann zur anderen Seite lehnen. Ärzte führen diese Reaktion häufig auf eine Verletzung der Rotatorenmanschette oder eine adhäsive Kapsulitis zurück und verschreiben dann eine dieser Einschätzung entsprechende Behandlung (Wirth, Orfaly & Rockwood 2001, 142). Verletzungen der Rotatorenmanschette kommen zwar tatsächlich vor, aber auch Schmerz, der durch Triggerpunkte im Obergrätenmuskel, im unteren Trapeziusteil und im Deltamuskel entsteht, kann bewirken, daß Sie den Arm nicht gern erheben und dies deshalb durch Anheben der Schulter zu umgehen versuchen (Simons, Travell & Simons 1999/2002, S. 574, 638).

Die *Apley-Scratch-Tests*, die von A. Graham Apley, einem britischen Orthopäden, entwickelt wurden, ermöglichen es, rasch die Einschränkungen von drei grundlegenden Armbewegungen festzustellen, die eine maximale Innen- und Außenrotation sowie die Adduktion des Arms erfordern (Abb. 10.4, 10.5 und 10.6). Diese Tests sind im Grunde lächerlich, weil Triggerpunkte in den Rotatorenmuskeln es fast unmöglich machen können, sich auf die drei getesteten Arten auf dem Rücken zu

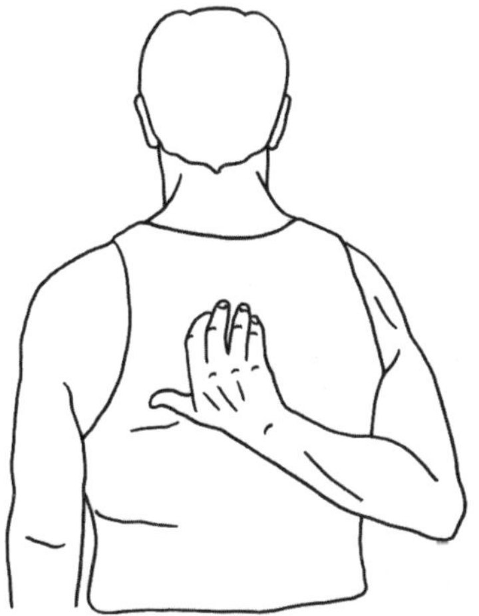

Abb. 10.4 *Apley's Scratch-Test* für die Untersuchung der Innenrotation

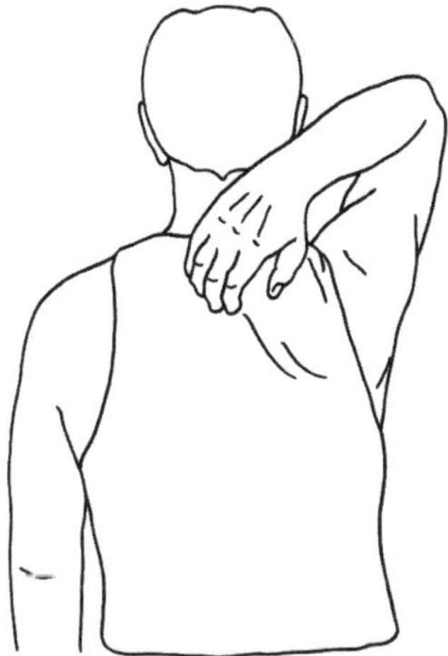

Abb. 10.5 *Apley's Scratch-Test* für die Untersuchung der Außenrotation

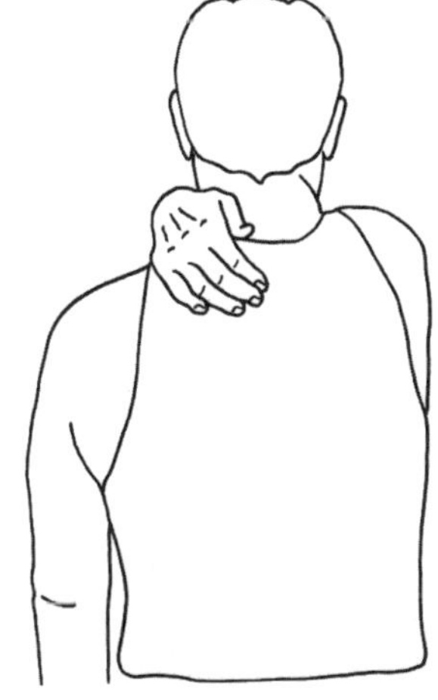

Abb. 10.6 *Apley's Scratch-Test* für die Untersuchung der über den Rumpf hinweg greifenden Adduktion

kratzen. Trotzdem wird aus der Unfähigkeit, sich auf dem Rücken zu kratzen, per Schnelldiagnose abgeleitet, daß Sie an adhäsiver Kapsulitis, Arthritis, Sehnenentzündung, Schleimbeutelentzündung, Impingement-Syndrom oder einer Entzündung oder Verletzung der Rotatorenmanschette leiden, und auf dieser Einschätzung basierend verschreibt man Ihnen dann ein entzündungshemmendes Medikament und Physiotherapie (Wirth, Orfaly & Rockwood 2001, 111–113).

Alle diese diagnostizierten Störungen, die mit der Schulter zusammenhängen, kommen tatsächlich vor, aber es könnte auch sein, daß in Ihrem Fall keine von ihnen korrekt ist. Die Apley-Tests sind nicht besonders nützlich, wenn man eine spezifische Diagnose wünscht, sofern man nicht weiß, welche Rolle Triggerpunkte bei Einschränkungen der Beweglichkeit spielen können. Andere Möglichkeiten die Beweglichkeit zu untersuchen, weisen den gleichen Makel auf.

Triggerpunkte in jedem der vier Rotatorenmuskeln können es erschweren, den Arm nach innen zu drehen, um ihn hinter dem Rücken hochzustrecken (Abb. 10.4). Die Außenrotation, die Ihnen ermöglicht, den Rücken von oben zu erreichen, wird durch Triggerpunkte im Unterschulterblattmuskel und im großen Brustmuskel behindert (Abb. 10.5). Wenn bei Ihnen Triggerpunkte im Untergrätenmuskel, im kleinen oder großen Rundmuskel, im Trizeps oder im breiten Rückenmuskel bestehen, können Sie nicht von der anderen Körperseite her über Ihren Rücken greifen (Abb. 10.6). In allen geschilderten Fällen sind wahrscheinlich auch Triggerpunkte in anderen Muskeln des Schulterkomplexes im Spiel. Bei solchen Einschränkungen der Beweglichkeit ist eine Triggerpunktmassage wahrscheinlich eine wesentlich bessere und wirksamere Therapie als Schmerzmittel, entzündungshemmende Mittel, chirurgische Eingriffe oder Dehnprogramme.

Impingement-Tests

Beim *Neer-Impingement-Test* erhebt der Untersuchende den Arm des Patienten, um Schmerzen im Schultergelenk zu erkennen, weil zwischen dem Humeruskopf und der Unterseite der Schulterhöhe kompressive Kräfte wirken (Abb. 10.7). Da Sie die Bewegung nicht selbst ausführen, kontrahieren

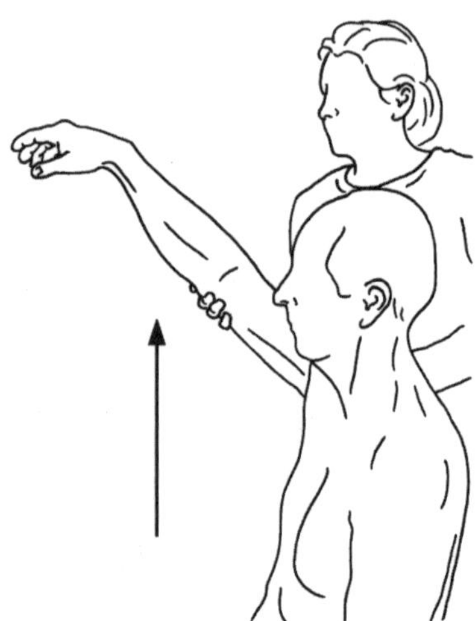

Abb. 10.7 *Neer-Impingement-Test*. Die linke Hand des Untersuchenden hält die Schulter unten.

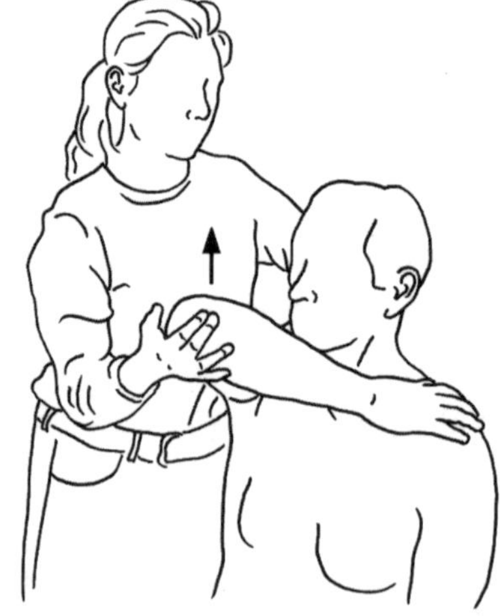

Abb. 10.8 *Yocum's-Impingement-Test*. Um eine maximale Innenrotation zu ermöglichen, drücken Sie am Ellbogen aufwärts, während Sie gleichzeitig auf der Schulter abwärts drücken.

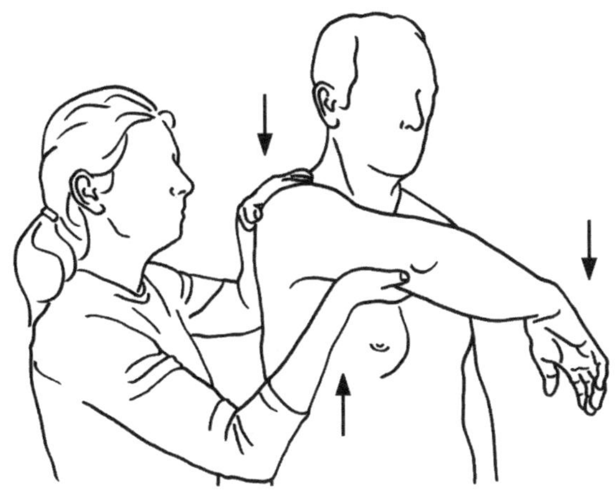

Abb. 10.9 *Hawkins-Impingement-Test.* Der Untersuchende hebt den Ellbogen an, woraufhin der Patient den Arm nach innen dreht.

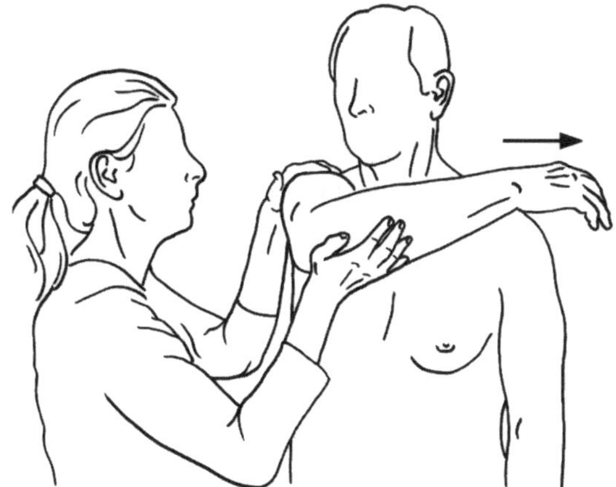

Abb. 10.10 *Cross-Body-Adduction-Test* für Impingement des Akromioklavikulargelenks

die Schultermuskeln nicht. *Yocum's-Impingement-Test* und *Hawkins-Impingement-Test* erreichen von anderen Positionen des Unterarms aus das gleiche (Abb. 10.8 und 10.9). Jeder durch diesen Test verursachte Schmerz soll eine Verletzung der Rotatorenmanschette oder eine starke Kompression der *Bursa subacromialis* und anderer Gewebe anzeigen (Wirth, Orfaly & Rochwood 2001, 113; Donatelli *et al.* 2004, 115f.). All diesen Tests wird zwar eine hohe Reliabilität und Validität nachgesagt, aber sie alle versetzen den Arm in eine fast maximale Innenrotation, wodurch der Untergrätenmuskel maximal gedehnt wird. Triggerpunkte in diesem Muskel reagieren, indem sie einen scharf stechenden Schmerz zur Vorderseite der Schulter übertragen. Dies kann einen Arzt zu dem Irrtum veranlassen, es liege ein schwerwiegendes Gelenkproblem vor, obwohl es sich in Wahrheit um myofaszialen Übertragungsschmerz handelt.

Der *Horizontaladduktionstest* (*Cross-Body-Adduction-Test*), auch *Cross-over-Impingement-Test* genannt, setzt das Akromioklavikulargelenk unter Druck (Abb. 10.10). Ein scharfer Schmerz in diesem Gelenk, das sich oben auf der Schulter befindet, kann die Verstauchung oder Zerrung einer Sehne oder Arthritis anzeigen (Wirth, Orfaly & Rockwood 2001, 113; Cappel *et al.* 2001, 98). Doch in dieser Position wird auch der Untergrätenmuskel gedehnt und der große Brustmuskel verkürzt, was jeweils Schmerz in die Schulter ausstrahlen kann – und damit würde der Test aufgrund falscher Positivergebnisse unbrauchbar, es sei denn, Sie selbst als Getesteter und der Tester geben sich sehr genau Rechenschaft über die exakte Position der Schmerzen (Simons, Travell & Simons, 1999/2002, S. 589f.).

Tests für die Diagnose von Verletzungen der Rotatorenmanschette

Der *Drop-Arm-Test* dient dazu festzustellen, ob eine vollständige Ruptur der Rotatorenmanschette vorliegt (Abb. 10.11). Der Untersuchende erhebt den Arm des Untersuchten etwas höher als im Winkel von 90 Grad vom Körper und läßt dann los. Dann senkt der Untersuchende den Arm des Patienten langsam. Weil die Hebelkraft des Deltamuskels in dieser Position nicht groß ist, kann er den Arm nicht allein emporhalten, sondern braucht Hilfe vom Obergrätenmuskel. Wenn Ihr Arm sich dem Winkel von 90 Grad nähert und plötzlich unkontrollierbar fällt, kann ein Riß in der Sehne des Obergrätenmuskels vorliegen, der es dem Muskel unmöglich macht, das Gewicht des Arms zu halten (Donatelli *et al.* 2004, 115f.). Dieser Test könnte das Vorliegen eines ernsten Problems anzeigen – sofern man außer Acht läßt, daß Triggerpunkte den gleichen Effekt hervorrufen können.

Der *Supraspinatus-Isolationstest*, der wegen der Handhaltung dabei oft auch »Leere-Dosen-Test« genannt wird, ist dem Drop-Arm-Test sehr ähnlich, wenn man davon absieht, daß der Untersuchende in diesem Fall den Arm des Untersuchten nach unten drückt, und der Untersuchte den Arm oben zu halten versucht (Abb. 10.12). Dies soll eine Möglichkeit sein, die Kraft des Obergrätenmuskels zu messen, weil das Ergebnis von einem bestimmten Riß in seiner Sehne abhängen könnte (Donatelli *et al.* 2004, 117; Cappel *et al.* 2001, 99). Allerdings können aktive Triggerpunkte im Obergrätenmuskel und im Deltamuskel beide Muskeln erheblich schwächen, was bei Ausführung des Tests zu ähnlich unerträglichen Schmerzen führen kann (Simons, Travell & Simons 1999/2002, S. 120).

Der *Außenrotationstest* vergleicht die Außenrotation der erkrankten Schulter mit derjenigen der gesunden (Abb. 10.13). Wenn der Arm sich nicht vollständig zur Seite bewegen kann, wird dies als Anzeichen für eine Schwächung des Untergrätenmuskels und des kleinen Rundmuskels angesehen und möglicherweise auch für eine starke Läsion in der Rotatorenmanschette, insbesondere der Sehne des Untergrätenmuskels (Gerber 1999, 82f.; Wirth, Orfaly & Rockwood 2001, 111). Auch das *Außenrotations-Lag-Zeichen* ist ein Test für die Stärke des Untergrätenmuskels und die Unversehrtheit seiner Sehne, aber klarer zu erkennen (Abb. 10.14). Der Untersuchende zieht den Arm des Untersuchten in die fast maximale Außenrotation. Dann wird der Untersuchte aufgefordert, den Arm in dieser Position zu halten, woraufhin der Untersuchende das Handgelenk los läßt, den Arm aber weiter am Ellbogen festhält. Der Test zeigt angeblich zweifelsfrei eine Läsion der Sehne des Untergrätenmuskels an, wenn der Arm wieder zur Körpermitte zurückschnellt (Donatelli *et al.* 2004, 120f.). Mit Hilfe dieser Tests ließen sich tatsächlich Muskelschwächen und Läsionen im Bereich der Rotatorenmanschette feststellen, aber auch das Zusammenwirken von Triggerpunkten im Untergrätenmuskel und Unterschulterblattmuskel macht es schwierig,

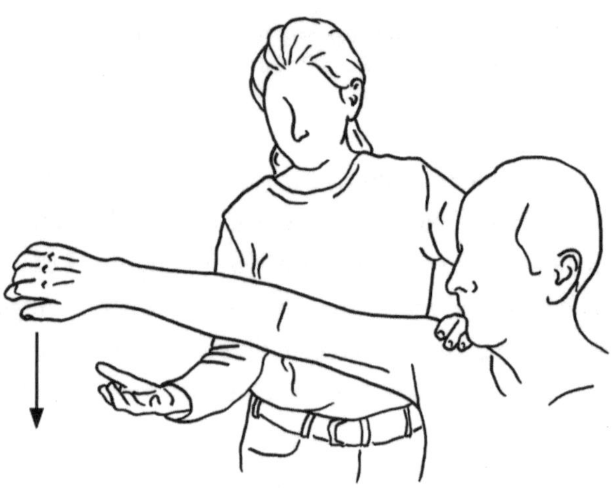

Abb. 10.11 *Drop-Arm-Test.* Der Patient senkt langsam den Arm, damit festgestellt werden kann, ob dieser infolge einer Verletzung der Rotatorenmanschette an irgendeinem Punkt herabfällt.

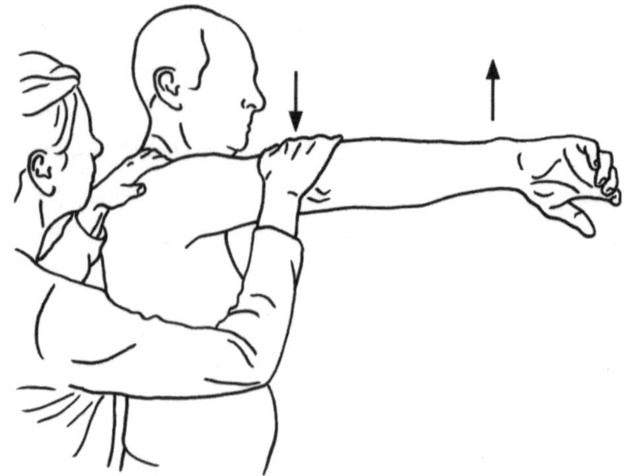

Abb. 10.12 *Supraspinatus-Isolationstest* zur Messung der Muskelkraft. Der Untersuchende zieht den Arm abwärts, während der Patient dem Zug Widerstand leistet.

den Arm in die vollständige Außenrotation zu versetzen und ihn in dieser Position zu halten (Simons, Travell & Simons 1999/2002, S. 635–638).

Der *Lift-off-Test* nach Gerber soll es ermöglichen, Schwächen im Unterschulterblattmuskel und speziell Läsionen in der Sehne dieses Muskels zu erkennen (Abb. 10.15). Der Untersuchende legt die Hand des Untersuchten auf dessen Kreuz und zieht die Hand dann von dort in eine Position, in der der Untersuchte sie zu halten versuchen soll. Wenn der Untersuchte in der Lage ist, die Hand in einem gewissen Abstand vom Rücken zu halten, drückt der Untersuchende gegen die Hand, und der Untersuchte versucht, sich diesem Druck zu widersetzen. Ist der Unterschulterblattmuskel normal, kann er die Hand des Untersuchten in dieser Position halten. Gibt die Hand hingegen nach, weist dies auf eine Schwächung des Unterschulterblattmuskels hin (Wirth, Orfaly & Rockwood 2001, 112; Donatelli *et al.* 2004, 119). Auch hier gilt, daß die gleichen Wirkungen auch durch Triggerpunkte im Obergrätenmuskel, Untergrätenmuskel und Unterschulterblattmuskel hervorgerufen werden können, was den Test für eine zweifelsfreie Diagnose einer Läsion im Bereich der Rotatorenmanschette ungeeignet macht (Simons, Travell & Simons 1999/2002, S. 575, 590, 635).

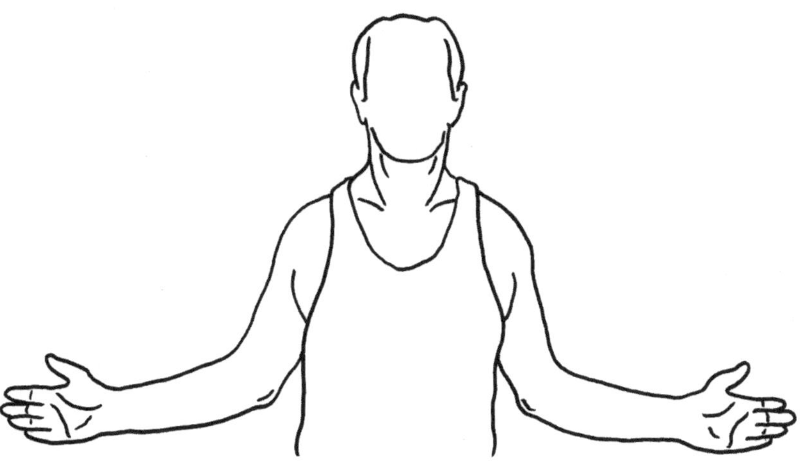

Abb. 10.13 Außenrotationstest durch Vergleich des Bewegungsbereichs der beeinträchtigten und der gesunden Schulter

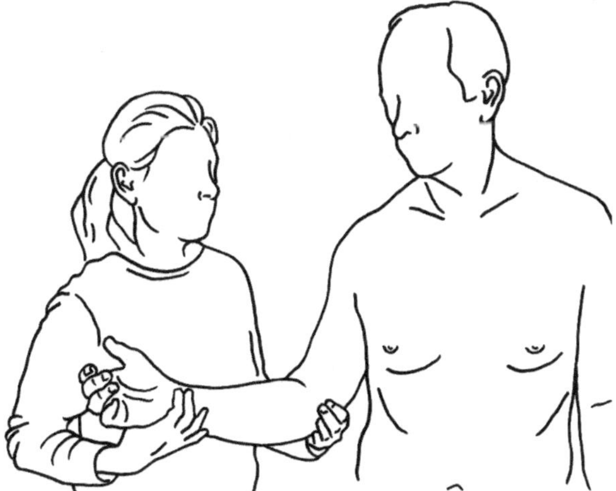

Abb. 10.14 *Außenrotations-Lag-Zeichen* zur Prüfung der Stärke des Untergrätenmuskels und des eventuellen Vorliegens einer Läsion in seiner Sehne. Der Untersuchende zieht den Arm in die Außenrotation, und der Untersuchte bemüht sich dann, ihn in dieser Position zu halten.

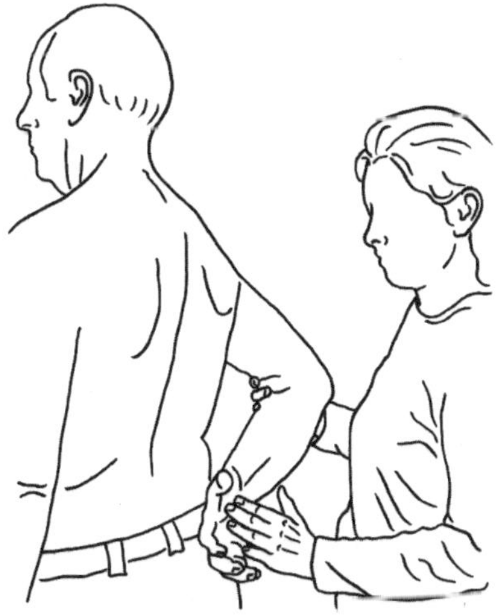

Abb. 10.15 *Lift-off-Test* nach Gerber zur Prüfung der Stärke des Unterschulterblattmuskels und des eventuellen Vorliegens einer Läsion seiner Sehne

Mit dem *Bauchdrucktest* kann man den Unterschulterblattmuskel testen, wenn es für den Patienten zu schmerzhaft ist, den Arm hinter den Rücken zu führen (Abb. 10.16). Man preßt dabei mit beiden Händen auf den Bauch und bringt die Ellbogen auf der gleichen Ebene nach vorn. Dadurch werden die beiden Arme fast in maximale Innenrotation versetzt. Tritt ein Ellbogen nicht ausreichend vor, zeigt das eine Schwächung des Unterschulterblattmuskels auf der betreffenden Seite an (Williams 1999, 112). Doch die Einschränkung der Beweglichkeit kann auch auf Triggerpunkte im Untergrätenmuskel hindeuten, die eine vollständige Innenrotation verhindern, und Triggerpunkte im Unterschulterblattmuskel können die Ursache der Schwächung dieses Muskels sein.

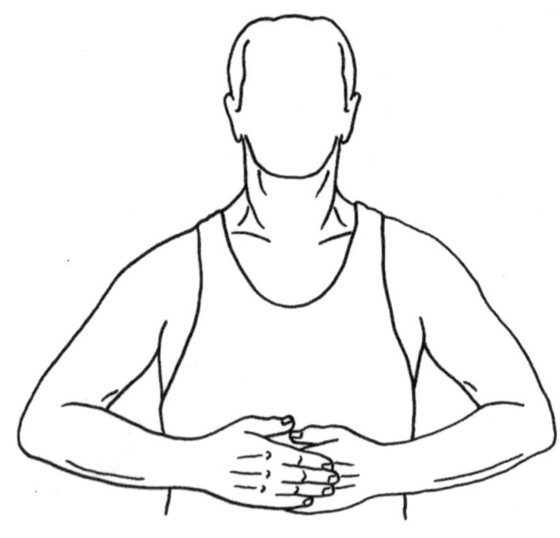

Abb. 10.16 *Bauchdrucktest* zum Vergleich der Innenrotation beider Arme

Instabilitätstests

Das Kugelgelenk der Schulter kann durch Sportverletzungen, Autounfälle und Stürze ausgerenkt oder gezerrt werden. Solche Vorfälle können vor allem bei älteren Menschen zu Schultersteife führen. Eine teilweise Dislokation der Schulter kann lange bestehen, ohne bemerkt zu werden. Instabilitätstests sind deshalb wichtig, weil durch Dislokationen der Schulter das Bindegewebe auf der Vorder- und Rückseite des Gelenks verletzt werden kann (Cappel *et al.* 2001, 102f.).

Dislokationen und Teildislokationen können die Rotatorenmanschette belasten oder zerren und die Gelenkpfanne schädigen, wenn die das Gelenk umgebende Gelenkkapsel gedehnt und die Pfannenlippe gezerrt wird (Abb. 10.17). Eine Dislokation des Gelenks nach vorn *(anterior)* kann zu einer *Bankart-Läsion*, einem Abriß des unteren Randes der Gelenkpfanne, führen. Zu wiederholten anterioren Dislokationen kommt es in einer instabilen Schulter, wenn der Arm erhoben und in die Außenrotation versetzt wird. Bei Vorliegen einer *posterioren* (rückwärtigen) *Dislokation* ist es unmöglich, den Arm in die Außenrotation zu versetzen. Sobald die Gelenkkapsel beschädigt oder gezerrt ist, springt der Humeruskopf leicht aus der Gelenkpfanne heraus. Ärzte stellen mit Hilfe des *Sulkus-Tests* fest, ob die Laxität im Gelenk zu stark ist. Bei diesem Test zieht der Untersuchende den Arm abwärts und tastet gleichzeitig nach dem Sulkus, der Furche unter der Schulterhöhe, um festzustellen, ob der Humeruskopf sich stark nach unten bewegt hat (Abb. 10.18). Zur Stärkung der Rotatorenmuskeln und insbesondere des Unterschulterblattmuskels wird gewöhnlich Physiotherapie empfohlen. Dislokationen, die immer wieder auftreten, machen eventuell eine chirurgische Rekonstruktion der Pfannenlippe und der Gelenkkapsel erforderlich (Wirth, Orfaly & Rosewood 2001, 147–150).

Verkürzung des Unterschulterblattmuskels und unausgewogene Muskelstärke, die durch Triggerpunkte hervorgerufen wird, tragen zur Teildislokation des Humeruskopfs bei. Demnach können Triggerpunkte eine Teildislokation des Kugelgelenks aufrechterhalten. Eine chronische Teildislokation nach vorn und oben könnte die Hauptursache für die Entstehung des Impingement-Syndroms sein,

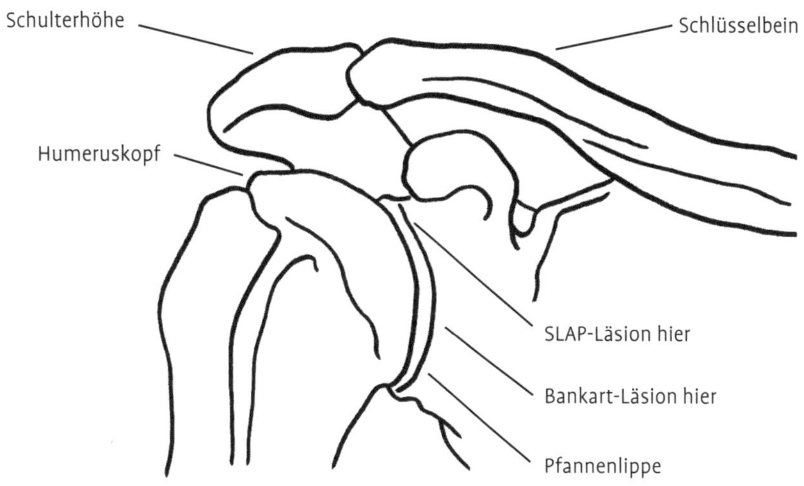

Abb. 10.17 Verletzungen der Gelenkpfannenlippe

das seinerseits vermutlich die Ursache der meisten Beschädigungen der Rotatorenmuskeln ist; dies gilt insbesondere für die am häufigsten beschädigte Sehne des Obergrätenmuskels (Simons, Travell & Simons 1999/2002, S. 577f.).

Der *Apprehension-Test* untersucht die Schulter auf vordere Instabilität (Abb. 10.19). Der Untersuchende versetzt den Arm des Untersuchten in die Außenrotation, wobei der Oberarm einen Winkel von 90 Grad zum Rumpf hat und der Ellbogen gebeugt ist. Diese Bewegung zieht die Schulter bei Instabilität aus ihrer korrekten Position. Der instinktive Versuch, eine weitere Bewegung zu verhindern, und der Ausdruck von Furcht in dieser Situation werden *Apprehension-Sign* (Wirth, Orfaly & Rockwood 2001, 114) genannt. Die Zuverlässigkeit dieses Tests wird durch den eventuellen starken Schmerz beeinträchtigt, den Sie bei dieser Armhaltung möglicherweise empfinden, falls bei Ihnen

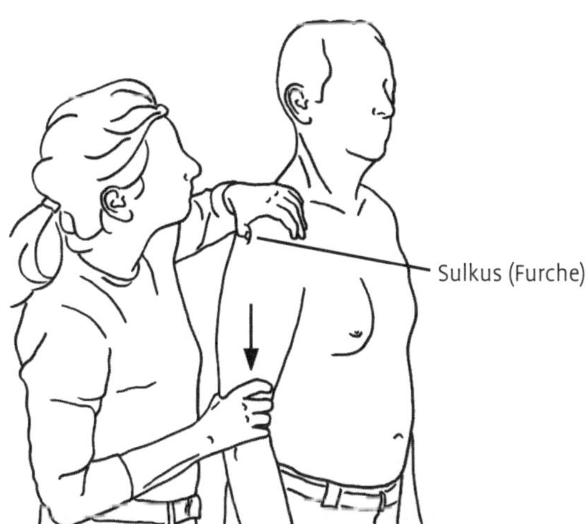

Abb. 10.18 Der *Sulkus-Test* prüft die Laxität (bzw. die Breite des Spalts) zwischen Schulterhöhe und Humeruskopf.

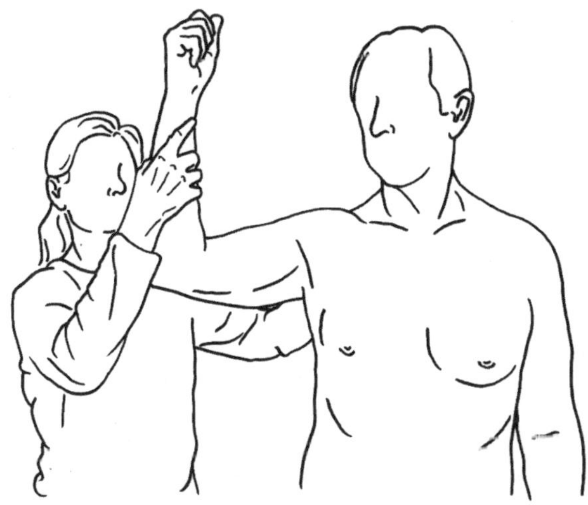

Abb. 10.19 *Apprehension-Test.* Der Untersuchende zieht den Arm in die maximale Außenrotation, um zu prüfen, ob eine vordere Instabilität der Schulter vorliegt.

Schultersteife besteht und sich in Ihrem Unterschulterblattmuskel extrem aktive Triggerpunkte befinden.

Beim *Load-and-Shift-Test* wird der Humeruskopf in der Gelenkpfanne aktiv vor, zurück und abwärts bewegt, um festzustellen, ob eine übermäßig starke Bewegung stattfindet (Abb. 10.20). Die Vorwärts- oder Rückwärtsbewegung kann die Schulter dislozieren, wenn das Gelenk zu instabil ist. Wenn diese Instabilität nicht völlig offensichtlich ist, ist der Test recht subjektiv und verläßt sich weitgehend auf die Erfahrung und Sachkunde des Untersuchenden. Merkwürdigerweise sind einige Forscher der Auffassung, daß zwischen einer normal beweglichen und einer chronisch instabilen Schulter, die chirurgisch operiert werden muß, hinsichtlich der Laxität kaum ein Unterschied besteht (Donatelli *et al.* 2004, 109; Cappel *et al.* 2001, 91, 103–105).

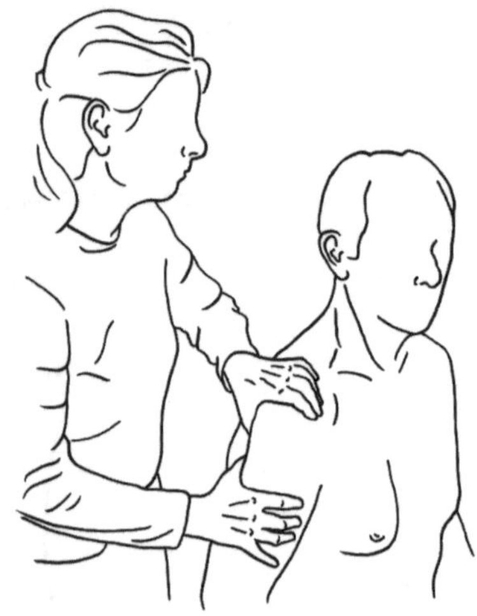

Abb. 10.20 *Load-and-Shift-Test.* Die linke Hand des Untersuchenden hält die Schulter fest, während die rechte Hand den Humerus vor und zurück bewegt.

Tests auf Verletzungen der Gelenkpfannenlippe

Der *Crank-Test,* auch *Kompressions-Rotations-Test* genannt, wird benutzt, um festzustellen, ob eine Läsion am vorderen Teil der Pfannenlippe oder eine Bankart-Läsion vorliegt (siehe Abb. 10.17 und 10.21). Der Untersuchende wendet Kraft auf den Ellbogen in Richtung des Schultergelenks an und bewegt den Arm dann in einem Kreis, als handle es sich um eine Kurbel (*to crank* = »kurbeln«). Ein schmerzhaftes Arretierungsgefühl deutet auf eine Schädigung des Randes der Pfannenlippe hin. Diese Art von Verletzung ist der häufigste Grund für sich wiederholende Schulterdislokationen.

Ein ähnlicher Vorgang, der *Clunk-Test,* kann ebenfalls helfen herauszufinden, ob sich die (bzw. ein Teil der) Pfannenlippe von der Gelenkpfanne gelöst hat. Der Untersuchende drückt in diesem Fall den Humeruskopf in die Gelenkpfanne und bewegt den Arm unterdessen im Kreis (Abb. 10.22). Ein Zeichen für das Vorliegen der Verletzung sind Schmerzen und ein schnappendes Geräusch (Donatelli *et al.* 2004, 111; Cappel *et al.* 2001, 100f.). Bei Schultersteife ist allerdings in der Regel weder der Crank- noch der Clunk-Test möglich, weil sich der Arm gar nicht in die für die Tests erforderliche Position versetzen läßt.

Der *Bizeps-load-Test* dient dazu, eine SLAP-Läsion *(superior labrum anterior-to-posterior tear)* zu identifizieren, wobei es sich um eine Ablösung sowohl der Pfannenlippe als auch der Bizepssehne entlang des Randes der Gelenkpfanne handelt. Der Untersuchende hält Handgelenk und Ellbogen des Untersuchten, während letzterer seinen Bizeps gegen Widerstand kontrahiert (Abb. 10.23). Der Test bestätigt das Vorliegen des Problems, wenn der Untersuchte

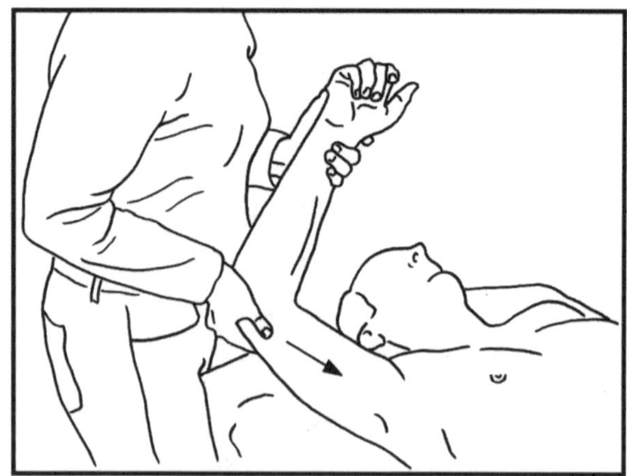

Abb. 10.21 *Crank-Test* zur Diagnose einer Läsion am vorderen Teil der Pfannenlippe. Dazu wird auf den Ellbogen Druck ausgeübt und der Arm gleichzeitig wie eine Kurbel *(cranking)* gedreht.

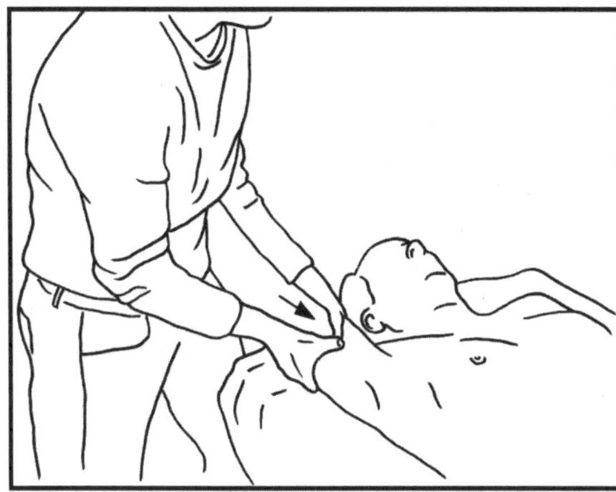

Abb. 10.22 *Clunk-Test* zur Diagnose einer Bankart-Läsion. Der Humeruskopf wird in die Gelenkpfanne gedrückt, während der Arm im Kreis bewegt wird.

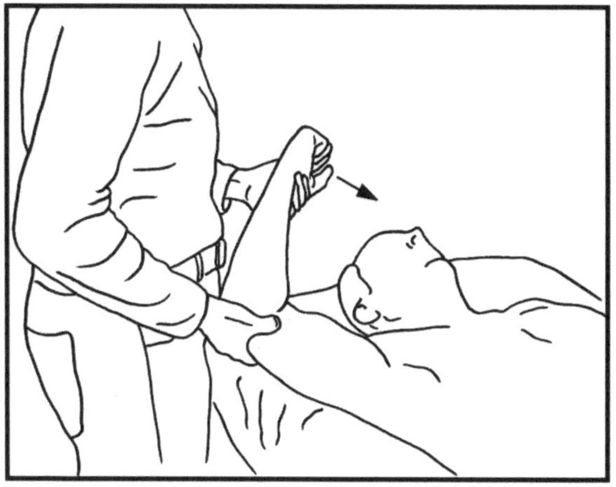

Abb. 10.23 Der *Bizeps-load-Test* (zur Diagnose einer SLAP-Läsion) verursacht Schmerzen, wenn der Bizeps gegen Widerstand kontrahiert wird.

dabei tief im Gelenk Schmerzen spürt. Eine SLAP-Läsion kann die Ursache eines mit Schmerzen verbundenen Schnappens und Knackens im Gelenk sein (Donatelli *et al.* 2004, 112–114). Aufgrund der Armhaltung bei diesem Test können Triggerpunkte im Unterschulterblattmuskel für einen gewissen Prozentsatz falscher Positivergebnisse verantwortlich sein.

Tests auf Nervenkompressionssyndrome

Wenn Nervenwurzeln der Halswirbelsäule durch arthritische Sporne oder Bandscheibenvorfälle im Halsbereich abgeklemmt werden, können Übertragungsschmerzen im Nacken, im Oberrücken, im oberen Teil des Brustkorbs und in den Schultern auftreten (Abb. 10.24). In solchen Fällen spricht man umgangssprachlich von einem »eingeklemmten Nerv« im Nacken. Der dadurch verursachte Schmerz, der sich in Form eines dumpfen Drucks, eines Brennens oder eines scharfen und »elektrischen« Schmerzes manifestieren kann, ähnelt dem Übertragungsschmerz, der manchmal von Triggerpunkten in den Rippenhaltern ausgeht. Eine Kompression einer Halsnervenwurzel kann ebenfalls Taubheitsempfindungen, Kribbeln und Schwächeempfindungen in den Armen und Händen verursachen, so wie sie auch durch Triggerpunkte in den Rippenhaltern verursacht werden können. Da die Symptome, die sowohl durch die Rippenhalter als auch durch Druck auf Nervenwurzeln in der Halswirbelsäule erzeugt werden können, oft in sehr ähnlichen Bereichen auftreten, sind Tests erforderlich, die zwischen beiden Ursachen unterscheiden können. Ein Unterschied ist beispielsweise, daß Triggerpunkte in

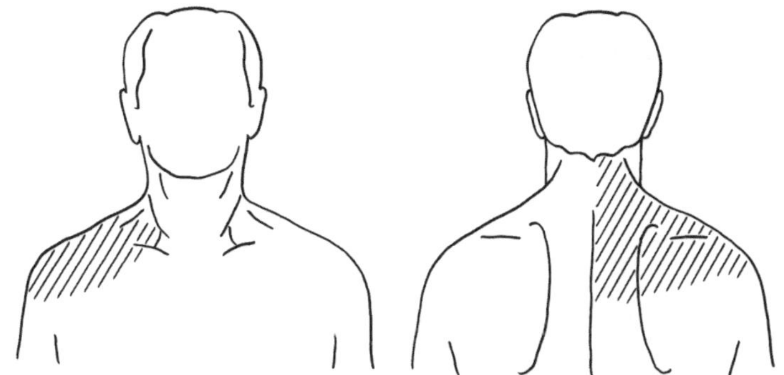

Abb. 10.24 Kombiniertes Übertragungsschmerzmuster, verursacht durch Nervenwurzeln der Halswirbel C5, C6, C7 und C8, wenn diese durch einen rechtsseitigen Bandscheibenvorfall zusammengedrückt werden.

den Rippenhaltern oft die Hände anschwellen lassen, was bei einem durch Bandscheiben verursachten Problem nicht der Fall ist. Beide Ursachen können Schmerzen erzeugen, durch die Satellitentriggerpunkte in den Schultermuskeln entstehen und die letztlich zur Schultersteife führen.

Durch den *Spurling-Test* läßt sich oft klären, ob Schulterschmerzen durch Druck auf Nerven verursacht werden. Bei diesem Test lehnt der Untersuchte den Kopf zurück und dreht und kippt ihn in Richtung der schmerzenden Schulter, während der Untersuchende von oben auf den Kopf des Untersuchten abwärts gerichteten Druck ausübt (Abb. 10.25). Dadurch wird die eventuell betroffene Bandscheibe zusätzlich belastet, was den Schmerz und die neurologischen Symptome reproduziert oder verstärkt, wenn die Bandscheibe tatsächlich der Übeltäter ist. Ein kundiger Arzt kann bei diesem Test durch Versetzen des Kopfes in verschiedene Positionen selektiv an verschiedenen Stellen der Halswirbelsäule eine Reaktion provozieren (Snider *et al.* 2001, 533–542). Der Spurling-Test ist zwar sehr gut, aber leider auch nicht »narrensicher«. Befindet sich der Kopf nämlich in bestimmten Positionen, können dadurch Schmerzen provoziert werden, die auf Triggerpunkten in den Rippenhaltern beruhen, was Ärzte, denen die potentiell myofasziale Verursachung der Symptome unbekannt ist, zu falschen Schlüssen verleiten kann (Simons, Travell & Simons 1999/2002, S. 535–548).

Die Resultate des Spurling-Tests lassen sich durch den *Distraktionstest (cervical decompression test)* erhärten. Der Untersuchende zieht dabei den Kopf des Untersuchten vorsichtig nach oben, um den auf den Halswirbeln lastenden Druck zu verringern (Abb. 10.26). Wenn dies die Schulterschmerzen verringert, so ist wahrscheinlich der von einer Bandscheibe verursachte Druck auf einen Nerv die Ursache des Problems (Chaitow & DeLany 2000, 173). Wenn die Distraktion den Schmerz nicht beseitigt oder sogar noch verschlimmert, könnten durch das Anheben des Kopfes die Rippenhalter zu stark gedehnt und ihre Triggerpunkte dazu veranlaßt werden, im Bereich der Schulter, des Oberrückens oder der Brust einen stechenden Schmerz zu verursachen. Ein aufmerksamer Arzt ist sich über diese Gefahr im klaren und führt deshalb eventuell Tests auf das eventuelle Vorliegen eines Engpaß-Syndroms hin (zusammenfassender Terminus: *Thoracic-outlet-Syndrom* – TOS) durch.

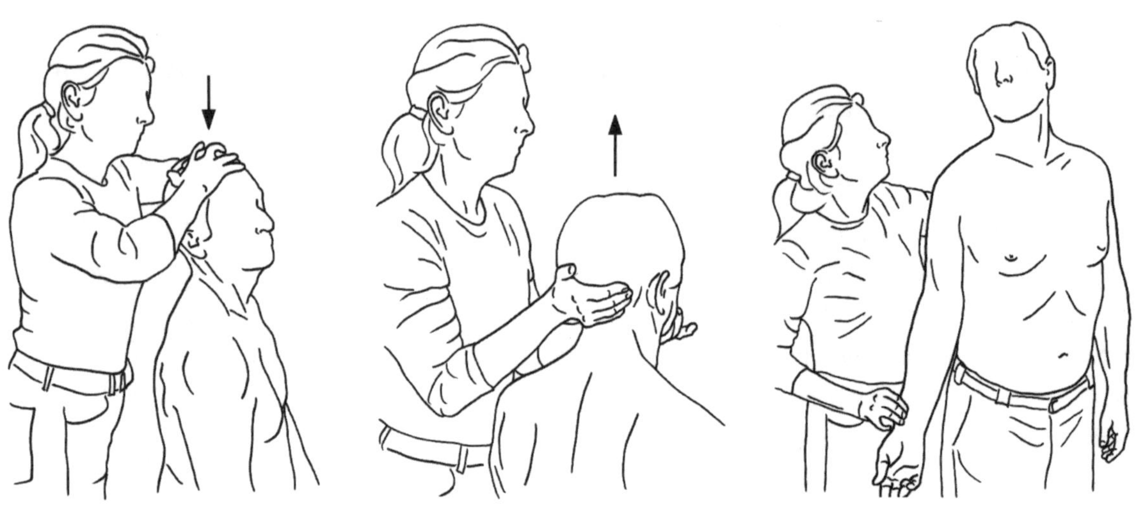

Abb. 10.25 *Spurling-Test*

Abb. 10.26 *Distraktionstest*

Abb. 10.27 *Adson-Test* auf Unterdrückung des Pulses infolge einer Anspannung der Rippenhalter

Engpaß-Syndrom-Tests

Das Engpaß-Syndrom wird auch Skalenus-Syndrom genannt, sofern eine Beteiligung der Rippenhalter als erwiesen gelten kann. Wie bereits in Kapitel 5 erläutert, können Symptome, die in den Schultern, Armen und Händen auftreten, durch Druck auf das neurovaskuläre Bündel verursacht werden, das zwischen der ersten Rippe und dem Schlüsselbein verläuft. Sind die Rippenhalter durch Triggerpunkte verkürzt, kann dies die Ursache des Problems sein, weil sie die oberste Rippe emporziehen. Wenn Ärzte myofaszialen Triggerpunkten nicht die ihnen tatsächlich zukommende Bedeutung zugestehen, verlegen sie sich häufig darauf, nach einer zusätzlichen oberen Rippe oder einer anderen anatomischen Abnormität an der Vorderseite des Halses zu suchen. Zur strukturellen Diagnose des Engpaß-Syndroms dienen verschiedene klinische Tests, obwohl erwiesen ist, daß deren Anteil an falschen Positivbefunden bei bis zu 50 Prozent liegt (Cappel *et al.* 2001, 93f.).

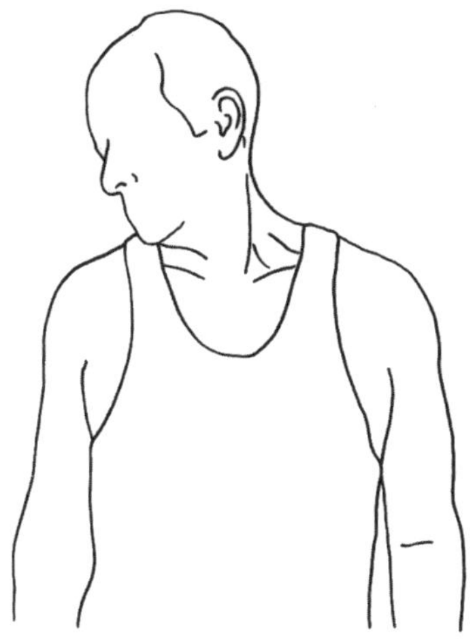

Abb. 10.28 *Skalenus-Krampftest* zur Symptomverstärkung

Der *Adson-Test* wird am häufigsten für diesen Zweck benutzt (Abb. 10.27). Der Untersuchende nimmt dem Untersuchten am Handgelenk den Puls ab, um feststellen zu können, ob dieser nicht mehr spürbar ist, wenn die Rippenhalter durch verschiedene Positionsänderungen des Kopfes und des Arms belastet werden. In der auf unserer Abbildung dargestellten Position würden Arm und Kopf tendenziell die Schlüsselbeinarterie abdrücken, die den Arm versorgt. Nach traditioneller schulmedizinischer Auffassung wiese dies auf ein Hindernis in Form einer anatomischen Besonderheit hin, das auch tatsächlich manchmal vorliegt (Apley & Solomon 1997, 48). In den meisten Fällen jedoch verursachen Triggerpunkte in den Rippenhaltern dieses Verschwinden des Pulses. Verkürzungen der Rippenhalter können durch folgende Tests diagnostiziert werden.

Der *Skalenus-Krampftest* vermag die durch Triggerpunkte in den Rippenhaltern hervorgerufenen Symptome zu reproduzieren oder zu verstärken. Dazu muß der Untersuchte den Kopf so weit wie möglich in Richtung der Seite, auf der die Symptome auftreten, drehen und versuchen, die Schulter mit dem Kopf zu berühren (Abb. 10.28). Diese Bewegung führt zu einer maximalen Verkürzung der Rippenhalter und veranlaßt die Triggerpunkte so dazu, die Schmerzübertragung zu verstärken. Wenn Sie allerdings ohnehin schon starke Schmerzen haben, provoziert dieser Test möglicherweise keine deutlich andere Schmerzqualität (Simons, Travell & Simons 1999/2002, S. 542f.).

Mit Hilfe des *Skalenus-Entlastungstests* läßt sich das Resultat des Krampftests bestätigen. Wenn Sie Ihren Arm über den Kopf heben, erheben Sie damit indirekt auch das Schlüsselbein und entfernen es von der ersten Rippe, wodurch der Druck von den Armnerven weggenommen und der Schmerz aufgehoben wird

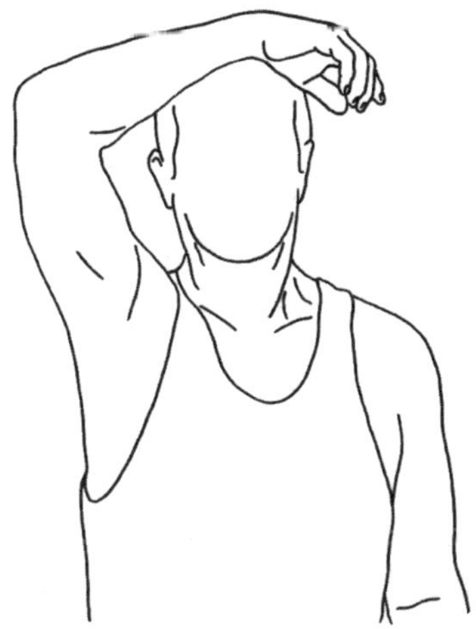

Abb. 10.29 *Skalenus-Entlastungstest* zur Linderung von Symptomen

(Abb. 10.29). Der Test weist auf das Vorliegen des Engpaß-Syndroms und auf die Beteiligung der Rippenhalter bei dessen Entstehung hin, wenn die Symptome abnehmen oder völlig verschwinden (Simons, Travell & Simons 1999/2002, S. 543). Natürlich läßt sich dieser Test nicht durchführen, wenn Sie unter Schultersteife leiden und deshalb den Arm nicht heben können. Ein wesentlich direkterer und zuverlässigerer Test besteht einfach darin, die Rippenhalter auf Triggerpunkte abzusuchen, was man sehr schnell durch Fingerdruck bewerkstelligen kann, ohne daß man den Kopf oder Arm des Untersuchten bewegen muß. So wird die Durchführung spezieller Tests für das Engpaß-Syndrom überflüssig.

Untersuchungen mit bildgebenden Verfahren

Viele Patienten sind ungehalten und enttäuscht, wenn ihr Arzt kostspielige technische Tests und eine ebenso teure Behandlung anordnet, ohne eine einzige manuelle Untersuchung durchgeführt zu haben. Manchen Ärzten bereitet es offenbar Unbehagen, Patienten physisch zu untersuchen, oder sie glauben, sie hätten zu wenig Zeit dazu. Einige Ärzte geben zu, daß die physische Diagnose eine aussterbende Kunst ist, hauptsächlich weil technische Verfahren sie verdrängt haben und die Medizinstudenten in ihrer Ausbildung nicht mehr die Muße haben, um die Kunst der Diagnose durch Abtasten zu erlernen (Apley & Solomon 1997, VII).

Tatsächlich vermögen Röntgenaufnahmen, Ultraschall, MRI- und CT-Scans physische und strukturelle Abnormitäten zu erkennen, die der visuellen und manuellen Untersuchung eines Arztes verborgen bleiben. Doch die genannten technischen Möglichkeiten sind in ihrer Fähigkeit, physische oder strukturelle Probleme zu erkennen, keineswegs perfekt, und sie können dem Arzt ganz sicher nicht Auskunft darüber geben, warum eine Abnormität existiert und wodurch sie entstanden ist. Oft fallen Labortests negativ aus und MRI- und CT-Scans zeigen nichts an, obwohl der Patient unter schweren Symptomen leidet. Dem Arzt bleibt dann keine andere Möglichkeit, als zu raten, und ihm fällt oft nichts anderes ein, als ein anderes Medikament auszuprobieren oder eine weitere Serie physiotherapeutischer Behandlungen zu verschreiben. Und was noch schlimmer ist: Wenn die Maschinen keine Antwort finden, stempelt Ihr Arzt oder Ihre Krankenversicherung Sie möglicherweise als »Psychosomatiker« oder Simulant ab. Einige Ärzte haben sich angewöhnt, alle unerklärlichen Symptome einer Fibromyalgie zuzuschreiben und ihre Patienten damit praktisch für unheilbar zu erklären.

Die Arthroskopie (Gelenkspiegelung) ist die zuverlässigste Methode zur Diagnose von Impingement, Läsionen der Rotatorenmanschette, Läsionen der Pfannenlippe, Schädigungen der Gelenkkapsel und Arthritis. Bei einer Arthroskopie führt der Arzt eine winzige Kamera in die Schulter des Patienten ein, um eventuell vorliegende Abnormitäten zu erkennen. Es handelt sich hier um ein sogenanntes minimalinvasives Verfahren, und die Genesungszeit nach einem solchen Eingriff ist sehr kurz, sofern keine korrigierenden Maßnahmen durchgeführt werden. Und falls Korrekturen erforderlich sind, die mit Hilfe der Arthroskopie durchgeführt werden können, so geschieht dies in Verbindung mit der Untersuchung.

Trotz erstaunlicher technischer Möglichkeiten vermag weder die Arthroskopie noch eines der übrigen bildgebenden Verfahren eine Abnormität zu erkennen, wenn Triggerpunkte die Ursache des bestehenden Schulterproblems sind. Bei der Diagnose von Myofaszialschmerzen sind sie alle völlig nutzlos, und genau deshalb sind einige Schulterprobleme für die Schulmedizin so »rätselhaft«. Die These des vorliegenden Buches lautet, daß in wesentlich geringerem Maße die Notwendigkeit bestünde, die unglaublich kostspieligen Imaging-Verfahren anzuwenden, wenn man zunächst eine Untersuchung auf Triggerpunkte durchführen und diese behandeln würde, und daß dies die medizinische Behandlung insgesamt deutlich kostengünstiger machen würde.

Die schulmedizinische Behandlung der Schulter

Die traditionelle Medizin sieht Schulterschmerzen und Dysfunktionen der Schulter hauptsächlich als Folge von Verletzungen des Schultergelenks oder entsprechender degenerativer Prozesse an. Weil Ärzte beim Entwickeln einer Diagnose nur selten auf die Existenz von Triggerpunkten eingehen, werden diese in der anschließenden Behandlung oder bei der Verordnung und Durchführung physiotherapeutischer Maßnahmen auch nur selten berücksichtigt. Das ist deshalb so, weil nur wenige medizinische Ausbildungen Kurse über die Diagnose und Behandlung von Myofaszialschmerzen umfassen und weil es für praktizierende Ärzte nur wenige entsprechende Fortbildungsangebote gibt (Simons, Travell & Simons 1999/2002, S. 577f., 642–645).

Medizinische Lehrbücher über Schmerzen und andere Probleme, die die Schulter betreffen, fangen gerade erst an, auf Triggerpunkte und Myofaszialschmerz aufmerksam zu werden. Die wenigen Absätze zu diesen Themen, die man darin findet, sind in der Regel kurzgefaßte Zusammenfassungen der Erkenntnisse von Travell und Simons und für die Praxis von keinerlei Wert. Mittlerweile tauchen auch immer mehr Berichte über Untersuchungen zum Myofaszialschmerz in medizinischen Fachzeitschriften auf, die sich allerdings meist sehr stark auf Detailprobleme konzentrieren. Hingegen zeigen Forscher bisher kaum Interesse daran, Neuentwicklungen im Bereich manueller Behandlungsmöglichkeiten systematisch zu untersuchen.

Die relativ kleine Zahl von Ärzten, die Triggerpunkte behandeln, haben sich ihre Kenntnisse hauptsächlich autodidaktisch und mit Hilfe des *Handbuchs der Muskel-Triggerpunkte* angeeignet. Doch weil sie innerhalb der Ärzteschaft eine so kleine Minderheit sind, werden Schulterprobleme in den meisten Fällen weiterhin ausschließlich durch chirurgische Eingriffe, Steroidinjektionen, verschreibungspflichtige Medikamente und Physiotherapie behandelt. Natürlich hat die Schulmedizin auch in der Schulterbehandlung Fortschritte gemacht, aber dabei handelt es sich häufig nur um »mehr vom gleichen« – in Form neuer Schmerzmittel und neuer chirurgischer Techniken. Neue Schmerzmittel bringen nur zu oft auch neue Gefahren mit sich, und an den Ursachen bestehender Probleme ändern sie im Grunde nie etwas. Hingegen hat sich die Schulterchirurgie zu einer hohen Kunst entwickelt, die mittlerweile häufiger erfolgreich ist als nicht.

Die entscheidende Frage bezüglich solcher chirurgischer Eingriffe lautet, ob sie wirklich notwendig sind und ob die Fähigkeiten des behandelnden Chirurgen wirklich ausreichen oder ob sie im Mittelmaß verharren. Es gibt zwar großartige chirurgische Erfolge, aber leider auch sehr schlechte Behandlungsergebnisse, und manchen Patienten geht es nach einem chirurgischen Eingriff deutlich schlechter als vorher. Bevor man sich auf einen operativen Eingriff einläßt, sollte man sich in jedem Fall einmal gründlich mit den verschiedenen schulmedizinischen Diagnosen von Schulterproblemen, den speziell auf sie zielenden Behandlungsmethoden und mit den damit einhergehenden Gefahren beschäftigen.

Der erste Schritt, den ein Arzt tut, wenn er sich mit Ihrem Schulterproblem befaßt, ist, eine Diagnose zu stellen. Auf dieser Grundlage empfiehlt er Ihnen dann ein Medikament, einen chirurgischen Eingriff oder eine andere medizinische Behandlung. Im weiteren Verlauf dieses Kapitels werden die häufigsten Diagnosen von Schulterproblemen und jeweils empfohlenen Behandlungen erläutert.

Entzündung

Wahrscheinlich suchen Sie nicht wegen Steifheitsempfindungen in der Schulter oder weil Ihnen die Einschränkung Ihrer Beweglichkeit Unbehagen bereitet, einen Arzt auf, sondern weil Sie Schmerzen haben. Nun übermitteln Schmerzen zwar eine wichtige Botschaft, aber andererseits teilen sie nur selten mit, was die Botschaft genau beinhaltet. Und der Arzt weiß es leider meist auch nicht.

Wenn Ihr Hausarzt bei Ihnen eine Routineuntersuchung wegen Schulterschmerzen durchführt, kommt er meist zu einer Ad-hoc-Diagnose wie *Arthritis*, *Tendinitis* oder *Bursitis*. Dies sind die Namen für die Entzündung eines Gelenks, einer Sehne und eines Schleimbeutels. Die Feststellung, daß in Ihrer Schulter eine Entzündung bestehe, ist tatsächlich eine »Diagnose von der Stange«, die auf keinem anderen Indiz basiert als Ihrer Äußerung, daß Sie Schmerzen in der Schulter haben. Wird das Symptom daraufhin einer Entzündung zugeschrieben, als wären Entzündung und Schmerz ein und dasselbe, ist das typisch für eine oberflächliche Diagnose. Entzündungen können natürlich Schmerzen verursachen, aber Schmerzen treten häufig auch auf, wenn keine Entzündung vorliegt. Myofasziale Triggerpunkte, die häufigste Ursache von Schulterschmerzen und Schultersteife, treten nur sehr selten in Verbindung mit einer Entzündung auf.

Definitionsgemäß ist eine Entzündung an vier Symptomen zu erkennen: Schmerzen, Wärmeentwicklung, Rötung und Schwellungen. Schmerzen allein sind also kein ausreichendes Kriterium für das Vorliegen einer Entzündung. Insgesamt stellen die vier definierenden Symptome von Entzündungen eine Heilungsreaktion auf Verletzungen oder Krankheiten dar. Wenn Sie keine verstärkte Wärme im Bereich Ihrer Schulter feststellen können und Sie auch weder Rötungen noch Schwellungen entdecken, gibt es keinen Grund, das Problem Entzündung zu nennen. Und selbst wenn wirklich in einem Teil Ihrer Schulter eine Entzündung besteht, enthebt das Ihren Arzt nicht der Notwendigkeit, nach deren Ursache zu suchen, statt nur die Entzündungssymptome zu behandeln.

Nachdem Sie nun über Myofaszialschmerz informiert worden sind, nehmen Sie wahrscheinlich an, daß die Probleme, die Sie mit Ihrer Schulter haben, eher durch die Muskeln als durch Gelenke, Senken oder Schleimbeutel verursacht werden. Und es ist sicher nicht völlig von der Hand zu weisen, wenn man annimmt, daß ein Arzt, der eine Entzündung diagnostiziert, einfach nichts über Triggerpunkte weiß und deshalb vermutlich nicht in der Lage ist, Ihr Problem zu lösen. Das Beste, was Sie von ihm erhalten können, ist eine Routinebehandlung inklusive der Medikamente, die Schulmediziner bei einer definitiv äußerst fragwürdigen Diagnose zu geben pflegen.

Entzündungshemmende Medikamente

Niemand wird bestreiten, daß gute Medikamente sehr wertvoll sind, vielen Menschen das Leben retten und Millionen anderen das Leben erträglicher machen. Trotzdem bestätigen viele Ärzte und Laien, daß eine gewaltige Zahl von Patienten unnötig viele Medikamente einnimmt und sich dadurch in große Gefahr begibt. Und wenn man sich die Dauerberieselung mit Werbung in den Medien anschaut, so bilden die Schmerzmittel dabei zweifellos die Spitzen.

Wenn Sie wegen eines Schulterproblems einen konventionell denkenden Arzt aufsuchen, erhalten Sie fast immer ein Rezept für ein nichtsteroidales entzündungshemmendes Mittel (NSAID oder NSAR), verbunden mit der Anweisung, es auszuprobieren und wiederzukommen, wenn es nicht hilft. Doch im Falle von Schultersteife lösen solche Mittel einfach nicht das Problem. Sie mögen bei echten physischen Verletzungen und bei Erkrankungen helfen, bei Myofaszialschmerzen sind sie praktisch unwirksam. Und was noch schlimmer ist: Wenn man sie zu lange oder in zu großen Mengen bzw. hohen Dosierungen einnimmt, können selbst rezeptfrei erhältliche Mittel irreversible Schäden an Herz, Magen, Nieren und Leber hervorrufen (Wirth, Orfaly & Rockwood 2001, 120). Einige Patienten sind nach der Einnahme solcher Mittel sogar gestorben, und trotzdem geht man immer noch so sorglos damit um, als seien sie nicht schädlicher als süße Speisen oder Vitamine.

Neue und angeblich verbesserte entzündungshemmende Mittel wie die berühmt-berüchtigten COX-2-Hemmer sind auch keine bessere Lösung bei Schulterproblemen und bergen sogar noch größere Risiken für die inneren Organe als die älteren Mittel (Wolfe *et al.* 2005, 281–286). Sofern es Ihnen mit Hilfe einer dieser Substanzen überhaupt gelingt, Ihre Schmerzen zu bekämpfen, sollten Sie stets daran denken, daß dies nur ein Überdecken ist, das Ihnen die Illusion vermittelt, damit sei das Problem gelöst. Bei Schultersteife brauchen Sie eine richtige Lösung, keine Beruhigungspille. Es ist geradezu tragisch, daß so viele Menschen sich in ihrer Verzweiflung von Schmerzmitteln abhängig machen, nur weil sie nicht wissen, daß einfache Behandlungen ihrer myofaszialen Triggerpunkte ihr Problem lösen könnten, statt es nur zu überdecken.

Muskelrelaxantien

Wenn Ihr Arzt meint, Ihr Schmerz beruhe auf Muskelkrämpfen, verschreibt er Ihnen eventuell ein Muskelrelaxans. Doch myofasziale Triggerpunkte sind nun einmal nicht das gleiche wie Muskelkrämpfe, und Muskelrelaxantien haben auf Myofaszialschmerzen keine besonders deutliche Wirkung. Die in solchen Fällen meist verschriebenen Dosen sind bei Schmerzen zu schwach, und sie sind nicht einmal hoch genug, um angespannte Muskeln wirklich zu entspannen. Vielmehr haben sie eine rein sedierende Wirkung, die Ihre Muskeln indirekt entspannen kann – oder auch nicht. Die Dosis wird bewußt niedrig gehalten, weil man unangenehme Nebenwirkungen vermeiden will, wozu Sehstörungen, Schläfrigkeit, Schwindelgefühle, Sodbrennen, Übelkeit, Erbrechen, Verstopfung und Durchfall zählen. Langfristig können Muskelrelaxantien sich anbahnende oder bereits bestehende Probleme wie Glaukom, Prostrata-Vergrößerung, Lebererkrankungen und Herzprobleme verschlimmern. In einem populären Handbuch über den Mißbrauch verschreibungspflichtiger Medikamente, *Worst Pills, Best Pills*, sind alle Muskelrelaxantien mit dem Zeichen für »Auf keinen Fall benutzen!« versehen, und zwar sowohl wegen ihrer Nebenwirkungen als auch wegen unzureichender Wirkung (Wolfe *et al.* 2005, 483–487).

Schmerzmittel, die Narkotika enthalten

Wenn entzündungshemmende Mittel mit Betäubungsmitteln wie Morphin, Hydrocodon, Oxycodon und anderen Kodeinderivaten kombiniert werden, wird die schmerzlindernde Wirkung verstärkt, und die schädlichen Nebenwirkungen werden verringert. Die Narkotika-Anteile dieser Mittel sind echte Schmerzmittel, und sie sind tatsächlich den meisten Schmerzen einschließlich Myofaszialschmerzen gewachsen, aber sie sind auch sehr suchterzeugend. In *Worst Pills, Best Pills* werden Produkte dieser Art mit der Warnung »Nicht benutzen!« vorgestellt (Wolfe *et al.* 2005, 260).

Obwohl die meisten Menschen wissen, daß solche Kombinationspräparate die Ursachen, die Schmerzen zugrunde liegen, nicht beseitigen, nehmen sie sie trotzdem irgendwann, um endlich ihre Schmerzen loszuwerden. Und wahrscheinlich sind sie kurzfristig zur Behandlung schwerer Schulterverletzungen oder -erkrankungen unverzichtbar; aus naheliegenden Gründen sollte man jedoch mit der Einnahme sehr vorsichtig sein. Nimmt man sie wegen Myofaszialschmerzen ein, sollte man sie nur als kurzfristige Notfallhilfe einsetzen, während man darauf wartet, daß eine Triggerpunkttherapie ihre Wirkung entfaltet.

Kortisoninjektionen

Kortisoninjektionen werden bei hartnäckigen Schulterschmerzen häufig gegeben. Sie mögen eine längere Schmerzlinderung garantieren als Medikamente in Pillenform, aber die mit ihnen verbundenen Gefahren überwiegen jeden vorübergehenden Vorteil. Kortison ist ein Kortikosteroid, das die Muskelfasern ebenso wie die Sehnen schwächt und die Gefahr von Läsionen erheblich verstärkt, insbesondere wenn Sie schon zwei oder mehr Injektionen erhalten haben. Zum Glück hat sich mittlerweile herumgesprochen, daß Kortison gefährlich ist, und die meisten Ärzte benutzen es nur noch sehr zögerlich (Wirth, Orfaly & Rockwood 2001, 138). Vielleicht haben Sie irgendwo schon einmal gehört, daß Kortikosteroide in Triggerpunkte injiziert werden; doch das trifft nicht zu. Für Triggerpunktinjektionen werden relativ harmlose Lokalanästhetika wie Procain benutzt.

Adhäsive Kapsulitis

Wie bereits früher erläutert wurde, wird die Diagnose *adhäsive Kapsulitis*, die auf der Annahme basiert, daß das Problem nur im Gelenk beheimatet sein könne, mittlerweile bei Schultersteife fast generell benutzt. Aufgrund dieser Verknüpfung werden häufig invasive und manchmal auch sehr kostspielige Behandlungen empfohlen, beispielsweise manuelle Behandlung unter Narkose (MUA), Distensionsarthrographie, arthroskopisches Kapsel-Release, offene Arthrolyse und Injektionen in Triggerpunkte.

Ärzte bestätigen im allgemeinen, daß die meisten Fälle von so genannter adhäsiver Kapsulitis von selbst ausheilen. Dies deutet darauf hin, daß keine echten »Adhäsionen« (Verklebungen) im Gelenk vorliegen oder daß sie, falls sie vorhanden waren, vom Körper im Laufe einer normalen Spontanheilung abgebaut werden. Es gibt so lange gute Gründe, am Vorliegen von Adhäsionen zu zweifeln, bis das Problem der Schultersteife länger als ein Jahr besteht. Angesichts der Tatsache, daß eine Triggerpunkttherapie die Genesungszeit in solchen Fällen stark zu verkürzen vermag, muß die Behauptung, es lägen Adhäsionen vor, noch fragwürdiger erscheinen. Trotzdem werden nach wie vor »Adhäsionen« behandelt (Simons, Travell & Simons 1999/2002, S. 642–645).

Manuelle Behandlung unter Narkose (MUA)

Ärzte werden gegenüber dem Verfahren der *Manipulation unter Narkose* mittlerweile immer mißtrauischer, doch gibt es andererseits immer noch viele, die es anwenden. Das reißende Geräusch, das während dieser Behandlung zu hören ist, wird für das Reißen der Adhäsionen und damit für ein Erfolgszeichen gehalten; doch später auftretende Komplikationen haben gezeigt, daß dabei andere Vorgänge im Spiel sind. Erzwungene Manipulationen können die Rotatorenmanschette ebenso beschädigen wie den Unterschulterblattmuskel und die Pfannenlippe. Außerdem sind Zerrungen der Nerven möglich, die Schulter, Arm und Hand versorgen. Manchmal führt diese Behandlungsmethode zu Dislokationen und zu repetitiver Instabilität der Schulter. Sogar Brüche des Humerus kommen vor. Lassen Sie sich niemals auf eine manuelle Behandlung unter Narkose ein, wenn Ihre Knochen aus irgendeinem Grunde gefährdet sind, beispielsweise durch Osteoporose (Beyers & Bonutti 2004, 332; Wirth, Orfaly & Rockwood 2001, 126; Cuomo 1999, 411–415).

Bei manueller Behandlung unter Narkose erhalten Sie eine Vollnarkose, und in diesem Zustand wird Ihr Arm durch seinen normalen Bewegungsbereich bewegt. Dabei geht es darum, drei Maximalpositionen zu erreichen: die vollständige Abduktion, bei welcher der Arm sich voll ausgestreckt über dem Kopf befindet (Abb. 10.30), eine vollständige die Brust überquerende Adduktion (Abb. 10.31) und eine vollständige Außenrotation (Abb. 10.32). Doch weil die Narkose keine unmittelbare Wirkung auf myofasziale Triggerpunkte hat, können sich die Muskeln den Zwangsbewegungen auch in diesem Zustand widersetzen. Deaktiviert die erzwungene Dehnung nicht zufälligerweise auch die Triggerpunkte, besteht die Gefahr von Läsionen in den Muskeln und Sehnen der Rotatorenmanschette. Allerdings ist die

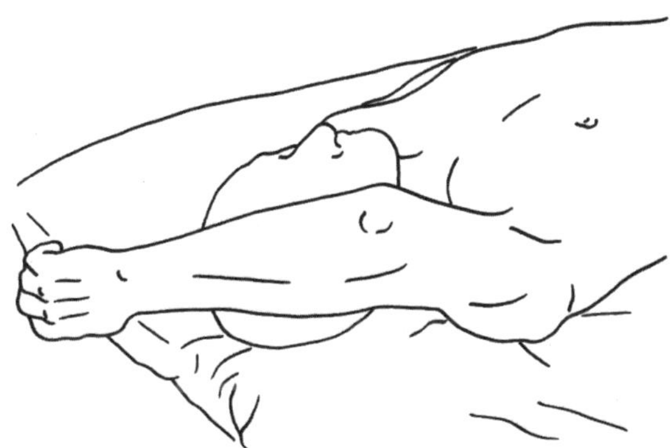

Abb. 10.30 Manuelle Behandlung unter Narkose. Maximale Abduktion des Arms bringt die Gefahr eines Risses des Unterschulterblattmuskels oder seiner Sehne mit sich.

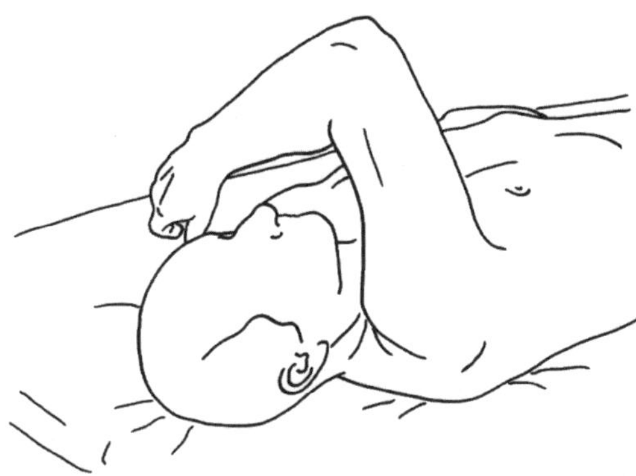

Abb. 10.31 Manuelle Behandlung unter Narkose. Maximale körperüberkreuzende Adduktion ist mit der Gefahr eines Risses des Obergrätenmuskels, des Untergrätenmuskels und des kleinen Rundmuskels verbunden.

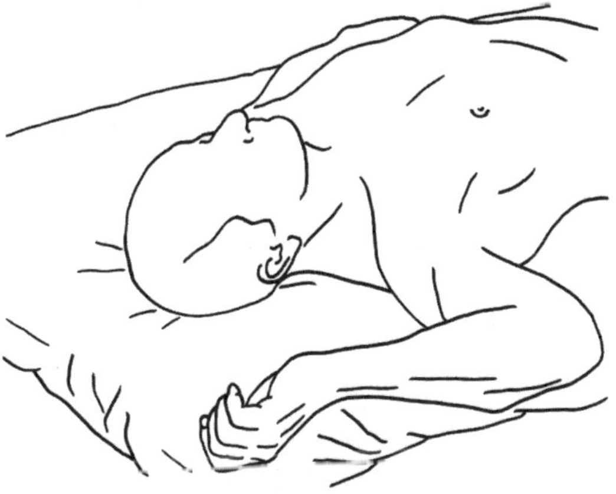

Abb. 10.32 Manuelle Behandlung unter Narkose. Maximale Außenrotation ist mit der Gefahr einer Dislokation oder eines Risses des Unterschulterblattmuskels und seiner Sehne verbunden.

manuelle Behandlung unter Narkose tatsächlich manchmal erfolgreich, ohne Muskeln oder Sehnen zu verletzen. Es könnte sein, daß in solchen Fällen durch die Manipulation wichtige Triggerpunkte aufgelöst werden, so wie es bei Anwendung der Sprüh-und-Dehn-Technik der Fall wäre.

Die Nachsorge bei manueller Behandlung unter Narkose erfordert eine fünftägige interskalenäre Blockade zwecks Schmerzlinderung, und man beginnt sofort mit einem Physiotherapieprogramm, um die Beweglichkeit des Arms zu erhalten. Chirurgen, die diese Behandlung durchführen, behaupten, ihren Patienten auf diese Weise zu Schmerzfreiheit zu verhelfen; dem steht entgegen, daß eine ziemlich große Zahl von Behandelten noch Monate nach der Behandlung unter Schmerzen leidet, die manchmal sogar noch stärker sind als vorher. Es kann sogar eine gewisse Steifheit dauerhaft zurückbleiben, weil während der Manipulation im Gewebe Narben entstanden und zurückgeblieben sind (Cuomo 1999, 412–415).

Distensionsarthrographie

Um die Risiken einer manuellen Behandlung unter Narkose zu vermeiden, empfiehlt Ihr Arzt Ihnen möglicherweise eine *Distensionsarthrographie.* Dieses auch *subakromiale Dekompression* genannte Verfahren besteht darin, die Adhäsionen durch Injizieren einer Salzlösung aufzubrechen, die ein Anästhetikum, ein Kontrastmittel und ein Steroid enthält. Der Druck der Flüssigkeit zwingt das Gelenk auseinander und zerreißt alles Gewebe, das es zusammenhält; außerdem wird das Gelenk während der Operation und danach vorsichtig manipuliert. Eine spezielle Röntgentechnik ermöglicht es dem Arzt, die Situation vor und nach der Behandlung *(Arthrogrammen)* zu vergleichen und festzustellen, ob der Spielraum des Gelenks größer geworden ist (Cuomo 1999, 407; Cailliet 1991, 122).

Obwohl orthopädische Chirurgen der Distensionsarthrographie außergewöhnliche Erfolge nachsagen, können dabei Schwierigkeiten auftreten, die das Resultat beeinträchtigen. Es kann schwierig sein, akkurat in den Gelenkraum zu injizieren, und die Flüssigkeit kann sich in die umliegenden Gewebe ausbreiten, was zum Abbruch der Behandlung führt. Noch wichtiger aber ist: Wenn tatsächlich myofasziale Triggerpunkte die Ursache der Probleme sind, werden die Schmerzen wahrscheinlich nicht geringer.

Arthroskopisches Kapsel-Release

Arthroskopisches Kapsel-Release oder *arthroskopische Kapsulolyse* wird oft mit einer Distensionsarthrographie kombiniert, um das Schultergelenk kontrollierter zu lösen. Dabei ist der erste Schritt die Distension, die den für das Einführen der arthroskopischen Werkzeuge verfügbaren Raum vergrößert. Anschließend wird der so entstandene Raum durch Entfernung aller Adhäsionen und anderer überflüssiger Bindegewebsbestandteile gereinigt. Oft wird der Arm nach der Behandlung durch den gesamten Bewegungsbereich bewegt.

Die Vorteile der Arthroskopie liegen darin, daß sie eine unmittelbare Behandlung von Problemen wie Rissen der Rotatorenmanschette oder des Pfannenlippenrandes sowie arthritischer und knochiger Hindernisse ermöglicht. Nachteile sind, daß eine Arthroskopie technisch anspruchsvoller und kostspieliger und mit chirurgischen Risiken verbunden ist, beispielsweise Infektionen und unabsichtlichen Nervenschädigungen (Nicholson 2003, 40–49).

Offene Arthrolyse

Die *offene Athrolyse* wird durchgeführt, wenn ein Patient Osteoporose hat oder schon Knochenbrüche erlitten hat. Zu diesem Verfahren greifen Chirurgen, wenn eine manuelle Behandlung unter Narkose erfolglos war oder eine arthroskopische Operation kein befriedigendes Ergebnis hatte. Die Operation beginnt mit einem langen Schnitt auf der Vorderseite der Schulter, der es dem Chirurgen ermöglicht, relativ ungehindert wichtige Teile der Schulter zu inspizieren und sie mit seinen chirurgischen Instrumenten besser zu erreichen. Die offene Arthrolyse kann die Durchtrennung und Neubefestigung des Deltamuskels erfordern, was auch bei anschließender guter Physiotherapie zu einer dauerhaften Schwächung führen kann. Durch die relativ großen Schnitte entstehen stärkere Schmerzen, und auch die Genesungszeit ist länger als bei anderen Verfahren. Weitere Nachteile dieser Methode sind das Infektionsrisiko, eine versehentliche Nervenschädigung und postoperative Versteifung aufgrund der Vernarbung von Haut, Muskelgewebe und anderen Geweben (Cuomo 1999, 415).

Ärzte, die sich auf die Behandlung von Schulterproblemen spezialisiert haben, sind sich einig, daß die Wiederherstellung der schmerzfreien Beweglichkeit der Schulter in ihrem gesamten Bewegungsbereich ein Jahr dauern kann – und zwar sowohl nach einem chirurgischen Eingriff als auch ohne einen solchen. In Anbetracht dessen, daß die meisten postchirurgischen Komplikationen offenbar von den behandelnden Chirurgen verursacht werden (Cuomo 1999, 415), scheint es kein wirklich überzeugendes Argument für einen chirurgischen Eingriff oder für andere medizinische Verfahren zu geben, wenn man nicht absolut alles sonst noch Mögliche erfolglos ausprobiert hat. In Zukunft könnte der rechtzeitige Einsatz der Triggerpunkttherapie die Zahl der Schulteroperationen verringern und diese Möglichkeit wieder auf ihre völlig legitime Aufgabe, physische Verletzungen und Schädigungen infolge degenerativer Erkrankungen zu heilen, beschränken.

Injektionen in Triggerpunkte

Bei der *Triggerpunktinjektion* wird ein Lokalanästhetikum, dessen Wirkung schnell nachläßt (Procain-Hydrochlorid oder Novocain), direkt in die Triggerpunkte injiziert, um diese zu deaktivieren. Allerdings kann es schwierig sein, Triggerpunkte so genau zu lokalisieren, daß die Injektion sie wirklich genau trifft. Es ist nicht immer möglich, sie mit den Fingern exakt aufzuspüren, insbesondere wenn sie tief im Inneren eines dicken Muskels liegen. Das Einstechen der Injektionsnadel kann unangenehm schmerzhaft sein und auch Wundschmerz verursachen, der manchmal erst nach mehreren Tagen verschwindet. Ein weiterer Nachteil ist, daß der Körper auch das Anästhetikum wieder abbauen muß, was die Zahl der Triggerpunkte, die während einer Sitzung durch Injektionen behandelt werden können, einschränkt.

Hingegen kann man bei sich selbst Triggerpunkte meist sehr leicht finden, weil man aufgrund ihrer Druckempfindlichkeit sogleich das erforderliche Feedback erhält. Auch erfahrene und gut ausgebildete Massagetherapeuten haben meist keine Schwierigkeiten, selbst die am schwierigsten auffindbaren Triggerpunkte aufzuspüren und erfolgreich zu behandeln. In einer einzigen Sitzung kann ein Massagetherapeut sich mit allen Ihren Triggerpunkten befassen, ohne daß die Gefahr besteht, daß Sie danach ein bis zwei Tage lang unter einem wenn auch geringen behandlungsbedingten Schmerz leiden.

Einmal abgesehen von allen anderen Erwägungen könnte eine Injektion in Triggerpunkte die schnellste Art der Behandlung von Myofaszialschmerz sein, sofern die Triggerpunkte noch nicht zu lange existieren. Denn chronische Schmerzen, die durch seit langem bestehende Triggerpunkte verursacht werden, können Dutzende von Injektionen erfordern. Dies macht wiederholte Besuche beim Behandler erforderlich und ist außerdem mit wiederholtem Injektionsschmerz und natürlich entsprechenden Kosten verbunden. Wenn Sie auf eine Injektionstherapie setzen, werden Sie Ihren Arzt immer wieder aufsuchen müssen, und möglicherweise ist Ihre Krankenversicherung nicht bereit, alle diese Besuche zu bezahlen (Simons, Travell & Simons 1999/2002, S. 157–173). Obwohl Janet Travell hinsichtlich der Effektivität von Triggerpunktinjektionen Pionierarbeit geleistet und festgestellt hat, daß diese Methode zu guten Ergebnissen führen kann, trat sie zusammen mit ihrem Co-Autor Simons weiterhin dafür ein, zunächst konservativere Methoden auszuprobieren. Insbesondere empfahlen beide, der Sprüh-und-Dehn-Technik und der Triggerpunktmassage eine Chance zu geben, bevor man sich Triggerpunktinjektionen zuwende (Simons, Travell & Simons 1999/2002, S. 645–649).

Subakromialsyndrome

Subakromialsyndrome sind abnorme Zustände in den verschiedenen Gewebe, die zwischen der Unterseite der Schulterhöhe (Akromion) und der Oberseite des Humeruskopfs liegen. Diese Phänomene stehen alle zueinander in Beziehung, und die diagnostischen Bezeichnungen werden häufig vertauscht, weil die Unterschiede zwischen ihnen falsch verstanden werden. Die spezifischen Diagnosen sind Impingement-Syndrom, Entzündung der Sehne des Obergrätenmuskels, Schulterschleimbeutelentzündung, Entzündung der Bizepssehne und Rotatorenmanschettenläsion (Furia & Brown 2004, 103–106). Arthritis kann in diese Gruppe einbezogen werden, wenn die Degeneration von Knochen- und Knorpelgewebe zu einer starken Verengung des Subakromialraums führt.

Impingement-Syndrom

Zur Diagnose des *Impingement-Syndroms* werden verschiedene Tests benutzt. Bei Vorliegen dieses Problems verursacht das Heben des Arms einen scharfen Schmerz in der Schulter (siehe die Abbildungen 10.7, 10.8 und 10.9). Das Phänomen *Impingement* wird definiert als starke Kompression der Rotatorenmanschette und des Schulterschleimbeutels zwischen der Schulterhöhe und dem Humeruskopf. Der stärkste Schmerz tritt auf, wenn der Patient den Arm aktiv (also selbst) im Bereich zwischen 60 und 120 Grad bewegt. Wenn die Injektion eines Betäubungsmittels unter der Schulterhöhe den Schmerz während dieser Bewegung vollständig ausschaltet, so zeigt dies an, daß die Diagnose Impingement-Syndrom zutrifft. Ärzte versuchen bei diesem Problem gewöhnlich zunächst, eine konservative Behandlung durchzuführen, bevor sie über einen chirurgischen Eingriff nachdenken (Wirth, Orfaly & Rockwood 2001, 137).

Im Falle einer chirurgischen Behandlung des Impingement-Syndroms wird versucht, den Subakromialraum durch *arthroskopische Reinigung* (Entfernung des geschädigten Gewebes) zu vergrößern und durch *Akromioplastik* die Schulterhöhe zu verkleinern oder ihre Form zu verändern. Während einer solchen arthroskopischen Operation wird manchmal auch der Schulterschleimbeutel entfernt (Abb. 10.33), insbesondere wenn festgestellt wird, daß er stark angeschwollen ist und sich erhebliche

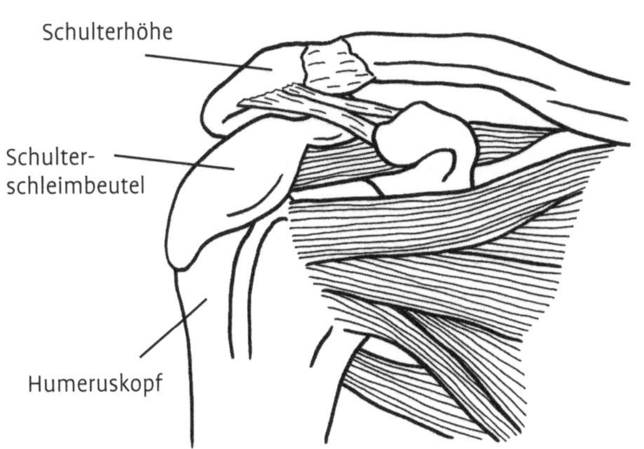

Abb. 10.33 Der Schulterschleimbeutel wird manchmal entfernt, um den Raum zwischen der Schulterhöhe und dem Humeruskopf zu vergrößern.

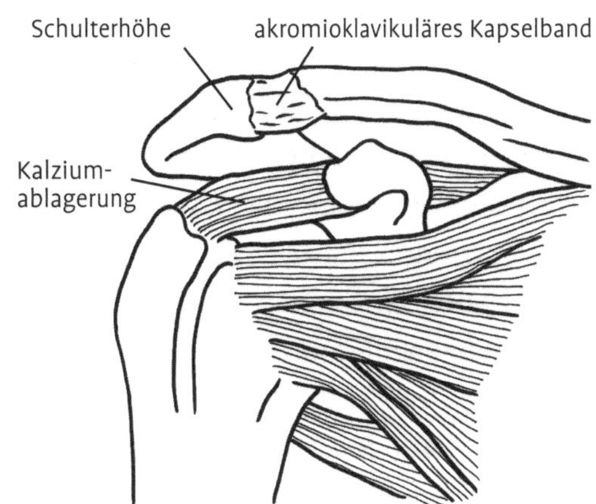

Abb. 10.34 Wo sich in der Sehne des Obergrätenmuskels Kalziumablagerungen bilden können

Mengen an Kalziumablagerungen darin befinden. Manchmal werden auch das akromioklavikuläre Kapselband und das äußere Ende des Schlüsselbeins entfernt, ebenso wie Kalziumablagerungen im Bereich der Sehne des Obergrätenmuskels (Abb. 10.34).

Einige Chirurgen sind der Auffassung, daß eine hakenförmige oder abnorm geformte Schulterhöhe (Abb. 10.35) eine wichtige Ursache für Impingement ist und außerdem ein wichtiger Verursacher von Rotatorenmanschettenläsionen (Sher 1999, 11–15). Gewöhnlich wird der »überschüssige« Knochenteil mit Hilfe einer mechanisierten Fräse von der unteren Oberfläche der Schulterhöhe entfernt. Die *Akromionektomie* – so wird die Entfernung eines Teils der Schulterhöhe fachsprachlich genannt (Abb. 10.36) – ist umstritten, aber manche Chirurgen entscheiden sich für diese Möglichkeit (Williams 1999, 93–98). In der Vergangenheit sind sogar einige für die komplette Entfernung der Schulterhöhe eingetreten, weil sie diese für völlig überflüssig hielten. Heute hält man die Schulterhöhe wieder für wichtig, weil sie dem Schultergelenk Schutz bietet und weil sie es bei Bewegungen des Arms zu stabilisieren hilft (Arroyo & Flatow 1999, 42).

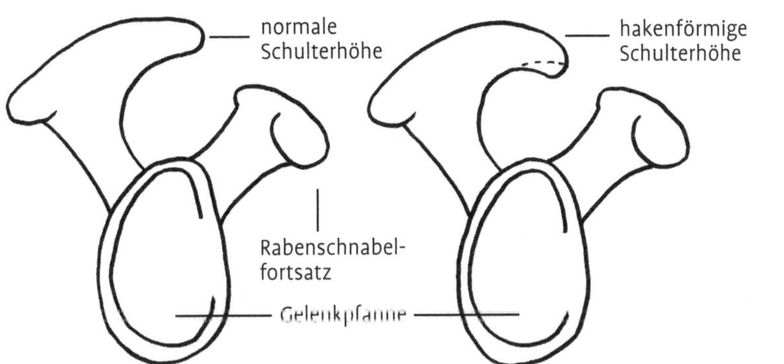

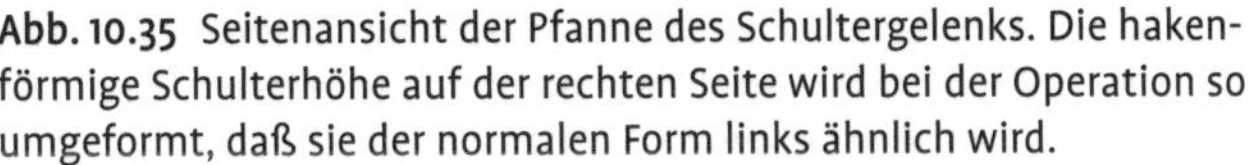
Abb. 10.35 Seitenansicht der Pfanne des Schultergelenks. Die hakenförmige Schulterhöhe auf der rechten Seite wird bei der Operation so umgeformt, daß sie der normalen Form links ähnlich wird.

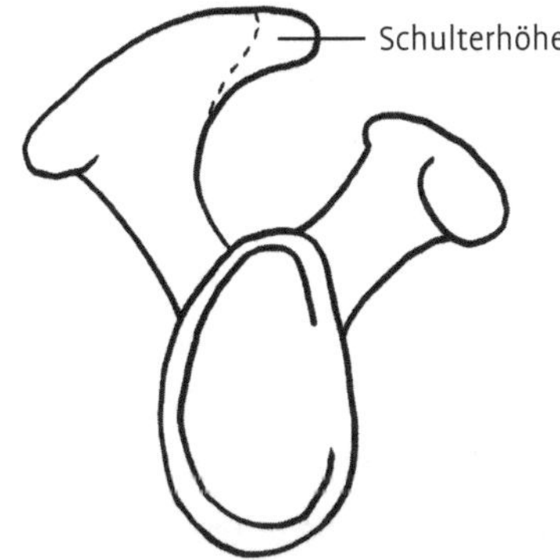

Abb. 10.36 Seitenansicht der Pfanne des rechten Schultergelenks, auf der die Entfernung eines großen Teils der Schulterhöhe markiert ist.

Travell und Simons sind der Auffassung, Impingement werde meist durch Triggerpunkte in den Rotatorenmuskeln verursacht. Jede Störung des Kräftegleichgewichts und der Funktionsfähigkeit dieser Muskeln ermögliche es dem Humeruskopf, aus der Gelenkpfanne des Schultergelenks hochzurutschen, was die chronische Kompression des Schleimbeutels und der Sehne des Obergrätenmuskels zur Folge habe. Dies könne zu verschiedenen Arten von Zustandsverschlechterungen im Subakromialraum führen. Die Lösung der Triggerpunkte, die den Engpaß verursachten, könnte es dem geschädigten Gewebe ermöglichen, ohne Hilfe von außen und somit auch ohne chirurgischen Eingriff zu heilen (Simons, Travell & Simons 1999/2002, S. 577–579).

Entzündung der Sehne des Obergrätenmuskels

Wegen ihrer wichtigen Rolle beim Heben des Arms besteht bei der Sehne des Obergrätenmuskels eine erhöhte Gefahr der Schädigung durch einen Engpaß im Subakromialraum. Der oberste Teil der Rotatorenmanschette ist der Bereich, in dem die meisten Läsionen auftreten. Man nimmt an, daß bei den meisten Menschen im Alter von über 65 Jahren eine Degeneration besteht und die Sehne in einem gewissen Maße geschädigt ist. Eine *Entzündung der Sehne des Obergrätenmuskels* ist mit Schmerzen, Schwellungen und einem Ausfasern der Sehne verbunden, bevor es zu einer regelrechten Läsion kommt (Cailliet 1991, 54).

Wenn die physische Belastung durch das Impingement stark genug ist, können sich im Bereich der Sehne des Obergrätenmuskels und im Subakromial-Schleimbeutel Kalziumablagerungen bilden, wodurch eine Kalkschulter und unter dem Deltamuskel eine Bursitis entstehen können. Diese »Kalziumbeulen« in einer Sehne oder in einem Schleimbeutel können abgesaugt oder chirurgisch entfernt werden (Cailliet 1991, 63–68). Eine Triggerpunkttherapie könnte die abnorme Kompression aufheben und eine natürliche Heilung des Bereichs ermöglichen.

Entzündung der Bizepssehne

Die Sehne des langen Bizepskopfs liegt in der Bizepsrinne, die sich auf der Vorder- und Oberseite des Humeruskopfes befindet (Abb. 10.37). Die Sehne muß sich in dieser Rinne frei aufwärts und abwärts bewegen können, wenn der Arm sich bewegt. Bänder helfen, die Sehne in dieser Rinne zu halten, und die Gelenksflüssigkeit hält sich geschmeidig. Überlastung, übermäßiger Gebrauch, eine Verengung oder die Schädigung des Gewebes, das die Bizepssehne umgibt, können ihre Bewegungsfähigkeit einschränken, was zu chronischen Schmerzen führt und als *Entzündung der Bizepssehne* diagnostiziert wird. Doch tatsächlich sind in den meisten Fällen Triggerpunkte im Deltamuskel und im Untergrätenmuskel die Ursache für Schmerzen und Empfindlichkeit in diesem Bereich. Natürlich können auch echte Verletzungen vorliegen.

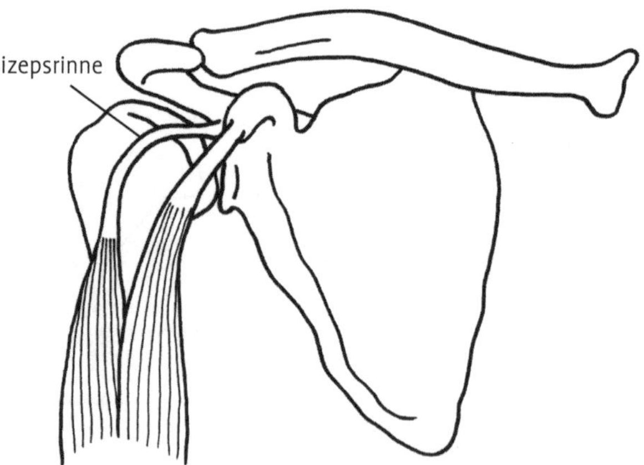

Abb. 10.37 Vorderansicht der rechten Schulter; Darstellung der Bizepssehnen. Die Sehne des langen Bizepskopfs liegt in der Bizepsrinne.

Eine Schädigung der Bänder kann dazu führen, daß die Sehne aus ihrer Rinne rutscht. Außerdem können Alter und Überanstrengung den oberen Teil des Humeruskopfs überlasten, wodurch die Bizepsrinne flacher wird, mit der Folge, daß die Bizepssehne leichter herausspringt (Cailliet 1991, 57). Um diese Eventualität zu untersuchen, drückt der Untersuchende auf die Sehne, während er den Arm des Untersuchten nach innen und außen rotieren läßt. Das vermutete Problem liegt dann vor, wenn nicht nur der Schmerz aufflammt, sondern außerdem ein hörbares oder ertastbares Schnappen auftritt (Cappel *et al.* 2001, 95f.). Unter extremer Belastung oder Überbeanspruchung sind der Bizeps und seine Sehnen in Gefahr zu reißen, was eine Operation durch einen sehr erfahrenen Chirurgen erforderlich macht.

Verletzungen der Rotatorenmanschette

Verletzungen der Rotatorenmanschette kommen bei Menschen unter Dreißig nur selten vor, aber man nimmt an, daß bei 50 Prozent der Menschen über Vierzig, die unter Schulterschmerzen leiden, in mehr oder minder starkem Maß Läsionen bestehen (Wirth, Orfaly & Rockwood 2001, 107f.). Aber ein Riß in der Rotatorenmanschette braucht keine so große Katastrophe sein, wie es klingen mag. Eine Ultraschallstudie ergab, daß eine Läsion in diesem Bereich keine Schmerzen verursachen und die Funktionsfähigkeit nicht nennenswert verringern muß. Bei Menschen über Siebzig, bei denen keine Symptome auftraten, lagen bei der Hälfte Läsionen vor, und bei etwa 80 Prozent der Untersuchten über Achtzig lagen Läsionen vor, die keine Schmerzen verursachten (Milgrom *et al.* 1995, 296–298). Da andere Muskeln jede Funktionseinschränkung infolge von Rissen in der Rotatorenmanschette kompensieren können, ist ein chirurgischer Eingriff nicht zwingend notwendig. Man sollte die Entscheidung darüber vom Vorliegen klarer Symptome abhängig machen, nicht von dem, was ein MRI zeigt.

Beitragen können zur Entstehung von Läsionen in der Rotatorenmanschette der Alterungsprozeß, physische Traumata, Stürze, Dislokationen und Brüche. Sehnenrisse kommen generell häufig bei Frauen und Sportlern vor, und auch genetische Veranlagung könnte dabei eine Rolle spielen (Cailliet 1991, 95f.). Wie bereits früher erwähnt, sind Travell und Simons der Ansicht, daß Triggerpunkte die Hauptursache für Engpässe und Risse in der Rotatorenmanschette sind.

Die Sehne des Obergrätenmuskels ist der Teil der Rotatorenmanschette, der am häufigsten durch vom Humeruskopf verursachte Einschränkungen geschädigt wird. Wenn diese Sehne unter permanentem Druck steht, wird ihre Blutversorgung abgeschnitten und damit ihre Fähigkeit, sich selbst zu heilen, unterminiert. Einige Ärzte führen 95 Prozent aller Läsionen der Rotatorenmanschette auf subakromiale Kompression und die daraus resultierende Einschränkung der Zirkulation in diesem Bereich zurück (Cailliet 1991, 59f., 120). Starke subakromiale Kompression verhindert auch, daß sich die Sehne frei unter der Schulterhöhe bewegen kann, wenn der Arm bewegt wird. Dies setzt die Sehne im Falle einer Kontraktion des Obergrätenmuskels einer zusätzlichen Belastung aus.

Die Degeneration der Sehne des Obergrätenmuskels beginnt mit winzigen Rissen in einzelnen oberflächlichen Fasern und setzt sich dann in Form eines deutlich erkennbaren partiellen Risses fort, der meist an der oberen Oberfläche der Sehne auftritt (Abb. 10.38). Ist der Patient noch in der Lage, den Arm zu erheben oder zu drehen, liegt nur ein partieller Riß vor; doch ob es sich tatsächlich um

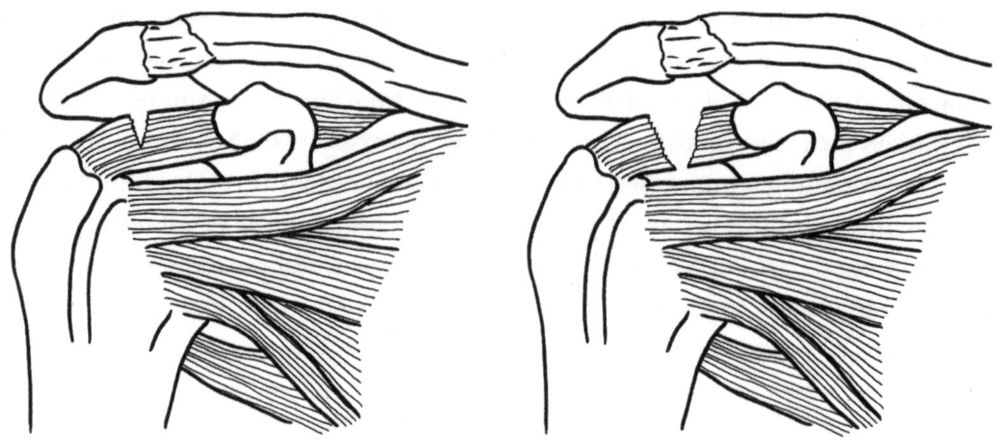

Abb. 10.38 Partieller und vollständiger Riss der Sehne des Obergrätenmuskels unter dem Akromion

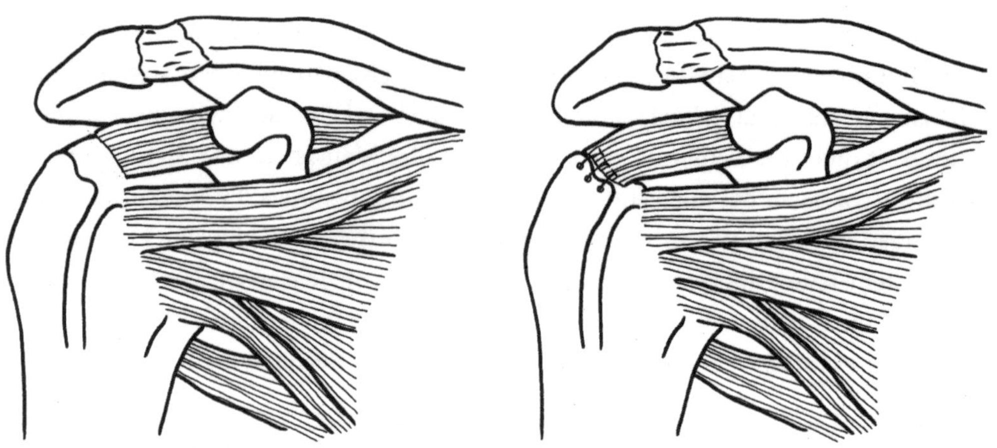

Abb. 10.39 Behebung eines vollständigen Abrisses der Sehne des Obergrätenmuskels. Nachdem die Reste der abgerissenen Sehne vom Humeruskopf entfernt wurden, wird diese neu am Knochen befestigt.

einen partiellen oder vollständigen Riß handelt oder ob überhaupt irgendeine Form von Riß vorliegt, vermag letztlich nur ein MRI oder eine Ultraschalluntersuchung zu klären. Da solche Untersuchungen aber nun einmal so kostspielig sind, ziehen manche Ärzte es vor, abzuwarten und auszuprobieren, ob eine konservative Behandlung ausreicht, um die Läsion natürlich ausheilen zu lassen. Untersuchungen haben ergeben, daß nichtoperative Behandlungen in mehr als der Hälfte aller Fälle erfolgreich sind, und in einer Studie wurde sogar von einer Erfolgsquote von 92 Prozent berichtet (Arroyo & Flatow 1999, 32–37).

Travell und Simons vertreten die Auffassung, daß partielle Risse der Rotatorenmanschettenmuskeln von selbst heilen können, insbesondere wenn eine Triggerpunkttherapie diesen Prozeß unterstützt, indem sie die Belastung des Subakromialraums verringert (Simons, Travell & Simons 1999/2002, S. 577f.). Chirurgische Eingriffe sind bei vollständigen Rissen einer Sehne in diesem Bereich erforderlich, weil die normale Kontraktion des Muskels die gerissene Sehne zu weit zurückzieht, als daß die Selbstheilung noch eine Chance hätte (Abb. 10.39).

Es gibt zwei grundsätzlich verschiedene Möglichkeiten, bei einer chirurgischen Behandlung der Rotatorenmanschette vorzugehen, nämlich den arthroskopischen Eingriff und die konventionelle Operation. Die arthroskopische Technik wird hauptsächlich benutzt, wenn es um die Sehne des Obergrätenmuskels geht. Offene chirurgische Eingriffe werden gewöhnlich durchgeführt, wenn die Sehnen des Unterschulterblattmuskels und des Untergrätenmuskels betroffen sind. Weil der Deltamuskel den gesamten Schulterbereich bedeckt und weil er im Falle eines offenen Eingriffs durchschnitten werden muß, liegt der Vorteil der Arthroskopie darin, daß die Abtrennung des Deltamuskels vermieden werden kann (Arroyo & Flatow 1999, 37–49).

Der Erfolg einer Operation hängt fast ausschließlich von der Fähigkeit des Chirurgen ab. Die chirurgischen Verfahren haben mittlerweile einen sehr hohen Entwicklungsstand erreicht, und sie sind Medizinern auf der ganzen Welt bekannt. Wenn der behandelnde Chirurg eine gute Ausbildung erhalten und genügend Erfahrung gesammelt hat, ist das Resultat einer solchen Maßnahme in der Regel gut. Aber natürlich können bei einer Arthroskopie und bei einem offenen Eingriff auch Dinge schiefgehen. Nähte können auseinandergezogen werden oder reißen, lockere Anker im Humeruskopf können das Gelenk beschädigen, Die Wiederanheftung des Deltamuskels kann sich lösen, und es können versehentlich Nerven durchtrennt werden. Trotz dieser Risiken berichten 80 Prozent der Patienten nach einer solchen Operation, daß ihre Schmerzen zumindest nachgelassen haben und daß die Funktionsfähigkeit besser geworden ist (Arroyo & Flatow 1999, 46–53). Eine teilweise gerissene Sehne ist gewöhnlich sechs Wochen nach der Operation wieder stark, und im Falle eines vollständigen Risses dauert die Genesungszeit drei Monate. In beiden Fällen ist eine sorgfältig geplante Physiotherapie zu empfehlen, um die Gefahr von Schultersteife zu minimieren.

Arthritis der Schulter

Schmerzen und Steifheit im Kugelgelenk der Schulter aufgrund von Arthritis können der auslösende Faktor für die Entstehung von Schultersteife sein. Osteoarthritis und rheumatoide Arthritis entwikkeln sich meist über viele Monate oder sogar über Jahre; deshalb stellen sich Schmerzen, die auf diese Ursachen zurückzuführen sind, auch nur sehr langsam und zeitweise ein. Man kann davon ausgehen, daß erste Anzeichen für Arthritis in anderen Körperbereichen schon lange vor dem Zeitpunkt auftreten, zu dem sie in Form von Schultersteife zum Ausdruck kommen (Fehringer 2004, 119–121).

Arthritis des Schultergelenks führt zur Zerstörung des Knorpelgewebes, zum Verlust des Gelenkraums, zur Einschränkung des Bewegungsbereichs, zu Berührungsempfindlichkeit auf der Vorder- und Rückseite des Gelenks und zu mahlenden Geräuschen durch das direkte Aufeinanderstoßen von Knochen. Gewöhnlich treten im Gelenk keine Schwellungen auf, und der Schmerz ist auf der Rückseite der Schulter am stärksten. Zunächst wird der Knorpel, der den Humeruskopf bedeckt, abgebaut und deshalb uneben (Abb. 10.40), bis das Knorpelgewebe schließlich völlig verschwindet und die Knochenoberfläche des Humeruskopfes frei liegt. Um die bloßliegende Oberfläche herum können dicke Gewächse entstehen, die *Osteophyten* (Sporne) genannt werden. Auf einer Röntgenaufnahme sieht der Humeruskopf dann aus wie ein kahler Kopf mit einem Haarkranz. Ein »Ziegenbart« von Spornen bildet oft die ansonsten entblößte Knochenoberfläche des Humeruskopfes. Auch die Gelenkpfanne kann durch Abrieb abgenutzt sein (Fehringer 2004, 119–121).

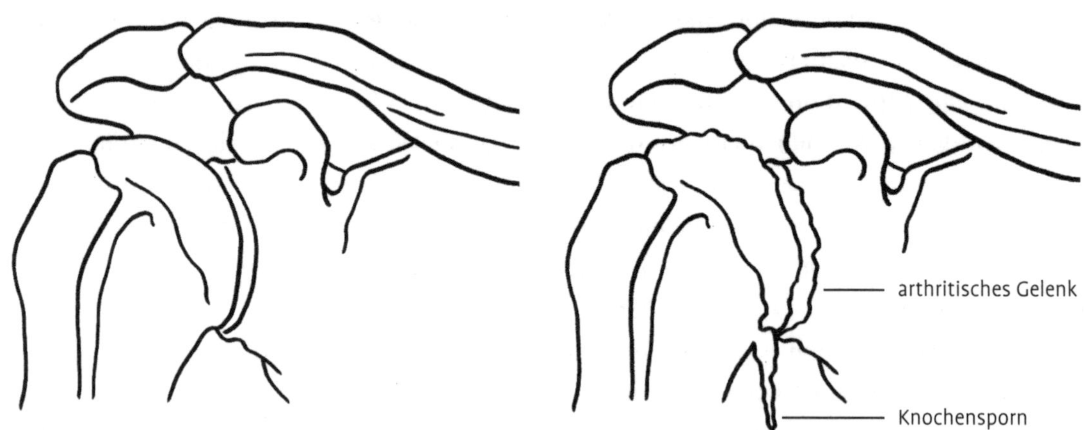

Abb. 10.40 Vorderansicht der rechten Schulter; Vergleich eines normalen Schultergelenks mit einem von arthritischer Degeneration.

Eine medikamentöse Behandlung und ein chirurgischer Eingriff sind die einzigen Möglichkeiten, Arthritis der Schulter zu behandeln. Dabei greift man in der Regel auf drei chirurgische Verfahren zurück. Eine Möglichkeit besteht darin, einen Teil der arthritischen Wucherungen und Sporne mit Hilfe von *arthroskopischer Synovektomie* und Débridement zu entfernen. Eine zweite Möglichkeit, für die viel geworben wird und die möglicherweise heute am häufigsten durchgeführt wird, ist das Ersetzen des Gelenks durch eine *Hemiarthroplastik* oder eine *vollständige Arthroplastik*. Die dritte Methode ist eine *Arthrodese*, die chirurgische Verbindung von Kugel und Gelenkpfanne. Diese extreme Maßnahme ist manchmal notwendig, wenn es nicht gelingt, das Gelenk zu ersetzen, weil sich die prothetischen Bestandteile gelockert haben und Knochenschwund weitere Rekonstruktions- und Implantationsversuche unmöglich macht. Obwohl durch die Arthrodese die Bewegungsfähigkeit des Arms deutlich eingeschränkt wird, ermöglicht sie immer noch eine gewisse Nutzung (Fehringer 2004, 121–124; Wirth, Orfaly & Rockwood 2001, 118–120).

Operativer Ersatz des Schultergelenks

Die technische Entwicklung der Gelenkprothetik hat in den letzten Jahren enorme Fortschritte gemacht. Die beiden wichtigsten unter den aktuell gebräuchlichsten Methoden der Schultergelenksprothetik sind die *Hemiarthroplastik*, bei der nur der Humeruskopf (die Kugel) ersetzt wird, und der vollständige arthroplastische Ersatz des Gelenks. Die Prothese für den Humeruskopf ist so lang, daß sie bis in das Zentrum des Humerus hineinreicht (siehe Abb. 10.41). Wenn Chirurgen die Gelenkkugel ersetzen, müssen sie die Tuberositäten (unebenen Bereiche) erhalten, den knochigen äußeren Teil des Humeruskopfs, an dem die Sehnen der Rotatorenmanschette befestigt sind (siehe Abb. 10.42). Es ist nicht möglich, die Muskeln auf befriedigende Weise an der Kugelprothese anzubringen, denn diese besteht aus einer Stahllegierung. Die implantierte Humerusprothese wird durch einen adhäsiven Zement gesichert (siehe Abb. 10.43). Die Rekonstruktion der Gelenkpfanne erfordert das Implantieren einer dünnen Kunststoffauskleidung. Leider kann sich diese prothetische Gelenkpfanne lockern, weil der Knochen der Gelenkpfanne, an dem sie befestigt ist, relativ dünn ist.

Selbst die beste Operation und die neuesten Verbesserungen der Prothesentechnik können niemals unbegrenzte Haltbarkeit und das völlig Ausbleiben von Problemen garantieren. Die Haltbarkeit von Gelenkprothesen wird im allgemeinen auf bestenfalls fünfzehn Jahre geschätzt. Die tatsächliche Nutzungszeitspanne hängt nicht zuletzt von den Fähigkeiten des Chirurgen sowie von der Qualität der Prothese selbst ab. Die verschiedenen Teile müssen genau die richtige Größe haben, sie müssen perfekt »sitzen«, und die Muskeln müssen stark genug sein, um das Gelenk korrekt zusammenzuhalten, und alles muß in solidem Knochengewebe verankert sein.

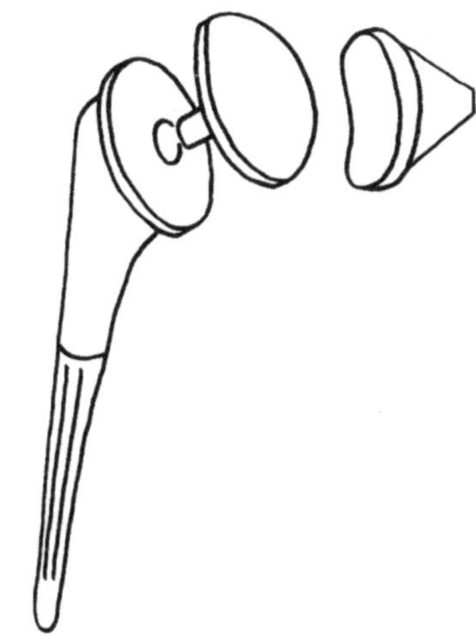

Abb. 10.41 Prothesen für Kugel und Pfanne des Schultergelenks

Auch nach einer zunächst erfolgreichen Operation können Dinge schiefgehen. Der Zement, der die Prothese hält, kann sich lösen, implantierte Teile können durch übermäßigen Gebrauch und durch zu hohe Belastung beschädigt werden. Steifheit und Schmerzen können dadurch so stark werden, wie sie noch nie zuvor waren. Wenn man hört, daß solche Operationen eine Erfolgsrate von 80 bis 90 Prozent haben sollen, muß man sich fragen, wie es den 10 bis 20 Prozent ergeht, bei denen die Behandlung nicht erfolgreich verläuft. Manchmal steht am Ende eines langen Ringens mit Schulterschmerzen und mehrfachen Operationen die Anwendung der wirklich letzten Möglichkeit, der Arthrodese, der physischen Verbindung der beiden Teile des Schultergelenks. Manchmal ist auch eine vollständige Entfernung des Humeruskopfes erforderlich, so daß nur noch die Muskeln und eine Dacron-Manschette den Arm halten und die Bewegungsfähigkeit auf ein Minimum beschränkt ist (Fehringer 2004, 122f.; Griggs *et al.* 1999, 358).

Ungeachtet der Gefahr eines ungünstigen Ergebnisses ist die Schulterprothetik eine bewährte medizinische Behandlung, die vielen Menschen unerträgliche Schmerzen und den Verlust der Funktionsfähigkeit eines Arms erspart hat. Ein sehr guter Chirurg kann wahre Wunder vollbringen. Die Frage ist nur, wie man einen wirklich guten Chirurgen findet. Man sollte nie vergessen, was Ann Landers über Ärzte gesagt hat, nämlich daß die Hälfte von ihnen zur unteren Hälfte ihres Berufsstandes gehören.

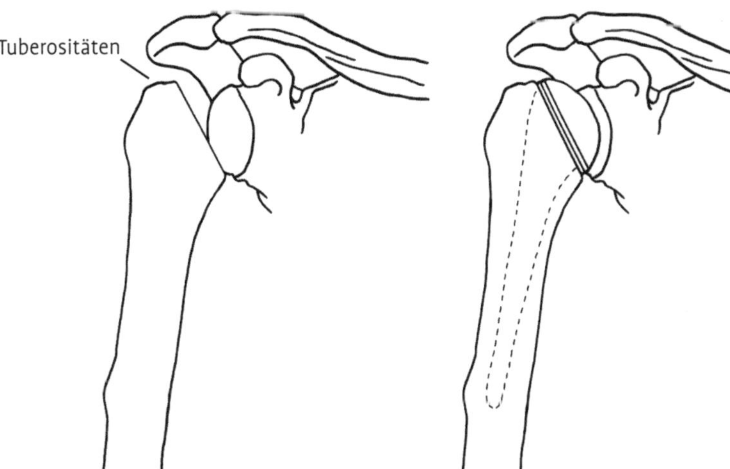

Abb. 10.42 Der schadhafte Humeruskopf wird entfernt.

Abb. 10.43 Die Humeruskopfprothese ist einzementiert.

Triggerpunkte und der medizinische Mainstream

Triggerpunkte sind ein reales medizinisches Phänomen, und in den meisten Fällen sind sie die eigentliche Ursache von Schultersteife. Ärzte spielen im Kampf gegen den Schmerz die wichtigste Rolle, und die meisten von ihnen sind leider nach wie vor nicht über die wichtigste Ursache von Myofaszialschmerzen und daraus resultierenden Beeinträchtigungen informiert.

Es ist eine Schande für den Arztberuf, daß überall in unserem Land Menschen, die keine medizinische Ausbildung genossen haben, zur völligen Verblüffung der Ärzte Krankheiten und gesundheitliche Probleme erfolgreich behandeln können, unter anderem auch Schultersteife. Tausende von medizinischen Laien haben gelernt, ihre Myofaszialschmerzen durch eine Triggerpunkt-Selbstmassage zu behandeln. Unter den in Heilberufen Tätigen haben nur Massagetherapeuten und einige wenige Physiotherapeuten die Triggerpunkttherapie erlernt, nur in den seltensten Fällen Ärzte.

Ärzten in jedem Spezialbereich würde es nützlich sein, sich über Triggerpunkte und Myofaszialschmerzen zu informieren. Patienten mit so vielfältigen Problemen wie Knieschmerzen, Entzündungen der Fußsohlenfaszien bis hin zu Kopfschmerzen und Schultersteife müssen unnötigerweise weiter unnötig leiden, weil ihre Ärzte nicht in der Lage sind, ihnen zu helfen. Und das, obwohl die Möglichkeit dazu existiert. Travell und Simons haben eine Lösung für die genannten und viele andere Probleme gefunden. Trotzdem ignoriert der medizinische Mainstream diese wunderbare Chance, Patienten zu helfen, weiterhin. Wenn Ärzte nur ein wenig Zeit aufwenden würden, könnten sie ihre Heilungsmöglichkeiten dramatisch erweitern und endlich lernen, viele Arten von Schmerzen zu heilen, die sie leider immer noch als »rätselhaft« oder »idiopathisch« (»aus sich selbst heraus entstanden«) bezeichnen.

Falls es Ihnen gelingt, Ihre Schulter durch Selbstbehandlung zu kurieren, dann berichten Sie unbedingt Ihrem Arzt darüber, besonders wenn die von ihm empfohlene Behandlung fehlgeschlagen ist. Vielleicht löst Ihre Initiative keine positive Reaktion aus, aber einen Versuch ist es in jedem Fall wert, denn vielleicht steht Ihr Arzt gerade an einem Punkt, an dem er bereit ist, auf diese Information hin selbst die Initiative zu ergreifen. Ärzte haben ebenso Schmerzen wie ihre Patienten, und sie können deswegen ebenso verzweifelt und ratlos sein, wie Sie es bisher waren. Viele Ärzte leiden selbst unter Schulterschmerzen und manchmal sogar unter Schultersteife, und vielleicht ist Ihr Arzt sogar begeistert und dankbar, wenn Sie ihn auf dieses Buch aufmerksam machen. Scheuen Sie sich nicht, der Überbringer einer frohen Botschaft zu sein. Vielleicht werden Sie selbst nie hören, was Sie durch Ihre Initiative bewirkt haben, aber *daß* Sie auf diese Weise etwas bewirken können, steht außer Frage. Ein einziger Arzt, der sich mit Triggerpunkten auskennt, kann Jahr für Jahr Hunderten, wenn nicht sogar Tausenden zu Linderung verhelfen. Und das ist sicher etwas, wofür es lohnt, sich zu engagieren.

Literatur

Acland, R. (1995). *Video Atlas of Human Anatomy.* Baltimore: Lippincott, Williams & Wilkins.

American Physical Therapy Association (2003). *Guide to Physical Therapist Practice.* 2nd rev. ed. Alexandria: American Physical Therapy Association.

Apley, A. G., & Solomon, L. (1997). *Physical Examination in Orthopaedics.* London: Arnold Publishers.

Arroyo, J. S., & Flatow, E. L. (1999). Management of rotator cuff disease: Intact and repairable cuff. Kapitel 2 in: Iannotti, J. P., & Williams, G. R. (Hg.). *Disorders of the Shoulder: Diagnosis and Management.* Baltimore: Lippincott, Williams & Wilkins.

Beyers, M., & Bonutti, P. (2004). Frozen shoulder. Kapitel 11 in: Donatelli, R. A. (Hg.). *Physical Therapy of the Shoulder.* 4th ed. St. Louis: Churchill Livingstone.

Bochetta, A., *et al.* (1991). Thyroid abnormalities during lithium treatment. *Acta Psychiatrica Scandinavica* 83(3):193–198.

Bonica, J. J., & Sola, A. E. (1990). Other painful disorders of the upper limb. Kapitel 52 in: Bonica, J. J., *et al.* (Hg.). *The Management of Pain.* 2nd ed. Philadelphia: Lea & Febiger.

Bork, B. E., *et al.* (1996). Work-related musculoskeletal disorders among physical therapists. *Physical Therapy* 76(8):827–835.

Bridgman, J. F. (1972). Periarthritis of the shoulder and diabetes mellitus. *Annals of the Rheumatic Diseases* 31(1):31–69.

Cailliet, R. (1991). *Shoulder Pain.* 3rd ed. Philadelphia: F. A. Davis Company.

Cantu, R. I., & Grodin, A. J. (1992). *Myofascial Manipulation: Theory and Clinical Application.* Gaithersburg: Aspen Publishers.

Cappel, K., *et al.* (2001). Clinical examination of the shoulder. Kapitel 5 in: Tovin, B. J., & Greenfield, B. H. (Hg.). *Evaluation and Treatment of the Shoulder: An Integration of the Guide to Physical Therapist Practice.* Philadelphia: F. A. Davis Company.

Chaitow, L., & DeLany, J. W. (2000). *The Upper Body.* Bd. 1 von: *Clinical Application of Neuromuscular Techniques.* London: Churchill Livingstone.

Codman, E. A. (1934). *The Shoulder.* Malabar: Krieger Publishing Company.

Condon, S. M., & Hutton, R. S. (1987). Soleus muscle electromyographic activity and ankle dorsiflexion range of motion during four stretching procedures. *Physical Therapy* 67(1):24–30.

Cromie, J. E., Robertson, V. J., & Best, M. O. (2000). Work-related musculoskeletal disorders in physical therapists: Prevalence, severity, risks, and responses. *Physical Therapy* 80(4):336–351.

Cuomo, F. (1999). Management of rotator cuff disease: Intact and repairable cuff. Kapitel 15 in: Iannotti, J. P., & Williams, G. R. (Hg.). *Disorders of the Shoulder: Diagnosis and Management.* Baltimore: Lippincott, Williams & Wilkins.

Danneskiold-Samoe, B., *et al.* (1983). Regional muscle tension and pain (»fibrositis«): Effect of massage on myoglobin in plasma. *Scandinavian Journal of Rehabilitation Medicine* 15(1):17–20.

Davies, C. (2001). *The Trigger Point Therapy Workbook.* 1st ed. Oakland: New Harbinger Publications.

Davies, C. (2004). *The Trigger Point Therapy Workbook.* 2nd ed. Oakland: New Harbinger Publications; dt.: (2008). *Arbeitsbuch Triggerpunkt-Therapie.* Paderborn: Junfermann.

Diercks, R. L., & Stevens, M. (2004). Gentle thawing of the frozen shoulder: A prospective study of supervised neglect versus intensive physical therapy in seventy-seven patients with frozen shoulder syndrome followed up for two years. *Journal of Shoulder and Elbow Surgery* 13(5):499–502.

Donatelli, R. A. (2004). Functional anatomy and mechanics. Kapitel 2 in: Donatelli, R. A. (Hg.). *Physical Therapy of the Shoulder.* 4th ed. St. Louis: Churchill Livingstone.

Donatelli, R. A., *et al.* (2004). Differential soft tissue diagnosis. Kapitel 4 in: Donatelli, R. A. (Hg.). *Physical Therapy of the Shoulder.* 4th ed. St. Louis: Churchill Livingstone.

Edeiken, J., & Wolferth, C. C. (1936). Persistent pain in the shoulder region following myocardial infarction. *American Journal of Medical Sciences* 191:201–210.

Edgelow, P. I. (2004). Neurovascular consequences of cumulative trauma disorders affecting the thoracic outlet: A patient-centered treatment approach. Kapitel 7 in: Donatelli, R. A. (Hg.). *Physical Therapy of the Shoulder.* 4th ed. St. Louis: Churchill Livingstone.

Fassbender, H. G., & Wegner, K. (1973). Morphologie und Pathogenese des Weichteilrheumatismus. *Zeitschrift für Rheumaforschung* 33:355–374.

Fehringer, E. V. (2004). Arthritis, arthroplasty, and arthrodesis of the shoulder. Kapitel 26 in: Brown, D. E., & Neumann, R. D. (Hg.). *Orthopedic Secrets.* 3rd ed. Philadelphia: Hanley & Belfus.

Fishbain, D. S., *et al.* (1986). Male and female chronic pain patients categorized by DSM-III psychiatric diagnostic criteria. *Pain* 26(2):181–197.

Fishman, S., & Berger, L. (2000). *The War on Pain.* New York: HarperCollins.

Foster, D. W., & Rubenstein, A. H. (1980). Hypoglycemia, insulinoma, and other hormonesecreting tumors of the pancreas. Kapitel 340 in: Isselbacher, K. J., *et al.* (Hg.). *Harrison's Principles of Internal Medicine.* 9th ed. New York: McGraw-Hill.

Fouri, L. J. (1991). The scapulocostal syndrome. *South African Medical Journal* 79(12):721–724.

Freiwald, J., *et al.* (1998a). Stretching – possibilities and limits. *Therapeutische Umschau* 55(4):267–272.

Freiwald, J., *et al.* (1998b). Stretching – do current explanatory models suffice? *Sportverletzung Sportschaden* 12(2):54–59.

Froriep, R. (1843). *Ein Beitrag zur Pathologie und Therapie des Rheumatismus.* Weimar.

Fulton, J. F. (1947). *Howell's Textbook of Physiology.* 15th ed. Philadelphia: W. B. Saunders Company.

Furia, J. P., & Brown, D. E. (2004). Subacromial syndromes. Kapitel 22 in: Brown, D. E., & Neumann, R. D. (Hg.). *Orthopedic Secrets.* 3rd ed. Philadelphia: Hanley & Belfus.

Gerber, C. (1999). Massive rotator cuff tears. Kapitel 3 in: Iannotti, J. P., & Williams, G. R. (Hg.). *Disorders of the Shoulder: Diagnosis and Management.* Baltimore: Lippincott, Williams & Wilkins.

Gerwin, R. D. (1995). A study of 96 subjects examined both for fibromyalgia and myofascial pain. *Journal of Musculoskeletal Pain* 3(Suppl. 1):121.

Gray, J. C. (2004). Visceral referred pain to the shoulder. Kapitel 13 in: Donatelli, R. A. (Hg.). *Physical Therapy of the Shoulder.* 4th ed. St. Louis: Churchill Livingstone.

Griggs, S. M., *et al.* (1999). Treatment of locked anterior and posterior dislocations of the shoulder. Kapitel 13 in: Iannotti, J. P. & Williams, G. R. (Hg.). *Disorders of the Shoulder: Diagnosis and Management.* Baltimore: Lippincott, Williams & Wilkins.

Hackett, R. M. (2000). Persönliche Information.

Hagberg, M. (1981). Electromyographic signs of shoulder muscular fatigue in two elevated arm positions. *American Journal of Physical Medicine* 60(3):111–121.

Hawley, R. J., Jr. (1996). Thoracic outlet syndrome (a reply) [Brief]. *Muscle and Nerve* 19(2):254–256.

Holder, N. L., *et al.* (1999). Cause, prevalence, and response to occupational musculoskeletal injuries reported by physical therapists and physical therapist assistants. *Physical Therapy* 79(7):642–652.

Hsieh, L. L., *et al.* (2004). A randomized controlled clinical trial for low back pain treated by acupressure and physical therapy. *Preventive Medicine* 39(1):168–176.

Irwin, S. (2004). The guide to practice. Kapitel 1 in: Donatelli, R. A. (Hg.). *Physical Therapy of the Shoulder.* 4th ed. St. Louis: Churchill Livingstone.

Jacob, S. W., Francone, C. A., & Lossow, W. J. (1978). *Structure and Function in Man.* Philadelphia: W. B. Saunders.

Jamison, J. R. (1994). Chiropractic holism: Accessing the placebo effect. *Journal of Manipulative and Physiological Therapeutics* 17(5):339–345.

Jensen, K. S., & Rockwood, C. A. (1997). Delayed primary repair of a kyrogenic spinal accessory nerve injury: A case report. *Clinical Orthopaedics and Related Research* 336:116–121.

Jonsson, B., & Hagberg, M. (1974). The effect of different working heights on the deltoid muscle: A preliminary methodological study. *Scandinavian Journal of Rehabilitation Medicine. Supplement* 3:26–32.

Kelley, W. N. (1980). Gout and other disorders of purine metabolism. Kapitel 92 in: Isselbacher, K. J., *et al.* (Hg.). *Harrison's Principles of Internal Medicine.* 9th ed. New York: McGraw-Hill.

Kendal, F. P., McCreary, E. K., & Provance, P. G. (1993). *Muscles: Testing and Function.* 4th ed. Baltimore: Lippincott, Williams & Wilkins.

Kordella, T. (2002). Frozen shoulder and diabetes. *Diabetes Forecast* 55(8):60–64.

Kozin, S. H. (1999). Injuries of the brachial plexus. Kapitel 30 in: Iannotti, J. P., & Williams, G. R. (Hg.). *Disorders of the Shoulder: Diagnosis and Management.* Baltimore: Lippincott, Williams & Wilkins.

Lange, M. (1931). *Die Muskelhärten (Myogelosen); Ihre Entstehung und Heilung.* München: J. G. Lehmanns.

Lehtinen, J. T., *et al.* (2004). The painful scapulothoracic articulation: Surgical management. *Clinical Orthopaedics and Related Research* 423:99–105.

Lewit, K. (1979). The needle effect in the relief of myofascial pain. *Pain* 6(1):83–90.

Lewit, K. (1991). *Manipulative Therapy in Rehabilitation of the Locomotor System.* 2nd ed. Oxford: Butterworth Heinemann.

Long, C. (1956). Myofascial pain syndromes, part III: Some syndromes of the trunk and thigh. *Henry Ford Hospital Medical Bulletin* 4:22–28, 102–106.

McAtee, R. E. (1993). *Facilitated Stretching.* Champaign: Human Kinetics Publishing.

McMahon, T. J., & Donatelli, R. A. (2004). Manual therapy techniques. Kapitel 14 in: Donatelli, R. A. (Hg.). *Physical Therapy of the Shoulder.* 4th ed. St. Louis: Churchill Livingstone.

Melzack, R., Fox, E. J., & Stillwell, D. M. (1977). Trigger points and acupuncture points for pain: Correlations and implications. *Pain* 3(1):3–23.

Mense, S., & Simons, D. G. (2001). *Muscle Pain: Understanding Its Nature, Diagnosis, and Treatment.* Baltimore: Lippincott, Williams & Wilkins.

Milgrom, C., *et al.* (1995). Rotator-cuff changes in asymptomatic adults: The effect of age, hand dominance, and gender. *Journal of Bone and Joint Surgery. British Volume* 77(2):296–298.

Moore, M. A., & Hutton, R. S. (1980). Electromyographic investigation of muscle stretching techniques. *Medicine and Science in Sports and Exercise* 12(5):322–329.

Netter, F. (1989). *Atlas of Human Anatomy.* East Hanover: Novartis.

Nicholson, G. P. (2003). Arthroscopic capsular release for stiff shoulders: Effect of etiology on outcomes. *Arthroscopy* 19(1):40–49.

Ormandy, L. (1994). Scapulocostal syndrome. *Virginia Medical Quarterly* 121(2):105–108.

Pinci, J. (2005). Persönliche Mitteilung.

Prudden, B. (1980). *Pain Erasure: The Bonnie Prudden Way.* New York: M. Evans & Co.

Reynolds, M. D. (1981). Myofascial trigger point syndromes in the practice of rheumatology. *Archives of Physical Medicine and Rehabilitation* 62(3):111–114.

Rubin, D. (1981). Myofascial trigger point syndromes: An approach to management. *Archives of Physical Medicine Rehabilitation* 62(3):107–110.

Shah, J. P., *et al.* (2005). An in vivo microanalytical technique for measuring the local biochemical milieu of human skeletal muscle. *Journal of Applied Physiology* 99(5):1977–84. Epub 2005, Jul 21.

Sher, J. S. (1999). Anatomy, biomechanics, and pathophysiology of rotator cuff disease. Kapitel 1 in: Iannotti, J. P., & Williams, G. R. (Hg.). *Disorders of the Shoulder: Diagnosis and Management.* Baltimore: Lippincott, Williams & Wilkins.

Sherman, R. A. (1980). Published treatments of phantom limb pain. *American Journal of Physical Medicine and Rehabilitation* 59(5):232–244.

Simons, D. G. (1960). *Man High.* Garden City: Doubleday.

Simons, D. G. (2001). Persönliche Mitteilung.

Simons, D. G. (2005). Persönliche Mitteilung

Simons, D. G. (2006). Persönliche Mitteilung.

Simons, D. G., Travell, J. G., & Simons, L. S. (1992). *Myofascial Pain and Dysfunction: The Trigger Point Manual.* Baltimore: Lippincott, Williams & Wilkins.

Simons, D. G., Travell, J. G., & Simons, L. S. (1999). *Myofascial Pain and Dysfunction: The Trigger Point Manual.* 2nd ed. Baltimore: Lippincott, Williams & Wilkins; dt.: (2002). *Handbuch der Muskel-Triggerpunkte.* München: Urban & Fischer.

Smith, L. K., Weiss, E. L., & Lehmkuhl, L. D. (1983). *Brunnstrom's Clinical Kinesiology.* 4th ed. Philadelphia: F. A. Davis Company.

Smith, L. K., Weiss, E. L., & Lehmkuhl, L. D. (1996). *Brunnstrom's Clinical Kinesiology.* 5th ed. Philadelphia: F. A. Davis Company.

Snider, R. K., *et al.* (2001). Spine. Abschnitt 8 in: Green, W. B. (Hg.). *Essentials of Musculoskeletal Care.* 2nd ed. Rosemont: American Academy of Orthopaedic Surgeons.

Sola, A. E., & Williams, R. L. (1956). Myofascial pain syndromes. *J. of Neurology* 6(2):91–95.

Sonkin, L. S. (1994). Myofascial pain due to metabolic disorders: Diagnosis and treatment. Kapitel 3 in: Rachlin, E. S. (Hg.). *Myofascial Pain and Fibromyalgia.* St. Louis: Mosby-Yearbook.

Spring, H., Schneider, W., & Tritschler, T. (1997). Stretching. *Orthopade* 26(11):981–986.

Sullivan, M. S., Kues, J. M., & Mayhew, T. P. (1996). Treatment categories for low back pain: A methodological approach. *Journal of Orthopaedic and Sports Physical Therapy* 24(6):359–364.

Thomas, C. L. (Hg.) (1997). *Taber's Cyclopedic Medical Dictionary.* Philadelphia: F. A. Davis Company.

Travell, J. G. (1968). *Office Hours: Day and Night.* New York: World Publishing Company.

Travell, J., Rinzler, S., & Herman, M. (1942). Pain and disability in the shoulder and arm: Treatment by intramuscular infiltration with procaine hydrochloride. *Journal of the American Medical Association* 120:417–422.

Travell, J., & Simons, D. (1983). *Myofascial Pain and Dysfunction: The Trigger Point Manual.* Bd. 1. Baltimore: Lippincott, Williams & Wilkins.

Upledger, J. E. (1997). *Your Inner Physician and You: CranioSacral Therapy and SomatoEmotional Release.* Berkeley: North Atlantic Books.

Williams, G. R., Jr. (1999). Complications of rotator cuff surgery. Kapitel 4 in: Iannotti, J. P., & Williams, G. R. (Hg.). *Disorders of the Shoulder: Diagnosis and Management.* Baltimore: Lippincott, Williams & Wilkins.

Wirth, M. A., Orfaly, R. M., & Rockwood, C. A., Jr. (2001). Shoulder. Abschnitt 2 in: Greene, W. B. (Hg.). *Essentials of Musculoskeletal Care.* 2nd ed. Rosemont: American Academy of Orthopaedic Surgeons.

Wolfe, S. M., *et al.* (2005). *Worst Pills, Best Pills: A Consumer's Guide to Avoiding Drug-Induced Death or Illness.* New York: Pocket Books.

Stichwortverzeichnis

Triggerpunkt-Suchhilfe: Schulterschmerzen

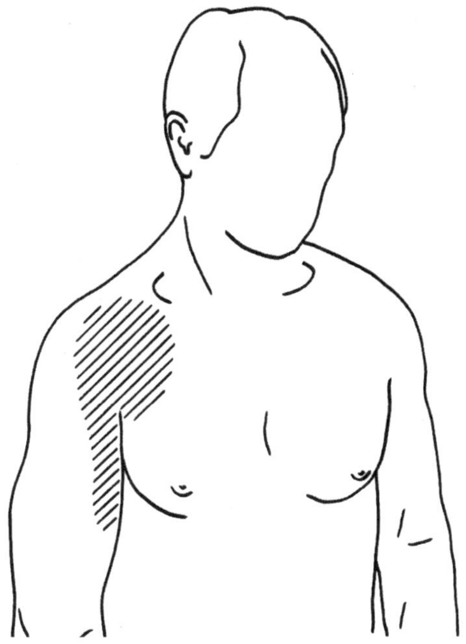

Schmerzen auf der Vorderseite der Schulter

1. Untergrätenmuskel *(M. infraspinatus)* (S. 167)
2. vorderer Teil des Deltamuskels *(M. deltoideus anterior)* (S. 184)
3. Rippenhalter *(Mm. scaleni)* (S. 143)
4. Obergrätenmuskel *(M. supraspinatus)* (S. 162)
5. großer Brustmuskel *(M. pectoralis major)* (S. 212)
6. kleiner Brustmuskel *(M. pectoralis minor)* (S. 220)
7. Unterschulterblattmuskel *(M. subscapularis)* (S. 153)
8. Bizeps *(M. biceps)* (S. 230)
9. breiter Rückenmuskel *(M. latissimus dorsi)* (S. 177)
10. Hakenarmmuskel *(M. coracobrachialis)* (S. 239)
11. Unterschlüsselbeinmuskel *(M. subclavius)* (S. 219)
12. Oberarmmuskel *(M. brachialis)* (S. 232)

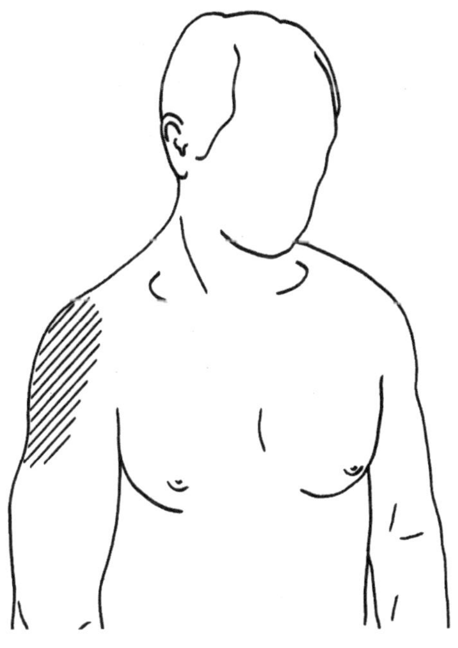

Schmerzen an der Seite der Schulter

1. Untergrätenmuskel *(M. infraspinatus)* (S. 167)
2. Rippenhalter *(Mm. scaleni)* (S. 143)
3. mittlerer Teil des Deltamuskels *(M. deltoideus lateralis)* (S. 184)
4. Obergrätenmuskel *(M. supraspinatus)* (S. 162)

Triggerpunkt-Suchhilfe: Schulterschmerzen

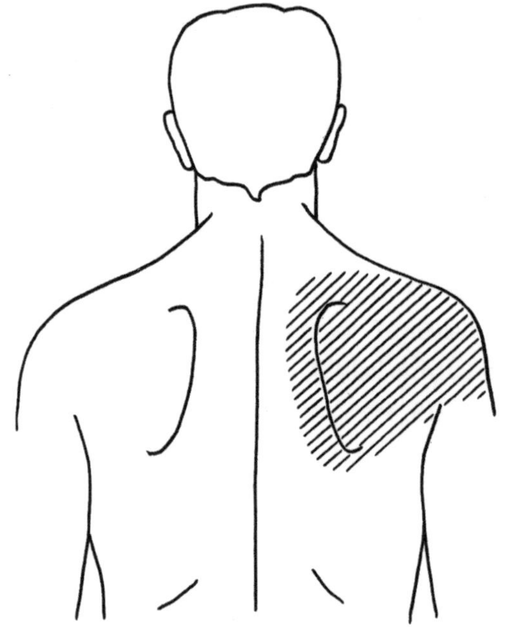

Schmerzen auf der Rückseite der Schulter

1. Rippenhalter *(Mm. scaleni)* (S. 143)
2. Unterschulterblattmuskel *(M. subscapularis)* (S. 153)
3. kleiner Rundmuskel *(M. teres minor)* (S. 173)
4. Trapezius *(M. trapecius)* (S. 188)
5. Schulterblattheber *(M. levator scapulae)* (S. 196)
6. hinterer Teil des Deltamuskels *(M. deltoideus posterior)* (S. 184)
7. Rautenmuskeln *(Mm. rhomboidei)* (S. 201)
8. hinterer oberer Sägemuskel *(M. serratus posterior superior)* (S. 204)
9. Obergrätenmuskel *(M. supraspinatus)* (S. 162)
10. großer Rundmuskel *(M. teres major)* (S. 181)
11. breiter Rückenmuskel *(M. latissimus dorsi)* (S. 177)
12. Trizeps *(M. triceps)* (S. 235)
13. Darmbein-Rippen-Muskel *(M. iliocostalis thoracis)* (S. 207)
14. vorderer Sägemuskel *(M. serratus anterior)* (S. 223)

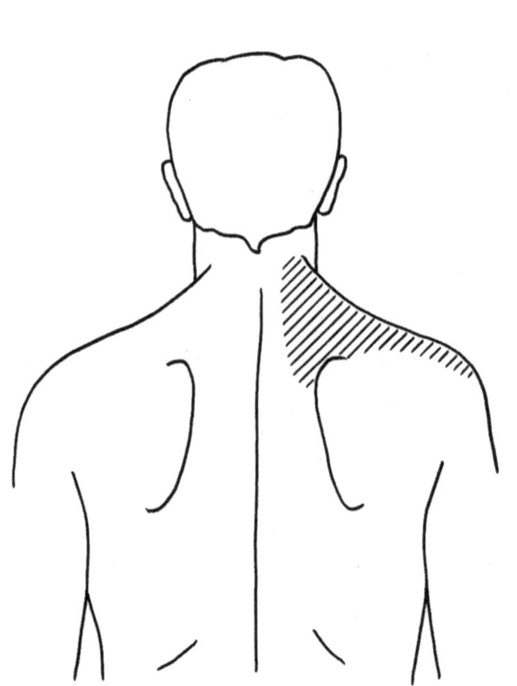

Schmerzen auf der Oberseite der Schulter

1. Trapezius *(M. trapecius)* (S. 188)
2. Schulterblattheber *(M. levator scapulae)* (S. 196)
3. Rippenhalter *(Mm. scaleni)* (S. 143)
4. Obergrätenmuskel *(M. supraspinatus)* (S. 162)
5. Zwerchfell *(Diaphragma)* (S. 227)